Florian Ploberger

Das Große Buch der Westlichen Kräuter aus Sicht der Traditionellen Chinesischen Medizin

Haftung: Alle Angaben in diesem Buch sind nach bestem wissenschaftlichen Können des Autors gemacht. Weder der Verfasser noch der Verlag können für Angaben über Dosis und Wirkung Gewähr übernehmen. Es bleibt in der alleinigen Verantwortung des Lesers, diese Angaben einer eigenen Prüfung zu unterziehen. Auf die geltenden gesetzlichen Bestimmungen wird ausdrücklich hingewiesen.

Die Illustrationen wurden aus unterschiedlichsten, teilweise sehr alten Büchern zusammengetragen und wir ersuchen, die in vereinzelten Fällen etwas bescheidene Qualität zu entschuldigen. Diese mit der Hand angefertigten Zeichnungen zeigen die Faszination, die diese Pflanzen seit Alters her auf die Menschen ausübten, dem Leser dieses Fachbuches geben sie eine ungefähre Anschauung über das Aussehen der daneben beschriebenen Pflanze. Heutzutage wird die Heilpflanze bzw. die verwendeten Teile natürlich in der Apotheke oder beim Lieferanten des Vertrauens gekauft. Wer die eine oder andere Pflanze tatsächlich selber sammeln will, sollte sich nicht unbedingt an diese Illustrationen halten, sondern zu einem professionellen Bestimmungsbuch greifen.

Illustrationen aus: Gotthilf Heinrich v. Schubert, Naturgeschichte des Pflanzenreichs nach dem Linne'schen System, Stuttgart 1887; Carl Hoffmann's Botanischer Bilder-Atlas, Stuttgart, 1896; Köhler's Medizinal-Pflanzen in naturgetreuen Abbildungen, 3 Bände, Gera-Untermhaus 1890;

4521 Schiedlberg/Austria, Waidern 42
E-Mail: verlag@bacopa.at, office@bacopa.at
www.bacopa.at

Printed in the European Union

ISBN: 978-3-901618-63-5
6. Auflage, 2023

Florian Ploberger

Das Große Buch der Westlichen Kräuter aus Sicht der Traditionellen Chinesischen Medizin

BACOPA VERLAG

Vorwort der 3. Auflage

Liebe Leserinnen und Leser,

wir haben diese dritte Auflage zum Anlass genommen, das Buch mit einer zusätzlichen Beschreibung von mehr als 25 weiteren westlichen Einzelkräutern zu ergänzen sowie umfassend zu überarbeiten.

Die zusätzlich vorgestellten Kräuter ermöglichen Ihnen eine noch individuellere Anpassung der Rezepturen an den Zustand des Patienten. Darüber hinaus können Kräuter ähnlicher Wirkung miteinander ausgetauscht und somit ein Gewöhnungseffekte vermieden werden, da nach zu langer, wiederholter Gabe einer Rezeptur die erzielte Wirkung abnehmen kann.

Des Weiteren sind nun bei einigen Kräutern unter dem Punkt Anmerkungen Hinweise über die Wechselwirkung dieser Heilpflanzen mit schulmedizinischen Medikamenten angeführt. Diese Beschreibungen finden Sie bei den Kräutern Rhabarber, Fenchel, Süßholz, Johanniskraut, Leinsamen, Pfefferminze, Passionsblume, Eiche, Salbei, Baldrian sowie Hopfen.

Diese Informationen sind dem Artikel «Wechselwirkungen mit pflanzlichen Arzneimitteln: Was steht in den HMPC-Monographien?» von Univ.-Doz. Dr. Heribert Pittner entnommen. Erschienen ist dieser Artikel in der Zeitschrift «Phytotherapie», die Zeitschrift der Österreichischen Gesellschaft für Phytotherapie, im Januar des Jahres 2014.

Mein herzlicher Dank gilt Marlene Berndorfer sowie Miriam Wiegele für das Korrekturlesen der pharmazeutischen, botanischen sowie englischen Namen der Kräuter.

Ich darf Ihnen nun viel Freude beim Lesen und Anwenden des Buches wünschen!

Mit besten Grüßen,

Dr. Ploberger

Dr. med. Florian Ploberger, B.Ac., MA
Wien, im Herbst des Holz-Ziegen-Yin Jahres 2015

Geleitworte

... gereiht in alphabetischer Reihenfolge der Nachnamen

Das Unternehmen, Rezepte der Traditionellen Chinesischen Medizin in Rezepturen mit westlichen Medizinal-Pflanzen zu übersetzen, ist ein großer Schritt der Verbindung von westlicher und östlicher Vorstellungswelt. Denn da geht es um viel mehr als nur um die Beschreibung von Pflanzen.

Die Medizinsysteme, die in einer Gesellschaft dominieren, enthalten viel Information über Welt- und Menschenbilder dieser Gesellschaft. In dieser Hinsicht haben Medizin-Systeme eine gewisse funktionelle Ähnlichkeit mit Religionen, bei denen Menschen ebenfalls Unterstützung suchen in ihrem Bestreben, heil zu werden oder zu sein.

Und die Medizin-Systeme haben auch eine gewisse Ähnlichkeit mit Sprachen: Man kann zwar die Worte und Sätze einer Sprache übersetzen, doch es bleibt immer etwas ungesagt, etwas, das sich in der anderen Sprache so nicht sagen lässt. Ganz deutlich wird das, wenn man Gedichte und ihre Übersetzungen ansieht – wörtliche Übersetzungen verlieren in Sachen Ästhetik, und Nachdichtungen sind im besten Fall so etwas wie ein neues Gedicht.

Die Traditionelle Chinesische Medizin bestimmt die Qualität von Medizinalpflanzen und Nahrungsmitteln mit einer ausgefeilten Wahrnehmungsästhetik. Sie beruht auf einer langen Kultivierung der Sinneswahrnehmung und der Sprache dafür. Diese Kategorien auf westliche Pflanzen zu übertragen, setzt eine genaue Kenntnis dieser kulturellen Tradition voraus. Auch wenn die von den Griechen überlieferte Medizin mit den vier Elementen Erde, Wasser, Feuer, Luft zur Qualitätsbestimmung operierte, sind die chinesischen Kategorien anders und vielfältiger.

«Westliche Kräuter für Rezepturen der Traditionellen Chinesischen Medizin» ist deswegen ein Projekt, das nicht nur medizinisch, sondern auch philosophisch interkulturell von großer Bedeutung ist.

Dr. Ursula Baatz

Groß, dieser Garten, in den Florian Ploberger uns lockt: 230 Pflanzen, 60 mehr als in der vorherigen Auflage. Und märchenhaft verwunschen und gefährlich und wild: Auch toxische Kräuter hat Ploberger in seine Sammlung aufgenommen, zur Anregung, wie er sagt, als ob er sich dafür rechtfertigen wollte, dass er seiner Leidenschaft nachgeht – und uns einen Garten voller Früchte beschert: Die Rezepturen, neu ins Buch gekommen, sind auf höchstem Niveau beschrieben. Es offenbaren sich Umsicht, Wissen und Können, und gleichzeitig schimmert eine Liebe durch, die bei allem, was da sprosst, auch noch das umfasst, was über die therapeutische Nützlichkeit hinausgeht.

Einfach schön.

Ulrike & Peter von Blarer Zalokar, Heilpraktikerschule Luzern

«Westliche Kräuter» nach den Kriterien der TCM zu untersuchen, zu monographieren und im Rahmen einer energetisch gestellten Diagnose im Konzept der «Acht Leitkriterien» Ba gang und der «Fünf Wandlungsphasen» Wu xing therapeutisch einsetzen zu können, dieser Wunsch besteht bei vielen Therapeuten schon lange. Nur gab es bis vor wenigen Jahren nur kaum bis keine Literatur zu diesem spannenden Thema. Es braucht dazu viel Feingefühl, sich im Umfeld jahrtausende alter chinesischer Arzneibücher mit ihren gesammelten exakten Beobachtungen von vielen Ärztegenerationen zu bewegen. Und genau dies Feingefühl hat Florian Ploberger mit seinem überarbeiteten Werk erneut unter Beweis gestellt. Er schafft für die heutige TCM mit der Gruppe der bisher nicht monographierten «westlichen Kräuter» eine noch breitere therapeutische Plattform. Seine Vorgehensweise basiert dabei auf dem zu begrüßenden Umgang mit Tradition. Nicht im Sinne eines sich abschottenden Traditionalismus, sondern nach dem Leitsatz: «das Alte bewahren, das Neue begrüßen.» In diesem Sinne wünsche ich diesem gelungenen Werk viel Erfolg und seinen Lesern viele neue Einsichten.

Prof. Dr. Stefan Englert

Kollege Ploberger war einer der Ersten, die es wagten, westliche Heilkräuter, das heißt, Pflanzen unseres Kulturkreises, welche in der Medizin Anwendung finden, nach den Kriterien der Traditionellen Chinesischen Medizin zu beschreiben.

Bücher über diese Heilkräuter gibt es viele. Nur fehlen uns in der westlichen Schulmedizin leider entsprechende Auswahlkriterien für die Anwendung derselben. Meist findet sich nur ein Sammelsurium an sich oft widersprechenden Symptomen oder Beschwerden. Energetische Zuordnungen sind oft nicht nachvollziehbar, da sie meist Behauptungen sind, die sich auf individuelle Empfindungen und Erfahrungen begründen und die Wirkweise des Heilkrautes außer Acht lassen müssen, da keine Systematik dahinter steckt.

Traditionelle Chinesische Medizin hat auf Grund der durchgehenden Systematik in Physiologie, Pathophysiologie, Diagnostik und Umsetzung in einen Therapieplan den großen Vorteil der Nachvollziehbarkeit.

Aus den bunten Beschreibungen der Einsatzmöglichkeiten ist aber ein TCM-Befund abzuleiten und daraus sind das Temperaturverhalten, der Geschmack und der Wandlungsphasenbezug bzw. die Organzuordnung zu erstellen und auffallende Wirkweisen darzustellen. Dabei ist aber eine Beeinflussung durch eine persönliche Sichtweise und Erfahrung mit dem Heilkraut nicht zu vermeiden, denn erst die Erfahrung vieler Anwender führt zu einer endgültigen Zuordnung.

In unseren Breiten werden aus den Heilkräutermischungen vor allem Infus-Zubereitungen hergestellt, welche mit den lange gekochten Medizinalsuppen der Chinesischen Medizin nicht direkt verglichen werden können.

Es wäre schön, wenn daher viele Phytotherapeuten mit TCM-Ausbildung ihre Sichtweise unserer westlichen Heilkräuter darlegten, da nur so im Laufe der Zeit Übereinstimmung in der Beurteilung entstünde und die Anwendung westlicher Heilkräuter sicherzustellen wäre.

Die Analyse der biochemischen Inhaltsstoffe der einzelnen Heilkräuter obliegt Fachleuten in diesem Metier; bei der Beurteilung im Rahmen der Anwendung sind Praktiker gefragt, die gerne dazu beitragen, aus ihrer Erfahrung ein einheitliches Bild der einzelnen Heilpflanzen zu schaffen. In der westlichen Phytotherapie gibt es einige einzigartige Heilkräuter, deren Nutzung wir im Sinne unserer Patienten nicht verabsäumen sollten, und eine «gute Schale Tee», die uns gesund erhält oder sogar schneller genesen lässt, ist wahrscheinlich sinnvoller, da der Natur entstammend und keine Ressourcen vergeudend.

Dank an Kollegen Florian Ploberger für seinen Beitrag dazu.

Dr. Rupert Lenhart M. TCM

Auf die Heilwirkung von Pflanzen verlassen sich die Menschen seit Tausenden von Jahren. In vielen Kulturen war die Heilpflanzenkunde eingebunden in die unterschiedlichen Medizinsysteme wie die griechische Säftelehre, die ayurvedische, chinesische oder Unani-Medizin und viele andere. Die Kräuterheilkunde bildete in allen bekannten Medizinsystemen stets eine der wichtigsten Säulen der verschiedenen Therapieformen.

Das ist in unserer abendländischen Medizin nicht anders. Basierend auf der Viersäftelehre der griechischen Naturphilosophie, hat Galen die verschiedenen medizinischen und naturwissenschaftlichen Schulen der Antike zusammengeführt und erweitert. Sein Werk wurde die maßgebliche Grundlage der Medizin im Mittelalter. Avicenna gelang es, die Lehren Galens zu systematisieren, zu kommentieren und zu vervollkommnen. So schuf er ein Werk, das nicht nur in der islamischen Welt, sondern auch in ganz Europa zum Standardwerk der medizinischen Ausbildung wurde. Auf dieser Basis entwickelte sich in den folgenden Jahrhunderten in den bekannten Medizinschulen des Mittelalters eine ungeheure Fülle medizinischer Literatur, in der die Heilpflanzenkunde, einmal in der Beschreibung von Einzelmonographien, aber auch in der Lehre der zusammengesetzten Arzneien (also Rezepturen, wie wir sie heute verstehen) eine zentrale Stellung einnahm. Dieses Erbe wurde bis in die Renaissance weitergeführt. Mit Beginn der Aufklärung musste ein weiser medizinischer Erfahrungsschatz zugunsten einer rationalen Medizin weichen. Die hat auch vor der Kräutertherapie nicht halt gemacht. Das analytische Denken ging so weit, dass die Wirkung einer Heilpflanze heute auf ein einzelnes Wirkprinzip reduziert ist. Damit ist der Unterschied zur allopathischen Medizin nicht mehr weit.

Mancher Therapeut heutzutage fühlt sich hier nicht wohl und versucht, in der Traditionellen Chinesischen Medizin wieder ein philosophisch begründetes Medizinsystem mit klaren Klassifizierungen sowie Diagnose- und Behandlungsstrategien zu finden. Auch hier bildet die Kräutertherapie eine wichtige Grundlage. Viele unserer chinesischen Lehrer sind jedoch erstaunt, warum wir uns auf die Anwendung chinesischer Heilpflanzen kaprizieren, wo wir doch nicht nur eine enorme Fülle an heimischen, hochwirksamen Kräutern, sondern dazu die theoretische Basis seit der klassisch-griechischen Medizin haben. Und vor allem sind diese Grundlagen, wenn auch lange vergessen, so doch immer noch vorhanden und mit etwas Mühe zu beschaffen und zu studieren.

Damit haben wir also alles, um die Synthese von westlicher und östlicher Medizintradition zu bilden und eine Brücke zwischen beiden Medizinsystemen zu schlagen. Wer sich hiermit ein wenig befasst, wird lernen, dass beide Systeme nicht so große Unterschiede aufweisen. Auch bei uns wurden Pflanzen nach Geschmack und Temperatur, Primär- und Sekundärqualitäten beschrieben.

Noch sind wir nur auf dem Wege, unser reiches historisches Heilpflanzenwissen in die Chinesische Medizin einzuordnen. Man kann also nicht von einem ausgereiften System in der Anwendung heimischer Pflanzen innerhalb der TCM sprechen, wenn wir auch seit den Achtziger Jahren einige Bücher über dieses Thema zur Verfügung haben. Manche Autoren arbeiten hierfür die alten Kräuterquellen auf, andere lehnen sich in der thermischen Zuordnung der Pflanzen an ihre Lehrer an. Aber es braucht dennoch weitere Forschungsarbeit von Therapeuten, die die historischen Wurzeln bergen und zu einer lebendigen neuen Synthese verarbeiten. Ferner braucht es Kollegen, die den Mut haben, diese Arbeit auch gegen manche Kritik aus den Reihen der traditionellen chinesischen Kräuteranwender zu machen.

Florian Ploberger ist seit Jahren einer von ihnen. Er hat nicht nur die klassische chinesische Rezepturenlehre studiert, sondern verfügt auch über ein fundiertes Wissen über unsere europäischen Heilpflanzen. Sein vorliegendes Buch ist eine Fortführung und Erweiterung seiner bisherigen Arbeiten. Neben den kurzen und prägnanten Kräutermonographien findet der Leser eine Fülle an Rezepturen, geordnet nach Syndromen der TCM. Die Erläuterungen zu den Kräutern in jeder einzelnen Rezeptur ermöglichen auch dem Anfänger ein Verständnis beim Einstieg in diese Arbeit. Damit bietet das Buch dem Studierenden systematisch geordneten Lernstoff. Aber auch der Profi, der schnell einmal etwas nachschlagen möchte, weil es ihn interessiert, «was der Ploberger meint», findet zahlreiche Anregungen.

Möge das Buch als Inspiration dienen, auf diesem Gebiet weiterzuarbeiten. Vielleicht sind wir dann irgendwann einmal in der Lage, der TCM-Rezepturenlehre eine ebenbürtige Therapieform zur Seite zu stellen.

Dr. Eva Mosheim-Heinrich

Wir leben tatsächlich in einem Zeitalter der Globalisierung. Nicht nur Waren werden getauscht, sondern Welthandel, Massentourismus, Medien und das weltumspannende elektronische Netz vermitteln vor allem Ideen von einer Gesellschaft zur anderen. Ganze kulturelle Komplexe werden transferiert, darunter auch die Heilsysteme anderer Kulturkreise. Gesundheit und Krankheit sind ja in jeder Gesellschaft zentrale Angelegenheiten. So erlangte die positivistische, naturwissenschaftliche Medizin des Westens, samt der dazugehörigen Technologie, nahezu weltweite Verbreitung. Die sogenannte alternative Medizin öffnete ihre Pforten allen möglichen Traditionen, darunter dem indischen Ayurveda und verschiedenen Yoga-Therapien, schamanischen Heiltechniken, der hawaiischen Kahuna, indianischen Schwitzhütten, afrikanischem Voodoo, südamerikanischen Ayahuasca-Sessions, der islamischen Unani, der Tibetanischen Medizin, der Traditionellen Chinesischen

Medizin (TCM), der Akupunktur und anderen fernöstliche Methoden. Oft sind diese exotischen Therapien Strohhalme, nach denen Patienten greifen, die von der offiziell sanktionierten, wissenschaftlich-reduktionistischen Medizin enttäuscht wurden. Oft faszinieren diese Therapien, weil sie bunt und exotisch sind und die Seele, beziehungsweise den ganzen Menschen, ansprechen.

Fast immer jedoch sind diese Therapien aus ihrem kulturellen und natürlichen Kontext herausgerissen. Sie werden deswegen meistens missverstanden und fehl gedeutet. Man vergisst, dass Heilmethoden nicht in einem abstrakten, geistigen Raum entstehen, sondern Ausdruck einer langen, organisch gewachsenen Entwicklung sind. Sie entstehen im Spannungsfeld der jeweiligen Gesellschaft, deren Lebensweise und deren Eingebettet-Sein in der sie umgebenden natürlichen Umwelt. Die Heilpflanzen, die verwendet werden, sind diejenigen, die in den umliegenden Bergen, Wiesen und Wäldern wachsen. Im Namen der lokalen Götter und Geister, der Ahnen und im Verbund mit indigenem Ritual, Symbolik und Sprachmagie werden sie eingesetzt. Das ist der Kontext, in dem sich die kulturspezifischen Heilmethoden über Generationen hinweg ausgebildet haben. Heiler und Patient sprechen eine gemeinsame Sprache; Heilmethoden und Heilmittel sind ihrerseits Sprache der Landschaft, in der sie zuhause sind, Teil einer gemeinsamen, vielschichtigen Heimat.

Auch die moderne Biomedizin (Schulmedizin) mit ihrem Alleingültigkeitsanspruch – ein Erbe der monotheistischen Denkweise – erweist sich letztendes aus ethnomedizinischer Sicht als eine historisch gewachsene, kulturspezifische Konstruktion.

Der Versuch, exotische Heilrituale zu vereinnahmen und Heilmittel aus anderen Traditionen anzuwenden, erfolgt meistens ohne tieferes Verständnis. Bei den Heilungs-Séancen der Cheyenne-Indianer wird, zum Beispiel, der Boden mit den Zweigen des Steppenbeifuß (Artemisia ludoviciana) ausgelegt. Das geschieht bei jeder sakralen Handlung, auch bei der Geburt. Der bitterwürzige Duft dieser Artemisia-Art ist das Allererste, was das neugeborene Kindlein zu riechen bekommt, wenn es das Licht der Welt erblickt. Beim Sonnentanz, in der Schwitzhütte und bei anderen Zeremonien signalisiert der Duft die Anwesenheit der Mayun, der großen Geistwesen. Wenn dieses wichtigste Heilkraut der Prärieindianer in Europa in einer Heilséance angewendet wird, so wird es für den europäischen Patienten nie die tiefe Resonanz erwecken können, die sie bei dem Cheyenne-Patienten hervorruft. Umgekehrt wird die Kamille (Matricaria recutita) – trotz objektiv vorhandener Wirkstoffe wie Bisabololoxiden, Chamazulen, usw. – bei einem Indianer nicht dieselbe Heilwirkung hervorrufen, wie bei einem Mitteleuropäer. Es fehlt die Erwartungshaltung, das vollkommene Vertrauen; es fehlt die Großmutter, die dem Kind bei seinen Wehwehchen den duftenden Kamillentee kocht und dazu die tröstenden Worte spricht – kurz, es fehlt der kulturelle Kontext.

Die Epidemie, die Europa heimsuchte, nachdem Columbus eine virulente Spielart des Syphiliserregers Treponema pallidum eingeschleppt hatte, liefert ein weiteres Beispiel der Schwierigkeit der Übertragung und Übersetzung fremdethnischer Heilmittel und -methoden. Die karibischen Indianer waren tatsächlich in der Lage, die Krankheit mit extrem heißen Dampfbädern, in Kombination mit einem «blutreinigenden» Phythotherapeutikum (Guajacum officinale; Smilax aristolochiaefolia) und diätetischen Maßnahmen auszuheilen. (Siehe, Wolf-Dieter Storl, Borreliose natürlich heilen. Baden und München: AT-Verlag 2009, Seite 217 ff.). In Europa schlug dieselbe Therapie fehl. Vom europäischen Standpunkt aus gesehen, enthielt das Heilverfahren viele unverständliche, ja «heidnisch-abergläubische» Elemente. Man sah wenig Nutzen in einer besonderen Diät; das Dampfbad wurde durch eine überhitzte Stube ersetzt und das importierte Guajakum blieb, wegen unsachgemäßer Anwendung, pharmakologisch wirkungslos. Die Mediziner kamen zu dem Schluss, es sei kein Kraut gegen die venerische Krankheit gewachsen; sie gingen auf eine Behandlung mit alchemistisch präparierter Quecksilbersalbe über.

Wir sehen also, erfolgreiche Integration von fremden Kulturelementen, insbesondere Heilmethoden, ist nicht immer einfach. Man kann sie nicht einfach oktroyieren oder, wie bei einem Mechanismus, anschrauben. Das gilt auch für die Traditionelle Chinesische Medizin (TCM). Dieses ostasiatische medizinische System folgt einer anderen «Grammatik» oder Semantik, als wir es gewohnt sind. So ist zum Beispiel die chinesische «Leber» (gan) nicht die Leber der klassischen Westlichen Medizin. Sie ruft ganz andere Assoziationen hervor. Sie ist weniger eine feste organische Struktur als wie eine dynamisch-energetische Funktion, die mit anderen Funktionskreisen in Bezug steht. Weil man im westlichen Kulturkreis die Grammatik der Chinesischen Medizin überhaupt nicht verstand, galt sie – noch bis in die Sechziger Jahre – als eine kuriose Ansammlung längst überwundener, primitiver, abergläubischer Vorstellungen. Erst nachdem die «Tischtennisdiplomatie» Kissingers unter der Nixonregierung bessere Beziehungen zu China einleitete, durften auch Berichterstatter das geheimnisschwangere Land besuchen, darunter der renommierte Reporter der New York Times, James Reston. Er wohnte schwierigen Operationen bei, bei denen die Patienten bei vollem Bewusstsein operiert wurden. Zwei oder drei Akupunkturnadeln, ins Handgelenk gesteckt, nahmen ihnen den Schmerz. Der verblüffte Zeitungsschreiber konnte schließlich am eigenen Leibe Erfahrung sammeln, da er zufällig eine Blinddarmentzündung bekam und ohne Narkose mit Hilfe der Akupunktur operiert wurde. Der Verband amerikanischer Ärzte (American Medical Association) konnte so etwas Ungeheuerliches – zumal es ein anerkannter Reporter berichtete – nicht länger ignorieren und musste Stellung dazu nehmen. Man schickte mehrere Ärztedelegationen nach Peking. Ja, es stand außer Zweifel, dass hier etwas Außerordentliches geschah, aber nach wissenschaftlichen Kriterien konnte es weder erklärt noch erfasst werden. Inzwischen haben Ethnomediziner, Sinologen und andere viel Übersetzungsarbeit geleistet, so dass wir die Chinesische Medizin inzwischen besser verstehen. Ein regelrechter Schatz, der die heilkundlichen Erfahrungen von über 5000 Jahren in sich trägt, tut sich vor uns auf.

Florian Ploberger, selber Arzt und profunder Kenner der Chinesischen Medizin wie auch der Phythotherapie, leistet wichtige kulturmedizinische Übersetzungsarbeit in seinem Buch. Sein besonderer Verdienst ist, dass er eine Brücke baut, indem er die Heilpflanzen, die bei uns in Mitteleuropa wachsen und schon seit vorchristlichen Zeiten in unserer Heilertradition eine Rolle spielen, aus der Sichtweise der Traditionellen Chinesischen Medizin anschaut und beleuchtet. Das ist aufregend. Altbekanntes erscheint in einem neuen, interessanten Licht.

Da sich China teilweise auf den selben geographischen Breitengraden befindet wie Europa oder wenigstens vergleichbare Lebensräume mit vergleichbaren ökologischen Bedingungen aufweist, finden wir ähnliche oder nahe verwandte Pflanzenarten wie bei uns. Da ist es interessant, wie solche Heilpflanzen in der Chinesischen Heilkunde charakterisiert und angewendet werden. Welchen Stellenwert hat – um einige Beispiele zu nennen – etwa der Beifuß (Artemisia), das Helmkraut (Scutellaria), die Alantwurzel, der Bockshornklee, die Braunelle, der Eisenhut, die Klette oder die in der TCM am häufigsten verwendete Heilpflanze, nämlich Danggui, die Engelwurz. Die Beschäftigung mit Chinesischer Kräuterkunde führt zu einer Vertiefung des Verständnisses der korrespondierenden europäischen Heilkräuter.

Aber es gibt auch andere Aspekte. Dank Anregung aus der Chinesischen Kräuterheilkunde ist man auch in den letzten Jahren wieder auf lange vergessene, in Europa einheimische Heilpflanzen gestoßen, wie zum Beispiel die Karde (Dipsacus sylvestris). Der amerikanischer Homöopath und TCM-Praktiker, Matthew Wood, entdeckte, dass der Symptomkomplex, bei dem die Kardenwurzel (Xuduan) in der Chinesischen Heilkunde Anwendung findet, sich mehr oder weniger mit dem Symptomkomplex der Borreliose deckt. Daraufhin behandelte er seine Borreliose-Patienten mit einer Kardenwurzeltinktur. Mit viel Erfolg. Die Karde erwies sich als eines der besten Mittel zur Behandlung der gefürchteten Spirochäten-Erkrankung, besonders, wenn sie chronisch vorliegt.

Florian Ploberger weist uns zurück auf unsere Heilkräuterflora, auf Pflanzen, mit denen wir vertraut sind und die wir selber sammeln können. Wir müssen nicht unbedingt Trockenware aus China importieren, deren Alter und Qualität wir oft nicht beurteilen können – oft sind sie mit Pestizidrückständen, Schwermetallen und Schimmelpilz (Aflatoxine) belastet – und die oft wenig Bezug zu unserer Erde und unserer Heiltradition haben.

Florian Plobergers Buch ist ein wichtiger Schritt in die richtige Richtung. Er bereichert unser Heilpflanzenverständnis, indem er uns unsere alt überlieferten, einheimischen Heilpflanzen mit neuen Augen betrachten lässt.

Dr. Wolf-Dieter Storl, Allgäu

Wir leben in einer Zeit, in der die Globalisierung immer mehr Gewicht bekommt. Unsere Offenheit, ja Faszination anderen Ländern, Völkern und Kulturen gegenüber lässt sich dem Wassermannzeitalter zuordnen, das Grenzen entfallen lässt, die Erde fast zu einem großen Dorf macht. Die Globalisierung ist ein modernes Phänomen, das Kapital, Ware und Wissen beliebig hin und her schiebt, das Reisen lässt bis in die abgelegensten Teile der Erde, einen unvorstellbaren Austausch von Daten und Information möglich macht, --- das kurzum nach weltweiter Freiheit drängt. Das Wissen ist der ganzen Welt zur Verfügung gestellt und von unschätzbarer Wichtigkeit für all jene, die es positiv zu nutzen wissen. Demnach ist das Interesse westlicher Therapeuten für die Traditionelle Chinesische Medizin, und inzwischen auch das Praktizieren danach, voll im Sinne dieses Zeitgeistes.

Nur: Wertvolle Ideen und Schöpfungen anderer Menschen zu übernehmen kann nur dann gut sein, wenn es mit eigener Kreativität und Originalität, mit eigener Kultur und Tradition verflochten wird, – wenn es Neues entstehen lässt. Ein System soll, will es sich fortentwickeln, immer in Bewegung bleiben, das Potential zur Offenheit und zum Wandel in sich tragen. --- Allein über eine kreative und ausgewogene Integration beider Komponenten kann die TCM als heilkundiges System im Westen richtig wurzeln und Früchte tragen. «Plagiat, das kein eigenes Leben hervorbringt, ist der Samen zur eigenen Zerstörung», bemerkt Leon Hammer dazu. --- Und, drängen schließlich die Einsichten, Erfahrungen und Errungenschaften eigener abendländischer Kultur nicht nach Leben, nach Anwendung? So bietet sich mit aller Selbstverständlichkeit, auch im Rahmen der TCM, die Verwendung unserer eigenen Heilpflanzen an. Sie haben sich über Jahrtausende bewährt und sollen, wollen wir uns selbst treu bleiben, nicht durch fremde Materia medica verdrängt werden. Es würde der Verlust eines wichtigen Teiles unseren Kulturgutes bedeuten.

Menschen wie P. Holmes, E. Mosheim-Heinrich, F. Ploberger, J. Ross, U. und P. von Blarer-Zalokar u.a. haben sicher den Samen dieser Idee in sich gespürt, als sie sich in den vergangenen zwei Jahrzehnten daran machten, unsere heimischen Heilpflanzen nach den Kriterien der Chinesischen Medizin zu studieren und aufzuzeichnen. Jeder von ihnen trägt auf eigene Art und Weise dazu bei, dass die «TCM mit westlichen Pflanzen» hier im Abendland Fuß fassen, ja überhaupt eine neue naturheilkundige Richtung werden konnte. So ist auch dieses neue Buch von Florian Ploberger ein wertvolles Werkzeug in der Hand jener Therapeuten, die nach dieser einzigartigen Heilmethode helfen und heilen wollen. Steht doch im Zentrum unserer Arbeit das Wohl des Patienten.

Rita Traversier, St. Johann, Deutschland

Es gibt viele unterschiedliche Wege des Heilens und ebenso viele Wege, wie Heilpflanzen angewendet werden können.

Am Anfang steht der Schamane, in Räucherwolken duftender Kräuter gehüllt, heilende Sprüche murmelnd. Am Ende steht der klinisch saubere Schulmediziner, der, durchdrungen von seiner naturwissenschaftlichen Rationalität, Wirkstoffe nutzt, die nach Computer-aided Drug Design entwickelt werden und die in der Natur nicht vorkommen. Auch die Wege des Heilens müssen rational sein, es stellt sich allerdings die Frage, was ist Heilen und – man wird doch noch fragen dürfen- warum gibt es trotz Schulmedizin noch immer oder vielleicht sogar immer mehr unheilbare Krankheiten? Bleibt dem armen Schulmediziner nur mehr der Nimbus des «Gottes in Weiß»? Doch damit sind wir wieder am Anfang angelangt, beim Schamanen. So viel zur Rationalität.

Von der Schulmedizin wird den Traditionellen Heilsystemen gerne vorgeworfen, dass es ihnen an Wissenschaftlichkeit und Rationalität fehlt. Doch was gibt es Rationaleres und vor allem Verständlicheres als analoge Zuordnungen, wie wir sie in allen Traditionellen Systemen, gleich ob Traditionelle Abendländische Medizin (TAM), Ayurveda oder Traditionelle Chinesische Medizin (TCM), finden. So wird dem Element Feuer in der TAM das Herz zugeordnet, die Farbe Rot, die Eigenschaft warm und der bittere Geschmack und somit Heilpflanzen mit Bitterstoffen wie die Meisterwurz oder der Galgant. Kein großer Unterschied zur TCM! Was im Ayurveda auf den ersten Blick unterschiedlich ausschaut, wo dem Feuerelement vor allem der Stoffwechsel und Agni, das Feuer, das diesen reguliert, zugeordnet wird, zeigt dennoch Übereinstimmungen. Dem Prinzip Pitta, das aus den beiden Elementen Feuer und Wasser entsteht, wird der bittere Geschmack zugeordnet und eine psychische Konstitution, die zu feurigen Persönlichkeiten, aber auch zu aggressiven Reaktionen führen kann. Genauso sieht das die TAM, wo das cholerische Temperament dem Feuerelement zugeordnet wird.

Dieses Beispiel zeigt auf, dass die Prinzipien der Traditionellen Systeme die selben und die Interpretationen nur marginal unterschiedlich sind. Vor allem helfen uns die Traditionellen Systeme, auf den einzelnen Patienten einzugehen und für jeden fast «maßgeschneidert» die richtige Therapie und die passenden Heilpflanzen zu finden. Mag sein, dass ich Rationalität nicht so sehe, wie es heute verlangt wird. Für mich sind jedenfalls Methoden, die den Menschen, der durch seine Krankheit aus der Mitte gefallen, aus dem Gleichgewicht geraten ist, im Mittelpunkt sehen und ihn mit Hilfe ausgleichender Heilmittel im Sinne von «Feuer mit Wasser bekämpfen» wieder in die Mitte bringen können, die besseren Methoden, auch wenn sie nicht «rational» sind.

Auf der Suche nach Wegen des Heilens sind in den letzten Jahren Begriffe wie Klostermedizin oder Hildegard-Medizin populär geworden. Hinterfragt man diese Begriffe, erkannt man sehr schnell, dass beide nichts anderes als klassische TAM sind, sprich Humoralmedizin des Galen, basierend auf dem Heilpflanzenschatz der Antike, der in den Büchern des Dioskorides beschrieben wurde. Benedikt von Nursia und vor allem seinem Mitbruder Cassiodor ist aber immerhin zu verdanken, dass durch die Gründung einer «Mönchsakademie» dieses Wissen um die Eigenschaften der Heilpflanzen im Sinne der Elementenlehre erhalten blieb. Auch die weise Äbtissin Hildegard von Bingen beherrschte die Säftelehre und beschrieb die Anwendungen der Heilpflanzen ganz nach ihren Elementqualitäten. Ihre Ratschläge für die thermisch richtige Anwendung der essbaren und heilenden Pflanzen erinnert fast an Ratschläge aus der TCM: Daraus aber ein eigenes Heilsystem, die sogenannte «Hildgard-Medizin» zu machen, möge deren Vertretern vorbehalten bleiben.

Gerne wird heute von Traditioneller Europäischer Medizin gesprochen. Ich möchte lieber beim Begriff Abendländische Medizin bleiben, denn in der TAM finden sich, beginnend mit den Sätzen des Hermes Trismegistos, der dem ägyptischen Gott Thot gleichgesetzt wird, die Heilkenntnisse der Juden und Araber ebenso wie die der antiken griechischen Väter der Medizin. Von Abendland zu sprechen, lässt mich auch die missbräuchliche Anwendung dieses Begriffes gewisser ahnungsloser Politiker nicht abbringen. Europäische Medizin, das ist vielleicht das Wissen vom Heilen und den heimischen Heilpflanzen, wie es von den Kelten und den germanischen Stämmen überliefert und das vor allem in der Volksmedizin zu finden ist. Das Wissen um die Wirkung der Heilpflanzen unserer Altvorderen war sicher kein «Trial-and-Error»-System, sondern basierte auf dem Urweg der Naturerkenntnis, der Signaturlehre. Diese wurde von Paracelsus zu einem therapeutischen Konzept entwickelt, das heute noch in der Anthroposophischen Medizin praktiziert wird. Paracelsus ordnete die Zeichensprache der Natur, indem er die Pflanzen, aber auch den Menschen mit seinen Organsystemen, die Tiere, Mineralien und Metalle bestimmten, nach Planeten benannten Prinzipien ordnete, was ein fantastisches therapeutisches Konzept ermöglicht.

Das Wissen um die Wege des Heilens ist also so vielfältig wie die Natur selbst und auch die Wege, die Wirkung der heilenden Pflanzen zu ergründen. Möge dieses Buch von Florian Ploberger uns eine Erweiterung des Verständnisses westlicher Heilpflanzen bringen, indem wir sie nicht nur nach ihren Inhaltsstoffen beurteilen, wie das die rationale Phytotherapie verlangt. Dieses Buch hilft uns «Westlern» vielleicht zu vergleichen, wo und ob es Unterschiede zwischen TAM und TCM gibt:

Feuer, Luft, Wasser, Erde oder Wuxing,
warm, feucht, kalt und trocken oder Wuwei und Siqi,
von Mond zu Saturn oder Zang-Fu-Organe.

Auf jeden Fall wird es uns allen, die wir daran interessiert sind, helfen, das Wesen und die Wirkungen der Heilpflanzen in einer weiteren Dimension «begreifen» zu lernen.

Miriam Wiegele, Südburgenland
Skorpionfrau, in einem Alter angelangt, das von Saturn, dem Hüter der Schwelle geprägt ist, in dem man vielleicht das Wissen, das im Laufe des Lebens angesammelt wurde, zu Weisheit umwandeln könnte.

Liebe Leserin, lieber Leser,

«Das Einzige, was sich nicht wandelt, ist der Umstand, dass sich alles wandelt». Entsprechend dieser Weisheit aus dem I Ging, dem «Buch der Wandlungen», liegt Ihnen ein neues Buch in Händen. Dabei handelt es sich um eine überarbeitete und erweiterte Form des Buches «Westliche Kräuter aus Sicht der Traditionellen Chinesischen Medizin». Wir haben uns dazu entschlossen, nicht nur regelmäßig das zuletzt erwähnte Buch zu überarbeiten, sondern darüber hinaus ein bedeutend umfangreicheres Werk zu verfassen.

Die größte Änderung ist im Hauptteil des Buches zu finden. Hier sehen Sie nun die Beschreibung von zusätzlichen 60 Kräutern.

Darüber hinaus wurde ein gänzlich neuer Abschnitt hinzugefügt, der sich mit Rezepturen aus westlichen Kräutern für die wichtigsten Syndrome der TCM beschäftigt. So finden Sie beispielsweise Rezepturen, die Feuchte-Hitze ausleiten; Rezepturen, die die Blut-Stagnationen entgegenwirken etc. Insgesamt sind diese Rezepturen ihrer Wirkung nach in 20 Gruppen angeordnet und werden folgendermaßen beschrieben:

Nach der Auflistung der einzelnen Kräuter mit entsprechender Tagesdosis in Gramm pro Tag folgen Wirkung, Indikation und entsprechende westliche Krankheitsbilder sowie der Zungen- und Pulsbefund stichwortartig. Um das Verständnis zu vertiefen, werden sowohl Aufbau der jeweiligen Rezeptur als auch die Wirkungen der einzelnen Kräuter erläutert. Für manche Syndrome ist nur eine Rezeptur angeführt, während bei anderen Syndromen bis zu vier verschiedene Rezepturen detailliert beschrieben werden.

Alle in diesem Buch vorkommenden Kräuter (mit 2 bis 3 Ausnahmen) sind als Zeichnungen abgebildet. Mein besonderer Dank für die Unterstützung bei der Suche schwer zugänglicher Abbildungen gilt dem Team der österreichischen Nationalbibliothek, Frau Dr. Eva-Maria Mikschi-Marischler von der Fachbereichsbibliothek Biologie der Universität Wien, Frau Dr. Petra Hudler von der Zoologisch-Botanischen Gesellschaft in Österreich sowie Frau Mag. Gabriele Palfinger vom Naturhistorischen Museum in Wien.

Es sei an dieser Stelle darauf hingewiesen, dass einige der in diesem Buch beschriebenen Kräuter äußerst schwer zu beziehen bzw. toxisch sind. Sie wurden dennoch mit der Intention beschrieben, dem interessierten Leser als Informationsquelle und Anregung zu dienen.

Ich möchte mich an dieser Stelle noch einmal herzlich bei Frau Elfi Kochwalter für die Hilfe bei der Niederschrift des Dokumentes sowie bei Frau Miriam Wiegele für das punktgenaue Korrekturlesen der pharmazeutischen, englischen und botanischen Namen bedanken.

Ich hoffe, dass das vorliegende Werk in seiner jetzigen Form den Anwendern der Chinesischen Medizin eine wertvolle Hilfe und Anregung sein wird.

Florian Ploberger, im Winter des Metall-Tiger Jahres (2010)

Einleitung

Die Traditionelle Chinesische Medizin (TCM) erlebt zurzeit im Westen einen ungemeinen Aufschwung. War es zu Beginn hauptsächlich die Akupunktur, die hier Verbreitung gefunden hat, so ist es nun auch die traditionelle Pharmakologie. Sie besitzt in China eine längere Tradition (3000 Jahre) und einen größeren Stellenwert als die Akupunktur. Immer mehr Ärzte kamen aus China, immer mehr Standardwerke der Chinesischen Medizin wurden übersetzt.

Die fernöstlichen Heilpflanzen können nach klassischer Syndromdiagnostik (bianzheng) und umfangreichen Anwendungsvorschriften (yingyong) eingesetzt werden. Jeder Student der Chinesischen Medizin hat sowohl Einzelkräuter als auch zahlreiche Rezepturen zu lernen. Hierbei wird in China mit großer Präzision vorgegangen. Jedes Kraut ist mit Geschmack, thermischer Wirkung, Organzuordnung und spezieller Wirkung beschrieben.

In diesem Buch versuche ich, westliche Kräuter nach den Kriterien der Traditionellen Chinesischen Medizin zu beschreiben. Es gibt einige gute Gründe, westliche Kräuter zu verwenden: Wir haben einen starken Bezug zu ihnen; sie sind uns vertraut. Sie wachsen in unseren Gärten, entsprechen uns also, sind leicht erhältlich und außerdem sind sie kostengünstig.

Viele traditionelle Rezepturen können durch westliche Kräuter ersetzt werden. Bei manchen Wirkungsgruppen wie zum Beispiel den bitter-kalten, entzündungshemmenden Kräutern (Enzian, Rhabarber, Löwenzahn, Erdrauch, Frauenmantel ...) können wir aus einem großen Repertoire schöpfen; dafür haben wir eine Pflanze wie Ginseng, der das Yuan-Qi tonisiert, nicht (bzw. noch nicht) gefunden. Hier ist noch viel Forschungsarbeit zu leisten.

Zum Aufbau des Buches

Nach einigen einführenden Kapiteln über die fünf Arzneimitteleigenschaften, die Zubereitung der Kräuter, deren Dosierung, das Zusammenstellen einer Rezeptur, die Dauer der Anwendung und die acht Therapieverfahren beginnt die Auflistung der Einzelkräuter.

Bei jedem Kraut werden beschrieben:

- Pharmazeutischer Name
- Chinesischer Name, falls vorhanden
- Botanischer Name
- Englischer Name
- Verwendete Teile
- Geschmack
- Thermische Wirkung
- Organzuordnung
- Dosierung

Darauf folgt bei jedem Kraut eine Auflistung der Funktionen und der häufigsten Anwendungen.

Ich habe mir erlaubt, einige Pflanzen, die bei uns eigentlich nicht heimisch, jedoch fast in jedem Haushalt vorhanden oder leicht erhältlich sind – zum Beispiel Nelken, Zimt, Ingwer und Ginseng – mit in dieses Buch aufzunehmen. Insgesamt werden über 200 Einzelkräuter beschrieben. Abgeschlossen wird das Buch durch einen ausführlichen Index, ein Glossar und eine Adressenauflistung. Wir haben versucht, das Buch kostengünstig zu gestalten und ein praktisches Arbeiten und Nachschlagen zu ermöglichen.
Ich hoffe, dass unser Buch für viele Menschen eine Bereicherung darstellt, den Ansprüchen der Leser gerecht wird und einen kleinen Beitrag zur Verbreitung der westlichen Kräuter leistet. Möge vielen Menschen durch diese Kräuter geholfen werden.

I. EINTEILUNG DER KRÄUTER

In diesem Buch soll versucht werden, westliche Kräuter nach den Kriterien der Traditionellen Chinesischen Medizin zu beschreiben. In China hat sich in den letzten 2500 Jahren ein einfaches System der Kräuterbeschreibung entwickelt: Es werden fünf Arzneimitteleigenschaften (yaoxing) unterschieden:

Primärqualitäten:
- Die fünf Geschmacksrichtungen (wuwei)
- Die vier Temperaturausstrahlungen (siqi)
- Die Stufe der Toxizität (duxing)

Sekundärqualitäten:
- Die vier Wirkrichtungen (sheng jiang fu chen)
- Der Bezug zu den klassischen inneren Organen

Aus den Eigenschaften Geschmack, thermische Wirkung und Organzuordnung lassen sich die Wirkungen der Kräuter erklären.

1. Die fünf Geschmacksrichtungen (wuwei)

Die fünf Geschmacksrichtungen sind: sauer, bitter, süß, scharf und salzig. Im Huangdi neijing (ein klassisches Werk der Traditionellen Chinesischen Medizin, wörtlich übersetzt lautet der Titel: «Der Klassiker des Gelben Kaisers») wird ein weiterer Geschmack angeführt: der neutrale bzw. fade Geschmack. Er bezieht sich vorwiegend auf Pilze wie zum Beispiel Poria Cocos/Fuling, die leicht diuretisch wirken. Die Geschmacksrichtung beschreibt die Grundwirkung eines Krautes. Wichtig ist zu wissen, dass manchen Kräutern mehrere Geschmäcker zugeordnet werden.

Der *saure Geschmack* wirkt zusammenziehend und bewahrend. Saure Kräuter werden deshalb zum Festigen des Nieren-Qi oder zum Bewahren der Säfte bei Inkontinenz (Unfähigkeit, den Harn zu halten) verwendet.

Kontraindiziert ist der saure Geschmack bei Qi-Stagnation, Feuchtigkeit oder Magen-Feuer.

Der *bittere Geschmack* wirkt abführend, purgierend, austrocknend, beruhigend, entzündungshemmend, blutungshemmend (bei Blut-Hitze), absenkend, toxische Hitze ausleitend und durchblutungsfördernd. Bittere Kräuter werden bei eitrigen Entzündungen, Insomnia (Schlafprobleme), Hepatitis (Entzündung der Leber), Herpes zoster (Gürtelrose), Ekzemen (Entzündungen der Haut), Obstipation (Verstopfung), PMS (Prämenstruelles Syndrom: Schmerzen vor der Monatsblutung) und Dysmenorrhoe (Schmerzen zur Zeit der Monatsblutung) verwendet.

Tipp: Empfehlenswert ist es, bittere Kräuter am Vormittag einzunehmen. Diese Zeit entspricht dem Holzelement. Abends würden sie die Milz zu sehr verletzen, der Patient muss möglicherweise in der Nacht Wasser lassen.

Interessant ist, dass in unserer westlichen Kräutermedizintradition bittere Kräuter als Toniks verwendet wurden, während in China davon ausgegangen wird, dass die bitteren Kräuter entgiftend, entzündungshemmend und ableitend sind. Als Erklärung könnte dienen, dass die bitteren Kräuter in geringer Dosierung (1–3 Gramm) das Qi in Bewegung bringen, außerdem eliminieren sie Feuchtigkeit aus dem Körper, wodurch sich der Patient besser fühlt.

Kontraindiziert ist der bittere Geschmack bei Jinye-(Körpersäfte)Mangel, Blut-Mangel und Gewichtsverlust.

Der *süße Geschmack* wirkt befeuchtend, stärkend, entspannend, beruhigend, harmonisierend und kühlend im Yang-Ming (Magen und Dickdarm) und Qi-Fen. Süße Kräuter werden bei Schwächezuständen, Säfte-Mangel (wie zum Beispiel trockener Haut und Husten), bei Spasmen (Krämpfe), Schmerzen und hohem Fieber verwendet.

Kontraindiziert ist der süße Geschmack bei Adipositas (Übergewicht), Schleim- und Feuchtigkeits-Erkrankungen.

Der *scharfe Geschmack* wirkt bewegend, erwärmend, die Oberfläche befreiend. Er wird verwendet bei Infekten, Myomen, Rheuma usw. Wichtig ist zu wissen, dass es nur wenige scharf-kühlende Kräuter wie zum Beispiel Pfefferminze oder Lindenblüten gibt.

Kontraindiziert ist der scharfe Geschmack bei Spasmen (Krämpfe), Qi-Mangel, Sehstörungen und Vertigo (Drehschwindel).

Der *salzige Geschmack* nährt das Yin, senkt das Yang ab und wirkt aufweichend. Salzige Kräuter werden verwendet bei Vertigo (Drehschwindel), Konjunctivitis (Bindehautentzündung), Tinnitus (Ohrensausen), Obstipation (Verstopfung), im Wechsel, Lymphknotenschwellungen, Knoten in der Schilddrüse, Hitzewallungen ... Für das Verständnis ist Folgendes wichtig: Manche behaupten, der salzige Geschmack wirke austrocknend; andere wiederum behaupten, er wirke befeuchtend. Beide haben Recht! Man muss sich nur die Wirkung von Glaubersalz vor Augen halten. Im Darm wirkt Glaubersalz befeuchtend und trocknet damit den restlichen Körper.

Kontraindiziert ist der salzige Geschmack bei Hypertonie (hoher Blutdruck).

Der *fade Geschmack* wirkt beruhigend, entschleimend auf die Herzkanäle, harntreibend und regt die Wasserzirkulation an. Fade Kräuter werden verwendet bei Ödemen (Wasseransammlungen), Aszites (Flüssigkeitsansammlung im Bauchraum), Verwirrung und Depressionen.

DIE FÜNF WANDLUNGSPHASEN

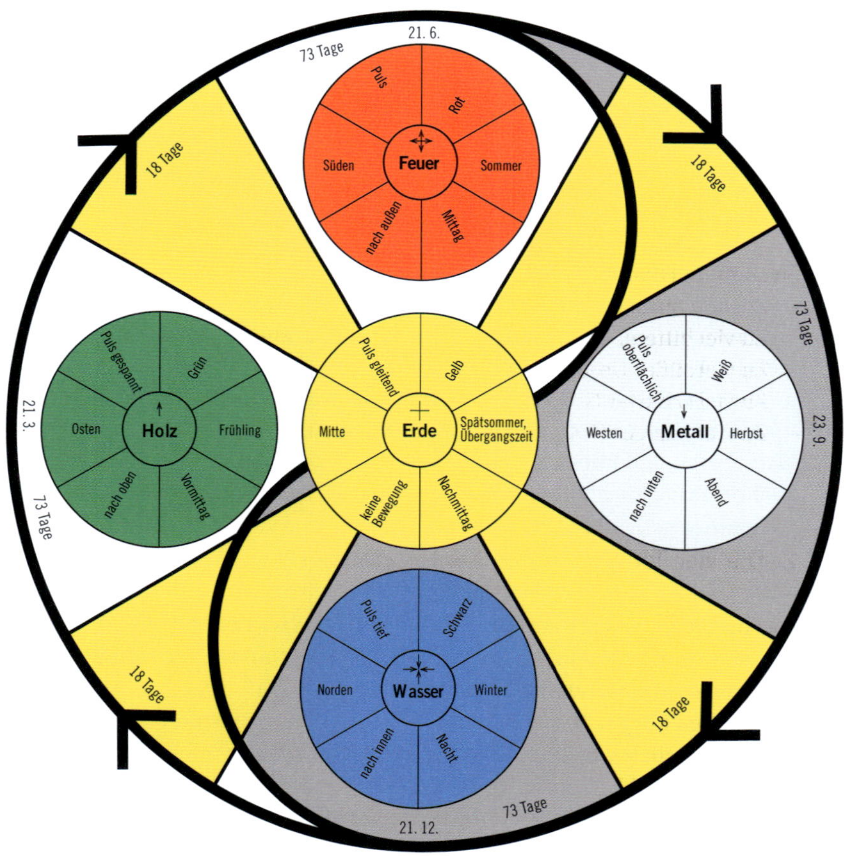

TABELLE DER FÜNF GESCHMÄCKER					
Sauer	**Bitter**	**Süß**	**Scharf**	**Salzig**	**Fad**
Zusammen-ziehend	Abführend	Befeuchtend	Bewegend	Nährt das Yin	Beruhigend
Bewahrend	Purgierend	Stärkend	Erwärmend	Senkt das Yang ab	Entschleimend
	Austrocknend	Entspannend	Die Oberfläche befreiend	Aufweichend	Harntreibend
	Toxische-Hitze ausleitend	Beruhigend			
	Entzündungs-hemmend	Harmonisierend			
	Blutungs-hemmend	Kühlend			
	Absenkend				

Jeder Geschmack kann sich auch negativ auf den Körper auswirken.

So steht im Huangdi neijing (Klassiker des Gelben Kaisers):
- Zu viel saurer Geschmack verletzt Leber und Sehnen.
- Zu viel bitterer Geschmack verletzt Herz und Blut.
- Zu viel süßer Geschmack verletzt Milz und Fleisch.
- Zu viel scharfer Geschmack verletzt Lunge und Haut.
- Zu viel salziger Geschmack verletzt Nieren und Knochen.

2. Die vier Temperaturausstrahlungen (siqi)

Die Temperaturauswirkung der Kräuter wird – wie auch die der Nahrungsmittel – einerseits nach dem subjektiven Empfinden, andererseits nach objektiven Kriterien wie Atemfrequenz, Pulsdiagnostik oder einer Hyperämie in gewissen Körperstellen beurteilt.

Ursprünglich wurden vier thermische Wirkungen unterschieden: heiß, warm, kühl und kalt. Dazu kam mit der Zeit noch der Begriff der thermisch neutralen Wirkung. Später wurden zusätzliche Zwischenstufen wie zum Beispiel leicht warm, sehr heiß usw. eingeführt. Vereinfacht gesagt gilt, dass man bei Hitzeerkrankungen kühlende oder kalte Kräuter verschreiben sollte, bei Kälteerkrankungen warme.

Bei Hitzeerkrankungen ist dem Patienten heiß, er verträgt Hitze nicht, schwitzt stark, der Harn ist konzentriert und übel riechend, die Zunge ist rot und der Puls schnell (1:6 oder mehr).

Bei Kälteerkrankungen friert der Patient, er liebt die Wärme, der Harn ist hell, der Stuhl weich, die Zunge blass, der Zungenbelag weiß und der Puls langsam (1:4 oder weniger).

Dies bedeutet jedoch nicht, dass es ein Fehler wäre, Kräuter verschiedener Temperaturwirkung miteinander zu kombinieren. Speziell bei komplizierten Krankheitsbildern ist es oft notwendig, Kräuter verschiedener Temperaturwirkungen zusammenzumischen. So kann ein Patient zum Beispiel oben Hitze und unten Kälte haben. Ein weiteres Beispiel wäre eine Hitzeerkrankung an der Oberfläche. Hier werden kühlende Kräuter in Kombination mit scharf-warmen Kräutern wie zum Beispiel Zimtzweigen verwendet, die eine aufsteigende und zerstreuende Wirkung haben und damit die Rezeptur an die Oberfläche des Körpers bringen.

Wie wirken die vier Temperaturausstrahlungen?

Heiße Kräuter wie zum Beispiel Pfeffer, Ingwer und Zimt wirken erwärmend, schmerzstillend und helfen beim Ausbruch von Infektionserkrankungen.

Warme Kräuter wie zum Beispiel Kardamom und Mandarinenschalen tonisieren, wirken aromatisch (resorptionsfördernd) und karminativ (Qi-Stagnationen beseitigend).

Kühle Kräuter wie zum Beispiel Erdrauch, Eukalyptus, Hopfen und Lungenkraut vertreiben Wind-Hitze, nähren das Yin und wirken beruhigend.

Kalte Kräuter wie zum Beispiel Enzianwurzel, Rhabarberwurzel, Löwenzahn oder Tausendguldenkraut leiten die Hitze aus, wirken abführend, absenkend, entgiftend und entzündungshemmend.

Noch ein Wort zu den bitter-kalten Kräutern: Bei dieser Gruppe von Kräutern haben wir im Westen eine vielfältiges Angebot: Enzianwurzel, Rhabarberwurzel, Löwenzahn und Tausendguldenkraut sind nur eine sehr kleine Auswahl davon. Bei Erkrankungen mit Feuchte-Hitze kann man wunderbar auf die chinesischen bitter-kalten Kräuter wie Coptitis rhizoma / Huanglian, Scutellaria radix / Huangqin usw. verzichten und sie durch westliche Kräuter ersetzen.

Außerdem kann man unsere Kräuter noch weiter aufteilen in Kräuter, die auf den Mittleren Erwärmen (ME) wirken:
- Gänsefingerkraut
- Tausendguldenkraut
- Klettenwurzel
- Salbei
- Stiefmütterchen
- Schafgarbe
- Wermut
- Echter Ehrenpreis

... und in Kräuter, die auf den Unteren Erwärmen (UE) wirken:
- Birkenblätter und Rinde
- Mariendistel
- Enzian
- Erdrauch
- Goldrute
- Löwenzahn
- Teufelskralle

3. Die Stufe der Toxizität (duxing)

Der Begriff der Toxizität ist in China ein völlig anderer als bei uns im Westen. Dieser aus der chinesischen Pharmakologie entnommene Begriff lässt sich nicht einfach in unser naturwissenschaftliches Denken übertragen. Die Chinesen verstehen es, durch verschiedene Arten der Präparierung aus giftigen Rohdrogen ein nebenwirkungsarmes Kraut zu machen. Eine bekannte Methode ist das Rösten mit Ingwersaft.

Tipp: Falls man einen Tee, der viele bittere Kräuter enthält, vom Magen her nicht gut verträgt, sollte man vorher eine Ingwerwurzel kauen!

Wie bei den chinesischen Kräutern gibt es auch bei uns giftige Kräuter, die nur von erfahrenen Therapeuten verwendet werden sollten. Auch in diesem Buch werden giftige Pflanzen wie Schöllkraut, Maiglöckchen usw. behandelt. Jeder muss entscheiden, wie viel er verantworten kann.

4. Die vier Wirkrichtungen (sheng jiang fu chen)

Es werden vier Wirkrichtungen beschrieben:
- aufsteigend – sheng
- absenkend – jiang
- zerstreuend – fu
- zusammenziehend – chen

In der Chinesischen Medizin geht man davon aus, dass alles einem Umwandlungsprozess unterliegt. Diese Vorstellung findet man im System des Yin-Yang, aber auch im System der Fünf Elemente. So werden die Phasen aufsteigend, zerstreuend, fallend und zusammenziehend durchlaufen.

Aufsteigend bedeutet nach oben gerichtet und entspricht der Holzphase im Frühjahr. Dies könnte man sich wie eine Pflanze vorstellen, die im Frühjahr zu wachsen beginnt. Aufsteigende Kräuter heben das Yang und das Qi, lösen Nausea (Brechreiz) aus und erwecken aus einer Ohnmacht. Anwendungsbeispiele wären Diarrhoe (Durchfall), Uterusprolaps (Gebärmuttervorfall, Gebärmuttersenkung), Gastroptose (Magensenkung) und Vertigo (Drehschwindel).

Zerstreuend deutet neben der nach oben gerichteten Bewegung auf eine nach außen gerichtete Bewegung hin und entspricht der Feuerphase im Sommer. Zerstreuende Kräuter machen die Oberfläche frei, sind schweißtreibend, regen das Wei-Qi (dem Immunsystem der westlichen Schulmedizin entsprechend) an und beleben das Taiyang. Anwendungsbeispiele sind Erkältungen und Dermatosen (Hauterkrankungen).

Absenkend bedeutet nach unten gerichtet und entspricht der Metallphase im Herbst. Absenkende Kräuter wirken abführend, antiemetisch und harntreibend und senken aufsteigendes Yang und Lungen-Qi ab. Dementsprechend wurde übrigens ursprünglich Kaffee verwendet: als Antiasthmatikum auf Grund seiner absteigenden Wirkung. Weitere Anwendungsgebiete sind Migräne (anfallsweise, seitliche Kopfschmerzen), Cephalea (Kopfschmerzen), Hypertonie (hoher Blutdruck) und Nausea (Brechreiz).

Zusammenziehend entspricht dem Wasserelement im Winter. Die Bewegungsrichtung ist nach unten und nach innen gerichtet. Zusammenziehende Kräuter wirken befestigend, bewahrend, beschützend, die Schweißbildung hemmend und Hitze beseitigend. Verwenden kann man diese Kräuter bei Inkontinenz (Unfähigkeit, den Harn zu halten), Diarrhoe (Durchfall), zu starkem Schwitzen oder Bandscheibenvorfällen.
Dem Erdelement ist keine Wirkrichtung zugeordnet.

DIE VIER WIRKRICHTUNGEN			
↑	↑←→↓	↓	→↓←↑
Aufsteigend	**Zerstreuend**	**Absenkend**	**Zusammenziehend**
Das Yang hebend	Oberfläche öffnend	Diuretisch	Befestigend
Das Qi hebend	Wei-Qi anregend	Abführend	Bewahrend
Brechreiz auslösend	Taiyang belebend	Yang absenkend	Festhaltend
Aus Ohnmacht weckend	Schweißtreibend	Lungen-Qi absenkend	Schweißbildung hemmend
	Kälte zerstreuend	Antiemetisch	

Ein Beispiel

Der berühmte Arzt Zhang Zhongjing beschreibt in seinem Werk Shanghan lun sehr detailliert den Verlauf eines Infektes, der durch Wind-Kälte verursacht wird. So empfiehlt er im Taiyang-Stadium, das durch einen Infekt gekennzeichnet ist, der in der äußersten Schichte sitzt (der Patient hat Schüttelfrost, Gelenksschmerzen, Kälteabneigung, die Zunge ist noch dünn weiß belegt, der Puls ist oberflächlich und gespannt), die Rezeptur Guizhitang.

Diese Rezeptur enthält:

Cinnamomi ramulus	Guizhi
Zingiberis rhizoma	Shengjiang
Paeonia Alba radix	Baishaoyao
Glycyrrhizae radix	Gancao
Ziziphus Jujubae fructus	Dazao

Die scharf-warmen Kräuter Zimt und Ingwer, die eine nach außen gerichtete Wirkrichtung haben, sollen den Pathogenen Erreger vertreiben und so verhindern, dass sich der Infekt im Körper ausbreitet.

Zusätzlich gibt Zhang Zhongjing die Empfehlung, einen Haferbrei mit Schalotten (ebenfalls scharf-warm) zu essen und sich dann ins Bett zu legen und bis zur Nasenspitze zuzudecken. Nun soll der Patient schwitzen.

Die Stärke der Rezeptur zeigt sich in den weiteren Kräutern. Durch Zufügen von Datteln und Süßholz stärkt Zhang Zhongjing die Mitte und beugt so einer Verletzung von Milz und Magen vor.

Eine weitere Anmerkung: Der bei uns häufig verwendete Lindenblütentee (Lindenblüten sind scharf-kühlend) sollte aus Sicht der TCM eingesetzt werden, wenn der Patient bereits schwitzt bzw. hoch fiebert!

In den klassischen Texten wird beschrieben, dass sich die Wirkrichtung in Abhängigkeit von Temperatur, Geschmack, Gewicht und Zubereitung der Kräuter ändert. Der Zubereitung der Kräuter ist in diesem Buch das folgende Kapitel gewidmet.

Kräuter mit scharfen, süßen, warmen und heißen Eigenschaften haben meistens eine aufsteigende und zerstreuende Wirkrichtung, während saure, bittere, salzige, kühle und kalte Kräuter eine absenkende oder zusammenziehende Wirkrichtung haben.

Weiters haben verschiedene Pflanzenbestandteile auch verschiedene Wirkrichtungen. So haben Blüten und Blätter vorwiegend eine aufsteigende, Samen und Früchte vorwiegend eine absenkende Wirkung.

5. Der Bezug zu den klassischen inneren Organen

Dieses System hat sich in China erst im Lauf der Zeit entwickelt und wurde um das Jahr 1000 vollendet.

Es werden bei Kräutern also nicht nur Geschmack, thermische Wirkung und Wirkrichtung beschrieben, sondern auch deren Leitbahnbezug. Die Leitbahnen (jingmai) stehen hier stellvertretend für die inneren Organe (zangfu). Manche Kräuter haben einen sehr starken Bezug zu einem Organ. Unter «Botenkräutern» versteht man Kräuter, die die Fähigkeit haben, die Wirkung anderer Kräuter zu einem bestimmten inneren Organ oder in eine

Körperregion zu leiten. Tatsächlich haben Kräuter nicht nur einen Bezug zu einem bestimmten Organ, können also nicht nur für ein bestimmtes Organ verwendet werden, sondern immer zu Syndromen, da die Chinesische Medizin Funktionskreise, die sich auf weitere Elemente auswirken, behandelt.

Ein Beispiel

Bei der Diagnose «Leber-Qi attackiert den Magen», d.h. Holz greift die Erde an, könnte man dem Patienten Pfefferminze (Mentha herba) verschreiben. Hier leidet der Patient unter Anspannung, Völlegefühl, manchmal sogar unter Schmerzen im Verdauungstrakt. Die Anspannung und Aggression, die nicht gelebte Kreativität schlagen diesem Patienten auf den Magen. Oft sind dies auch Patienten, die krampfhaft, aber erfolglos versuchen, abzunehmen. Bei der Pulsdiagnostik finden wir am rechten Arm in der Magenregion einen gespannten Puls (xian), der normalerweise der Leber zugeordnet ist.

Pfefferminze hat die Gabe, Leber-Qi zu bewegen und Stagnationen im Mittleren Erwärmer aufzulösen.

Pfefferminze ist ein oft unterschätztes Kraut. Es eignet sich auch hervorragend dazu, den Geschmack eines Dekoktes zu verbessern: 3 Gramm Mentha herba dazumischen und der Geschmack ist viel angenehmer!

II. ZUBEREITUNG DER KRÄUTER

1. Dekokt (Tang)

Die in der TCM am häufigsten verwendete Form ist ein Dekokt, auf chinesisch Tang (Suppe). Dabei werden die Kräuter in einem Tontopf ohne Deckel erst eingeweicht und dann gekocht. Dieses Verfahren eignet sich sich speziell für Wurzeln, Rinden, Samen und Zweige, also für eher schwere und harte Bestandteile. Da es das Ziel eines chinesischen Arztes ist, jeden Patienten individuell zu behandeln, eignen sich die Dekokte hervorragend, denn die Kräuter lassen sich schnell variieren. Außerdem werden Dekokte leicht absorbiert und man braucht keine Spezialgeräte für die Herstellung.

Wie werden die Kräuter gekocht?

Die besten Töpfe sind aus Ton, Porzellan oder Email; Aluminiumtöpfe sollten nicht verwendet werden.

Man gibt die Tagesdosis an Kräutern in den Topf, fügt Wasser bei und lässt die Kräuter 30—60 Minuten stehen. Das Wasser sollte die Kräuter bedecken. In China ist es üblich, den Dekokt sehr konzentriert herzustellen. Je mehr Wasser man verwendet, desto mehr muss der Patient trinken.

Apotheken im deutschsprachigen Raum reduzieren die Flüssigkeit auf eine Tagesdosis von 70—90 ml, die der Patient mit warmem Wasser 1:1 verdünnen soll. Empfehlenswert ist es, die Tagesdosis auf drei Portionen aufzuteilen.

Zurück zum Kochen. Normalerweise – mit der Ausnahme von aromatischen Kräutern – wird der Dekokt bei großer Hitze zum Kochen gebracht. Danach reduziert man die Temperatur und lässt den Dekokt bei kleiner Hitze vor sich hinköcheln.

Tonisierende und nährende Kräuter werden lange und bei eher hoher Temperatur gekocht, damit die Inhaltsstoffe gut extrahiert werden.

Manche Kräuter verlangen eine Spezialbehandlung:

A. Längeres Kochen der Kräuter

Manche Kräuter, wie zum Beispiel Akonit/Fuzi, sollten länger gekocht werden. Dies betrifft auch die in der Chinesischen Medizin verwendeten Mineralien.

B. Kräuter erst später mitkochen

Dies betrifft einerseits Blüten und Blätter, andererseits Kräuter mit aromatischen Inhaltsstoffen, die sonst zerstört würden. So gibt man Pfefferminze, Lindenblüten, Kardamom, Mandarinenschalen, aber auch Rhabarberwurzel, so gewünscht, erst am Schluss in den Dekokt.

C. Kochen in einem Stoffsäckchen

Kräuter, die den Rachen reizen würden, werden gekocht, indem man sie in einem kleinen Säckchen mit den anderen Kräutern mitkocht. Dies ist zum Beispiel bei Fl. Inulae und Sm. Plantaginis der Fall. Man kann diese Kräuter auch erst alleine kochen und in diesem Dekokt dann die anderen Kräuter kochen.

D. Separates Kochen

Wertvolle Kräuter wie zum Beispiel Ginseng sollten in einem Extragefäß gekocht und erst am Schluss mit den restlichen Kräutern gemischt werden. Die meisten Dekokte, speziell Toniks, werden zwei Mal, manche sogar noch öfter ausgekocht, um zu gewährleisten, dass auch tatsächlich der Großteil der Inhaltsstoffe extrahiert wird.

Eine allgemeine Empfehlung ist, den Dekokt zwei Stunden nach einer Mahlzeit einzunehmen. Natürlich gibt es Ausnahmen, wie zum Beispiel Dekokte für akute Symptome.

2. Tee (Aufguss; Cha)

Hier werden die Kräuter aufgebrüht. Diese Methode eignet sich für Blüten und Blätter. Der Cha hat, vor allem, wenn er warm getrunken wird, eine zerstreuende Wirkung, öffnet die Oberfläche und verteilt das Qi. Oberflächliche Erkrankungen, Beschwerden durch äußere Wind-Hitze oder äußere Wind-Kälte können so behandelt werden.

3. Mazerat (Kaltwasseraufzug; Jian)

Beim Mazerat werden die Kräuter 30 Minuten in kaltem Wasser eingelegt, bis die Flüssigkeit von den Kräutern aufgesaugt ist. Danach wird die Flüssigkeit ausgepresst, gefiltert und getrunken. Die Inhaltsstoffe werden durch diese Zubereitung von der Hitze nicht zerstört.

4. In Öl eingelegt

Zahlreiche Kräuter können in Öl eingelegt werden. Diese Methode hat sich vor allem in Europa entwickelt (in China wurden die Kräuter geröstet) und empfiehlt sich, wenn man die Kräuter äußerlich anwenden will. Durch die Ölbasis lassen sich die Kräuter leicht einmassieren. Kräuter, die häufig in Öl eingelegt werden, sind zum Beispiel Johanniskraut, Arnika oder Beinwell. Man benötigt dazu ein vorzugsweise dunkles Glas und Zeit. Allgemein gilt: Je länger die Kräuter im Öl liegen, desto besser.

Oft werden die Kräuter vorher gemahlen und danach bei kleiner Temperatur leicht erwärmt, denn dadurch werden die Inhaltsstoffe noch besser extrahiert. Vor der Verwendung sollte das Öl gefiltert werden.

5. In Alkohol eingelegt

Hier werden die Kräuter in Alkohol eingelegt. Der Alkohol kann danach entweder äußerlich angewendet oder getrunken werden.

Für die äußere Anwendung empfiehlt sich ein maximaler Alkoholgehalt von 38 Prozent. (In China werden 40—50 prozentige Alkohole verwendet.) Ein höherprozentiger Alkohol würde die Haut reizen.

Im Normalfall werden die Kräuter drei Wochen lang eingelegt. Je kleiner und feiner die Bestandteile sind, desto schneller kann man den Alkohol verwenden. Der Vorgang lässt sich also durch das Zerkleinern der Kräuter beschleunigen. Je mehr Kräuter sich im Alkohol befinden, desto stärker die Wirkung.

Ein Beispiel

Ein Enzianschnaps besteht aus dem Alkohol (dieser ist scharf-warm und hat eine nach oben gerichtete Wirkrichtung) und der Pflanze (diese ist bitter-kalt und hat eine nach unten gerichtete Wirkrichtung). Durch das Zusammenspiel dieser zwei Richtungen liegt der Hauptwirkbereich genau in der Mitte, also im Verdauungstrakt. Deswegen kann Enzianschnaps bei Nahrungsmittel–Stagnationen, nach zu üppigem Essen etc. eingenommen werden!

III. ZUSAMMENSTELLUNG EINER REZEPTUR

Wie in den traditionellen Texten beschrieben, besitzen die Kräuter einer Rezeptur folgende Eigenschaften:
- Kaiserkraut
- Ministerkraut
- Offiziers-/Polizeikraut
- Botschaftskraut

Dazu eine Erklärung:
- Das Kaiserkraut besitzt die entscheidende Heilqualität und weist oft die höchste Grammzahl auf. Oft sind in China die Rezepturen nach dem Namen des Kaiserkrautes benannt worden (siehe Guizhitang).
- Das Ministerkraut unterstützt und begleitet das Kaiserkraut in seinen therapeutischen Aufgaben.
- Die unerwünschten Wirkungen eines Krautes, egal ob thermisch oder meridianbezogen, werden vom Offizierskraut neutralisiert bzw. verbessert.
- Die energetische Bewegung und Richtung der Rezeptur wird durch das Botschaftskraut bestimmt. Dieses kann durch bestimmte Zubereitungsverfahren und Geschmacksrichtungen ersetzt werden. Es gibt natürlich auch Rezepturen, die nur zwei oder drei Komponenten aufweisen.

Ein Beispiel
Bei der bereits erwähnten Rezeptur Guizhitang sieht dies folgendermaßen aus: Das scharf-warme Kraut Cinnamomi Cassiae Ram. / Guizhi vertreibt äußere Wind-Kälte aus der Muskelschicht. Zimtzweige, als Kaiserkraut, werden kombiniert mit dem Ministerkraut Paeonia Lactiflorae radix / Baishao, welches das Yin stärkt. Gemeinsam unterstützen diese Kräuter das Wei-Qi darin, einen Pathogenen Erreger zu vertreiben, ohne den Körper zu schwächen.

Das Offizierskraut Zingiberis Officinalis rhizoma / Shengjiang hilft dem Kaiserkraut, die Oberfläche zu klären. Zusätzlich wirkt es gegen Brechreiz und Erbrechen.

Das zweite Offizierskraut Ziziphus jujubae fructus / Dazao hilft, Qi und Blut zu nähren. So wirken diese Kräuter auf die Milz und auch auf das Wei-Qi. Ziziphus jujubae fructus / Dazao hilft dem in Honig gerösteten Süßholz Glycyrrhizae radix / Gancao, den Mittleren Erwärmer zu tonisieren und die Wirkung der anderen Kräuter zu harmonisieren. Süßholz ist das Botschaftskraut. Diese Rezeptur stärkt damit elegant den Mittleren Erwärmer, während sie die Oberfläche klärt.

In China ist es üblich, dass ein Arzt viel mehr Möglichkeiten mit einer Rezeptur hat, da er die einzelnen Kräuter durch verschiedene Zubereitungsverfahren zusätzlich variieren kann. In immer mehr europäischen Apotheken sind chinesische und westliche Kräuter erhältlich, und oft beschäftigen sich die Apotheker auch eingehend mit ihren Kräutern. Doch dieses System hat sich bei uns leider noch nicht durchgesetzt.

Die Botschaftszubereitungen

Die in der nachfolgenden Tabelle angeführten Zubereitungsverfahren ermöglichen es, die Kräuter noch effizienter einzusetzen.

So kann man zum Beispiel Kräuter, die für gynäkologische Probleme verwendet werden, vor dem Kochen mit Essig zubereiten. Dadurch bekommen sie einen stärkeren Holzbezug und die Durchblutung wird gefördert.

Bei trockenem Husten könnte man Kräuter wie Lungenkraut und Eibischwurzel mit Honig kandieren und sie dadurch noch nährender machen.

Fügt man die Kräuter einer flüssigen Reissuppe bei – sie hat einen Bezug zur Milz –, so werden die Kräuter bekömmlicher, leichter verdaulich und auch nährender. Dieses Verfahren empfiehlt sich bei sehr schwachen, ausgezehrten Patienten, die sonst die Kräuter nicht vertragen würden. Auch für Kleinkinder ist diese Methode empfehlenswert.

Wie werden die Kräuter zubereitet?

Wenn die Kräuter mit Honig, Essig, Salz, Ingwersaft usw. zubereitet werden sollen, benötigt man einen Wok, einen Raum, der sich gut lüften lässt, und 15 Minuten Zeit.

Zu Beginn wird der Wok erhitzt. Wenn er wirklich heiß ist, werden entweder Honig, Salzwasser, Essig oder frischer Ingwer in den Wok gegeben. Das Salzwasser und der Essig verdampfen sehr rasch, beim Honig und Zucker muss kurz gewartet werden, bis dieser leicht karamellisiert ist. Nun werden auch die Kräuter in den Wok gegeben und geschwenkt (Blätter nur sehr kurz, Wurzeln, bis sie leicht bräunlich werden), zum Abkühlen in eine Schüssel gegeben und danach in Gläsern luftdicht aufbewahrt. So halten sich die Kräuter relativ lange. Dunkle Gläser sind vorzuziehen. Weiters ist es empfehlenswert, die Kräuter in kühlen, trockenen Räumen aufzubewahren.

Diese Prozedur wird am besten im Freien, auf einer Terasse oder Ähnlichem gemacht, da die Geruchsentwicklung enorm ist.

Dazu noch eine Bemerkung: In China war es üblich, die Kräuter vor dem Anrösten längere Zeit in Salz- oder Essigwasser einzuweichen und sie dann im Wok zuzubereiten.

Weitere Methoden bitte der Tabelle entnehmen!

Geschmack	Zubereitung	Energetische Wirkung
Bitter / Feuer	Verbrennen	Wirkt auf die Feuer-Organe Herz, Gallenblase, Sanjiao, Kreislauf und Dünndarm
	Verkohlen	Wirkt hämostatisch
	Anrösten	Senkt das Yang ab
	Mit Gallenflüssigkeit von Rind oder Schwein zubereiten	Leitet Hitze aus
	Räuchern	Diuretisch
		Beruhigend
Süß / Erde	Mit Honig und Zucker	Wirkt auf Milz und Magen
	Die Kräuter werden kandiert oder mit Sirup vermischt	Tonisiert das Qi
	Die Kräuter werden mit flüssiger Reissuppe eingenommen	Beruhigt
	Die Kräuter werden in Öl eingelegt	Harmonisiert
		Nährt Blut und Yang
		Löst Leber-Qi-Stagnationen auf
Scharf / Metall	Die Kräuter in Alkohol einlegen oder mit Alkohol einnehmen	Verteilt das Wei-Qi an der Oberfläche
	Mit Ingwersaft zubereiten	Wirkt auf die Lunge und Oberen Erwärmer
		Mit Ingwer: Hilft zu entschleimen und die Verträglichkeit von schwer verdaulichen Kräutern zu verbessern.
Salzig / Wasser	In Salzwasser eingelegt	Löst eine absteigende Bewegung aus
	Pökeln	Nährt das Yin
	Mit Schweinefleisch kochen	Aufweichend
	Einfrieren und Gefriertrocknen	Die Nieren-Funktion wird angeregt
Sauer / Holz	Mit Essig zubereiten	Die Durchblutung wird gefördert
	Einen natürlichen Gärungsprozess einleiten	Leber und Kreislauf (Jueyin) wird angeregt

IV. DOSIERUNG

In diesem Buch finden Sie zu jedem Kraut eine Dosierung angegeben, die der Grammanzahl pro Tag und Kraut entspricht. Absichtlich habe ich immer einen Dosierungsbereich angegeben, wobei die niedrigere Zahl einer vorsichtigen, milden Dosierung und die höhere Zahl einer eher großen Tagesdosis entspricht,

Die richtige Dosierung der Kräuter ist eine der größten Künste der Chinesen. Traditionell wurde die Dosierung in den Werken über Rezepturen besprochen und war nicht Inhalt einer Materia Medica, weil viele Ärzte der Meinung waren, die Dosierung bestimmter Substanzen sei zu komplex, als dass man einen generellen Standard definieren könne.

Trotzdem ein Versuch, ein paar generelle Richtlinien zu definieren. (Hier fehlen uns im Westen einfach 3000 Jahre Erfahrung – dementsprechend viel ist noch zu tun!)

Die normale Tagesdosis der meisten (nicht toxischen) Kräuter beträgt 3—6 Gramm. Es ist empfehlenswert, anfangs, solange noch die Erfahrung fehlt, mit einer geringen Dosis zu beginnen und mit wachsender Erfahrung die Dosis langsam zu steigern. Eine Richtlinie der Chinesischen Medizin lautet: Keine Versuche an Patienten! Jeder ist aufgerufen, seinem Wissen und Gewissen nach zu dosieren. (In China werden normalerweise 10 bis 15 Gramm pro Kraut verschrieben.)

Harte, schwere Substanzen werden höher dosiert, während leicht toxische und stark aromatische Kräuter niedriger dosiert werden. Deswegen werden Wurzeln, Wurzelstöcke, Früchte und Rinden eher höher dosiert, Blüten und Blätter eher niedriger. Die Dosierung ist normalerweise bei innerer Anwendung niedriger als bei äußerer. Wenn ein Kraut einzeln verwendet wird, ist es höher zu dosieren, als wenn es mit anderen gemischt wird.

Außerdem spielen das Alter der Patienten und die Schwere der Erkrankungen eine Rolle: Alte, schwache oder sehr junge Patienten sollten geringere Mengen verschrieben bekommen. Hier ist die Stärke des Magen-Qi von Bedeutung. Dieses ist für die Absorbierung und das Vertragen der Kräuter zuständig. Bei Patienten mit schwachem Magen-Qi sollte man nicht zu hoch dosieren. Oft empfiehlt sich hier, wie bereits erwähnt, die Kräuter in der Reissuppe einzunehmen.

Bei Kindern geht man folgendermaßen vor: Die Dosierung orientiert sich am Alter des Patienten – bei Kindern unter sechs Jahren werden 1/4 bis 1/3 der Erwachsenendosis verschrieben. Bei sechs- bis zwölfjährigen Kindern wird die Hälfte der normalen Dosis verschrieben und bei Kindern über zwölf Jahren die Erwachsenendosis.

Hier ein paar Tipps für die Behandlung kleiner Kinder:

1. Dosis anpassen.
2. Süße Kräuter wie Süßholz und Datteln sowie Honig in die Rezeptur geben.
3. Die Kinder sollen den Dekokt gemischt mit ihrem Lieblingsgetränk (Apfelsaft, Karottensaft) trinken.
4. Empfehlenswert ist es auch, eine Spur höher zu dosieren als eigentlich notwendig, dann ist es kein Problem, wenn nicht alles getrunken wird.
5. Oft ist es hilfreich, Kindern die Kräuter zu zeigen und sie beim Kochen mithelfen zu lassen.

Bei akuten Erkrankungen wie beispielsweise Erkältungen und Blasenentzündungen sollten hohe Dosierungen (6–12 Gramm), bei chronischen Erkrankungen wie Rheuma niedrige Dosierungen (2–3 Gramm) verwendet werden.

Es ist wichtig, auf die Jahreszeiten zu achten, um Nebenwirkungen zu vermeiden. So sind im Sommer scharf-heiße Kräuter wie Zimtrinde, Nelken und Ingwer nur mit Vorsicht zu verwenden. Das Gleiche gilt im Winter für bitterkalte Kräuter wie Teufelskralle, Löwenzahn und Algen.

V. DAUER DER ANWENDUNG

Was die Dauer der Anwendung betrifft, so hängt diese von der Diagnose ab. Die Kräuter können und sollen so lange gegeben werden, wie der zu behandelne energetische Zustand besteht.

Ein Beispiel
Ein Patient mit Akne im Gesichtsbereich schwitzt stark, der Schweiß ist übel riechend (wie auch der Stuhl), er hat einen starken Appetit und Durst. Der Harn ist gelblich und der Patient liebt Süßes und Scharfes. Er könnte sich nach eigenen Angaben von Rumkugeln ernähren. Der Zungenkörper ist rötlich mit einem gelben Belag. Der Puls ist schnell, gleitend und voll.

Diagnose: Feuchte-Hitze im Yang-Ming (Magen und Dickdarm)
Therapie: Mit bitter-kalten Kräutern wird die Feuchte-Hitze ausgeleitet.
Man könnte folgende Kräuter verschreiben:

Hb. Fumaria 3 Gramm
Fl. Chrysanthemi 3 Gramm
Hb. Viola 3 Gramm
Hb. Taraxaci 3 Gramm

Wie lange? So lange der Patient noch Feuchte-Hitze hat!
Um dies festzustellen, empfehlen sich drei Fragen:

1. Wie steht es mit dem Appetit?
2. Haben Sie Durchfall?
3. Besteht noch ein gelber Zungenbelag?

Solange der Patient noch einen guten Appetit, noch keinen Durchfall hat und noch einen gelben Zungenbelag besitzt, besteht noch genug Hitze im Körper und er kann die kalte Rezeptur weiterhin einnehmen.
Die Grundlage der Therapie ist also eine genaue Diagnostik!

VI. DIE ACHT THERAPIEVERFAHREN

1. Die schweißtreibende Methode (hanfa)

Diese wird verwendet, um Pathogene Erreger zu vertreiben. Der Infekt sollte sich noch an der Oberfläche, sprich im Taiyang-Stadium des Shanghan lun bzw. Weifen des Wenbing lun, befinden. Einerseits gibt es scharf-kalte Kräuter wie Pfefferminze und Lindenblüten, andererseits gibt es scharf-warme oder heiße Kräuter wie frischen Ingwer, Zimt usw.

Kontraindiziert sind die schweißtreibenden Kräuter bei:
- Blutungen
- Jinye (Körpersäfte)-Mangel
- Akuter Dermatitis (Entzündung der Haut)
- einem Pathogenen Erreger, der sich nach Innen (Li) bewegt hat.

2. Die abführende Methode (xiefa)

Diese wird verwendet, um Stagnationen im Yang-Ming (also Magen und Dickdarm) zu beheben.

Bei der Behandlung von Feuchte-Hitze und Stagnationen hat ein Therapeut mehrere Möglichkeiten: Er kann die Feuchte-Hitze über den Stuhl, über die Diurese, aber auch über die Haut ausleiten. In China wurde und wird zusätzlich das erbrechende Verfahren angewendet. Bei uns im Westen werden überwiegend die ersten beiden Methoden benützt. Rhabarberwurzel ist ein gutes Beispiel für ein Kraut, das abführend auf den Yang-Ming wirkt.

Kontraindiziert ist diese Methode in folgenden Fällen:
- Bei schwacher Konstitution
- Im Alter
- Bei Jinye (Körpersäfte)-Mangel
- Nach einer Entbindung
- Wenn sich die Erkrankung an der Oberfläche (biao) befindet.

3. Die Erbrechen auslösende Methode (tufa)

Diese wird nur bei Vergiftungen und Schleimblockaden im Magen und auch im Herzbereich (Verwirrung) angewandt.

Kontraindikationen sind:
- Gravidität (Schwangerschaft)
- Schwächezustände
- Asthma bronchiale (rezidivierend auftretende, krampfhafte Lungenerkrankung)
- Blutungen
- Ödeme (Wasseransammlungen)

4. Die harmonisierende Methode (hefa)

Diese wird bei einem Ungleichgewicht innerhalb der Zangfu-Organe (ein Beispiel: Die Leber greift den Magen an und verursacht Schmerzen im Verdauungstrakt) oder bei Shaoyang-Syndromen verwendet.

5. Die erwärmende Methode (wenfa)

Sie wird eingesetzt, um das Yang bei Kälteerkrankungen zu behandeln.

Kontraindikationen sind:
- Yin-Mangel
- Entzündliche Erkrankungen
- Gravidität (Schwangerschaft)

6. Die kühlende Methode (qingfa)

Diese wird eingesetzt, um innere Hitze auszuleiten. Zwei Möglichkeiten stehen zur Auswahl: Einerseits kann man das Yin tonisieren, andererseits kann man das Yang sedieren.

Wichtig ist hier die Diagnose: Falls der Patient Leere-Hitze-Symptome aufweist, wenn er also zwar schwitzt – vor allem bei Anstrengung und in der Nacht (an den «fünf Herzen»: Handinnenflächen, Fußsohlen und Brustbereich) – und einen roten Kopf hat, die Rötung sich aber auf die Wangen begrenzt und er zusätzlich einen schnellen, aber leeren Puls hat, die Zunge zwar rot, aber rissig und ohne Belag ist, so wird es besser sein, hauptsächlich das Yin zu tonisieren.

Anders ist es bei einem Patienten mit Hitze im Überschuss: Hat dieser einen roten Kopf, schwitzt er stark, hat einen konzentrierten Harn, eine rote

Zunge mit gelbem Belag und einen schnellen, vollen Puls, so kann man ihm ohne Weiteres Yang ausleitende Kräuter geben.

Kontraindiziert ist die kühlende Methode bei:
- Yang-Mangel
- Schwacher Konstitution
- Echter Kälte und falscher Hitze
- Pathogenen Erregern von außen

7. Die tonisierende Methode (bufa)

Tonisierende Kräuter können verwendet werden, um die vier Bestandteile des Körpers zu stärken: Diese sind: Qi, Yang, Xue (Blut) und Yin.

Kontraindiziert ist diese Methode bei:
- Füllezuständen

Dazu noch eine Bemerkung: Viele Menschen, die sich müde, matt, erschlagen und lustlos fühlen, leiden aus Sicht der TCM nicht an einem Mangel, sondern an einer Fülle. Sie haben einen Überschuss an Feuchtigkeit und Schleim, gepaart mit Stagnation.

Ziel einer Behandlung wird es demzufolge sein, zuerst den Körper «zu entgiften», danach können stärkende Kräuter verschrieben werden. Wenn jemand also nach Einnahme tonisierender Kräuter noch träger und müder wird, liegt dies nicht daran, dass die Kräuter nicht wirken, sondern dass meistens noch zu viel Feuchtigkeit im Körper vorhanden ist.

8. Das sedierende Verfahren (xiefa)

Dieses wird bei Füllezuständen im Körper verwendet. Es gibt eine Fülle an:
- Qi
- Blut
- Schleim
- Pathogenen Erregern
- Feuchtigkeit
- Feuer

Kontraindikationen sind:
- Leere des Körpers
- Erschöpfungszustände
- Chronische, auszehrende Erkrankungen

VII. DIE EINZELKRÄUTER

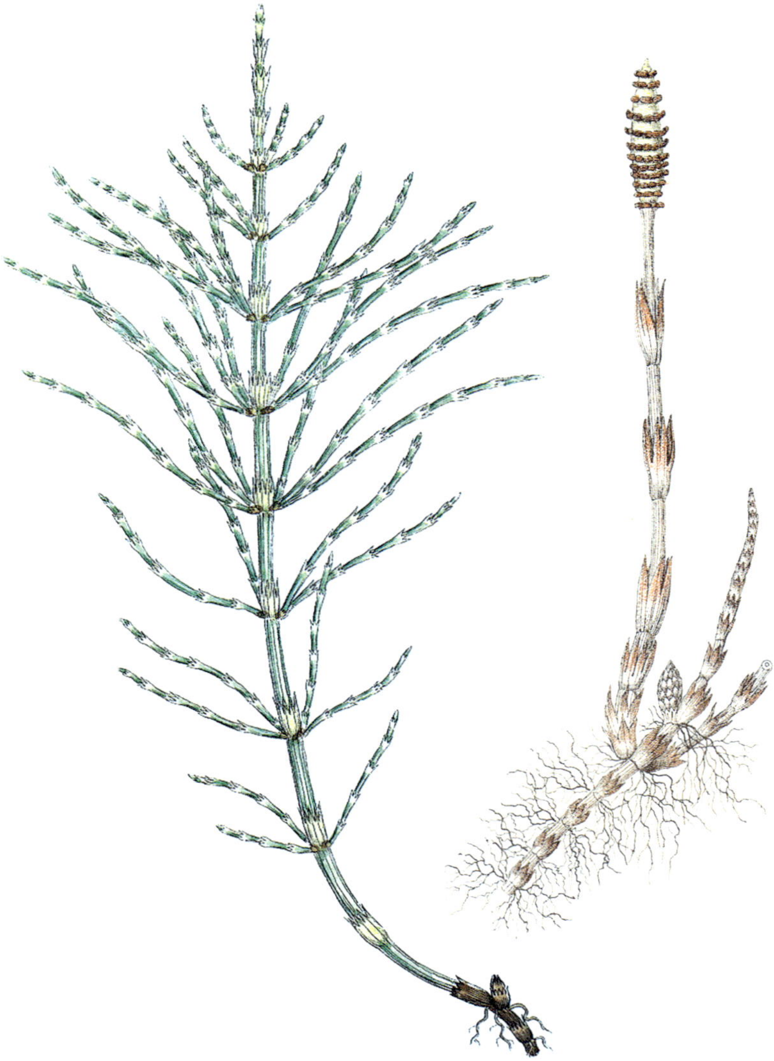

Equisetum arvense L.

Acker-Schachtelhalm; Zinnkraut

Pharmazeutischer Name	Equiseti herba
Botanischer Name	Equisetum arvense L.
Englischer Name	Horsetail
Verwendete Teile	Kraut
Geschmack	bitter, adstringierend, fad
Thermische Wirkung	kühl
Organzuordnung	Blase, Niere, Lunge, Dickdarm
Dosierung	5—20 g

Funktionen

als Tee zubereitet, gekocht

- Klärt Feuchte-Hitze in Blase und Dickdarm
- Leitet Feuchtigkeit aus
- Wirkt Qi-Stagnation im Unteren Erwärmer entgegen

als Rohdroge, ungekocht

- Tonisiert Lungen- und Nieren-Yin
- Wirkt mild adstringierend

Anwendung bei

als Tee zubereitet, gekocht:

- Zystitis (Blasenentzündung) mit Schmerzen und trübem Harn
- Diarrhoe (Durchfall) mit übelriechendem Stuhl
- Fluor vaginalis (Scheideninfektionen mit Ausfluss) gelblich mit Juckreiz
- Vergiftungen (verdorbene Lebensmittel, Medikamente, Suchtgifte, Schwermetalle wie Quecksilber, Pestizide
- Nephrolithiasis (Nierensteine)
- Arteriosklerose

... Anwendung bei

als Rohdroge, ungekocht:

- Rückenschmerzen, Wachstumsschmerzen
- Osteoporose (verminderte Knochendichte)
- Brüchigen Fingernägeln mit Längsrillen
- Wundheilungsstörungen

Anmerkung

- Als Tee zubereitet wirkt Ackerschachtelhalm diuretisch (harntreibend), als Rohdroge adstringierend bzw. als Nieren-Yin-Tonikum.

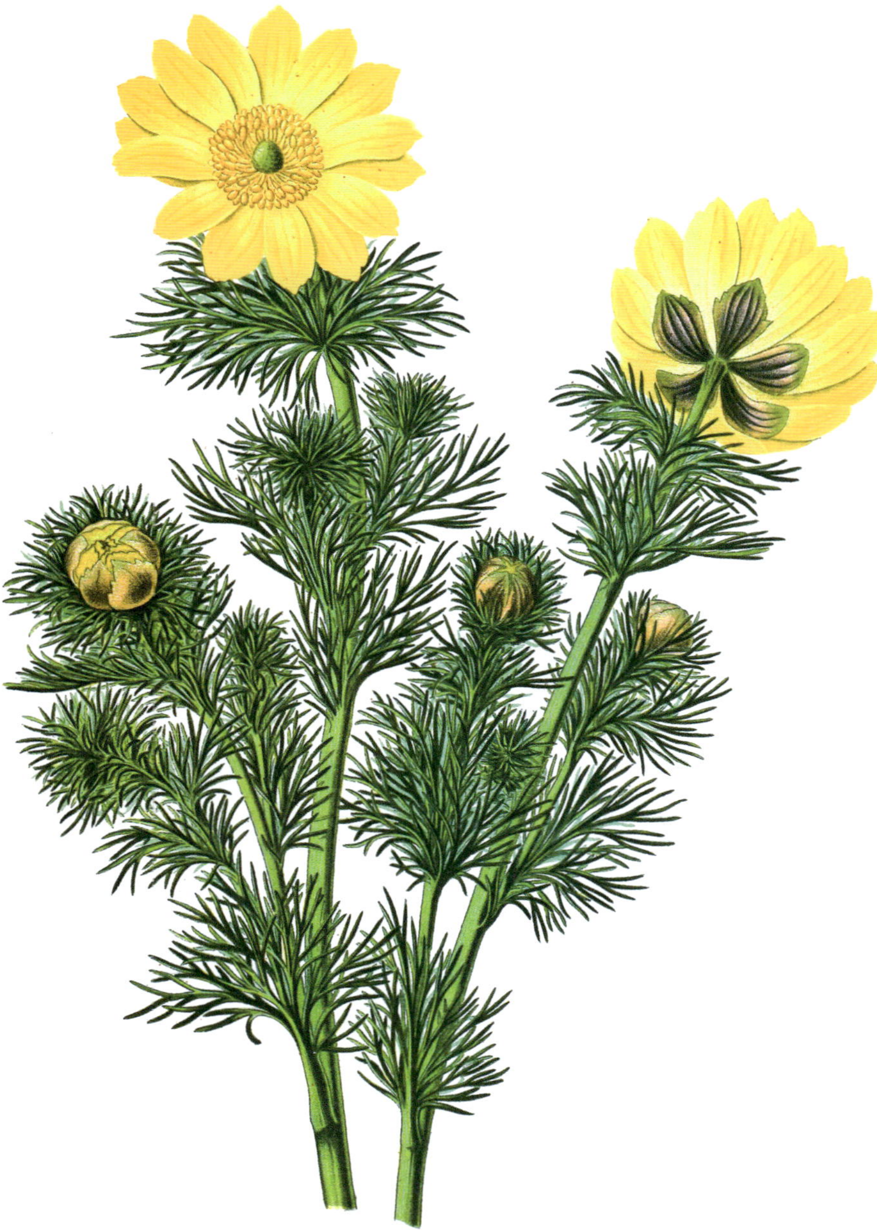

Adonis vernalis L.

Adonisröschen, Frühlings-

Pharmazeutischer Name	Adonidis vernalis herba
Botanischer Name	Adonis vernalis L.
Englischer Name	Pheasant`s Eye
Verwendete Teile	Kraut
Geschmack	bitter, leicht scharf
Thermische Wirkung	neutral
Organzuordnung	Herz
Dosierung	1—3 g

Funktionen

- Wirkt Herz-Qi- und -Blut-Stagnationen entgegen
- Tonisiert mild das Herz-Qi
- Beruhigt Herz-Feuer
- Wirkt Innerem-Wind entgegen
- Leitet Feuchtigkeit aus

Anwendung bei

- Herzinsuffizienz (Schwäche des Herzmuskels)
- Dyspnoe (Kurzatmigkeit)
- Myokarditis (Entzündung des Herzmuskels)
- Hyperthyreose (Überfunktion der Schilddrüse)
- Epilepsie (Krampfanfälle)
- Aszites (Flüssigkeitsansammlung im Bauchraum)

Anmerkung

- Adonisröschen enthält Herzglykoside!

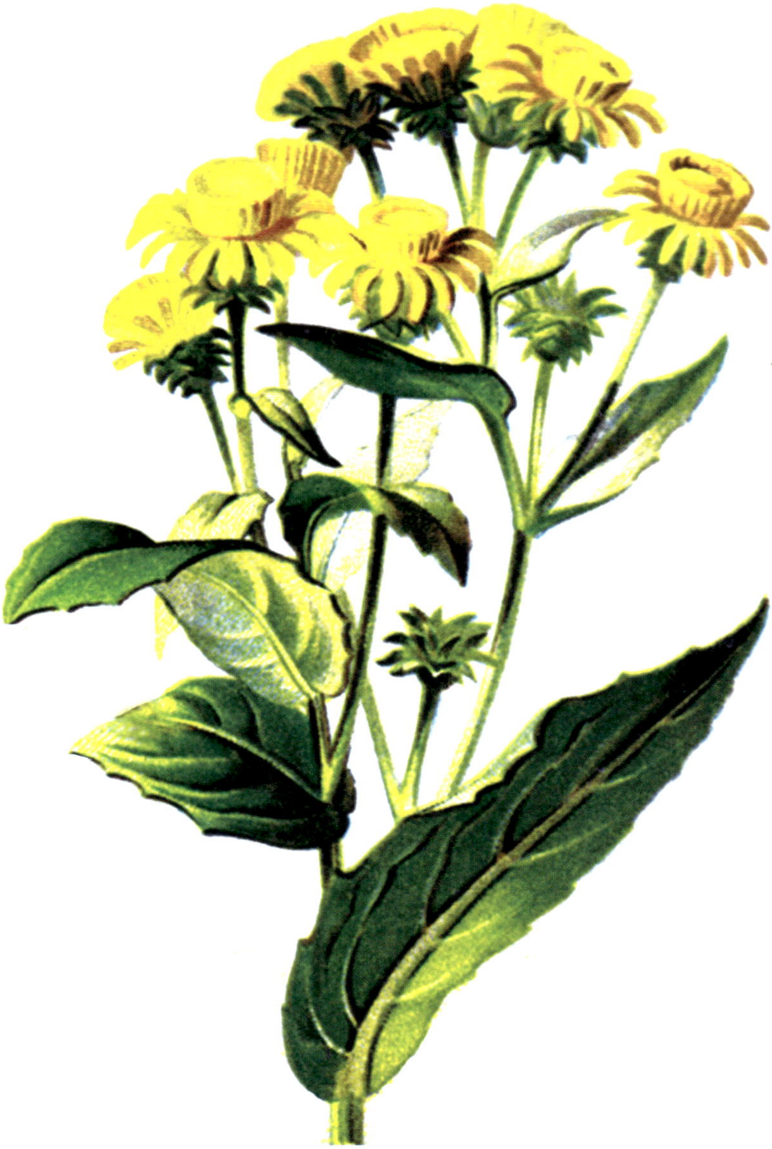

Inula helenium L.

Alant, Echter

Pharmazeutischer Name	Inulae radix
Botanischer Name	Inula helenium L.
Englischer Name	Elecampane
Verwendete Teile	Wurzel
Geschmack	bitter, scharf
Thermische Wirkung	warm
Organzuordnung	Lunge, Milz, Leber
Dosierung	3—6 g

Funktionen

- Leitet Schleim-Kälte im Bereich der Lunge aus
- Senkt das Lungen-Qi ab
- Tonisiert das Yang des Mittleren Erwärmers
- Wirkt Qi-Mangel, der zu einer Stagnation in Herz, Lunge und Milz führen kann, entgegen
- Leitet Feuchte-Hitze im Bereich des Unteren Erwärmers aus
- Vertreibt Wind-Kälte-Feuchtigkeits-Stagnation (Bi-Syndrom)
- Wirkt Leber-Qi-Stagnationen entgegen

Anwendung bei

- Schwäche des Immunsystems
- Müdigkeit mit Schweregefühl
- Chronischer Bronchitis (Erkrankung der Atmungsorgane mit Husten und Auswurf)
- Appetitlosigkeit
- Meteorismus (Blähungen)
- Zystitis (Blasenentzündung) mit hellem, trübem Harn ohne Schmerzen
- Fluor vaginalis (Scheideninfektionen mit Ausfluss), weiß, dünnflüssig
- Amenorrhoe (Ausbleiben der Monatsblutung), Dysmenorrhoe (Schmerzen zur Zeit der Monatsblutung)
- Arthritis (Gelenksentzündung)
- Schmerzen unter dem Rippenbogen
- PMS (Prämenstruelles Syndrom: Schmerzen vor der Monatsblutung)
- Äußerlich zur Behandlung von Exanthemen (Ausschlägen) mit starkem Juckreiz

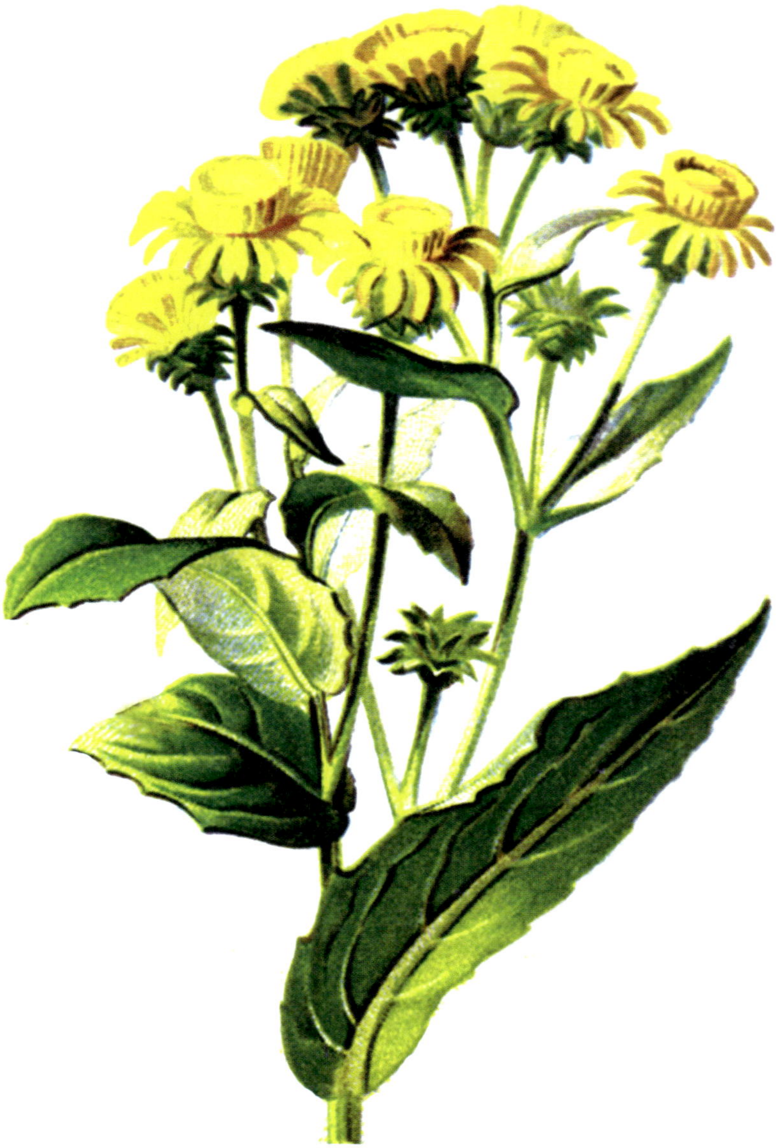

INULA HELENIUM L.

Alantblüten

(werden in der chinesischen Medizin ebenfalls verwendet)

Pharmazeutischer Name	Inulae flos
Chinesischer Name	Xuanfuhua
Botanischer Name	Inula helenium L.
Englischer Name	Elecampane
Verwendete Teile	Blüten
Geschmack	bitter, scharf
Thermische Wirkung	warm
Organzuordnung	Leber, Lunge, Magen, Milz
Dosierung	3—6 g

Funktionen

- Leitet das Qi abwärts
- Wirkt Magen-Kälte entgegen
- Vertreibt Feuchtigkeit und Schleim

Anwendung bei

- Nausea (Brechreiz) und Erbrechen
- Singultus (Schluckauf)
- Druckgefühl im Brustkorbbereich
- Husten im Rahmen von akuter oder chronischer Bronchitis (Erkrankung der Atmungsorgane mit Husten und Auswurf) sowie Asthma bronchiale (rezidivierend auftretende, krampfhafte Lungenerkrankung)

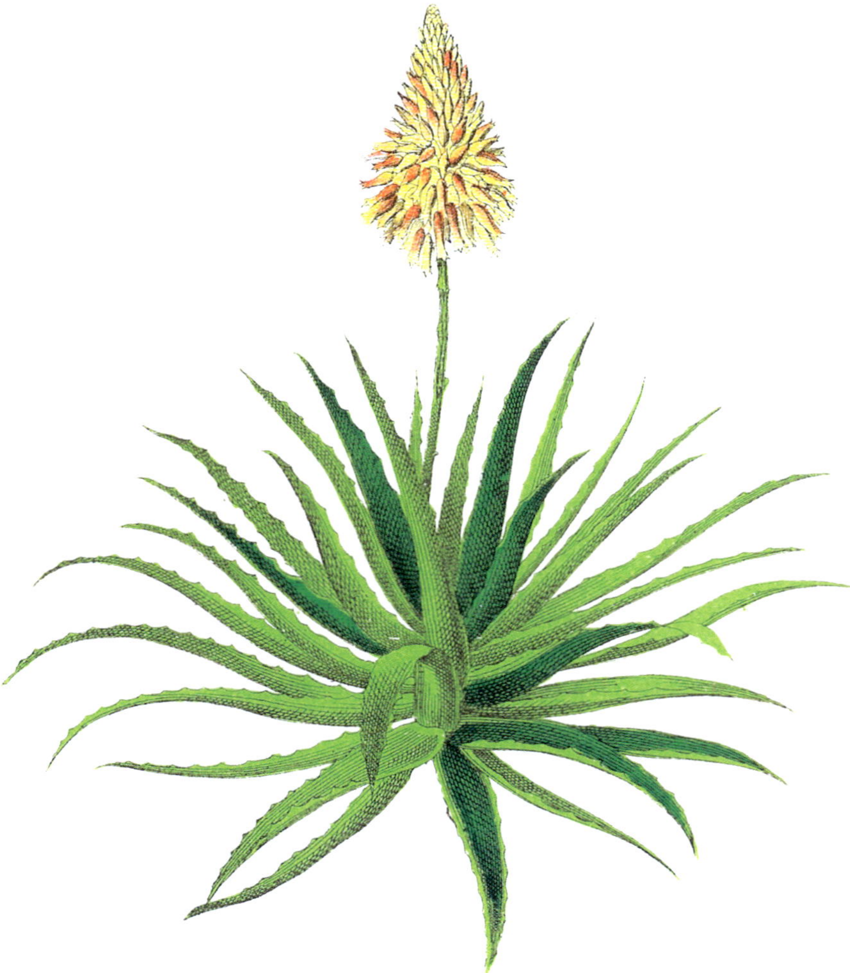

ALOE VERA (L.)

Aloe, Echte

Pharmazeutischer Name	Aloes extractum
Chinesischer Name	Luhui
Botanischer Name	Aloe vera (L.) Burm. F., syn. Aloe barbadensis Mill.
Englischer Name	Aloe
Verwendete Teile	der getrocknete Saft der Blätter
Geschmack	bitter
Thermische Wirkung	kühl
Organzuordnung	Leber, Magen, Dickdarm
Dosierung	2—5 g

Funktionen

- Klärt Hitze in der Leber
- Tonisiert mild das Milz-Qi
- Leitet Feuchtigkeit aus
- Kühlt Feuer
- Wirkt Qi-Stagnationen entgegen
- Wirkt antiparasitär

Anwendung bei

- Konjunctivitis (Bindehautentzündung)
- Cephalea (Kopfschmerzen)
- Tinnitus (Ohrensausen)
- Reizbarkeit
- Vertigo (Drehschwindel)
- Ikterus (Gelbsucht), Hepatitis (Entzündung der Leber)

… Anwendung bei

- Akne
- Obstipation (Verstopfung)
- Äußerlich zur Unterstützung der Wundheilung
- Wurmbefall, speziell bei unterernährten Kindern
- Rheuma
- Zur Reinigung des Magen- und Darmtraktes

Anmerkung

- Bei Sonnenbrand und Verbrennungen empfiehlt sich die äußerliche Anwendung des frischen Saftes

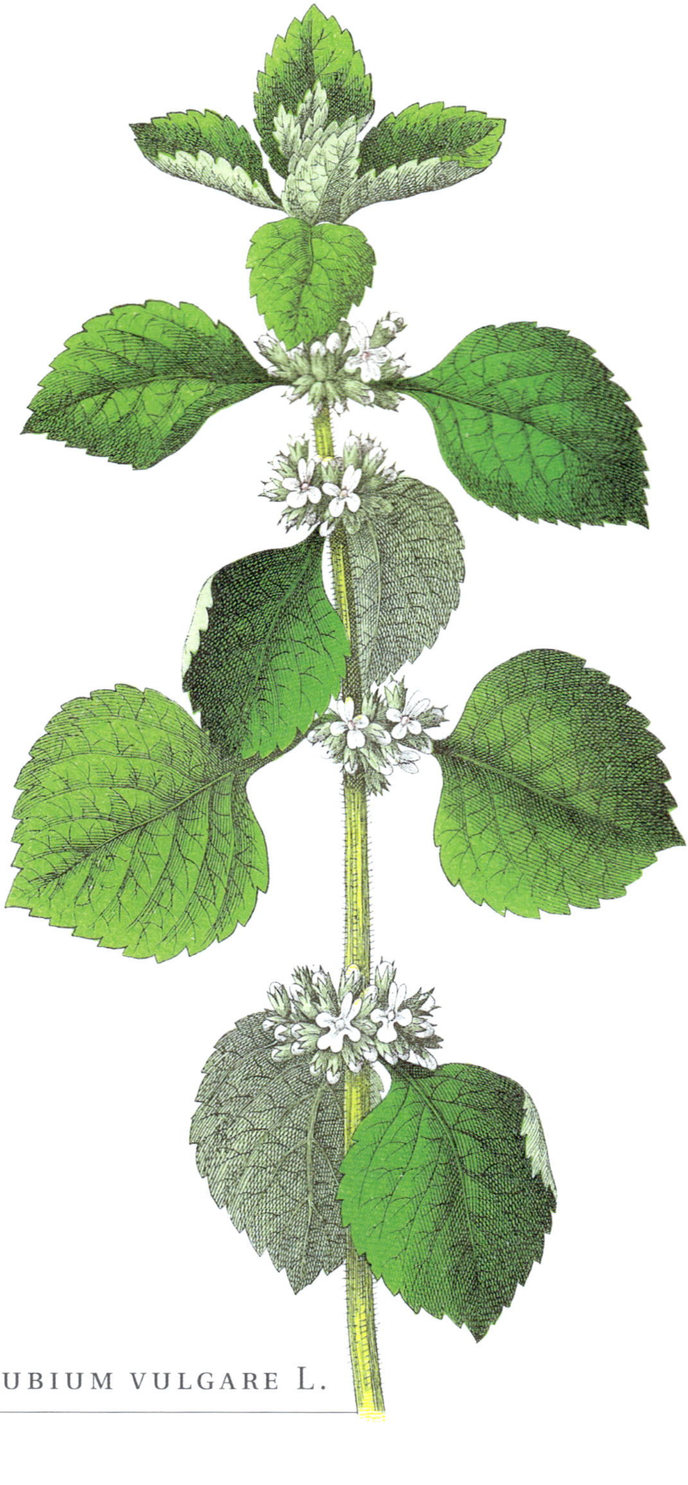

Marrubium vulgare L.

Andorn, Gewöhnlicher

Pharmazeutischer Name	Marrubii herba
Botanischer Name	Marrubium vulgare L.
Englischer Name	Hoarhound
Verwendete Teile	Kraut
Geschmack	bitter
Thermische Wirkung	kühl
Organzuordnung	Lunge, Leber, Gallenblase, Dickdarm
Dosierung	3—6 g

Funktionen

- Senkt das Lungen-Qi ab
- Leitet Feuchte-Hitze in Leber und Gallenblase aus
- Leitet Feuchte-Hitze im Dickdarm aus
- Wirkt Feuchte-Hitze und Schleim in der Lunge entgegen
- Wirkt Wind-Hitze in der Lunge entgegen
- Leitet Feuchte-Hitze im Mittleren Erwärmer aus

Anwendung bei

- Husten, (bei Asthma bronchiale, akuter und chronischer Bronchitis, vor allem, wenn der Schleim nicht ausgeworfen werden kann (wirkt wie Fritillariae cirrhosae bulbus / Chuanbei mu))
- TBC (Tuberkulose)
- Hepatitis (Entzündung der Leber), Ikterus (Gelbsucht)
- Malaria
- Cholezystolithiasis (Gallensteine)
- Gastritis (Entzündung der Magenschleimhaut)
- Amenorrhoe (Ausbleiben der Monatsblutung)

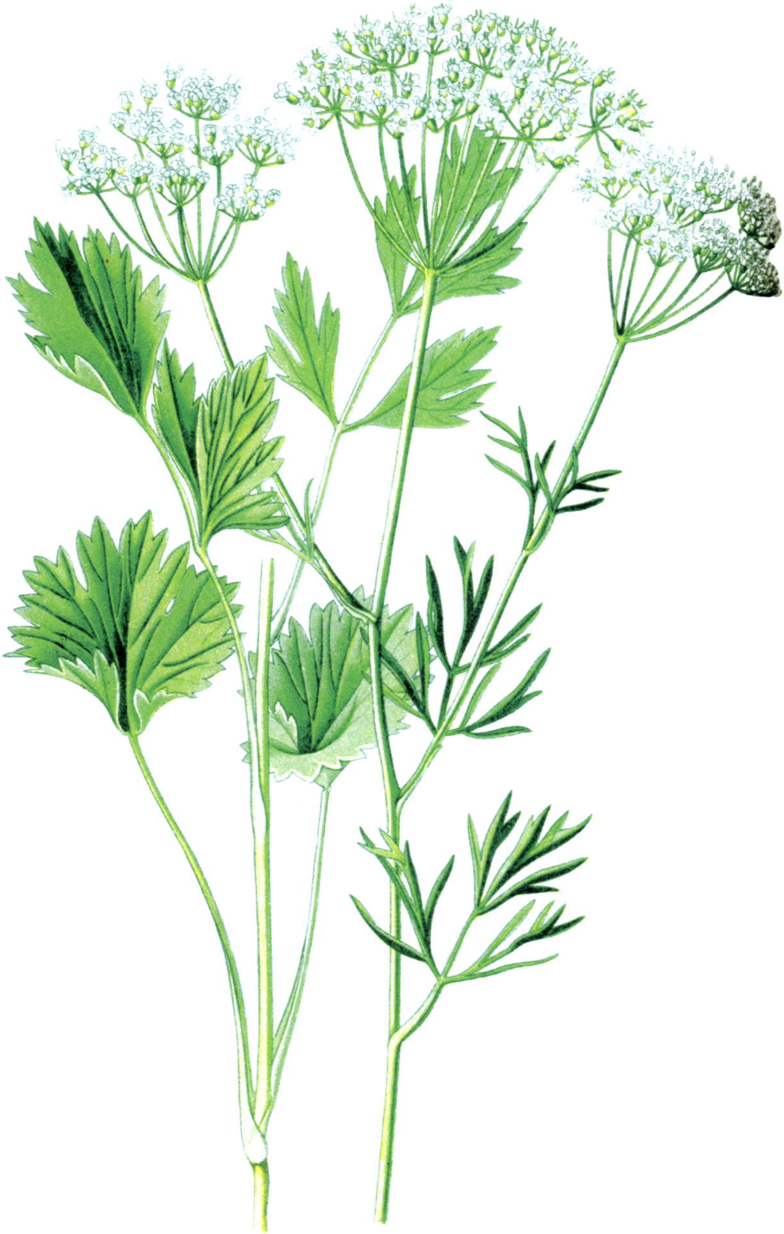

Pimpinella anisum L.

Anis

Pharmazeutischer Name	Anisi fructus
Botanischer Name	Pimpinella anisum L.
Englischer Name	Anise
Verwendete Teile	Samen
Geschmack	süß, aromatisch
Thermische Wirkung	warm
Organzuordnung	Milz, Magen, Leber, Nieren, Lunge
Dosierung	3—6 g

Funktionen

- Tonisiert das Milz-Qi und-Yang
- Wirkt Magen-Kälte entgegen
- Wirkt mild Leber-Qi-Stagnationen entgegen
- Wirkt Feuchte-Kälte im Bereich der Lunge entgegen
- Tonisiert mild das Nieren-Yang

Anwendung bei

- Dyspepsie (Schwäche des Verdauungstraktes)
- Appetitlosigkeit
- Meteorismus (Blähungen)
- Darmkoliken
- Chronische Colitis (Entzündung des Darmes)
- Asthma bronchiale (rezidivierend auftretende, krampfhafte Lungenerkrankung)
- Chronische Bronchitis (Erkrankung der Atmungsorgane mit Husten und Auswurf)
- Chronische Prostatitis (Entzündung der Vorsteherdrüse)
- Libidomangel
- Dysmenorrhoe (Schmerzen zur Zeit der Monatsblutung)
- Diarrhoe (Durchfall)

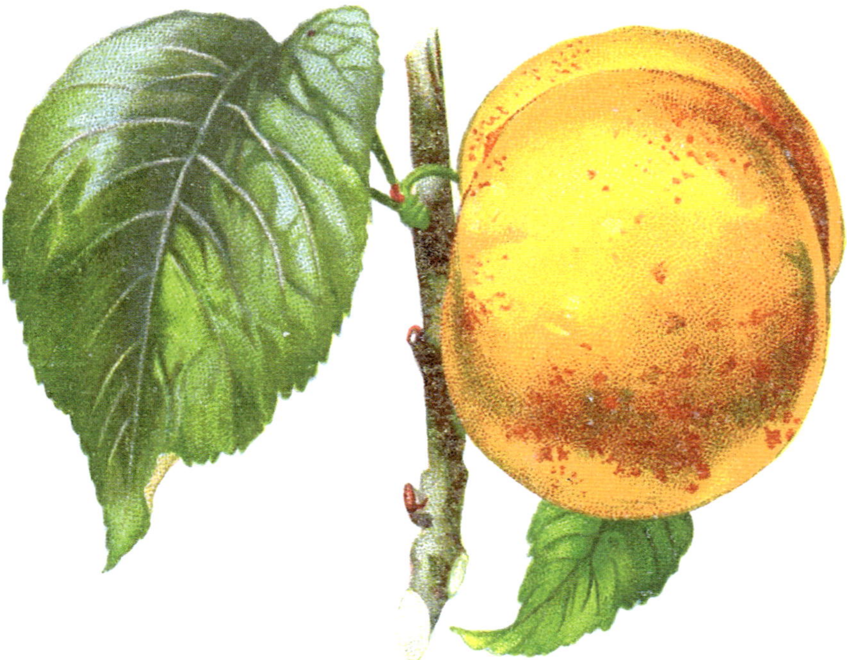

Prunus armeniaca L.

Aprikose

Pharmazeutischer Name	Pruni armeniacae semen
Chinesischer Name	Xingren
Botanischer Name	Prunus armeniaca L.
Englischer Name	Apricot
Verwendete Teile	Samen
Geschmack	bitter
Thermische Wirkung	leicht warm
Organzuordnung	Lunge, Dickdarm
Dosierung	3—9 g

Funktionen

- Lindert Husten und Atemnot
- Etwas befeuchtend, daher besonders geeignet gegen Husten bei äußerer Trockenheit
- Befeuchtet den Darm und bewegt den Stuhl

Anwendung bei

- Husten
- Bronchitis (Erkrankung der Atmungsorgane mit Husten und Auswurf)
- Pertussis (Keuchhusten)
- Obstipation (Verstopfung)

Anmerkung

Bittere Kerne sind leicht toxisch, Höchstdosis (9 g) beachten!

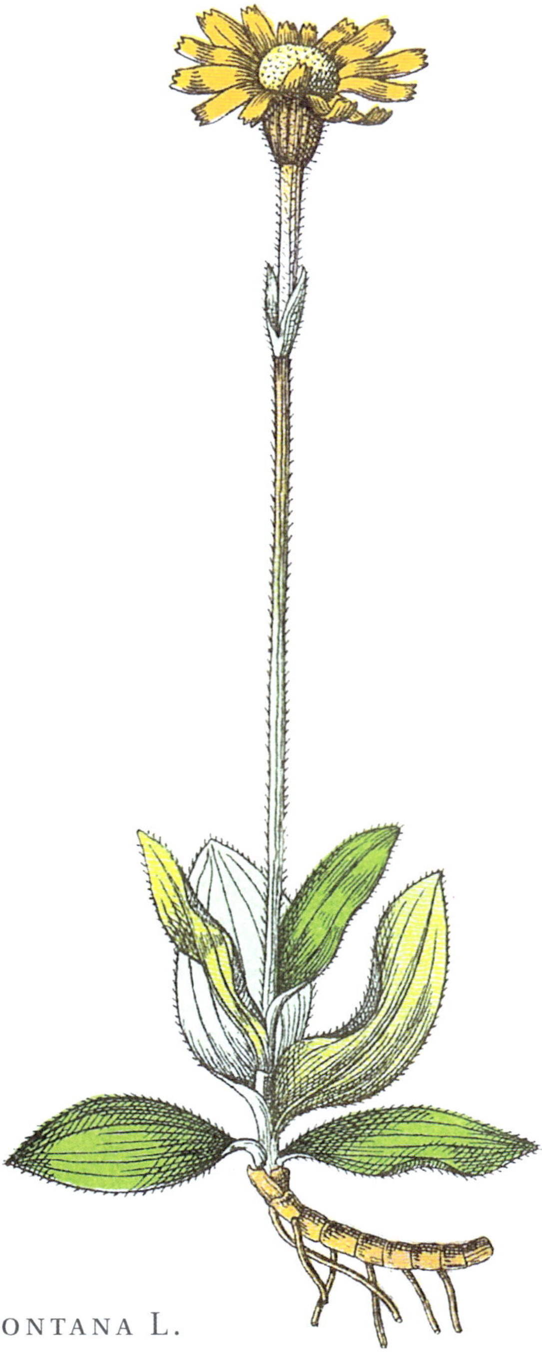

ARNICA MONTANA L.

Arnika

Pharmazeutischer Name	Arnicae flos
Botanischer Name	Arnica montana L.
Englischer Name	Arnica
Verwendete Teile	Blüten
Geschmack	leicht süß, bitter, scharf
Thermische Wirkung	neutral
Organzuordnung	Herz, Lunge
Dosierung	1—3 g

Funktionen

- Wirkt Blut-Stagnationen entgegen
- Tonisiert das Herz-Yang
- Tonisiert das Herz-Blut
- Klärt Hitze (bei Leere–Hitze und toxischen Prozessen)

Anwendung bei

- Palpitationen (Herzklopfen), KHK/Koronare-Herz-Krankheit (Durchblutungsstörungen des Herzens)
- Durchschlafstörungen
- Dyspnoe (Kurzatmigkeit)
- Depressiver Verstimmung
- Kalten Extremitäten, Parästhesien (Missempfindungen)
- Schmerzen nach Verletzungen und Operationen
- Bettnässen
- Äußerlich als «Kaiserkraut» zur Unterstützung von «Blutgefäßen und Nervensystem» und zur Förderung der Wundheilung

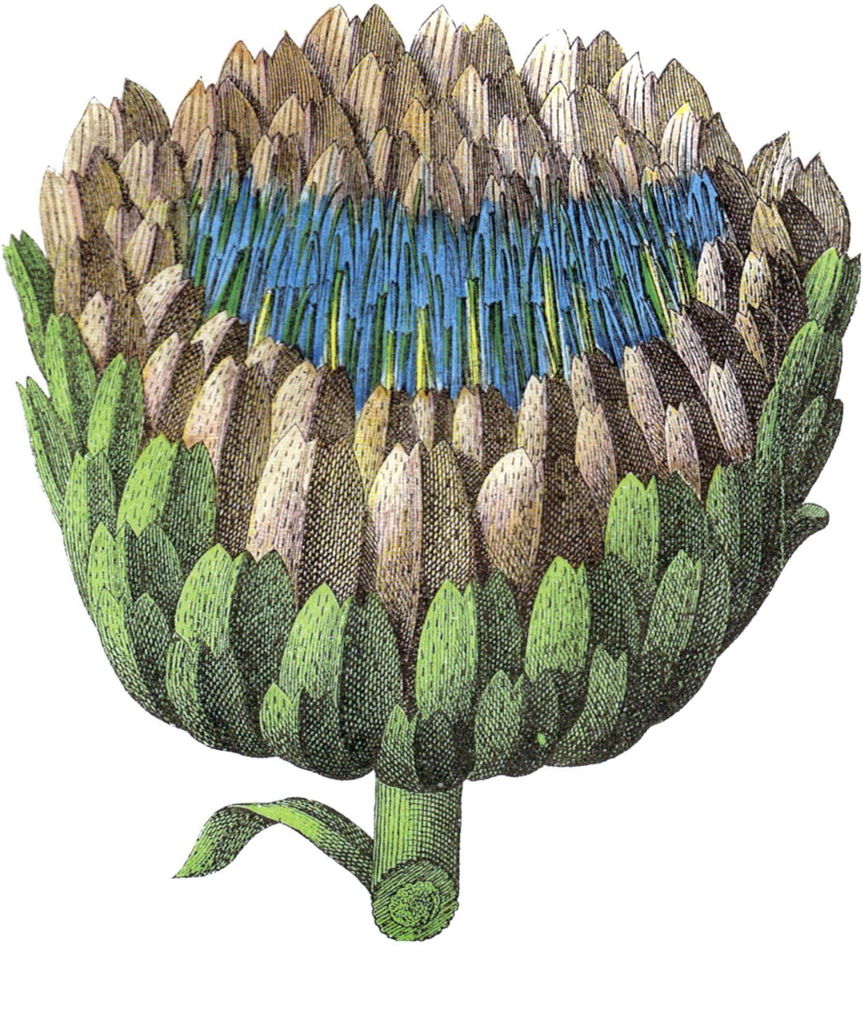

Cynara scolymus L.

Artischocke

Pharmazeutischer Name	Cynariae folium
Botanischer Name	Cynara scolymus L.
Englischer Name	Artichoke, Cardoon
Verwendete Teile	Blätter, aber auch Wurzel
Geschmack	bitter, leicht salzig
Thermische Wirkung	kühl
Organzuordnung	Leber, Gallenblase, Magen
Dosierung	3—9 g

Funktionen

- Wirkt Leber-Qi-Stagnationen entgegen
- Wirkt Qi-Stagnation im Bereich des Mittleren Erwärmers entgegen
- Leitet Feuchte-Hitze im Bereich des Mittleren Erwärmers aus
- Senkt das Magen-Qi ab
- Wirkt Schleim-Hitze (tanre) entgegen

Anwendung bei

- PMS (Prämenstruelles Syndrom: Schmerzen vor der Monatsblutung)
- Reizbarkeit
- Hypercholesterinämie und Hypertriglyceridämie (erhöhte Blutfettwerte)
- Arteriosklerose
- Ikterus (Gelbsucht)
- Übelkeit, Völlegefühl
- Hypertonie (hoher Blutdruck)

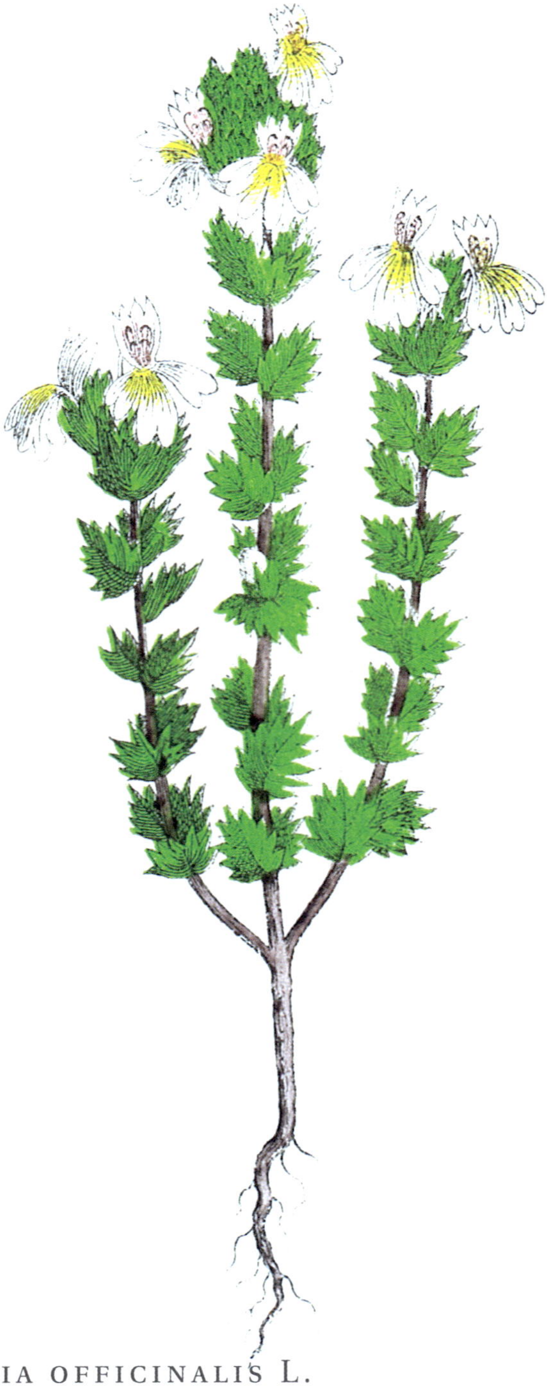

EUPHRASIA OFFICINALIS L.

Augentrost

Pharmazeutischer Name	Euphrasiae herba
Botanischer Name	Euphrasia officinalis L., Euphrasia rostkoviana Hayne
Englischer Name	Eye-bright
Verwendete Teile	Kraut
Geschmack	bitter, scharf
Thermische Wirkung	kühl
Organzuordnung	Leber, Milz, Magen
Dosierung	2—4 g

Funktionen

- Klärt Feuchte-Hitze in der Leber
- Befreit den Mittleren Erwärmer (wenn «die Leber den Magen attackiert»)
- Klärt die Augen
- Leitet mild Hitze aus

Anwendung bei

- Migräne (anfallsweise, seitliche Kopfschmerzen)
- Ikterus (Gelbsucht)
- Gastritis (Entzündung der Magenschleimhaut)
- Konjunctivitis (Bindehautentzündung)
  (äußerlich und innerlich angewendet)
- Iritis (Entzündung der Regenbogenhaut)
- Glaukom (Augenerkrankung mit erhöhtem Augeninnendruck)
  (vor allem beim akuten Glaukomanfall)

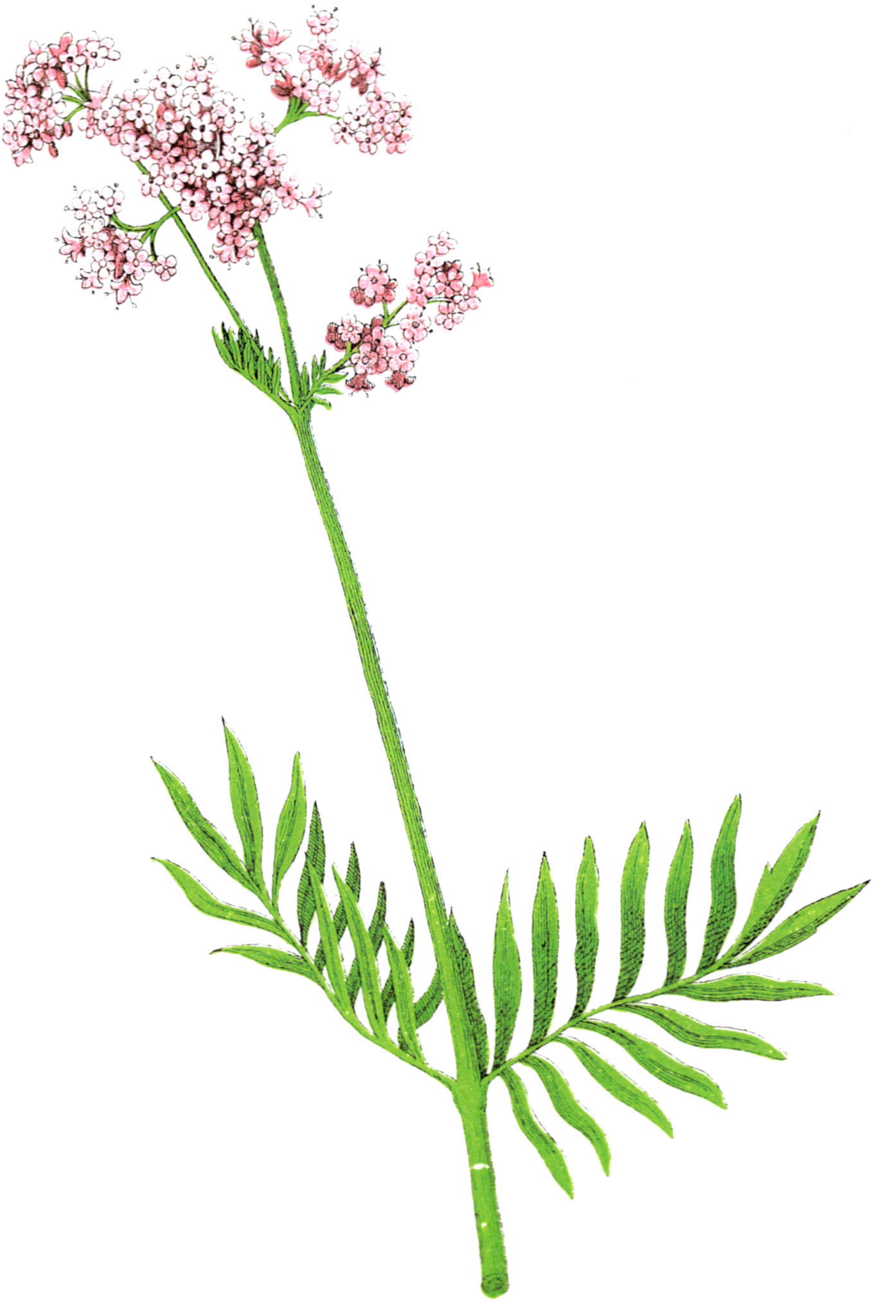

VALERIANA OFFICINALIS L.

Baldrian, Echter

Pharmazeutischer Name	Valerianae radix
Botanischer Name	Valeriana officinalis L.
Englischer Name	Valerian
Verwendete Teile	Wurzel
Geschmack	süß, bitter, scharf
Thermische Wirkung	neutral
Organzuordnung	Herz, Lunge
Dosierung	3—6 g

Funktionen

- Beruhigt den Geist (Shen)
- Wirkt innerem Wind entgegen
- Klärt Hitze aufgrund eines Yin-Mangels
- Wirkt mild Qi-Stagnationen im Bereich des mittleren Erwärmers entgegen

Anwendung bei

- Palpitationen (Herzklopfen), Dyspnoe (Kurzatmigkeit), kalten Extremitäten
- Angina pectoris (Durchblutungsstörung des Herzens mit Beklemmungsgefühl)
- Müdigkeit, Depression
- Magenkoliken, Spasmen (Krämpfe) und Meteorismus (Blähungen)
- Ängstlichkeit, Unruhe, Nachtschweiß
- Reizbarkeit, PMS (Prämenstruelles Syndrom: Schmerzen vor der Monatsblutung)

... Anwendung bei

- Cephalea (Kopfschmerzen)
- Klimakterium (Wechselbeschwerden)
- Schlaflosigkeit, speziell bei geistiger Überanstrengung
- Askaridenbefall

Anmerkung

- «Nur begrenzte Daten über pharmakologische Interaktionen mit anderen Arzneimitteln sind verfügbar. Klinisch relevante Wechselwirkungen mit Arzneimitteln, die über CYP 2D6, CYP 3A4/5, CYP 1A2 oder CYP 2E metabolisiert werden, wurden nicht beobachtet.» (Pittner 2014: 6).

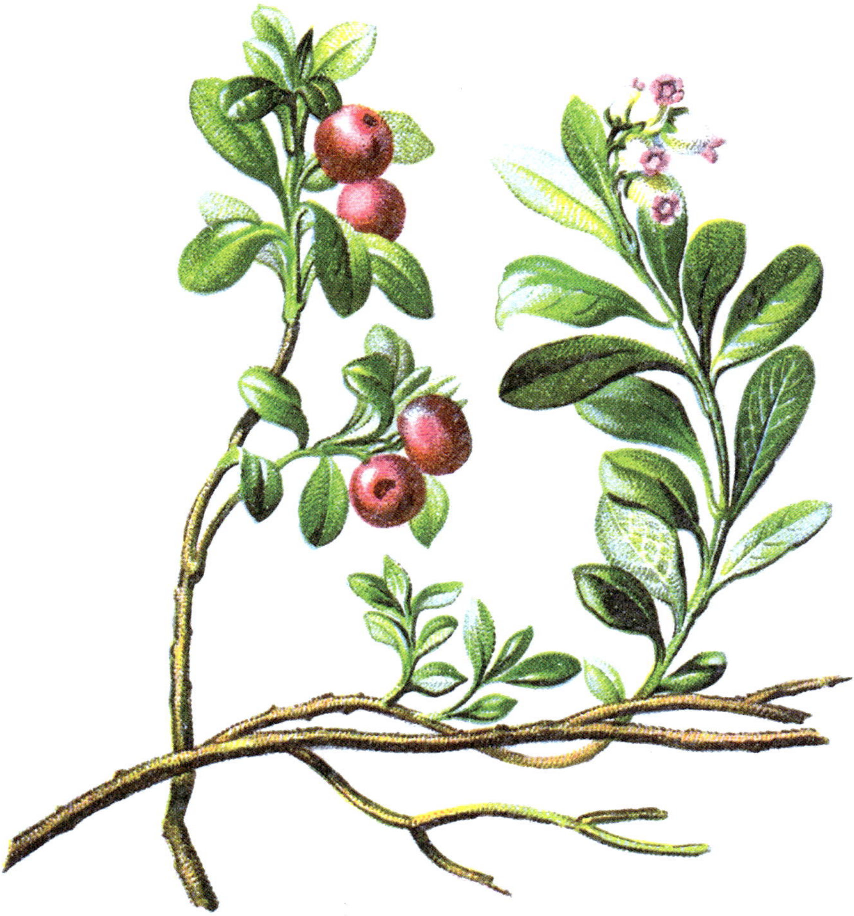

Arctostaphylos uva-ursi (L.)

Bärentraube

Pharmazeutischer Name	Uvae ursi folium
Botanischer Name	Arctostaphylos uva-ursi (L.) Spreng.
Englischer Name	Bearberry
Verwendete Teile	Blätter
Geschmack	bitter, adstringierend (Früchte leicht süß)
Thermische Wirkung	kühl
Organzuordnung	Niere, Blase
Dosierung	2—6 g

Funktionen

- Leitet Hitze, speziell Feuchte-Hitze, im Bereich des Unteren Erwärmer aus (Vergleichbar Gardeniae fructus / Zhizi)
- Leitet Toxische-Hitze aus
- Leitet Feuchte-Hitze im Bereich von Blase und Leber aus
- Beendet Blutungen
- Wirkt leicht adstringierend
- Regt die Gebärmutter zu Kontraktionen an

Anwendung bei

- Zystitis (Blasenentzündung), Urethritis (Entzündung des Harnleiters), Nephritis (Entzündung der Nieren)
- Fluor vaginalis (Scheideninfektionen mit Ausfluss), gelblich, übelriechend
- Nephrolithiasis (Nierensteine)
- Geschlechtskrankheiten (wie Lues, Gonorrhoe, Herpes genitalis)
- Hämorrhoiden
- Wehenschwäche

Anmerkung

- Man sollte das Kraut nicht zu lange hindurch nehmen, da es sonst wegen des hohen Tanningehaltes zu Magenproblemen kommen könnte! Gegebenenfalls empfiehlt es sich, es mit Süßholz zu mischen!
- Bärentraubenblätter entfalten ihre antibiotische Wirkung speziell bei Vorliegen von basischem Urin. Es empfiehlt sich die gleichzeitige Einnahme von Speisesoda etc.

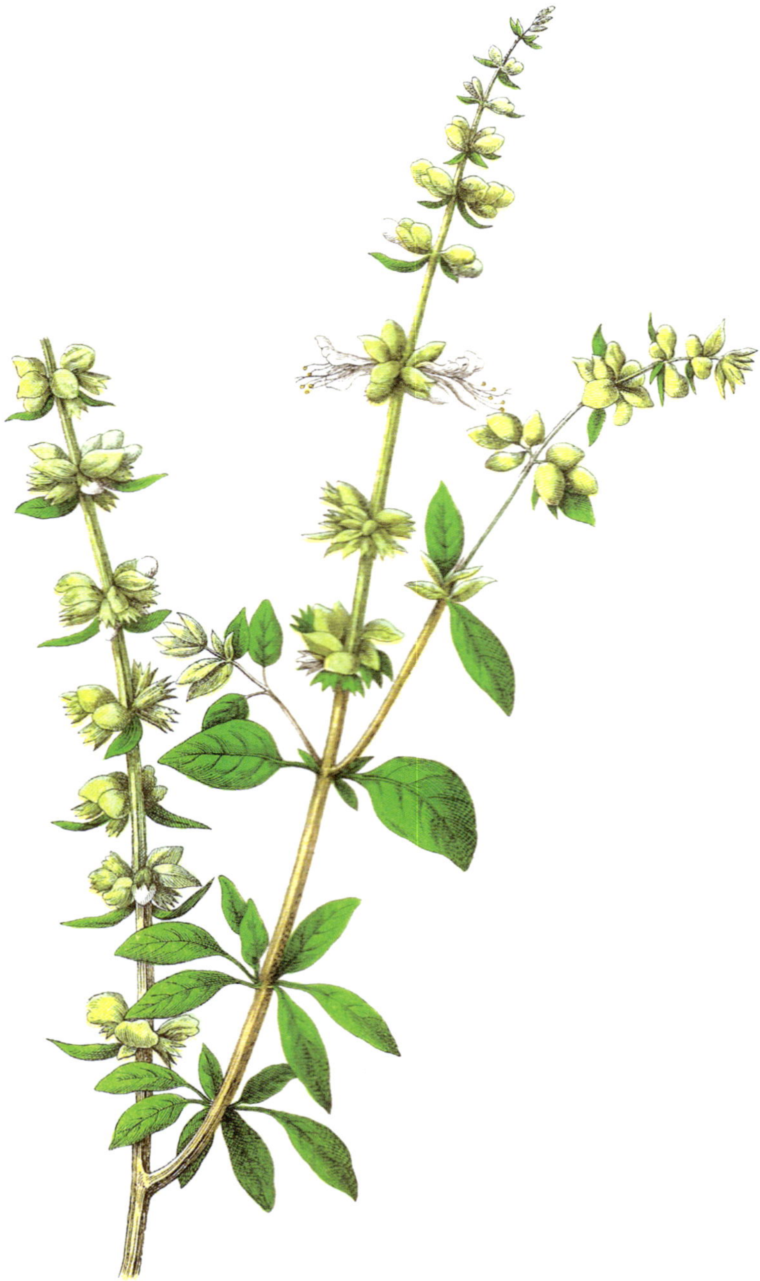

Ocimum basilicum L.

Basilikum

Pharmazeutischer Name	Basilici herba
Botanischer Name	Ocimum basilicum L.
Englischer Name	Basil
Verwendete Teile	Kraut
Geschmack	süß, bitter, leicht scharf
Thermische Wirkung	warm
Organzuordnung	Herz, Lunge, Milz
Dosierung	2—5 g

Funktionen

- Tonisiert das Nieren-, Lungen- und Milz-Yang
- Beruhigt den Geist (Shen)
- Tonisiert das Lungen-Qi
- Wirkt mild Leber-Qi-Stagnationen entgegen

Anwendung bei

- Schwäche, Kältegefühl
- Benommenheitsgefühl
- Depressive Verstimmung
- Dyspnoe (Kurzatmigkeit)
- Hustenreiz (bei chronischer Bronchitis, Asthma bronchiale)
- Meteorismus (Blähungen), Völlegefühl
- Übelkeit, Nausea (Brechreiz)
- Adipositas (Übergewicht)
- Hypothyreose (Unterfunktion der Schilddrüse)

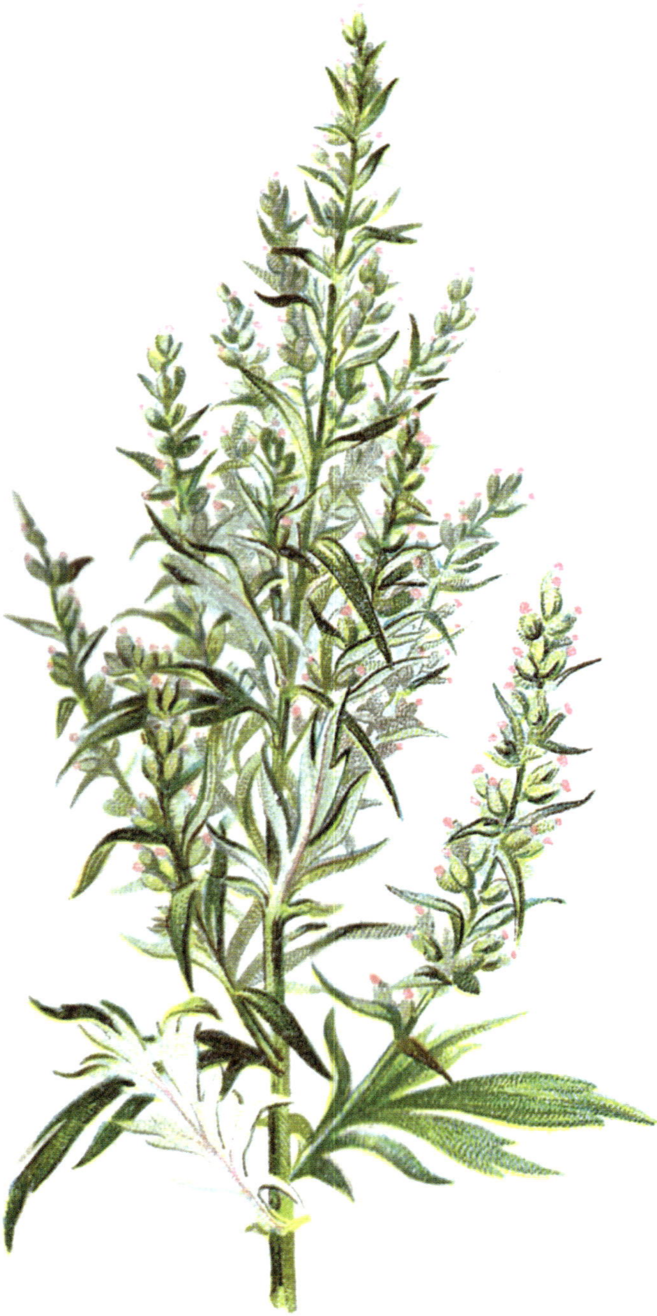

Artemisia vulgaris L.

Beifuss, Echter

Pharmazeutischer Name	Artemisiae herba
Chinesischer Name	Aiye
Botanischer Name	Artemisia vulgaris L.
Englischer Name	Mugwort
Verwendete Teile	Kraut
Geschmack	bitter, scharf
Thermische Wirkung	warm
Organzuordnung	Milz, Leber, Nieren
Dosierung	3—15 g

Funktionen

- Vertreibt Kälte im Bereich sämtlicher Meridiane
- Stoppt Schmerzen, speziell bei Feuchte-Kälte
- Tonisiert das Nieren-Yang
- Wirkt mild Leber-Qi-Stagnationen entgegen
- Stoppt Blutungen (speziell geröstet)

Anwendung bei

- Schmerzen, die durch Wärmenwendung besser werden (z.B. Rheuma)
- Drohender Frühgeburt
- Amenorrhoe (Ausbleiben der Monatsblutung) und Dysmenorrhoe (Schmerzen zur Zeit der Monatsblutung)
- Diarrhoe (Durchfall) mit Resten unverdauter Nahrungsmittel
- Appetitlosigkeit, Meteorismus (Blähungen)
- Ikterus (Gelbsucht)
- Spasmen (Krämpfe), wie auch Epilepsie
- Unstillbaren Blutungen (in diesem Fall muss das Beifußkraut geröstet und dann erst überbrüht werden)

Anmerkung

- Diese Pflanze wird in der Chinesischen Medizin als Moxakraut verwendet, da sie einen Bezug zu allen zwölf Meridianen haben soll.

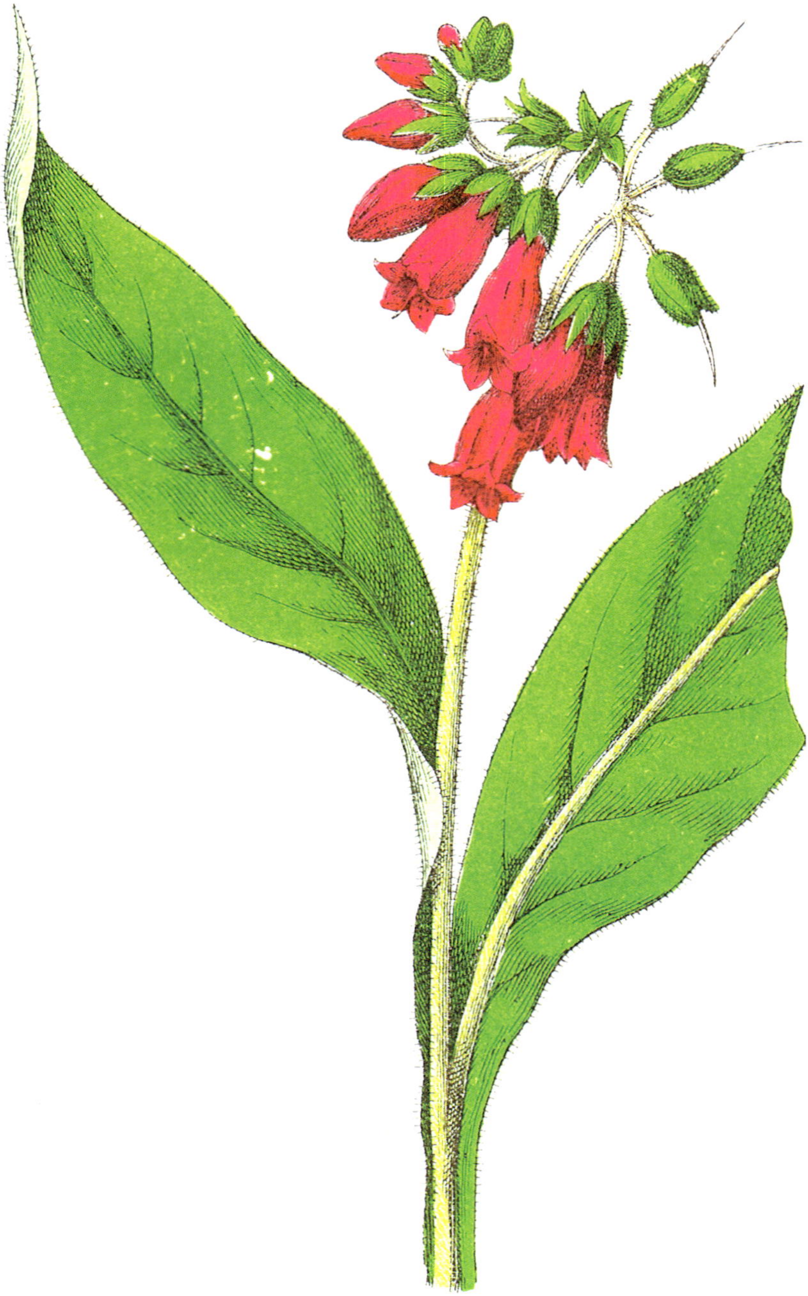

Symphytum officinale L.

Beinwell, Echter

Pharmazeutischer Name	Symphyti radix
Botanischer Name	Symphytum officinale L.
Englischer Name	Comfrey
Verwendete Teile	Wurzel
Geschmack	bitter, süß
Thermische Wirkung	kühl, leicht toxisch
Organzuordnung	Lunge, Magen, Niere
Dosierung	Diese Pflanze enthält Pyrrolizidinalkaloide, wenn auch in geringen Konzentrationen (in der Wurzel 0,02—0,07%), die vielleicht bei langdauernder Anwendung eine mutagene und hepatogene Wirkung haben könnten, daher wird vor einer inneren Anwendung abgeraten. Aufgrund der Toxizität von Beinwell wird keine Dosisempfehlung gegeben.

Funktionen

- Nährt das Yin
- Tonisiert das Jing (Essenz)
- Leitet Feuchte-Hitze aus
- Wirkt Schleim-Stagnationen entgegen

Anwendung bei

Äußerlich:

- Prellungen
- Zerrungen
- Quetschungen und Verstauchungen
- Anregung der Knochenheilung
- Chronische Tendovaginitis (Sehnenscheidenentzündung)

... Anwendung bei

Innerlich:

- Chronische Lungenerkrankungen mit trockenem Husten
- Laryngitis (Halsentzündung)
- Kachexie (allgemeine Schwäche und Gewichtsverlust)
- Osteoporose (verminderte Knochendichte)

Anmerkung

- Wegen der Toxizität der Pyrolizidinalkaloide sollte auf die innere Anwendung von Beinwell verzichtet werden.
- In spagyrischer Form ist die Anwendung in seltenen Fällen vertretbar.
- Kontraindiziert in Gravidität (Schwangerschaft) und Stillzeit!
- Äußerliche Anwendung nur bei intakter Haut!

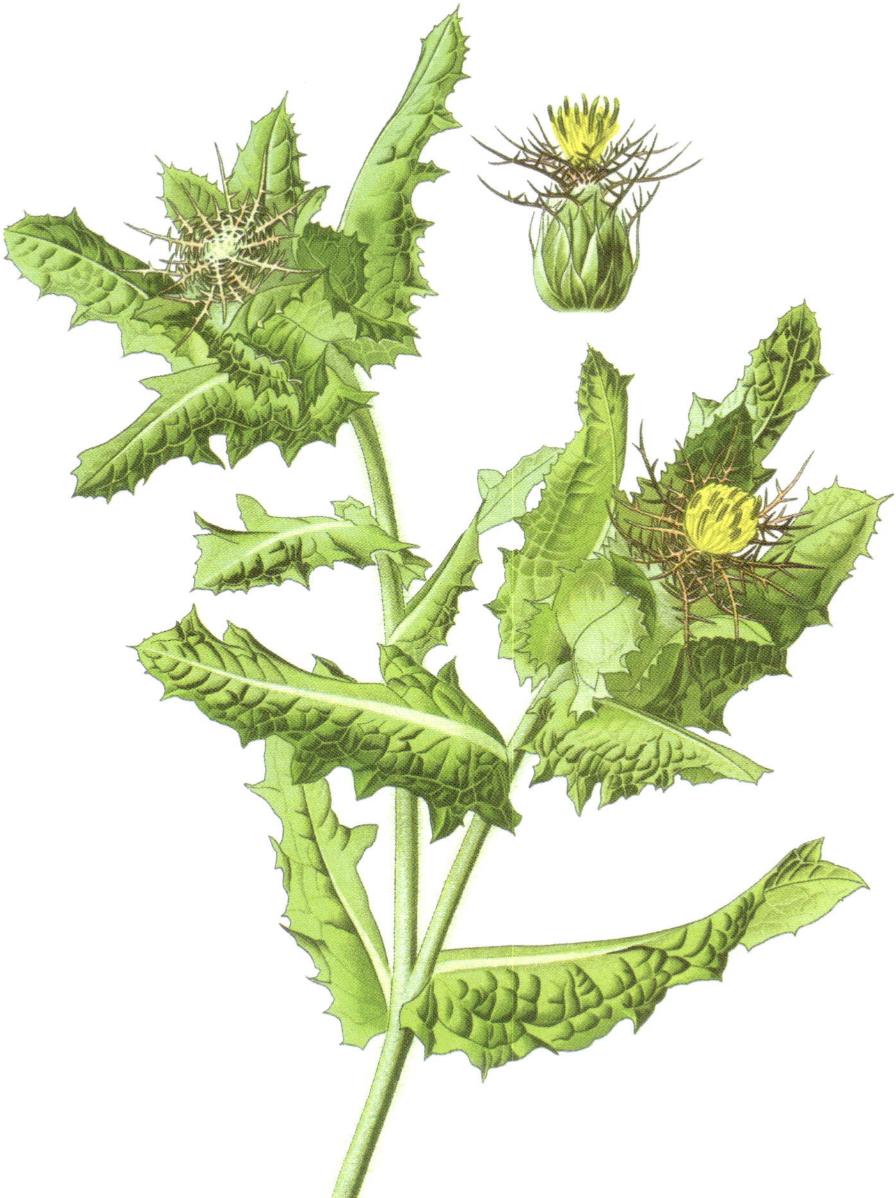

Centaurea benedicta L.

Benediktenkraut

Pharmazeutischer Name	Cnici benedicti herba
Botanischer Name	Centaurea benedicta (L.) L.
Englischer Name	Holy thistle, blessed thistle
Verwendete Teile	Die ganze Pflanze ohne Wurzel
Geschmack	bitter, leicht scharf, adstringierend
Thermische Wirkung	kühl
Organzuordnung	Magen, Leber, Dickdarm
Dosierung	2—6 g

Funktionen

- Tonisiert das Milz-Qi
- Leitet Feuchtigkeit aus Dickdarm und Lunge aus
- Vertreibt äußere Wind-Kälte
- Wirkt Feuchtigkeits-Stagnation im Kopfbereich entgegen
- Wirkt Leber-Qi-Stagnationen entgegen

Anwendung bei

- Müdigkeit, Appetitlosigkeit, Nausea (Brechreiz), Adipositas (Übergewicht)
- Ödemen (Wasseransammlungen)
- Obstipation (Verstopfung) in Abwechslung mit Diarrhoe (Durchfall)
- Cephalea (Kopfschmerzen), Reizbarkeit, Depression
- Husten mit viel Sputum, (chronische Bronchitis, Asthma bronchiale), Sinusitis (Entzündung der Nasennebenhöhlen)
- Beginn eines Infektes

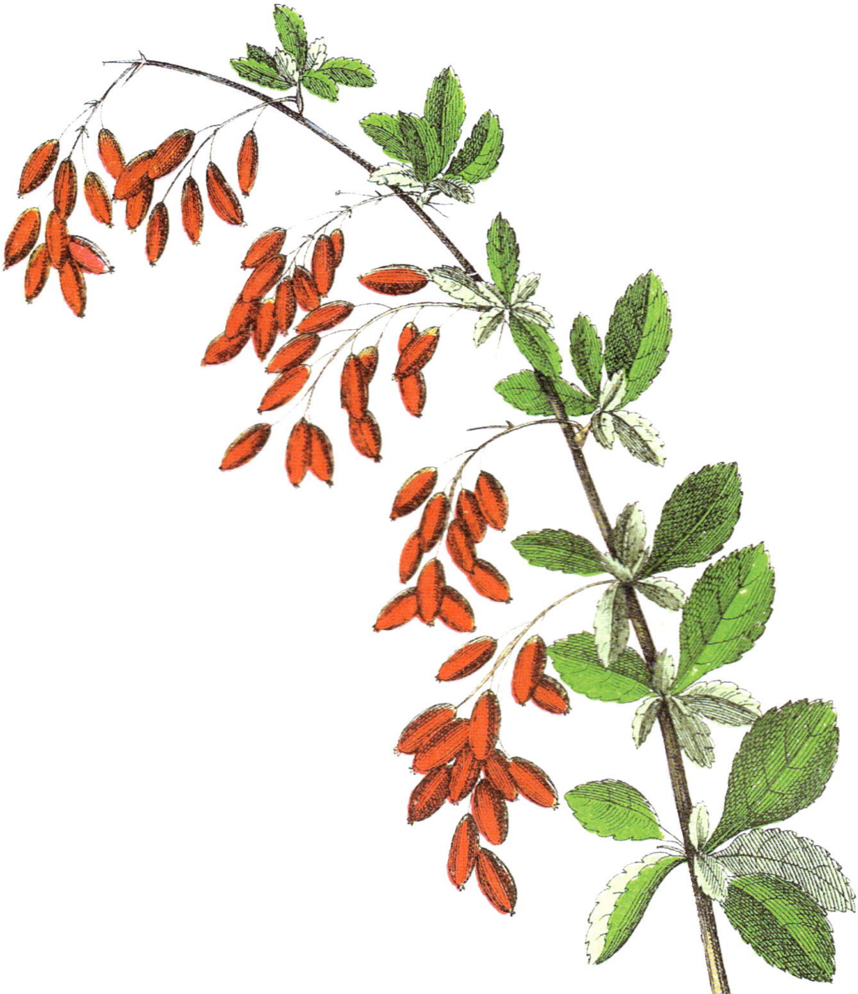

Berberis vulgaris L.

Berberitze, Gewöhnliche; Sauerdorn

Pharmazeutischer Name	Berberidis cortex radicis, fructus, folium
Botanischer Name	Berberis vulgaris L.
Englischer Name	Common barberry
Verwendete Teile	Rinde der Wurzel, Früchte
Geschmack	bitter, leicht adstringierend
Thermische Wirkung	kühl
Organzuordnung	Leber, Gallenblase, Milz
Dosierung	2—6 g

Funktionen

- Leitet verborgene «Pathogene Erreger» aus
- Bewahrt das Qi- und Yin im Unteren Erwärmer
- Tonisiert das Milz-Qi
- Wirkt Leber-Qi-Stagnationen entgegen
- Klärt Hitze
- Beruhigt die Leber bei aufsteigendem Leber-Yang
- Beruhigt Magen-Feuer (entspricht Coptidis rhizoma / Huanglian)
- Wirkt mild Qi- und Blut-Stagnationen im Unteren Erwärmer entgegen
- Leitet Feuchte-Hitze aus

Anwendung bei

- Chronische bzw. rezidivierende Infektionserkrankungen
- Müdigkeit, Appetitlosigkeit, Dyspepsie (Schwäche des Verdauungstraktes)
- Ikterus (Gelbsucht)

... Anwendung bei

- Cholezystolithiasis (Gallensteine), Nephrolithiasis (Nierensteine)... Hepatitis (Entzündung der Leber), Cholezystitis (Entzündung der Gallenblase)
- Hämorrhoiden (krampfaderähnliche Erweiterung des Mastdarmschwellkörpers), Varizen (Krampfadern)
- Aphten (Defekte der Mundschleimhaut), starkem Durst, Zahnfleischbluten
- Cephalea (Kopfschmerzen), Reizbarkeit
- Hyperurikämie (Erhöhung der Harnsäurewerte)
- Fluor vaginalis (Scheideninfektionen mit Ausfluss), gelb

Anmerkung

- Die Blätter sollten wegen der stark absenkenden Wirkung nicht während einer Gravidität (Schwangerschaft) verschrieben werden!

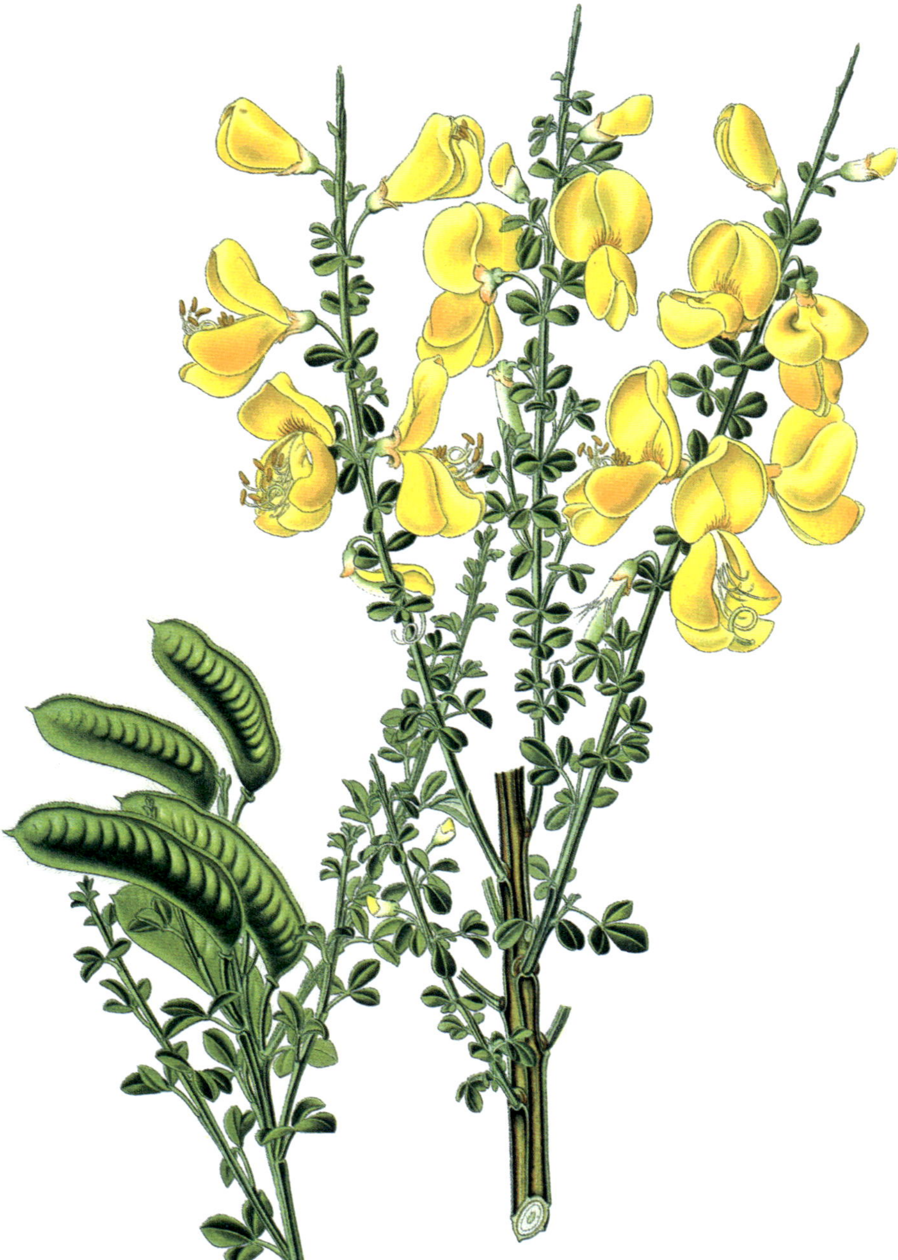

Cytisus scoparius (L.) Lk.

Besenginster, Gemeiner

Pharmazeutischer Name	Sarothamnii scopariii herba
Botanischer Name	Cytisus scoparius (L.) LK. syn. Sarothamnus scoparius (L.) Wimm. ex Koch
Englischer Name	Common broom
Verwendete Teile	Kraut
Geschmack	bitter
Thermische Wirkung	neutral
Organzuordnung	Herz, Niere, Blase, Gebärmutter
Dosierung	1—3 g

Funktionen

- Tonisiert mild das Herz-Qi
- Wirkt mild Qi-Stagnationen entgegen
- Leitet Feuchtigkeit sowie Schleim-Stagnationen aus
- Reguliert die Gebärmutter, fördert die Wehen

Anwendung bei

- Funktionellen Herz- und Kreislaufbeschwerden, diversen Herzrhythmusstörungen
- Ödemen (abnorme Ansammlung von Flüssigkeit in Körpergeweben)
- Nierensteinen
- Gicht
- Schwachem Tonus sowie verminderter Kontraktionskraft der Gebärmutter, Blutungen nach der Geburt
- Starker Monatsblutung

Anmerkung

- Bei Überdosierung treten Übelkeit und Erbrechen, Diarrhoe (Durchfall), Somnolenz sowie Krämpfe auf.
- Kontraindiziert in der Gravidität (Schwangerschaft).
- Wegen des Tyramingehalts des Besenginsters sollte eine gleichzeitige Behandlung mit Monoaminoxidase-(MAO)-Hemmstoffen vermieden werden, da dies eine hypertensive Krise auslösen könnte.

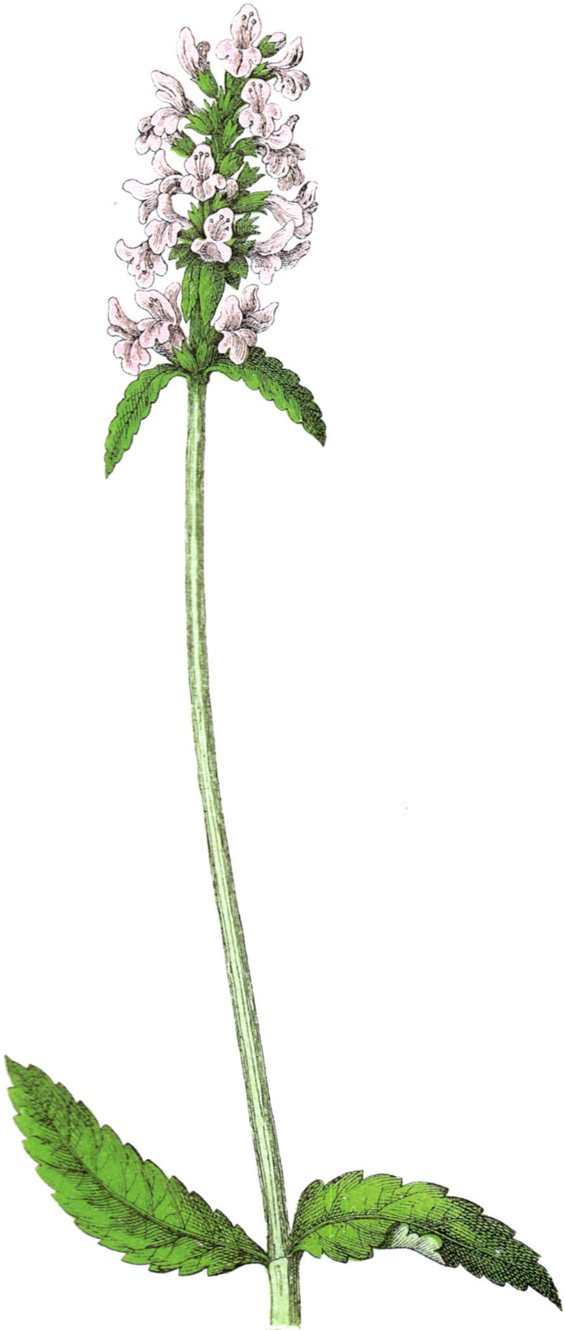

Betonica officinalis L.
syn. Stachys officinalis (L.) Trevis

Betonie, Echte; Ziest

Pharmazeutischer Name	Betonicae herba
Botanischer Name	Betonica officinalis L. syn. Stachys officinalis (L.) Trevis
Englischer Name	Betony, purplebetony, woodbetony, bishopwort
Verwendete Teile	Kraut
Geschmack	süß, bitter, scharf, mild adstringierend
Thermische Wirkung	neutral
Organzuordnung	Leber, Gallenblase, Lunge
Dosierung	1—9 g

Funktionen

- Wirkt aufsteigendem Gallenblasen-Yang entgegen
- Beruhigt Inneren-Wind
- Leitet Feuchtigkeit und Schleim aus
- Wirkt mild Qi-Stagnationen entgegen

Anwendung bei

- Cephalea (Kopfschmerzen), Migräne (anfallsweise, seitliche Kopfschmerzen)
- Sehstörungen
- Vertigo (Drehschwindel)
- Hypertonie (hoher Blutdruck)
- Neurasthenie (nervöse Erschöpfung), Neuralgien (Nervenschmerzen), Krämpfe
- Asthma bronchiale (rezidivierend auftretende, krampfhafte Lungenerkrankung), Bronchitis (Erkrankung der Atmungsorgane mit Husten und Auswurf)
- Exanthem (Ausschlag)
- Gicht, rheumatische Erkrankungen
- Ödemen (abnorme Ansammlung von Flüssigkeit in Körpergeweben)
- Dysmenorrhoe (Schmerzen zur Zeit der Monatsblutung)

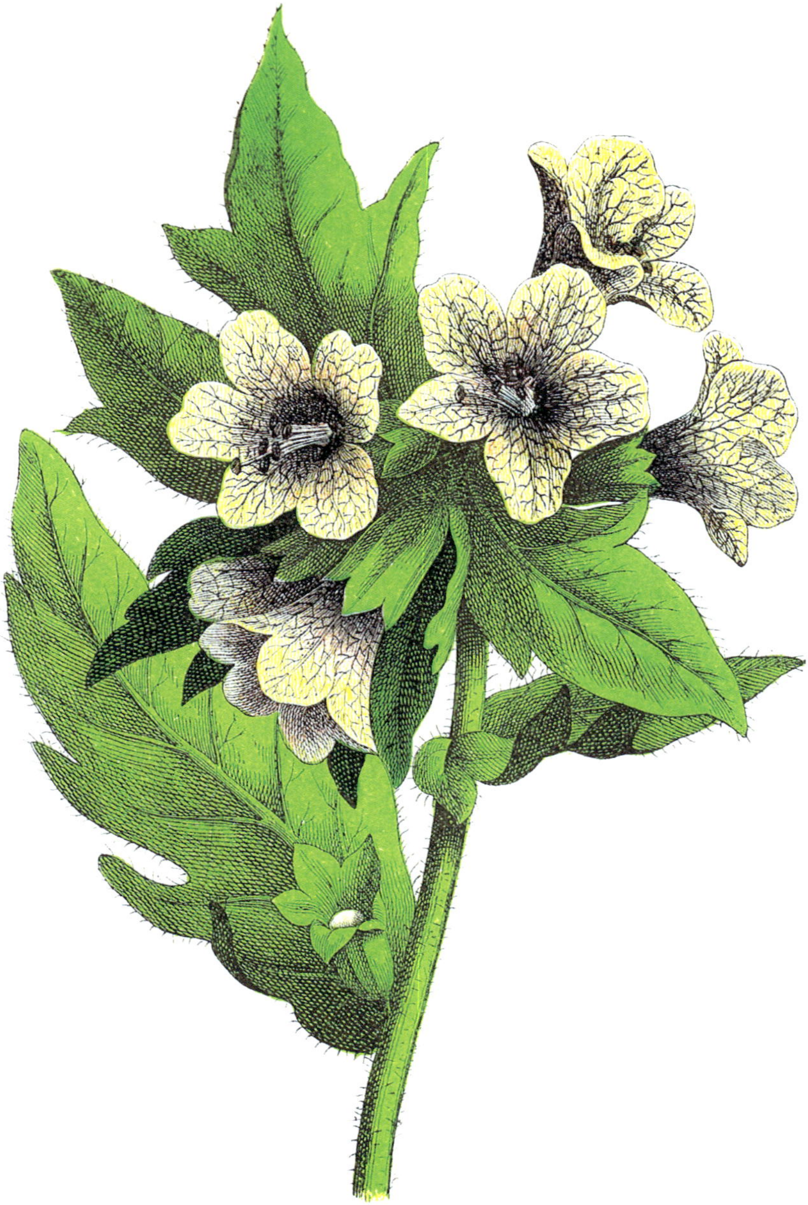

Hyoscyamus niger L.

Bilsenkraut, Schwarzes

Pharmazeutischer Name	Hyoscyami folium
Botanischer Name	Hyoscyamus niger L.
Englischer Name	Henbane
Verwendete Teile	Blätter
Geschmack	bitter
Thermische Wirkung	warm, toxisch
Organzuordnung	Leber
Dosierung	Diese Pflanze ist hochgiftig und darf niemals ohne ärztlichen Rat angewendet werden! Aufgrund der Toxizität von Bilsenkraut wird hier keine Dosisempfehlung gegeben.

Funktionen

- Beruhigt Inneren-Wind

Anwendung bei

- Diversen Schmerzen
- Magen-Darmkoliken
- Colitis (Entzündung des Darmes)
- Asthma bronchiale (rezidivierend auftretende, krampfhafte Lungenerkrankung)

Anmerkung

- Aufgrund der starken Schwankung der Inhaltsstoffe der Rohdroge ist eine Verschreibung als Tee nicht üblich.
- Bei Überdosierung können Erbrechen, Schwindel, Krämpfe und sogar der Tod eintreten.
- Verstärkung der anticholinergen Wirkung durch trizyklische Antidepressiva, Amantadin, Antihistaminika, Phenothiazine, Procainamid und Chinidin.

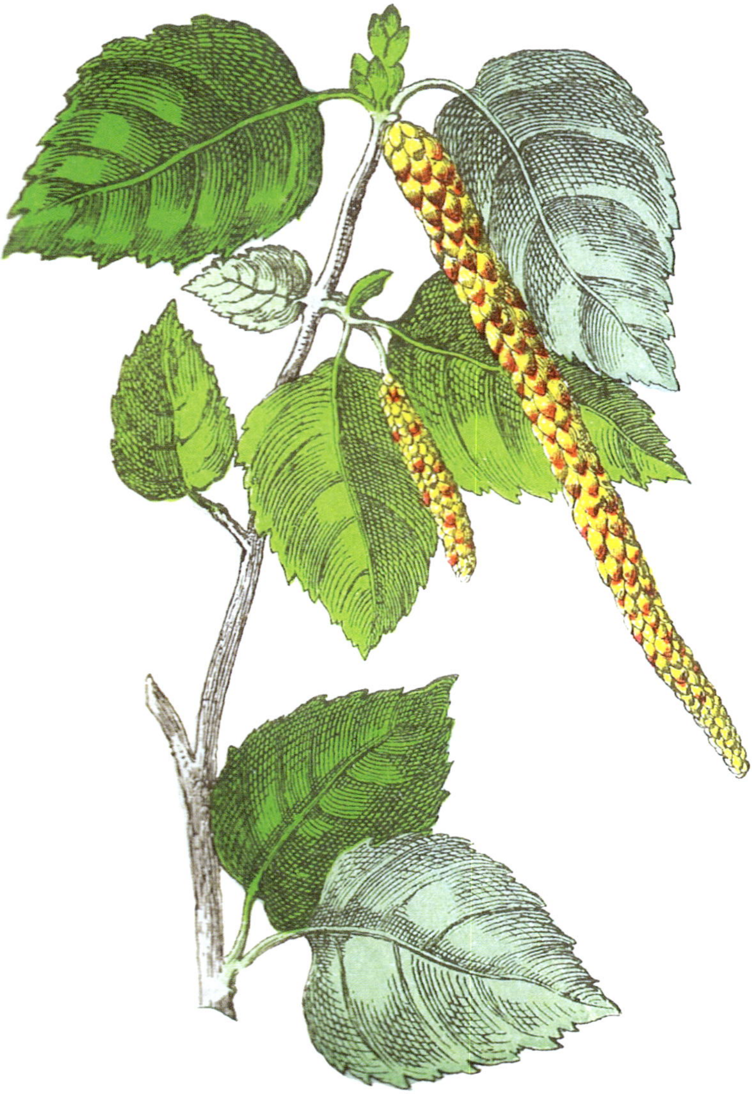

Betula pendula Roth.

Birke, Hänge-

Pharmazeutischer Name	Betulae folium, cortex, succus
Botanischer Name	Betula pendula Roth.
Englischer Name	Birch
Verwendete Teile	Blätter, Rinde, Saft
Geschmack	bitter, adstringierend, leicht scharf
Thermische Wirkung	kühl
Organzuordnung	Leber, Niere, Blase, Herz
Dosierung	2—6 g

Funktionen

- Leitet Feuchte-Hitze im Bereich der Blase aus
- Klärt Hitze und Toxische-Hitze
- Wirkt Leber-Qi-Stagnationen entgegen
- Wirkt schweißtreibend

Anwendung bei

- Ödemen (Wasseransammlungen) und Lymphstau
- Schmerzhaften Entzündungen (z.B. der Gelenke) wie Rheuma, Hyperurikämie (Erhöhung der Harnsäurewerte))
- Nephrolithiasis (Nierensteine), chronischer Nephritis (Entzündung der Nieren), Arteriosklerose
- Magen- und Darmkoliken, Obstipation (Verstopfung)
- Fieber
- Zystitis (Blasenentzündung), Gastroenteritis (Entzündung des Magen-Darmtraktes)
- Infektionserkrankungen mit Fieber, egal, ob sie durch Wind-Hitze oder -Kälte bedingt sind
- Dermatitis (Entzündung der Haut)

Anmerkung

- Die Rinde hat einen stärkeren Bezug zur Leber, während die Blätter einen stärkeren Bezug zur Blase haben. Der Saft wirkt auf beide, nur schwächer.

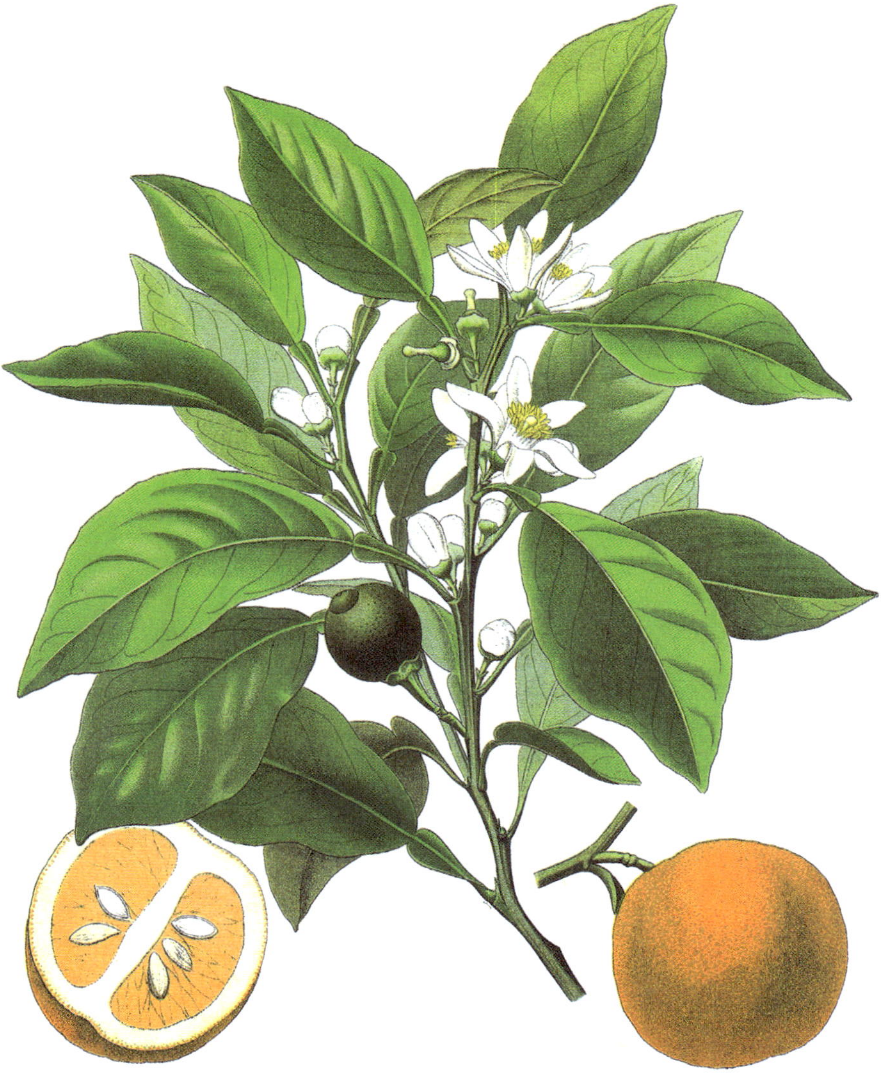

Citrus aurantium L.

Bitterorange; Pomeranze

Pharmazeutischer Name	Aurantii fructus immaturus
Chinesischer Name	Zhishi
Botanischer Name	Citrus x aurantium L.
Englischer Name	Bitter orange
Verwendete Teile	unreife Früchte
Geschmack	bitter, leicht scharf
Thermische Wirkung	leicht kühl
Organzuordnung	Leber, Gallenblase, Dickdarm
Dosierung	3—9 g

Funktionen

- Wirkt Leber-Qi-Stagnationen entgegen
- Leitet das Qi abwärts
- Bewegt den Stuhl

Anwendung bei

- Cephalea (Kopfschmerzen) mit Nausea (Brechreiz)
- Appetitlosigkeit, Müdigkeit
- Depressionen
- Obstipation (Verstopfung)
- Meteorismus (Blähungen) und Völlegefühl
- Malabsorbtionssyndrom (der Verdauungstrakt besitzt eine Resorbtionsschwäche, die zu Mangelerscheinungen führt)
- Adipositas (Übergewicht)

Anmerkung

- Vorsicht in der Gravidität (Schwangerschaft) bei Milz-Qi-Mangel mit breiigem Stuhl

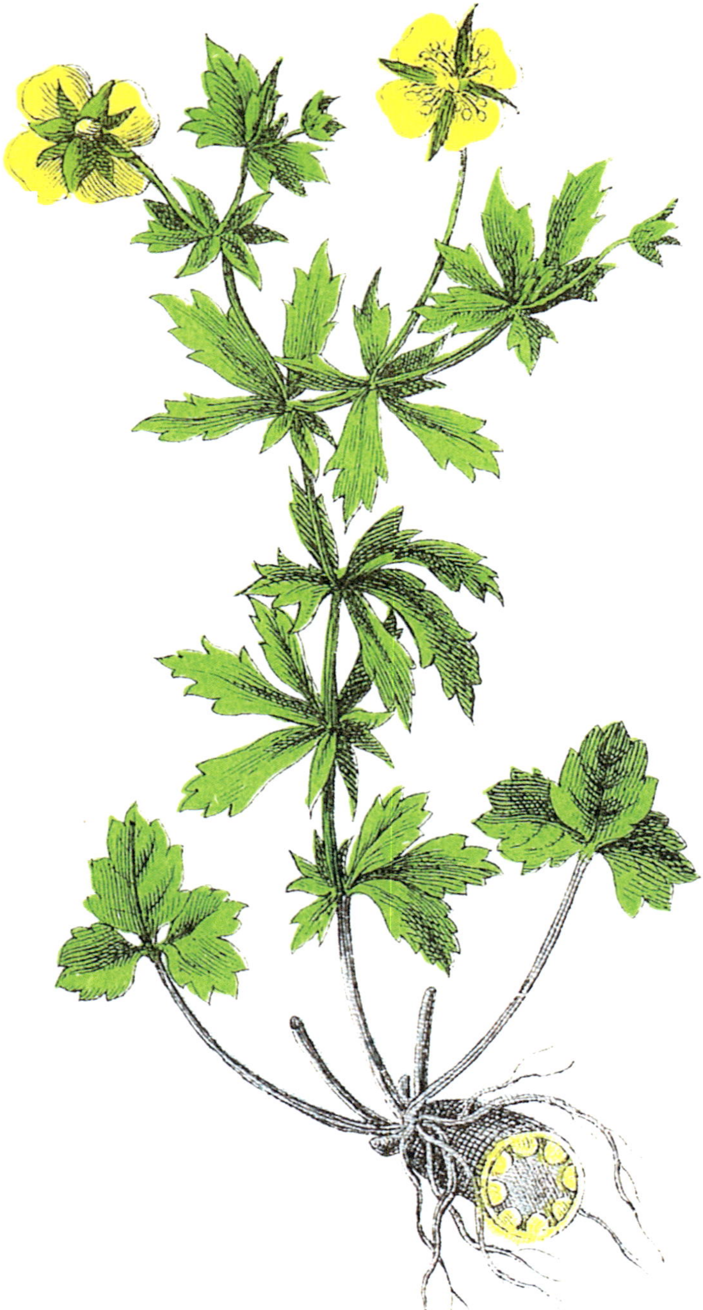

Potentilla erecta (L.)

Blutwurz; Tormentill

Pharmazeutischer Name	Tormentillae rhizoma
Botanischer Name	Potentilla erecta (L.)
Englischer Name	Tormentil
Verwendete Teile	Wurzelstock
Geschmack	bitter, adstringierend
Thermische Wirkung	kühl
Organzuordnung	Dickdarm, Blase, Milz, Lunge
Dosierung	1—3 g

Funktionen:

- Wirkt Blutungen entgegen
- Leitet Feuchte-Hitze aus
- Tonisiert mild das Qi

Anwendung bei:

- Epistaxis (Nasenbluten)
- Hämatenesis (blutiges Erbrechen)
- Hämaturie (Blut im Urin)
- Hämorrhoiden (krampfaderähnliche Erweiterung des Mastdarmschwellkörpers)
- Gingivitis (Entzündung der Mundschleimhaut)
- Ikterus (Gelbsucht)
- Diarrhoe (Durchfall)
- Uterusprolaps (Gebärmuttervorfall, Gebärmuttersenkung)
- Appetitlosigkeit

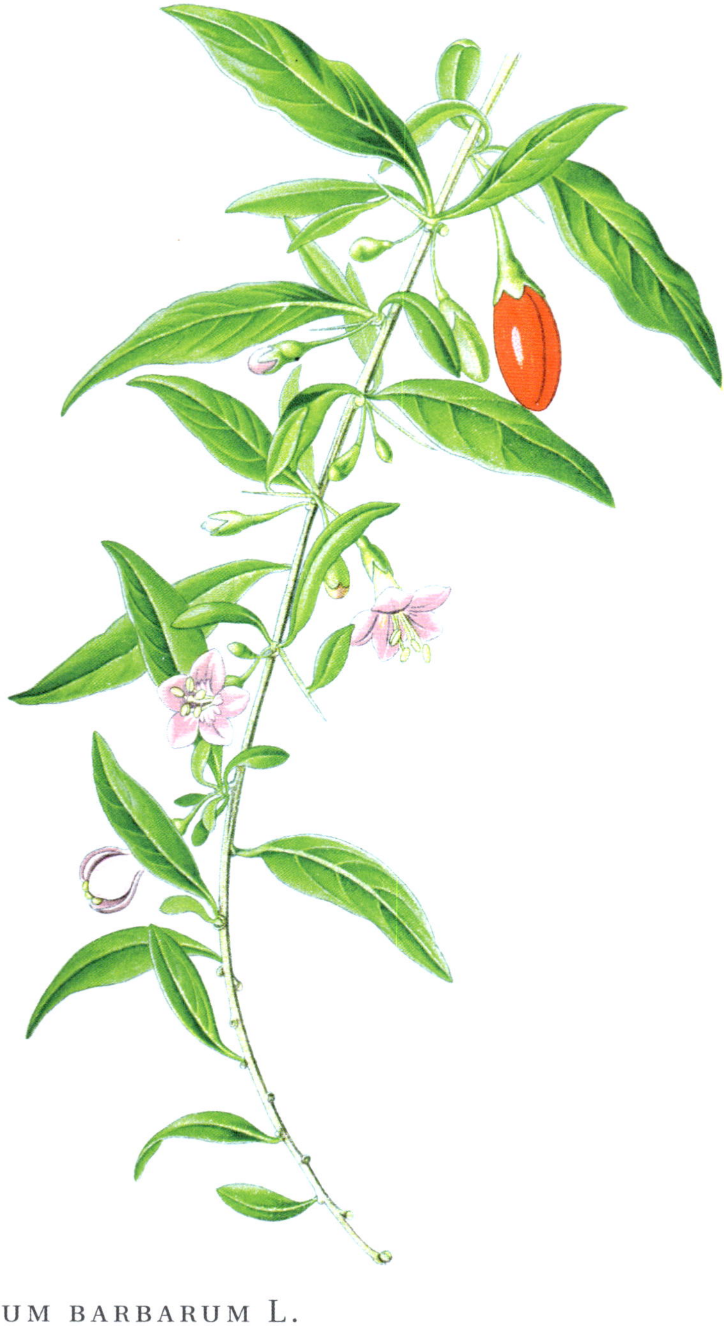

Lycium barbarum L.

Bocksdorn, Gemeiner

Pharmazeutischer Name	Lycii fructus
Chinesischer Name	Gouqizi
Botanischer Name	Lycium barbarum L.
Englischer Name	Wolfberry
Verwendete Teile	Frucht
Geschmack	süß
Thermische Wirkung	neutral
Organzuordnung	Leber, Lunge, Niere
Dosierung	6—18 g

Funktionen

- Tonisiert das Leber- und Nieren-Yin
- Nährt das Leber-Blut
- Tonisiert das Jing (Essenz)
- Klärt die Augen
- Befeuchtet die Lunge

Anwendung bei

- Klimakterium (Wechselbeschwerden)
- Brüchige Fingernägel
- Lumboischialgie (Schmerzen im Bereich der Lendenwirbelsäule)
- Impotenz (Unfruchtbarkeit)
- Spermatorrhoe (unabsichtliche nächtliche Samenergüsse)
- Osteoporose (verminderte Knochendichte)
- Chronische Tendovaginitis (Sehnenscheidenentzündung)
- Konjunctivitis (Bindehautentzündung)
- Tremor (Zittern)
- TBC (Tuberkulose)

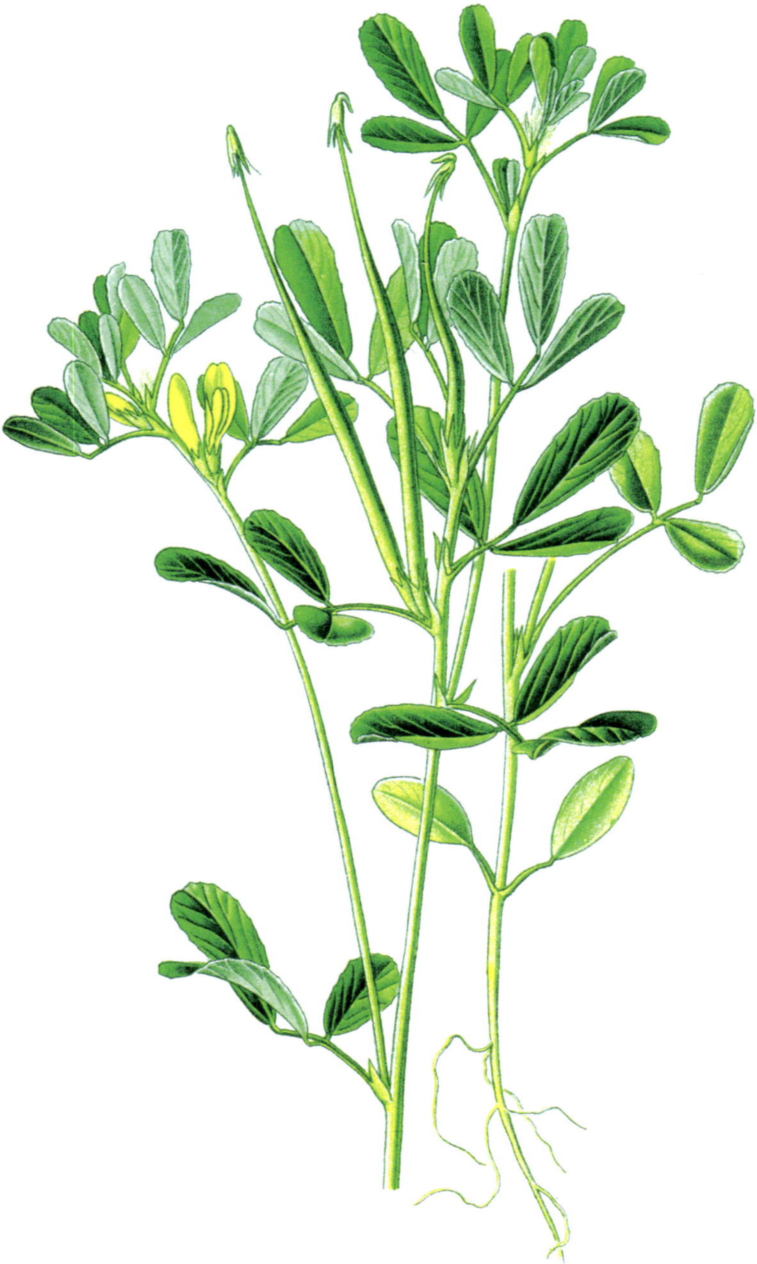

TRIGONELLA FOENUM-GRAECUM L.

Bockshornklee

Pharmazeutischer Name	Foenugraeci semen
Botanischer Name	Trigonella foenum-graecum L.
Englischer Name	Fenugreek
Verwendete Teile	Samen
Geschmack	leicht scharf, süß
Thermische Wirkung	warm
Organzuordnung	Nieren, Magen
Dosierung	3—6 g

Funktionen

- Tonisiert das Nieren-Yang
- Vertreibt Kälte
- Wirkt mild Leber-Qi-Stagnationen entgegen
- Tonisiert mild das Lungen-Qi

Anwendung bei

- Kältegefühl, Neigung zu kalten Extremitäten
- Impotenz, Libidomangel
- Chronischer Diarrhoe (Durchfall), Analprolaps (Enddarmvorfall)
- Rückenschmerzen mit Verbesserung durch Bewegung
- Rheuma
- Äußerlich bei Furunkeln und Karbunkeln

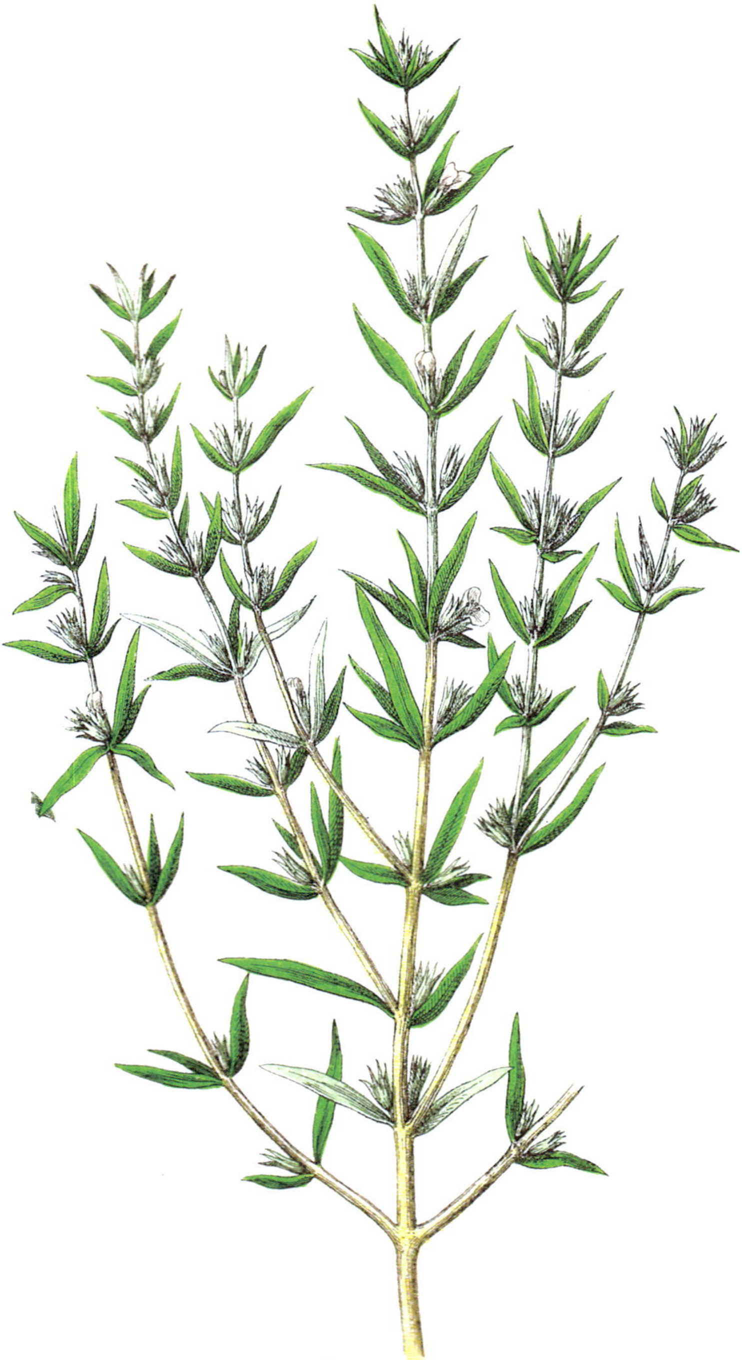

Satureja hortensis L.

Bohnenkraut, Sommer-

Pharmazeutischer Name	Saturejae herba
Botanischer Name	Satureja hortensis L.
Englischer Name	Savory
Verwendete Teile	Kraut
Geschmack	scharf, leicht bitter
Thermische Wirkung	warm
Organzuordnung	Lunge, Magen, Leber, Niere
Dosierung	3—12 g

Funktionen

- Vertreibt äußere Wind-Kälte
- Wirkt Innerer-Kälte entgegen
- Tonisiert das Yang
- Reguliert das Qi
- Wirkt Qi-Stagnationen entgegen

Anwendung bei

- Beginn eines grippalen Infektes
- Fieber
- Asthma bronchiale (rezidivierend auftretende, krampfhafte Lungenerkrankung)
- Bronchitis (Erkrankung der Atmungsorgane mit Husten und Auswurf)
- Dyspepsie (Schwäche des Verdauungstraktes)
- Meteorismus (Blähungen)
- Koliken (krampfartige Schmerzen)
- Dysmenorrhoe (Schmerzen zur Zeit der Monatsblutung)
- Amenorrhoe (Ausbleiben der Monatsblutung)
- Schmerzen, speziell im Bauchbereich

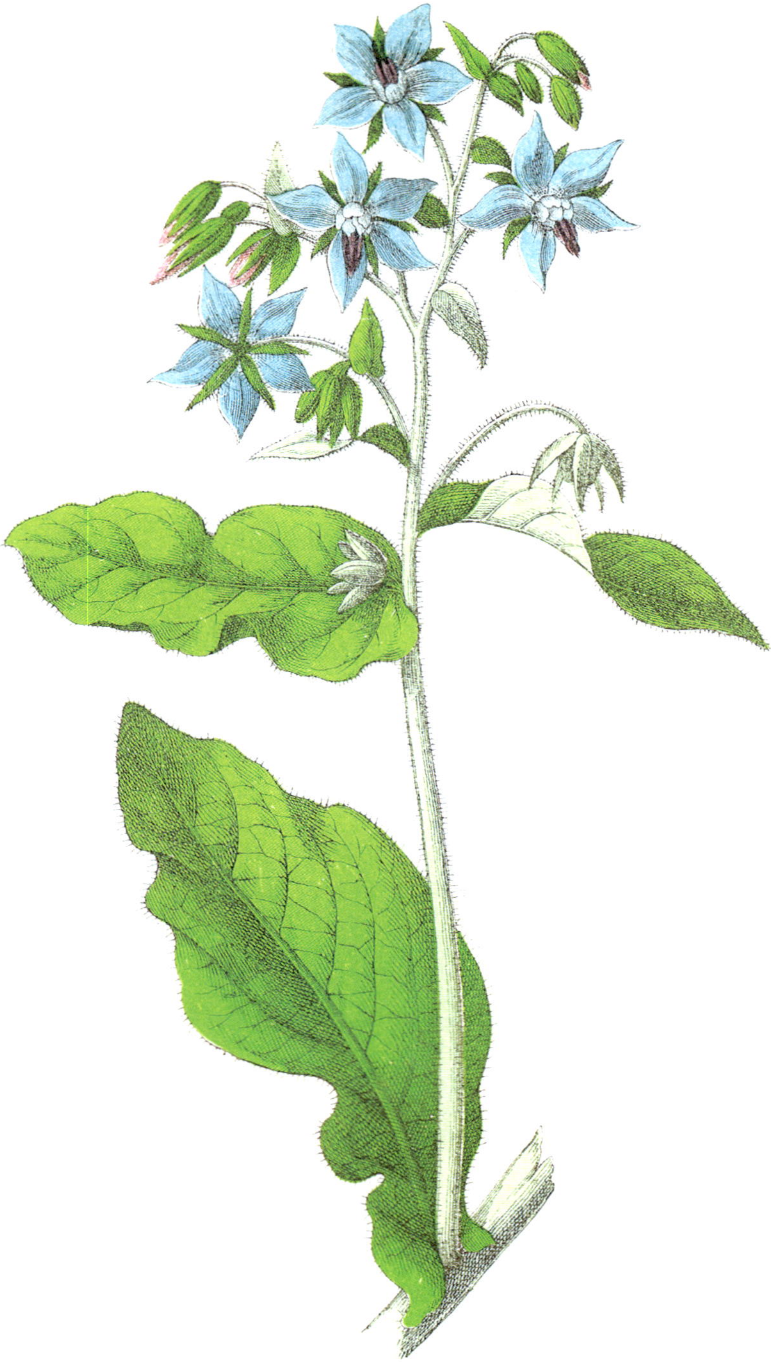

BORAGO OFFICINALIS L.

Borretsch

Pharmazeutischer Name	Boraginis herba
Botanischer Name	Borago officinalis L.
Englischer Name	Borage
Verwendete Teile	Kraut
Geschmack	süß, leicht salzig
Thermische Wirkung	kühl
Organzuordnung	Lunge, Herz, Nieren
Dosierung	3—6 g

Funktionen

- Tonisiert das Lungen-Yin (wie Ophiopogonis radix / Maimendong)
- Vertreibt Wind-Hitze aus der Lunge
- Tonisiert das Herz-Yin, beruhigt den Geist (Shen)
- Wirkt Toxischer-Hitze entgegen
- Wirkt schweißtreibend, öffnet die Oberfläche
- Leitet Feuchte-Hitze der Blase aus

Anwendung bei

- Fieber am Nachmittag, Durst, Nachtschweiß
- Unruhe, Angst, Palpitationen (Herzklopfen)
- Hämorrhoiden (krampfaderähnliche Erweiterung des Mastdarmschwellkörpers)
- Chronische Infektionen der oberen Atemwege mit Trocken- und Wundheitsgefühl
- Chronischer Nephritis (Entzündung der Nieren)
- Beginn eines Infektes mit Fieber, rotem Rachen, trockenem Husten

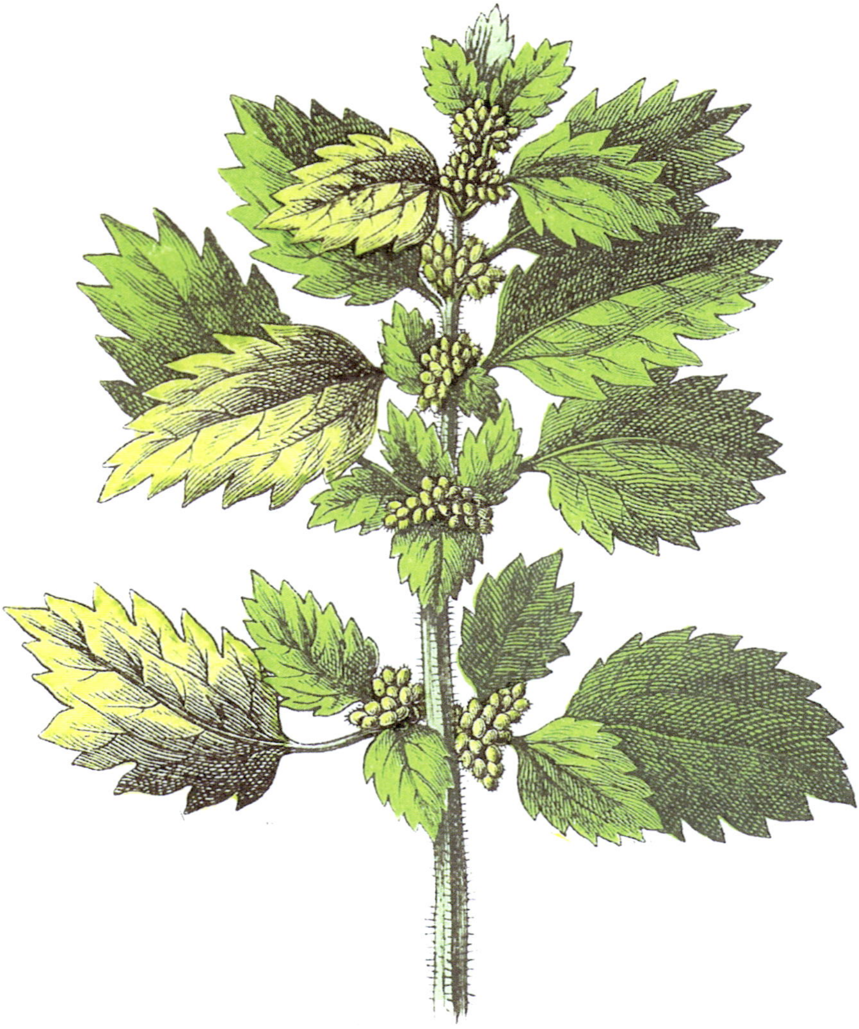

Urtica dioica L.

Brennnessel, Große

Pharmazeutischer Name	Urticae herba
Botanischer Name	Urtica dioica L.
Englischer Name	Stinging nettle
Verwendete Teile	Kraut
Geschmack	adstringierend, leicht bitter
Thermische Wirkung	kühl
Organzuordnung	Leber, Lunge, Milz, Blase
Dosierung	3—15 g

Funktionen

- Vertreibt Feuchtigkeit aus der Lunge
- Vertreibt Feuchtigkeit aus dem Unteren Erwärmer
- Tonisiert mild das Leber-Blut
- Wirkt Leber-Qi-Stagnationen entgegen
- Wirkt Toxischer-Hitze entgegen

Anwendung bei

- Arthritis (Gelenksentzündung), Gelenks- und Muskelrheuma, Hyperurikämie (Erhöhung der Harnsäurewerte)
- Müdigkeit, Vertigo (Drehschwindel)
- Chronischer Bronchitis (Erkrankung der Atmungsorgane mit Husten und Auswurf), Asthma bronchiale (rezidivierend auftretende, krampfhafte Lungenerkrankung)
- Ikterus (Gelbsucht)
- Akne
- Zystitis (Blasenentzündung) mit brennendem Gefühl beim Wasserlassen
- Amenorrhoe (Ausbleiben der Monatsblutung)
- Verbrennungen (sowohl äußerlich als auch innerlich angewendet)

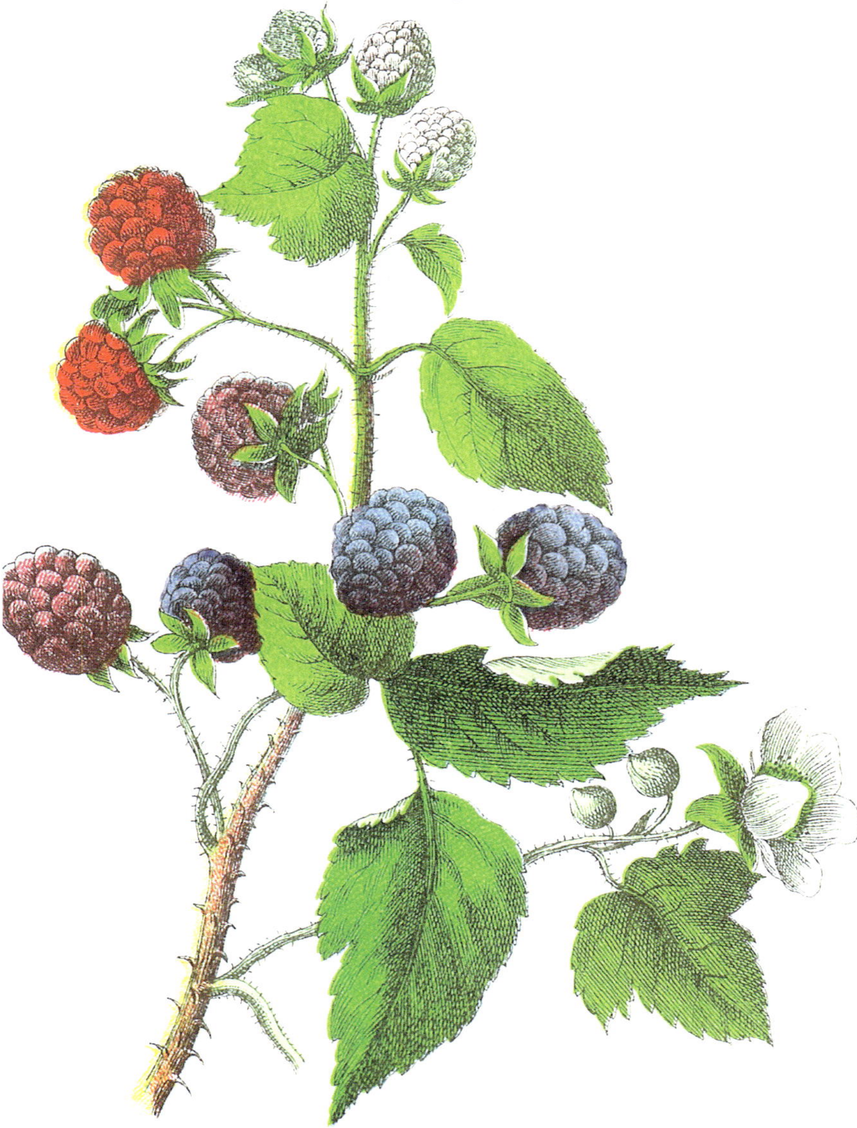

Rubus fruticosus L.

Brombeere

Pharmazeutischer Name	Rubi fruticosi folium
Botanischer Name	Rubus fruticosus L.
Englischer Name	Bramble, Blackberry
Verwendete Teile	Blätter
Geschmack	adstringierend
Thermische Wirkung	kühl
Organzuordnung	Magen, Dickdarm, Lunge
Dosierung	3—9 g

Funktionen

- Klärt äußere Hitze
- Wirkt adstringierend
- Leitet Feuchtigkeit in der Lunge und im Unteren Erwärmer aus
- Wirkt Schleim-Stagnationen entgegen und löst Lin (Verhärtungen und Steine) auf
- Beendet Blutungen

Anwendung bei

- Laryngitis (Halsentzündung) mit chronischer Heiserkeit
- Zahnschmerzen
- Inkontinenz (Unfähigkeit, den Harn zu halten)
- Fluor vaginalis (Scheideninfektionen mit Ausfluss)
- Epistaxis (Nasenbluten), Hämaturie (Blut im Urin), Meläna (Teerstuhl), Hypermenorrhoe (zu starke Monatsblutung)
- Hämorrhoiden (krampfaderähnliche Erweiterung des Mastdarmschwellkörpers)
- Nephrolithiasis (Nierensteine)
- Chronische Bronchitis (Erkrankung der Atmungsorgane mit Husten und Auswurf)

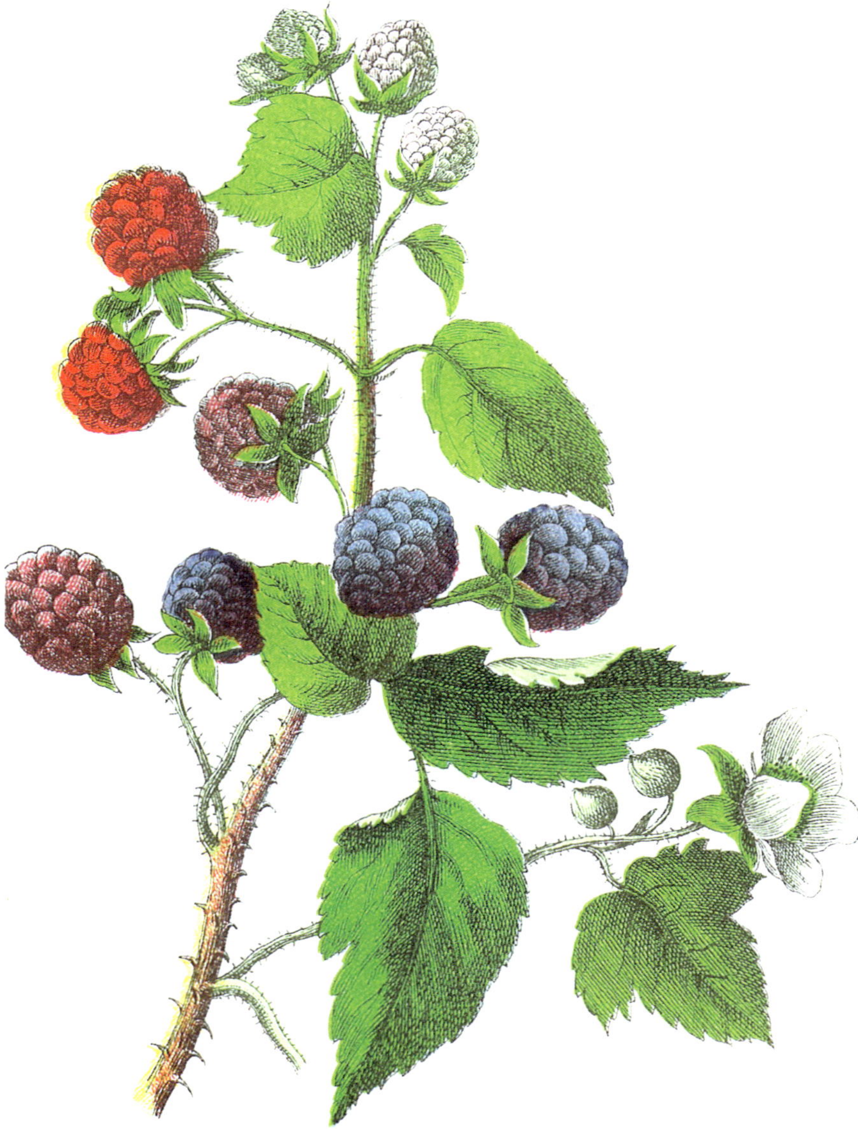

RUBUS FRUTICOSUS L.

Brombeere, Unreif

Pharmazeutischer Name	Rubi fruticosi fructus immaturi
Botanischer Name	Rubus fruticosus L.
Englischer Name	Bramble, Blackberry
Verwendete Teile	unreife Beere
Geschmack	adstringierend
Thermische Wirkung	kühl
Organzuordnung	Nieren
Dosierung	3—9 g

Funktionen

- Bewahrt die Jinye (Körpersäfte) und das Jing (Essenz)
- Hilft, das Nieren-Qi zu bewahren
- Verbindet die Quelle des nachgeburtlichen mit der Quelle des vorgeburtliches Jing miteinander

Anwendung bei

- Inkontinenz (Unfähigkeit, den Harn zu halten)
- Nächtliche Spermatorrhoe (unabsichtliche nächtliche Samenergüsse)
- Profusem Schwitzen
- Dyspnoe (Kurzatmigkeit), Schwächegefühl
- Rückenschmerzen
- Asthma bronchiale (rezidivierend auftretende, krampfhafte Lungenerkrankung)
- Unruhezustände

Anmerkung

- Unreife Himbeeren haben eine ähnliche Wirkung.

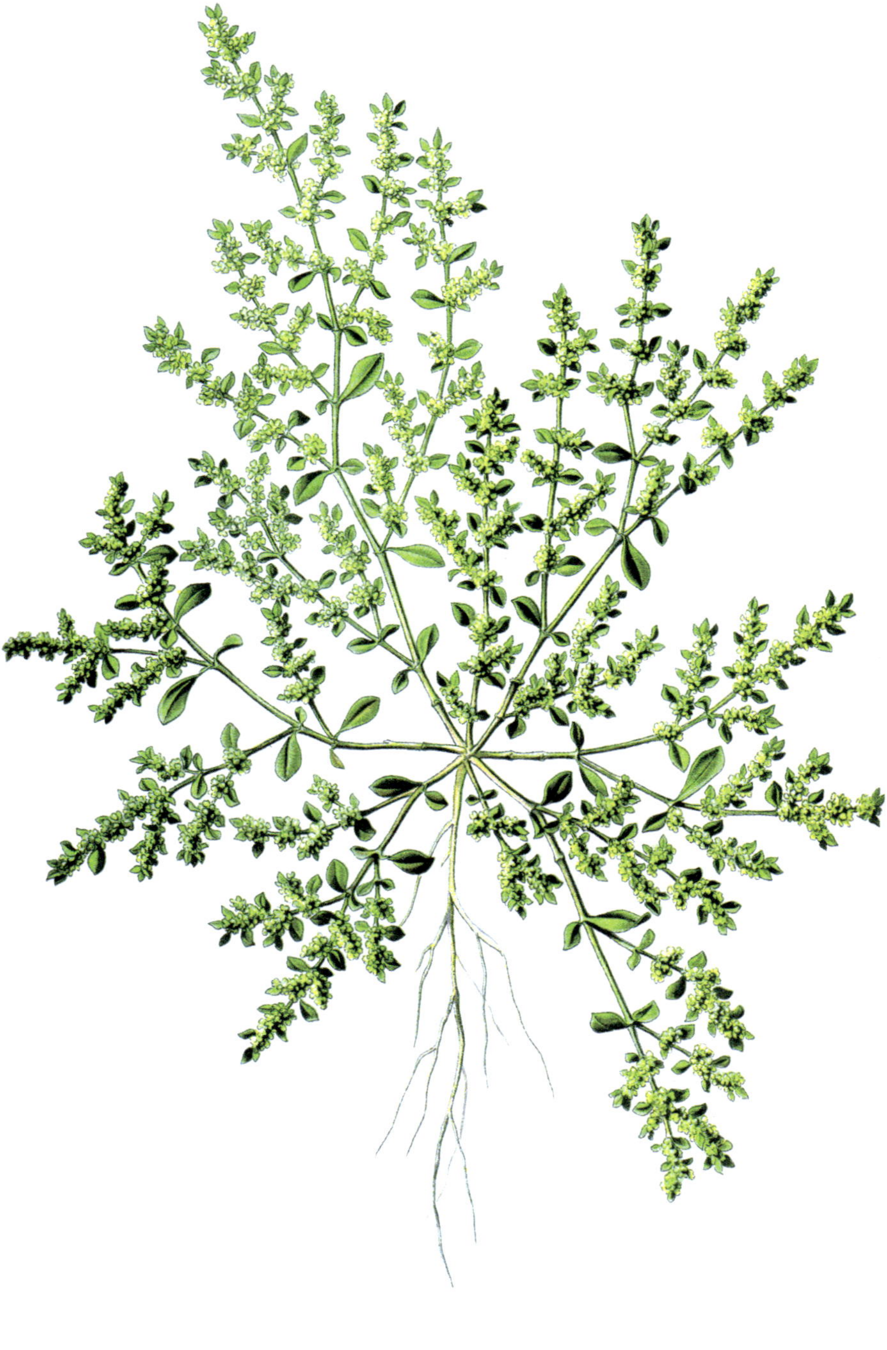

Herniaria glabra L.

Bruchkraut, Kahles

Pharmazeutischer Name	Herniariae herba
Botanischer Name	Herniaria glabra L.
Englischer Name	Smooth rupturewort
Verwendete Teile	Kraut
Geschmack	leicht salzig
Thermische Wirkung	neutral
Organzuordnung	Niere, Blase
Dosierung	3—6 g

Funktionen

- Leitet Feuchte-Hitze im Bereich des Unteren Erwärmers aus
- Wirkt mild adstringierend
- Äußerliche Anwendung zur Unterstützung der Wundheilung und bei diversen Brüchen.

Anwendung bei

- Urolithiasis (Steine im harnableitenden System)
- Urinretention (Harnverhalten)
- Zystitis (Blasenentzündung)
- Gicht
- Bruchleiden
- Leukorrhoe (Ausfluss)

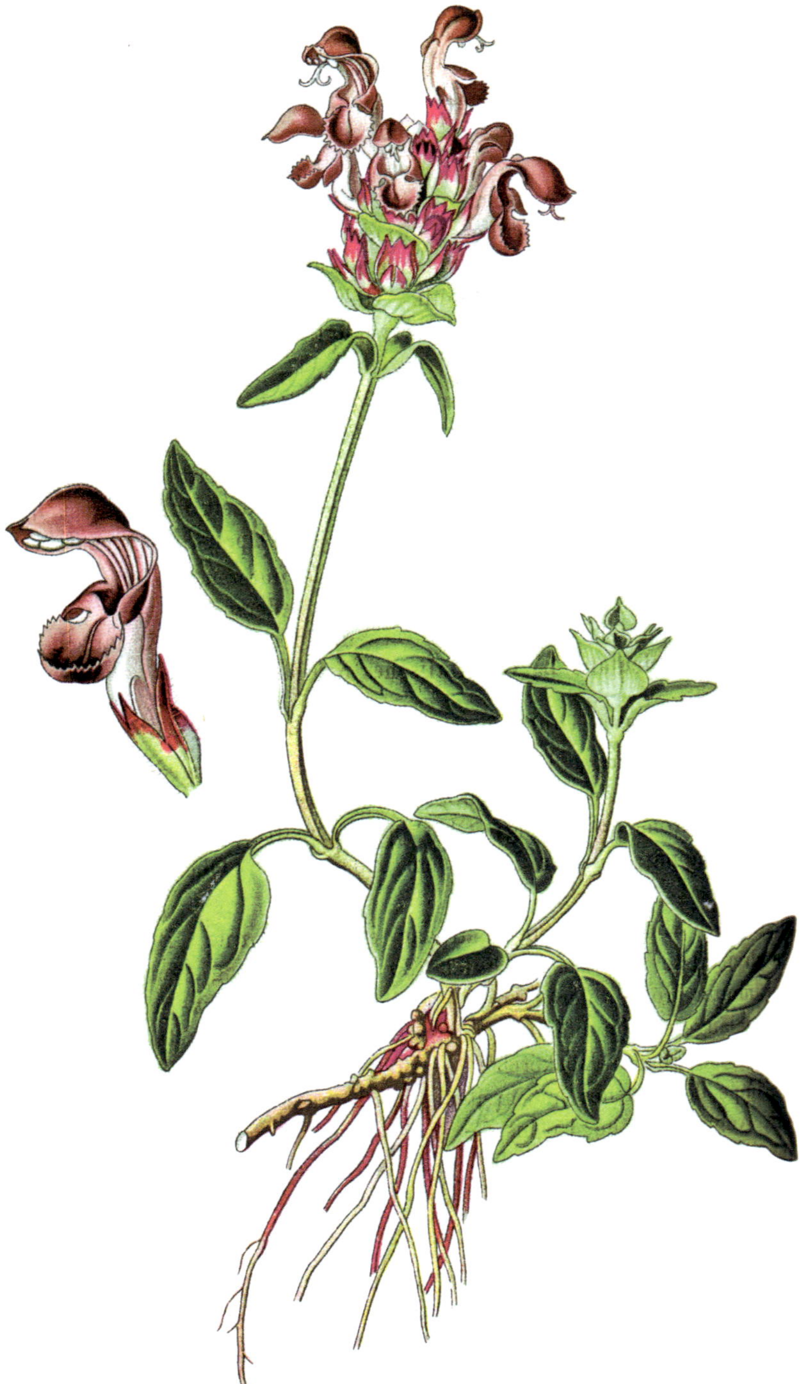

PRUNELLA VULGARIS L.

Brunelle, Kleine

Pharmazeutischer Name	Prunellae vulgaris herba
Chinesischer Name	Xiakucao
Botanischer Name	Prunella vulgaris L.
Englischer Name	Common self-heal, Allheal
Verwendete Teile	Kraut
Geschmack	bitter, leicht scharf
Thermische Wirkung	kühl
Organzuordnung	Gallenblase, Leber, Milz, Magen
Dosierung	1—6 g

Funktionen

- Wirkt Hitze im Bereich der Leber und Toxischer-Hitze entgegen
- Klärt die Augen
- Leitet Feuchtigkeit über die Diurese aus
- Wirkt mild Schleim-Stagnationen entgegen
- Leitet Wind-Kälte-Feuchtigkeits-Stagnation (Bi-Syndrom) aus

Anwendung bei

- Fieber
- Colitis (Entzündung des Darmes), Gastritis (Entzündung der Magenschleimhaut), Stomatitis (Entzündung der Mundschleimhaut), Conjunktivitis (Bindehautentzündung)
- Hypertonie (hoher Blutdruck)
- Ödemen (abnorme Ansammlung von Flüssigkeit in Körpergeweben)
- Diversen Blutungen
- Gicht, Rheuma
- Tumor-Prophylaxe, Krebs

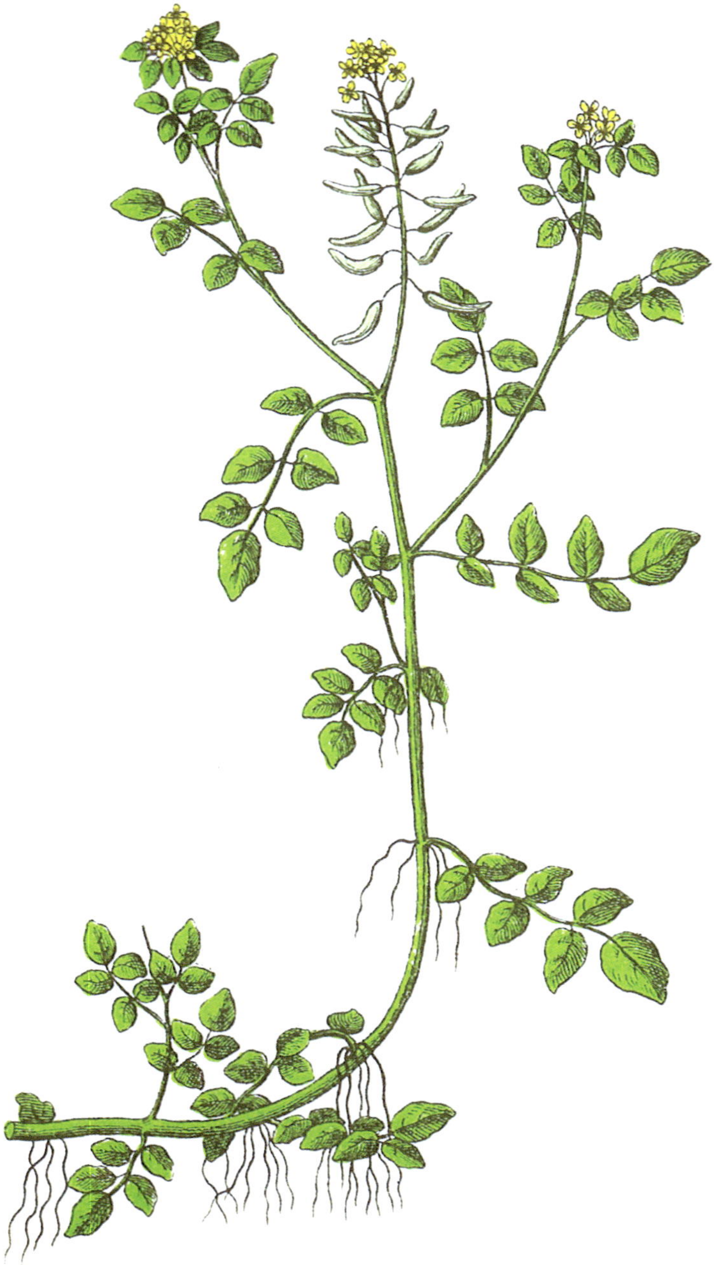

NASTURTIUM OFFICINALE R. BR.

Brunnenkresse, Echte

Pharmazeutischer Name	Nasturtii herba
Botanischer Name	Nasturtium officinale R. BR., syn. Rorippa nasturtium-aquaticum (L.) Hayek
Englischer Name	Watercress
Verwendete Teile	Kraut
Geschmack	scharf, leicht bitter
Thermische Wirkung	warm
Organzuordnung	Leber, Milz, Lunge
Dosierung	3—6 g

Funktionen

- Tonisiert das Blut
- Leitet Schleim-Kälte im Kopfbereich aus
- Leitet Schleim aus Lunge und Dickdarm aus
- Klärt Toxische-Hitze
- Tonisiert das Milz-Qi
- Tonisiert das Lungen-Qi

Anwendung bei

- Anämie (Blut-Mangel), Müdigkeit
- Chronischen Exanthemen (Ausschlag), Akne vulgaris
- Cholezystolithiasis (Gallensteine), Nephrolithiasis (Nierensteine)
- Chronischer Bronchitis (Erkrankung der Atmungsorgane mit Husten und Auswurf)
- Prostatitis (Entzündung der Vorsteherdrüse)
- Fluor vaginalis (Scheideninfektionen mit Ausfluss) mit weißem, dünnflüssigem Sekret
- Als Frühjahrskur bei Hyperurikämie (Erhöhung der Harnsäurewerte), Rheuma

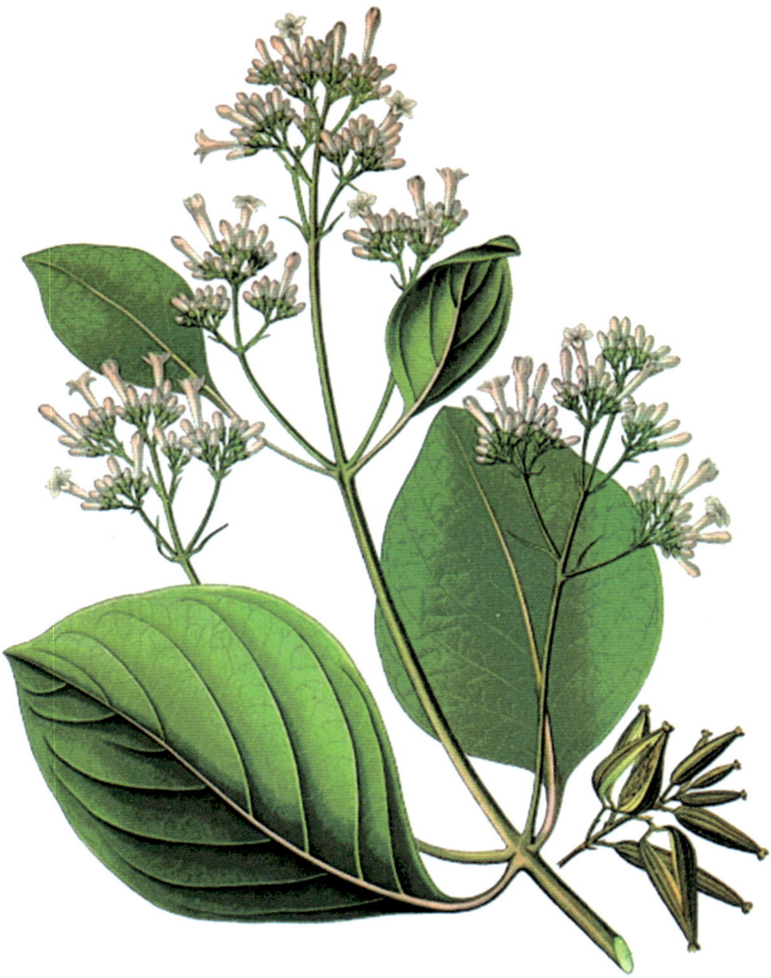

Cinchona pubescens Vahl

Chinarindenbaum

Pharmazeutischer Name	Cinchonae cortex
Chinesischer Name	Jinjile
Botanischer Name	Cinchona pubescens Vahl
Englischer Name	Cinchona, Jesuit's Bark
Verwendete Teile	Rinde
Geschmack	bitter
Thermische Wirkung	kühl
Organzuordnung	Herz, Milz
Dosierung	3—6 g

Funktionen

- Leitet verborgene Pathogene Faktoren aus
- Behandelt Fieber im Shao-Yang-Stadium
- Tonisiert mild das Milz- und Herz-Qi

Anwendung bei

- Fieber
- Malaria
- Arrhythmie (Herzrhythmusstörung)

Anmerkung

- Obwohl Chinarinde kein diaphoretisches Mittel ist und nicht typischerweise zum Klären der Oberfläche eingesetzt werden kann, eignet es sich doch zur Behandlung von Fieber bei akuten grippalen Infekten.

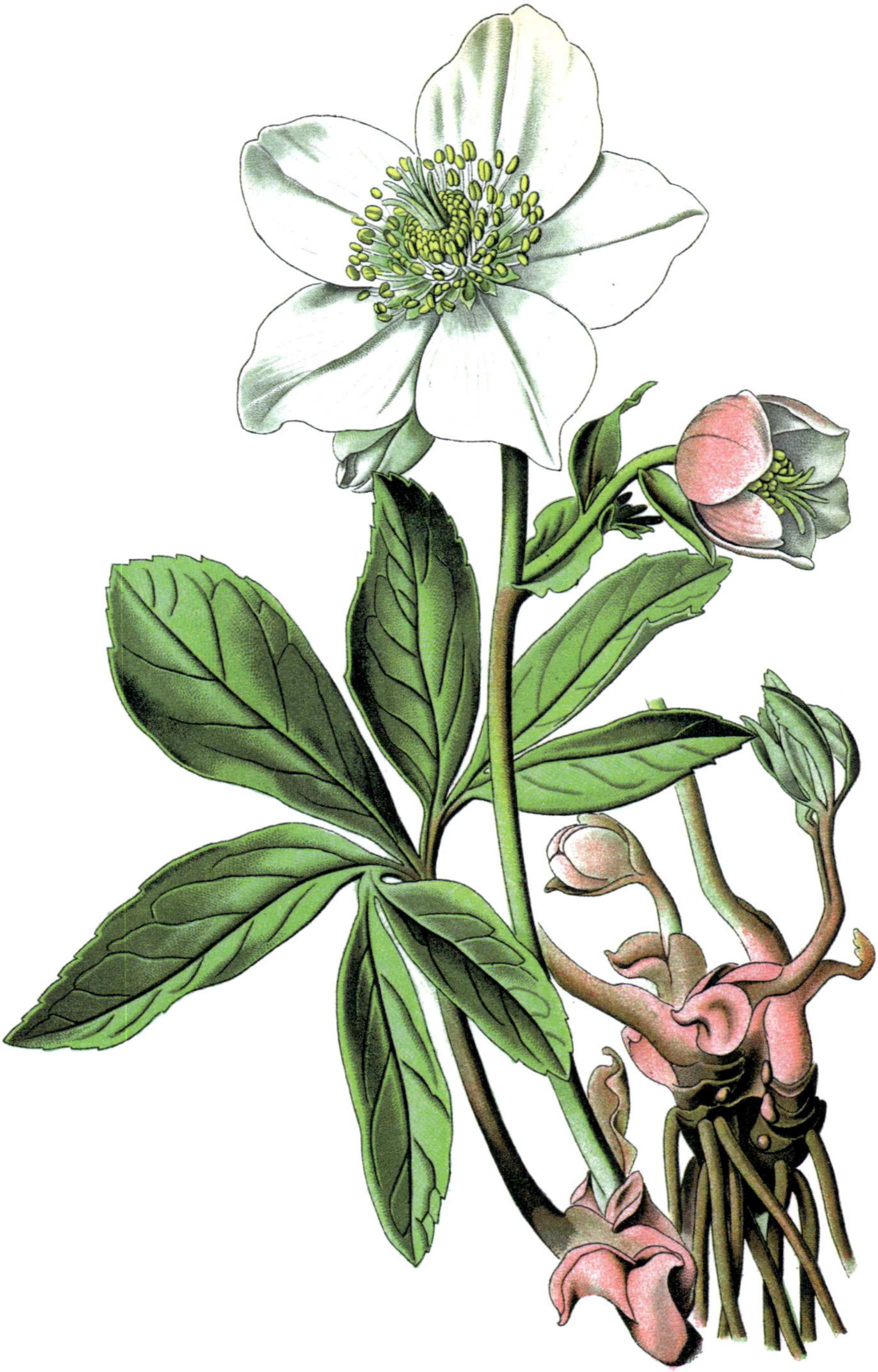

Helleborus niger L.

Christrose, Schneerose

Pharmazeutischer Name	Hellebori niger radix
Botanischer Name	Helleborus niger L.
Englischer Name	Black hellebore
Verwendete Teile	Wurzel
Geschmack	scharf
Thermische Wirkung	warm
Organzuordnung	Leber, Herz, Niere
Dosierung	Da die Christrose stark toxisch wirkt, wird keine Dosierung angegeben.

Funktionen

- Beruhigt Inneren-Wind
- Wirkt aufsteigendem Gallenblasen-Yang entgegen
- Beruhigt den Geist (Shen)
- Tonisiert mild das Herz-Qi
- Wirkt Feuchtigkeit und Schleim-Stagnationen entgegen

Anwendung bei

- Epilepsie (Krampfanfälle)
- Cephalea (Kopfschmerzen)
- Wutausbrüchen
- Psychosen, Neurosen
- Sinusitis (Entzündung der Nasennebenhöhlen)
- Herzinsuffizienz (Schwäche des Herzmuskels)
- Ödemen (abnorme Ansammlung von Flüssigkeit in Körpergeweben), Nephritis (Entzündung der Nieren)

Anmerkung

- Christrose wirkt stark toxisch!
- In den oberflächlich zu findenden Pflanzenteilen wurden Protoanemonin sowie Ranunculin, welche für die giftige Wirkung der Christrose verantwortlich sind, nachgewiesen.
- In den Wurzeln wurden Saponine sowie Hellebrigenin (Bufadienolid) nachgewiesen. Helebrigenin besitzt eine digitalisähnliche Wirkung und kann zu Bradykardie, Arrhythmie (Herzrhythmusstörung), Mydriasis etc. führen.
- Christrose ist auch für Hunde, Katzen, Pferde, Rinder etc. giftig.

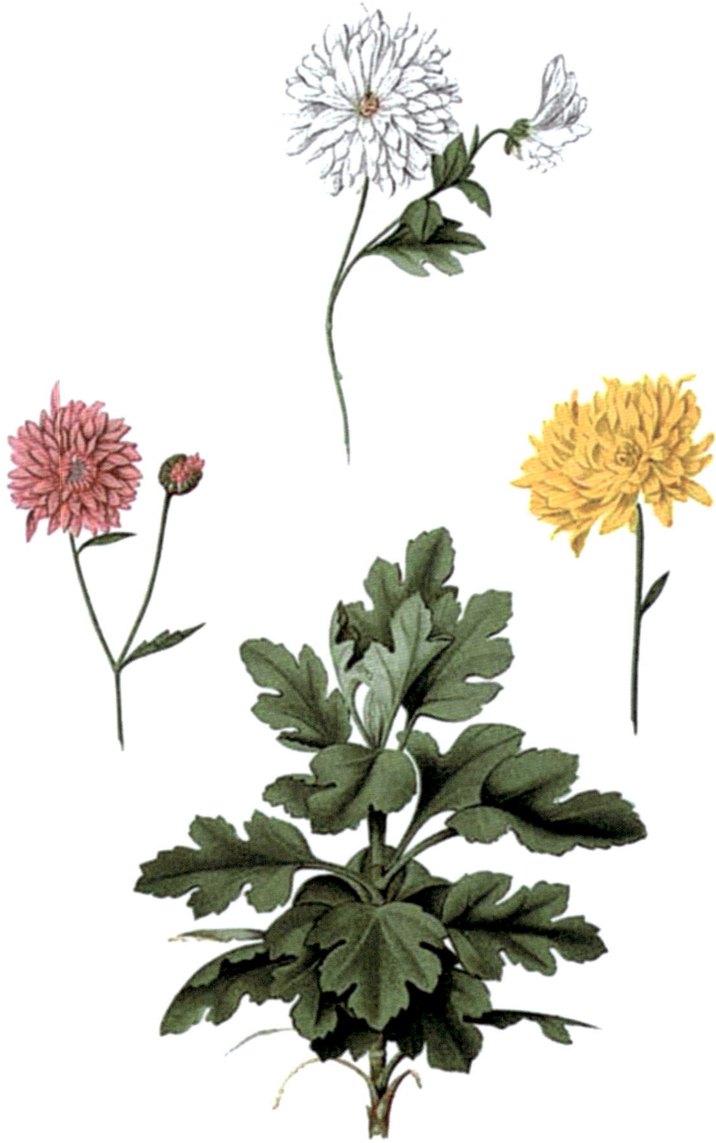

Chrysanthemum morifolium Ramat.

Chrysantheme

Pharmazeutischer Name	Chrysanthemi flos
Chinesischer Name	Juhua
Botanischer Name	Chrysanthemum x morifolium Ramat., syn. Dendranthema x grandiflorum Kitam.
Englischer Name	Garden chrysanthemum
Verwendete Teile	Blüten
Geschmack	bitter, scharf
Thermische Wirkung	kühl
Organzuordnung	Leber, Lunge
Dosierung	4—15 g

Funktionen

- Vertreibt Wind-Hitze
- Leitet Feuchte-Hitze aus der Leber aus (speziell im Bereich der Augen)
- Wirkt mild Leber-Qi-Stagnation entgegen
- Wirkt aufsteigendem Leber-Yang entgegen

Anwendung bei

- Fieber
- Cephalea (Kopfschmerzen), Vertigo (Drehschwindel)
- Konjunctivitis (Bindehautentzündung), sowohl äußerlich als auch innerlich angewendet
- Arterielle Hypertonie (hoher Blutdruck)

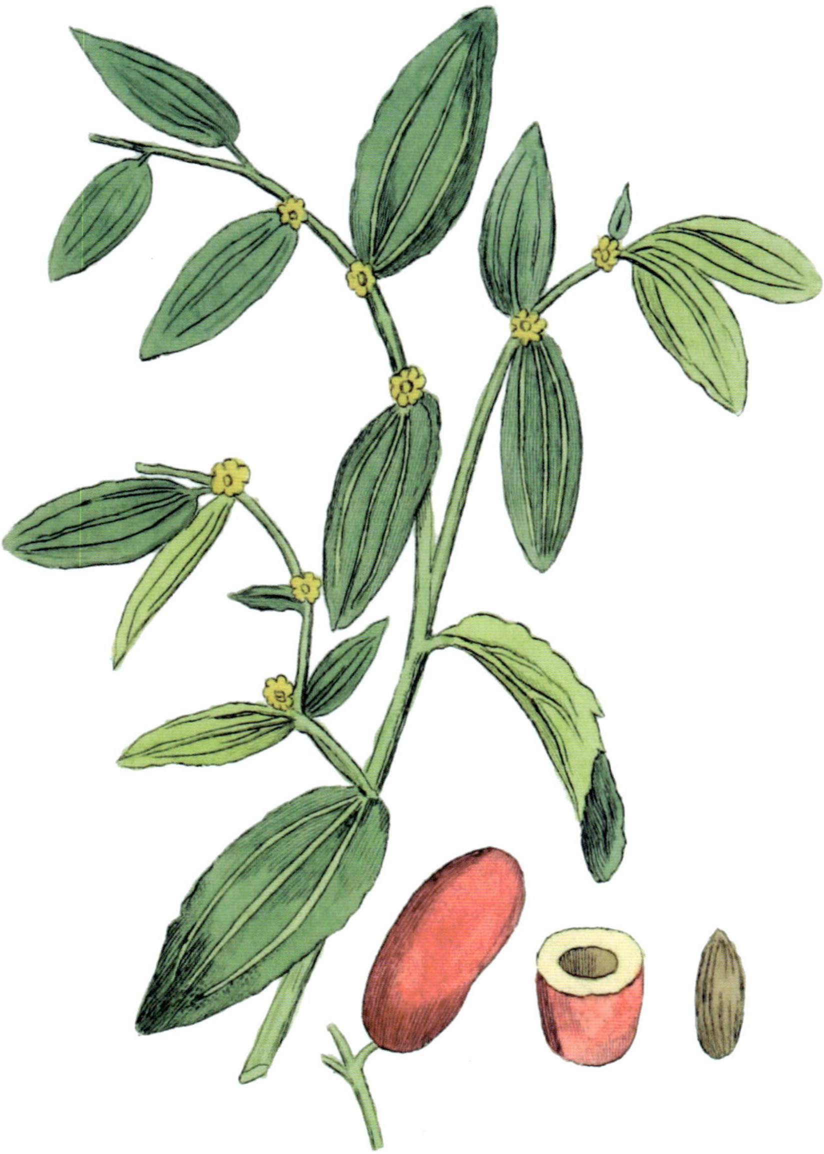

ZIZIPHUS ZIZIPHUS (L.) H. KARST.
SYN. ZIZIPHUS JUJUBA MILL.

Dattel, Chinesische; Jujube

Pharmazeutischer Name	Ziziphi jujubae fructus
Chinisischer Name	Dazao
Botanischer Name	Ziziphus ziziphus (L.) H. Karst., syn. Ziziphus jujuba Mill.
Englischer Name	Chinese jujube
Verwendete Teile	Frucht
Geschmack	süß
Thermische Wirkung	neutral
Organzuordnung	Milz, Magen
Dosierung	3—12 Stück (10—30 g)

Funktionen

- Tonisiert das Milz-Qi
- Nährt das Blut
- Beruhigt den Geist (Shen)
- Harmonisiert die Wirkung anderer Kräuter

Anwendung bei

- Allgemeiner Schwäche
- Dyspnoe (Kurzatmigkeit)
- Dyspepsie (Schwäche des Verdauungstraktes)
- Appetitlosigkeit
- Neurasthenie (nervöse Erschöpfung)

Anmerkung

- Die Dosierung von Datteln wird in Stück – nicht in Gramm – angegeben.

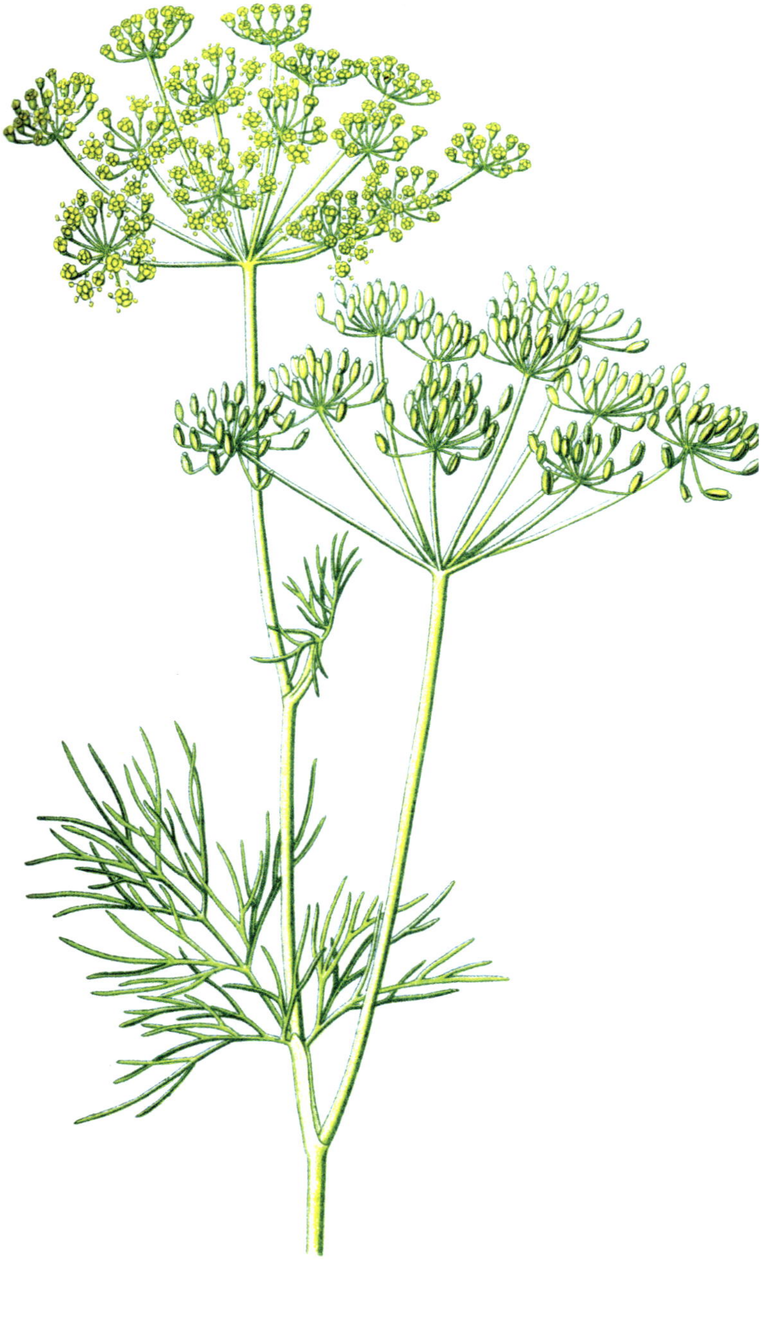

Anethum graveolens L.

Dill

Pharmazeutischer Name	Anethi fructus
Botanischer Name	Anethum graveolens L.
Englischer Name	Dill
Verwendete Teile	Früchte
Geschmack	scharf
Thermische Wirkung	warm
Organzuordnung	Nieren, Magen
Dosierung	3—9 g

Funktionen

- Tonisiert das Magen-Yang
- Senkt das Magen-Qi ab
- Wirkt Qi- und Nahrungsmittel-Stagnationen im Mittleren Erwärmer entgegen
- Tonisiert das Nieren-Yang
- Bewahrt das Jing (Essenz)
- Wirkt mild Leber-Qi-Stagnation entgegen

Anwendung bei

- Appetitlosigkeit, Völlegefühl nach dem Essen, Meteorismus (Blähungen)
- Übelkeit, Nausea (Brechreiz), auch in der Gravidität (Schwangerschaft)
- Libidomangel, Impotenz
- Rückenschmerzen, die bei Bewegung besser werden
- Koliken (krampfhafte Schmerzen) im Gastrointestinaltrakt (Magen-Darmtrakt)
- Zu geringem Milchfluss beim Stillen

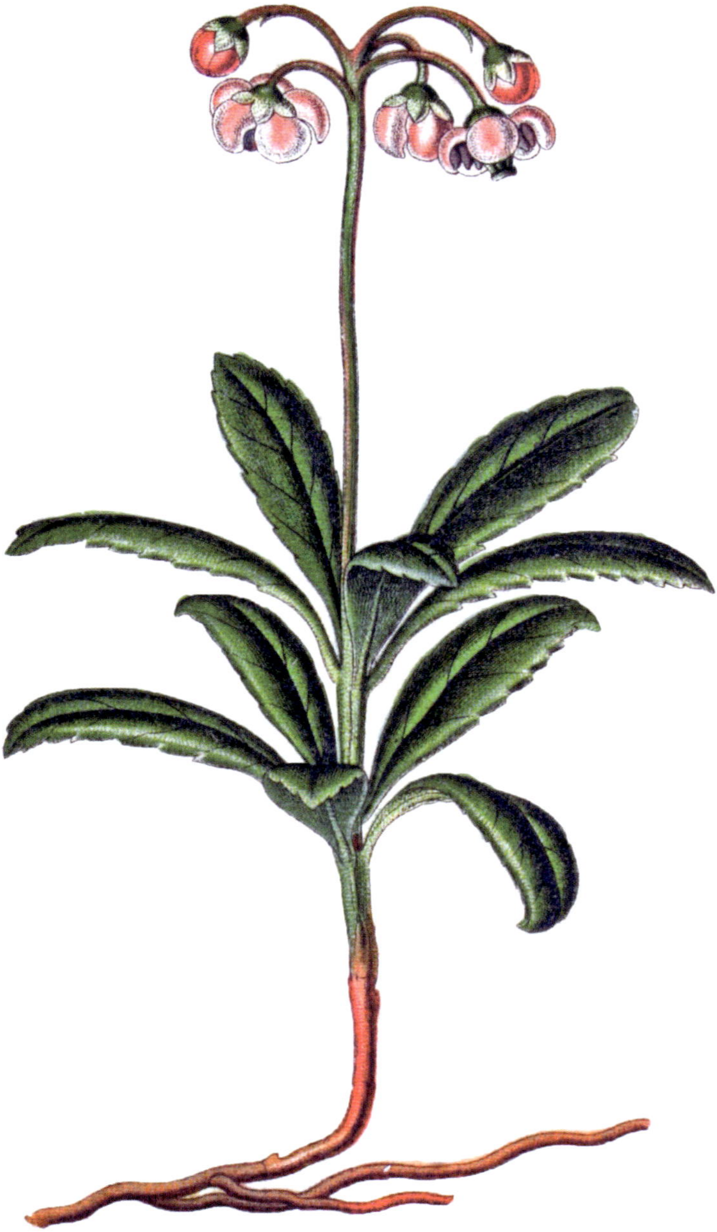

Chimaphila umbellata (L.) W.P.C. Barton syn. Pyrola umbellata L.

Dolden-Winterlieb

Pharmazeutischer Name	Chimaphilae herba
Botanischer Name	Chimaphila umbellata (L.) W.P. C. Barton syn. Pyrola umbellata L.
Englischer Name	Wintergreen
Verwendete Teile	Kraut
Geschmack	scharf
Thermische Wirkung	kühl
Organzuordnung	Niere, Blase
Dosierung	1—6 g

Funktionen

- Leitet Toxische-Hitze aus
- Leitet Feuchte-Hitze im Unteren Erwärmer aus
- Tonisiert das Nieren-Yin
- Stärkt das Nieren- und Milz-Qi
- Wirkt bei Wind-Hitze schweißtreibend, öffnet die Oberfläche

Anwendung bei

- Rheuma (wie Acanthopanacis radix / Wujiapi), Arthritis (Gelenksentzündung)
- Chronischer Zystitis (Blasenentzündung) mit schleimigem Sediment und übel riechendem Harn
- Lymphknotenschwellungen
- Ödemen (Wasseransammlungen)
- Dermatitis (Entzündung der Haut)
- Schmerzen der Gelenke post partum (nach der Geburt)
- Niedrigem Fieber am Nachmittag, Hitze «der Fünf Herzen», Nachtschweiß
- Fluor vaginalis (Scheideninfektionen mit Ausfluss), gelb
- Inkontinenz (Unfähigkeit, den Harn zu halten), Bettnässen, Reizblase
- Im Anfangsstadium von Infektionserkrankungen mit Fieber und Verlangen nach Kälte
- Problemen bei der Wundheilung

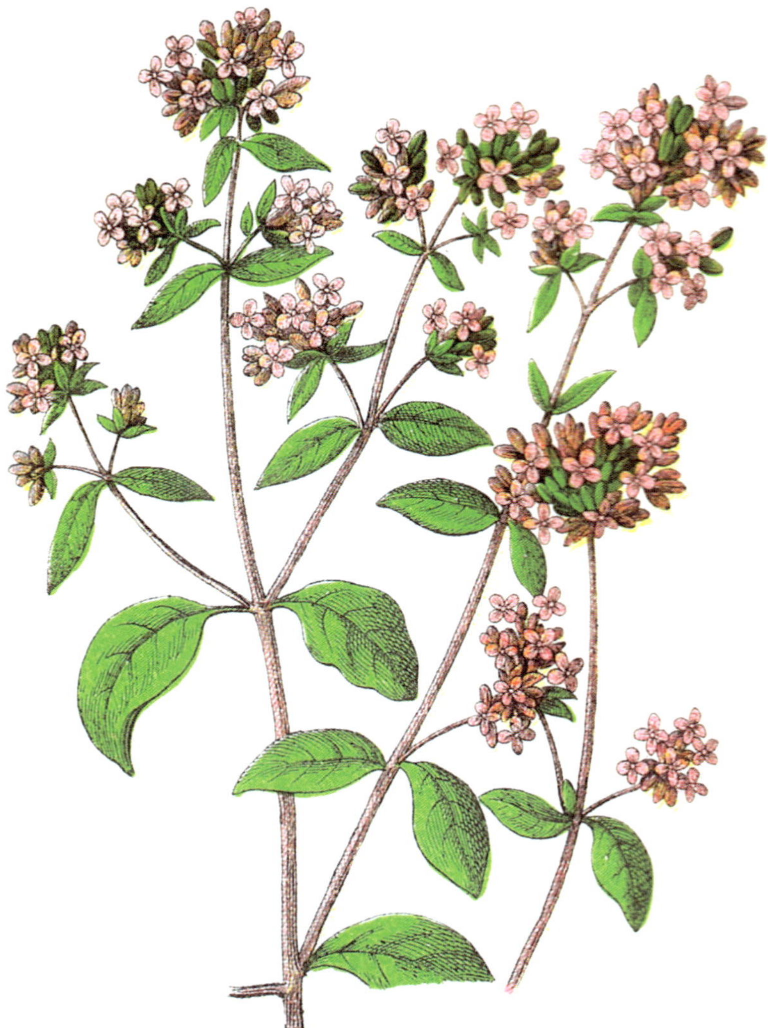

Origanum vulgare L.

Dost, Echter

Pharmazeutischer Name	Origani herba
Botanischer Name	Origanum vulgare L.
Englischer Name	Wild marjoram
Verwendete Teile	Kraut
Geschmack	bitter
Thermische Wirkung	warm
Organzuordnung	Lunge, Milz, Magen, Leber
Dosierung	3—6 g

Funktionen

- Senkt das Lungen-Qi ab
- Vertreibt eingedrungene Wind-Kälte-Feuchtigkeits-Stagnation (Bi-Syndrom)
- Leitet Schleim im Bereich der Lunge aus
- Wirkt Toxischer-Hitze entgegen
- Tonisiert das Magen-Qi
- Wirkt Leber-Qi-Stagnationen entgegen
- Wirkt bei innerem Wind auf Grund von Blut-Mangel entgegen

Anwendung bei

- Husten (bei chronischer Bronchitis, Asthma bronchiale, Pneumonie (Lungenentzündung))
- Dyspnoe (Kurzatmigkeit)
- Eitrige Tonsillitis (Mandelentzündung)
- Appetitlosigkeit, Völlegefühl nach dem Essen, Meteorismus (Blähungen)
- Atonischer Obstipation (Verstopfung)
- Amenorrhoe (Ausbleiben der Monatsblutung), Dysmenorrhoe (Schmerzen zur Zeit der Monatsblutung), PMS (Prämenstruelles Syndrom: Schmerzen vor der Monatsblutung)
- Akutem und chronischem Gelenks- und Muskelrheuma
- Spasmen (Krämpfe), Vertigo (Drehschwindel)

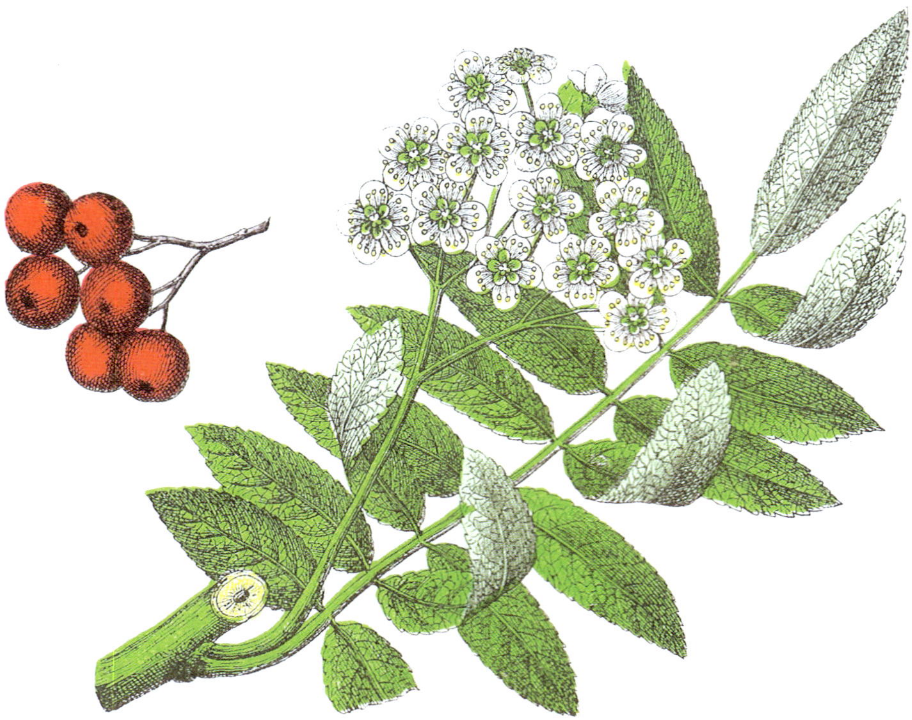

Sorbus aucuparia L.

Eberesche, Vogelbeere

Pharmazeutischer Name	Sorbi fructus
Botanischer Name	Sorbus aucuparia L.
Englischer Name	Rowan, Mountain-ash
Verwendete Teile	Beeren
Geschmack	sauer, adstringierend, bitter
Thermische Wirkung	kühl
Organzuordnung	Leber, Nieren
Dosierung	3—6 g

Funktionen

- Bewahrt die Körpersäfte, Blut und Yin
- Wirkt vor Qi-Verlust
- Wirkt Innerem-Wind, der auf Grund eines Blut-Mangels entstanden ist, entgegen
- Stoppt Blutungen

Anwendung bei

- Diarrhoe (Durchfall)
- Erschöpfung
- Hyperhidrosis (zu starkes Schwitzen)
- Hypermenorrhoe (zu starke Monatsblutung)
- Krämpfe
- Anämie (Blut-Mangel)

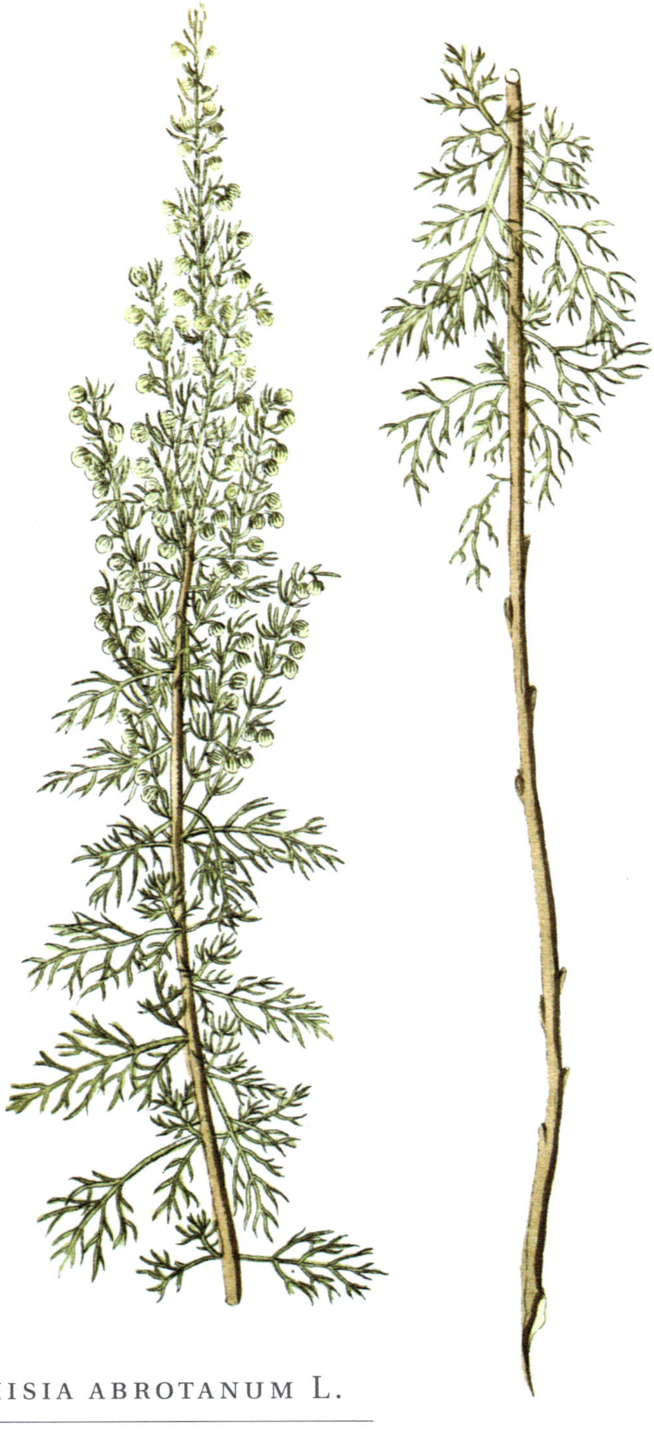

ARTEMISIA ABROTANUM L.

Eberraute

Pharmazeutischer Name	Artemisiae abrotani herba
Botanischer Name	Artemisia abrotanum L. (Syn: A. abrotani folium, A. angustifolia, A. paniculata, A. procera)
Englischer Name	Southernwood, lad's love, southern wormwood
Verwendete Teile	Kraut
Geschmack	bitter
Thermische Wirkung	warm
Organzuordnung	Dickdarm, Milz, Magen, Leber
Dosierung	1—9 g

Funktionen

- Wirkt Parasiten- und Würmer-abtötend sowie ausleitend
- Wirkt Feuchte-Kälte entgegen
- Tonisiert das Lungen- und Milz-Qi und -Yang
- Wirkt mild Blut-Stagnationen entgegen

Anwendung bei

- Spul- und Madenwürmern
- Gicht, Rheuma, Völlegefühl
- Dyspepsie (Schwäche des Verdauungstraktes)
- Ödemen (abnorme Ansammlung von Flüssigkeit in Körpergeweben)
- Aszites (Flüssigkeitsansammlung im Bauchraum)
- Bauchkrämpfen

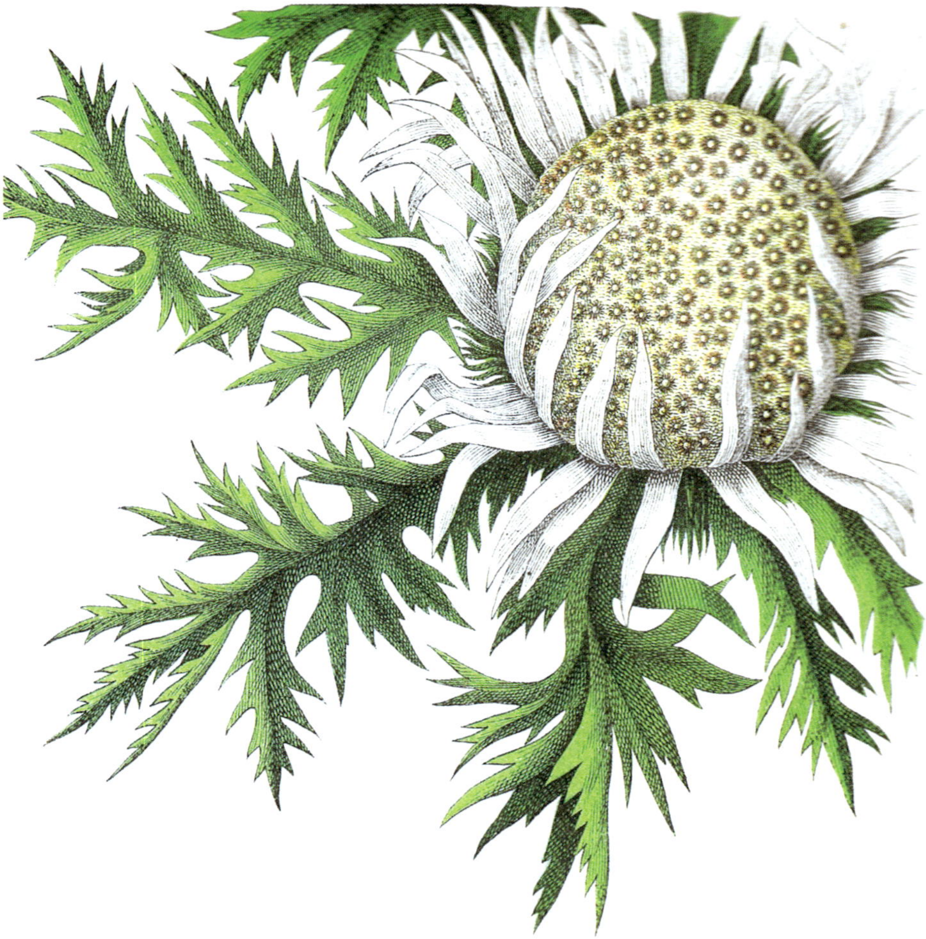

Carlina acaulis L.

Eberwurz, Silberdistel

Pharmazeutischer Name	Carlinae radix
Botanischer Name	Carlina acaulis L.
Englischer Name	Silverthistle
Verwendete Teile	Wurzel
Geschmack	süß, scharf
Thermische Wirkung	warm
Organzuordnung	Leber, Gallenblase, Milz, Nieren
Dosierung	1—3 g

Funktionen

- Wirkt Leber-Qi-Stagnationen entgegen
- Nährt mild das Leber-Yin
- Leitet mild Feuchte-Hitze aus dem Bereich von Leber und Gallenblase aus
- Tonisiert mild das Milz- und Nieren-Qi

Anwendung bei

- Ikterus (Gelbsucht)
- Dyspepsie (Schwäche des Verdauungstraktes)
- Chronisch degenerativen Lebererkrankungen
- Anurie (Harnverhalten)
- Ödemen (abnorme Ansammlung von Flüssigkeit in Körpergeweben)

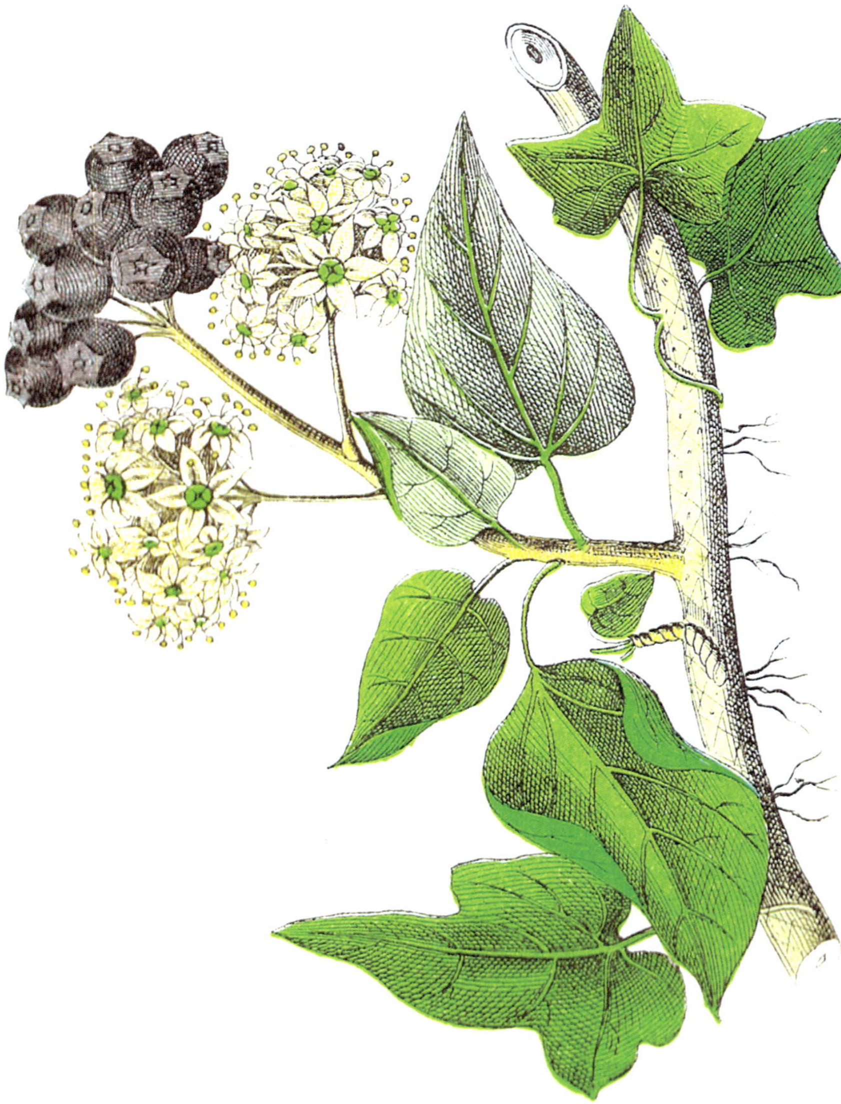

Hedera helix L.

Efeu, Gemeiner

Pharmazeutischer Name	Hederae helicis folium
Botanischer Name	Hedera helix L.
Englischer Name	Ivy
Verwendete Teile	Blätter
Geschmack	bitter, leicht scharf
Thermische Wirkung	kühl
Organzuordnung	Lunge, Leber, Herz
Dosierung	3—6 g

Funktionen

- Wirkt Feuchte-Hitze im Bereich der Lunge entgegen
- Wirkt mild Wind-Hitze im Bereich der Lunge entgegen
- Tonisiert mild das Lungen-Qi bzw. Wei-Qi
- Wirkt mild Leber-Qi-Stagnationen entgegen
- Kühlt Leber- und Herz-Feuer

Anwendung bei

- Bronchitis (Erkrankung der Atmungsorgane mit Husten und Auswurf)
- Asthma bronchiale (rezidivierend auftretende, krampfhafte Lungenerkrankung)
- Pneumonie (Lungenentzündung)
- Dyspnoe (Kurzatmigkeit)
- Sinusitis (Entzündung der Nasennebenhöhlen)
- Angina pectoris (Durchblutungsstörung des Herzens mit Beklemmungsgefühl)
- Cholezystolithiasis (Gallensteine), Cholezystitis (Entzündung der Gallenblase)
- Cephalea (Kopfschmerzen)
- Hyperthyreose (Überfunktion der Schilddrüse)
- Zellulitis (Bindegewebsschwäche)

Anmerkung

- Zu hohe Dosierungen führen zu Brechreiz und Erbrechen

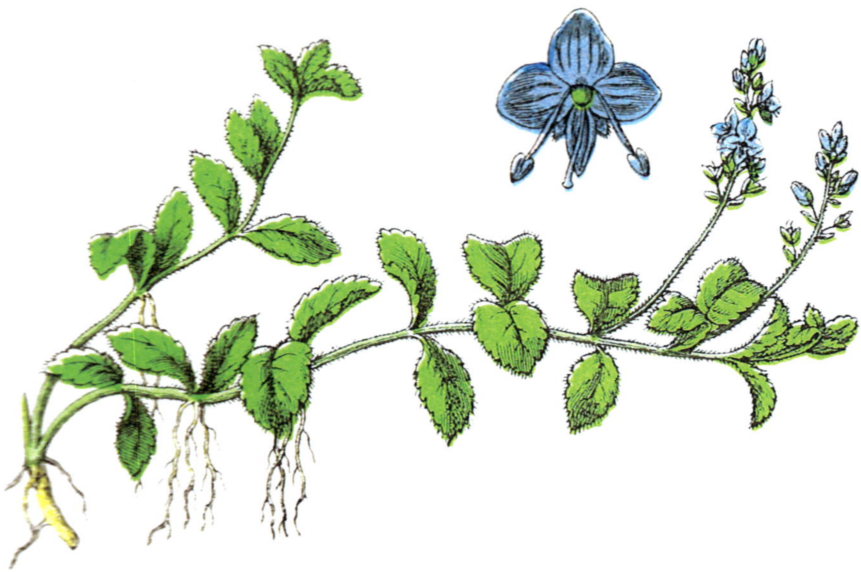

VERONICA OFFICINALIS L.

Ehrenpreis, Echter

Pharmazeutischer Name	Veronicae herba
Botanischer Name	Veronica officinalis L.
Englischer Name	Speedwell
Verwendete Teile	Kraut
Geschmack	bitter, adstringierend
Thermische Wirkung	kühl
Organzuordnung	Lunge, Blase, Niere, Leber
Dosierung	3—6 g

Funktionen

- Klärt Hitze
- Wirkt Toxischer-Hitze entgegen, speziell in der Haut
- Wirkt Schleim-Hitze in der Lunge entgegen
- Stoppt innere und äußere Blutungen
- Leitet Feuchte-Hitze in Blase und Dickdarm aus

Anwendung bei

- Husten (Chronischer Bronchitis, Asthma bronchiale)
- Epistaxis (Nasenbluten), Hämaturie (Blut im Urin), Meläna (Teerstuhl)
- Zystitis (Blasenentzündung), Nephritis (Entzündung der Nieren) mit trübem Harn
- Ekzemen (Entzündungen der Haut)
- Äußerlich zur Unterstützung der Wundheilung sowie bei Verbrennungen
- Äußerlich als Gurgelmittel bei Entzündungen der Mundschleimhaut

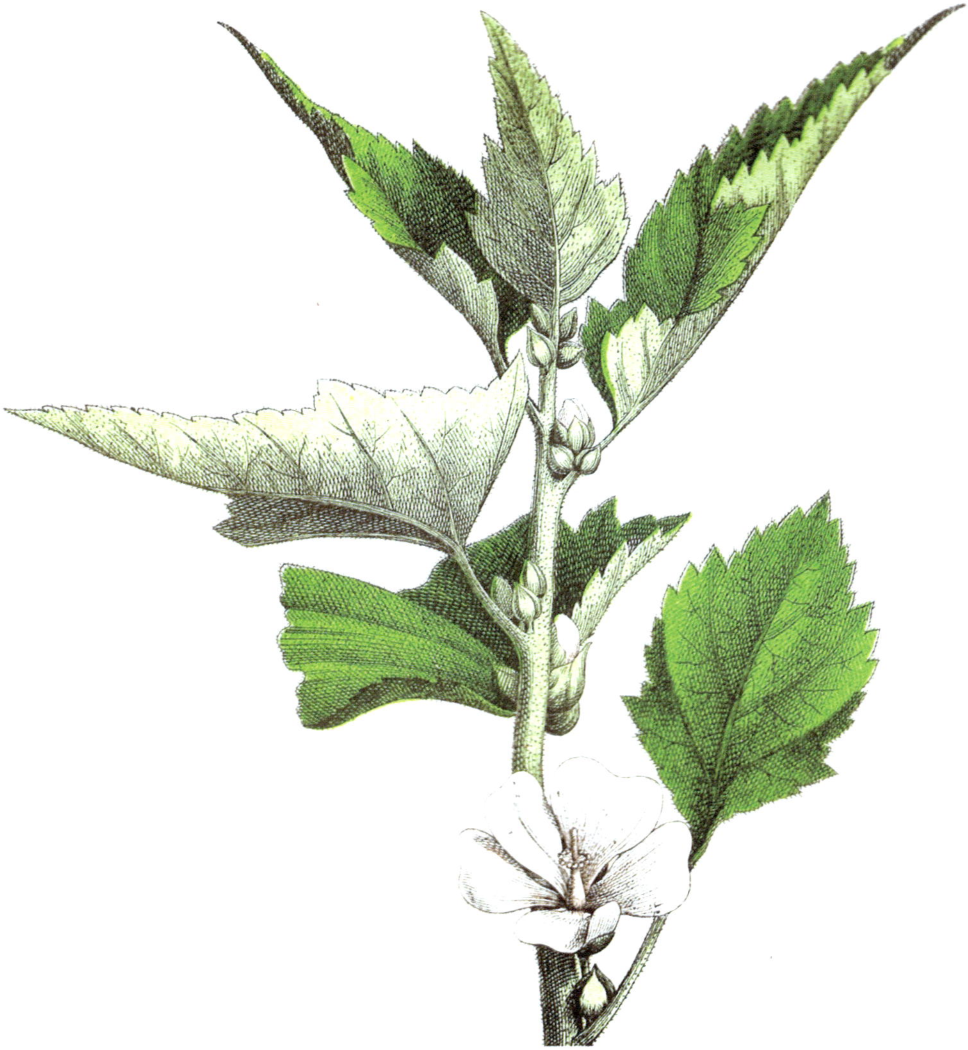

Althaea officinalis L.

Eibisch, Echter

Pharmazeutischer Name	Althaeae radix
Botanischer Name	Althaea officinalis L.
Englischer Name	Marshmallow
Verwendete Teile	Wurzel
Geschmack	süß, bitter
Thermische Wirkung	kühl
Organzuordnung	Lunge, Dickdarm, Magen
Dosierung	3—6 g

Funktionen

- Tonisiert das Lungen- und Dickdarm-Yin
- Beruhigt den Geist (Shen)
- Wirkt Schleim-Stagnation im Bereich der Lunge entgegen
- Kühlt Magen-Feuer
- Klärt Toxische-Hitze
- Leitet Feuchte-Hitze in Blase und Dickdarm aus

Anwendung bei

- Trockenem Husten, Pseudokrupp
- Großem Appetit, Heißhunger
- Gastritis (Entzündung der Magenschleimhaut)
- Obstipation (Verstopfung) mit trockenem Stuhl
- Trockenem Mund und trockenen Schleimhäuten
- Äußerlich bei Entzündungen der Haut und Augen
- Zu geringem Milchfluss beim Stillen

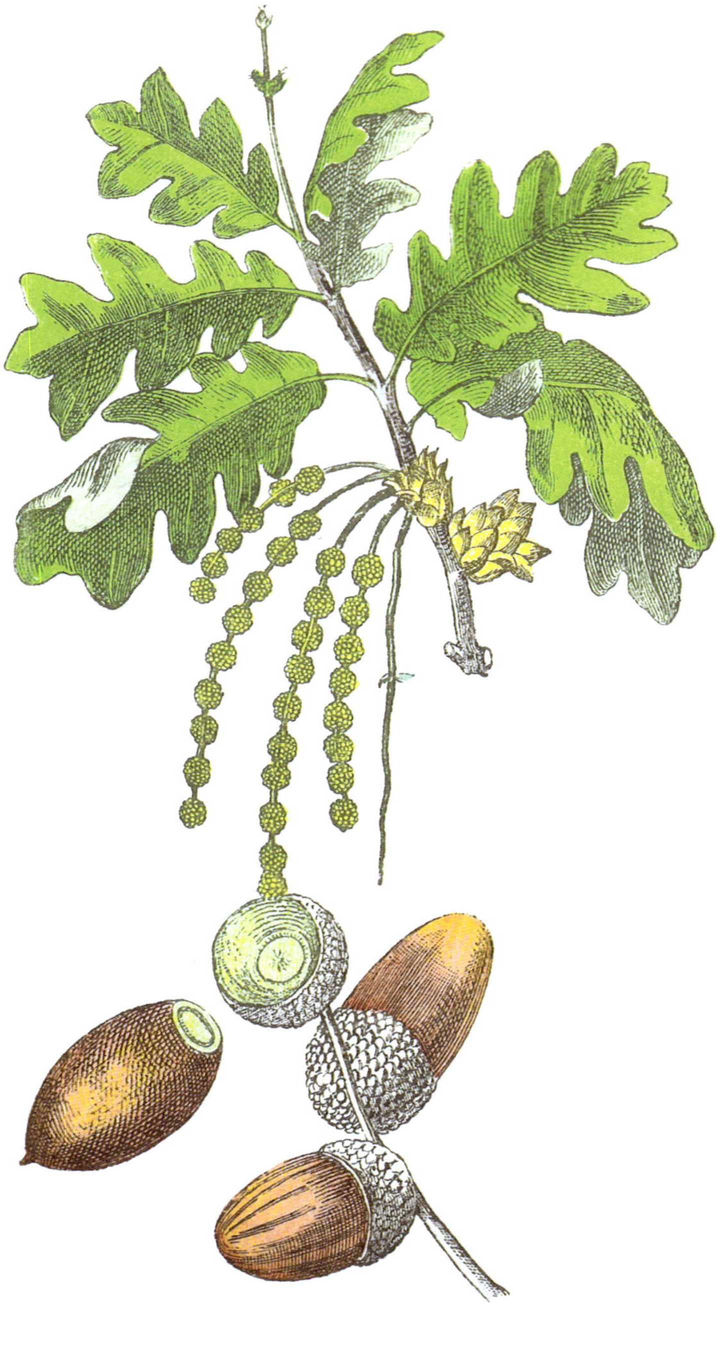

QUERCUS ROBUR L.

Eiche, Stiel-

Pharmazeutischer Name	Quercus cortex
Botanischer Name	Quercus robur L.
Englischer Name	Oak
Verwendete Teile	Rinde
Geschmack	adstringierend, leicht bitter
Thermische Wirkung	kühl
Organzuordnung	Magen, Dickdarm, Blase
Dosierung	2—6 g

Funktionen

- Wirkt einem Jinye (Körpersäfte)-Verlust bei Yin-Mangel entgegen
- Leitet Feuchte-Hitze im Verdauungstrakt aus
- Hilft, Toxische-Hitze auszuleiten (bei äußerer Anwendung)

Anwendung bei

- Diarrhoe (Durchfall)
- Profusem Schwitzen, Nachtschweiß
- Lidrandentzündungen
- Gastroenteritis (Entzündung des Magen-Darmtraktes)
- Bettnässen bei Kindern
- Hämorrhoiden (krampfaderähnliche Erweiterung des Mastdarmschwellkörpers), äußerlich angewendet
- Juckreiz und Entzündungen im Genitalbereich, äußerlich angewendet
- Wundheilungsstörungen, äußerlich angewendet

Anmerkung

- «Die Absorption gleichzeitig eingenommener Arzneimittel kann verzögert werden. Aus diesem Grund sollte das Produkt 1 Stunde oder mehr vor oder nach der Einnahme anderer Arzneimittel eingenommen werden.» (Pittner 2014: 6).

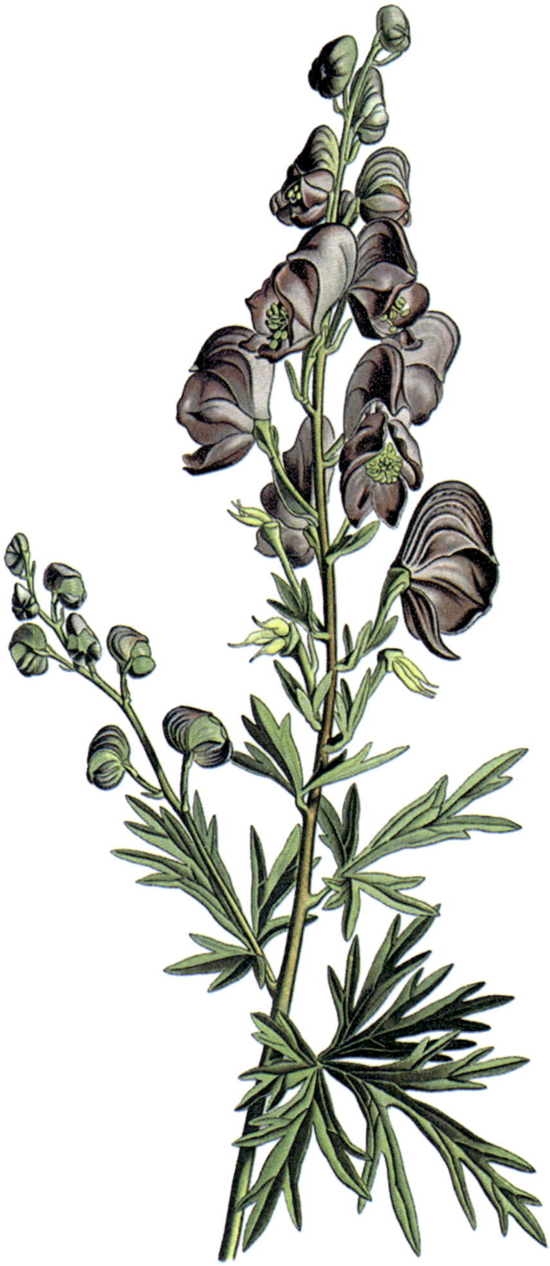

Aconitum carmichaeli L.

Eisenhut, Herbst-

Pharmazeutischer Name	Aconiti carmichaeli praeparata radix lateralis
Chinesischer Name	Fuzi
Botanischer Name	Aconitum carmichaeli L.
Englischer Name	Aconite, Wolfsbane
Verwendete Teile	Präparierte Seitenwurzel
Geschmack	scharf, toxisch!
Thermische Wirkung	heiß
Organzuordnung	Herz, Niere, Milz
Dosierung	Diese Pflanze ist hochgiftig und darf niemals ohne ärztlichen Rat angewendet werden! In der Chinesischen Medizin wird die präparierte Aconit-Wurzel verwendet, die auch in europäischen Apotheken, die TCM-Kräuter führen, zu beziehen ist. Aufgrund der Toxizität von Eisenhut wird hier keine Dosisempfehlung gegeben. 1 Gramm der unpräparierten Wurzel können bereits tödlich sein!

Funktionen

- Rettet verschwindendes Yang
- Wärmt das Feuer
- Vertreibt Kälte
- Wärmt im Bereich der Meridiane
- Lindert Schmerzen

Anwendung bei

- Rheuma
- Angina pectoris (Durchblutungsstörung des Herzens mit Beklemmungsgefühl)
- Myokardinfarkt (Herzinfarkt)
- Herzinsuffizienz (Schwäche des Herzmuskels)
- Diarrhoe (Durchfall)
- Neuralgien (Nervenschmerzen)
- Grippale Infekte mit Schüttelfrost, ohne Fähigkeit zu Schwitzen
- Hyperthyreose (Überfunktion der Schilddrüse)

Anmerkung

- Hochgiftig!
  1 Gramm kann bereits tödlich sein.
- Kontraindiziert bei einem Yin-Mangel und zur Zeit der Gravidität (Schwangerschaft).
- Die bereits vorpräparierte Wurzel sollte, falls sie überhaupt verwendet wird, 30—60 Minuten vorgekocht werden, bevor andere Kräuter dem Dekokt hinzugefügt werden.
- Zeichen der Überdosierung sind: Brechreiz und Erbrechen, Diarrhoe (Durchfall), Cephalea (Kopfschmerzen), Sehstörungen, Missempfindungen im Bereich der Mundschleimhaut sowie Taubheitsgefühl der Extremitäten.
  In schweren Fällen treten Dyspnoe (Kurzatmigkeit), Tremor (Zittern), Inkontinenz, niedrige Körpertemperatur sowie Hypotonie (niederer Blutdruck) auf.
- Als Antidot wirkt Atropin.

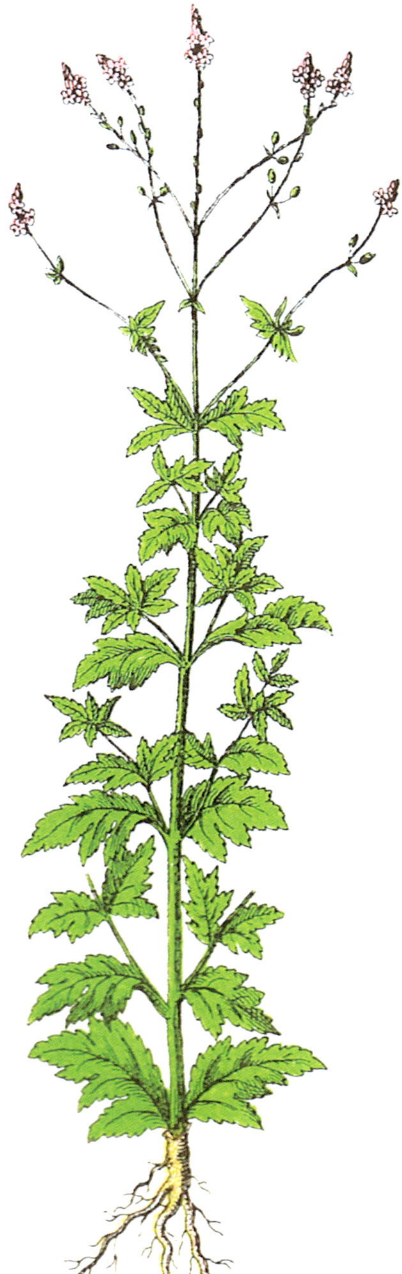

VERBENA OFFICINALIS L.

Eisenkraut, Echtes

Pharmazeutischer Name	Verbenae herba
Botanischer Name	Verbena officinalis L.
Englischer Name	Vervain
Verwendete Teile	Kraut
Geschmack	bitter, leicht adstringierend
Thermische Wirkung	kühl
Organzuordnung	Leber, Lunge, Niere, Magen
Dosierung	2—6 g

Funktionen

- Befreit die Oberfläche
- Leitet Wind-Hitze aus
- Bringt den Inhalt des Hun an die Oberfläche
- Wirkt Leber-Qi-Stagnationen entgegen
- Beruhigt den Geist (Shen)
- Leitet Feuchte-Hitze aus
- Fördert die Milchbildung

Anwendung bei

- Tonsillitis (Mandelentzündung), Pneumonie (Lungenentzündung)
- Erschöpfungszuständen, Schlaflosigkeit, nervöser Depression
- Migräne (anfallsweise, seitliche Kopfschmerzen), Reizbarkeit, Spasmen (Krämpfe), PMS (Prämenstruelles Syndrom: Schmerzen vor der Monatsblutung)
- Unruhe, Nervosität
- Ekzemen (Entzündungen der Haut), Furunkeln, Neurodermitis, etc.

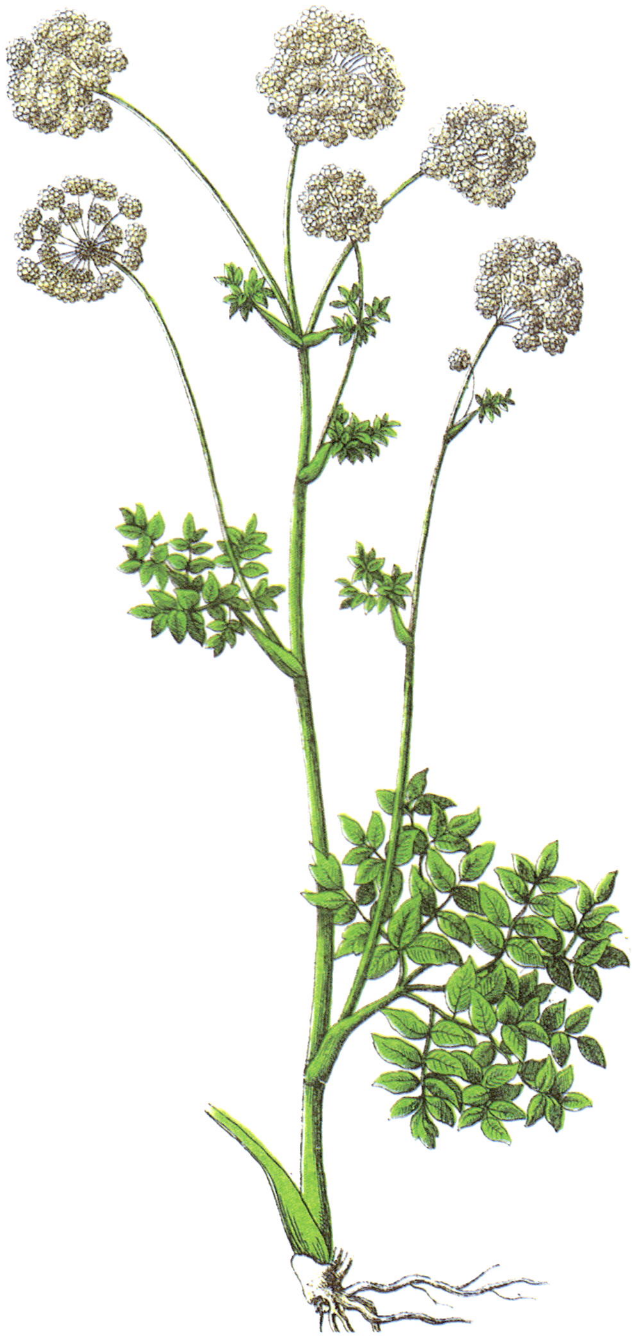

Angelica archangelica L.

Engelwurz, Arznei-

Pharmazeutischer Name	Angelicae radix
Botanischer Name	Angelica archangelica L.
Englischer Name	Garden angelica, Archangel
Verwendete Teile	Wurzel
Geschmack	scharf, leicht bitter, süß, aromatisch
Thermische Wirkung	warm
Organzuordnung	Milz, Lunge, Dickdarm
Dosierung	2—6 g

Funktionen

- Tonisiert das Milz-Qi und -Yang
- Leitet Feuchtigkeit und Nahrungsmittel-Stagnation aus dem Mittleren Erwärmer aus
- Leitet Feuchte-Kälte aus dem Dickdarm
- Tonisiert das Lungen-Qi und -Yang
- Wirkt Feuchte-Kälte in der Lunge entgegen
- Wirkt Wind-Kälte-Feuchtigkeits-Stagnation (Bi-Syndrom) entgegen
- Vertreibt äußere Wind-Kälte
- Wirkt Qi-Stagnation im Mittleren Erwärmer entgegen

Anwendung bei

- Müdigkeit, Lethargie, Schweregefühl
- Appetitlosigkeit, Nausea (Brechreiz)
- Meteorismus (Blähungen)
- Schleimigem Stuhl
- Husten mit weißem Sputum (Chronische Bronchitis, Asthma bronchiale)
- Cephalea (Kopfschmerzen),
- Sinusitis (Entzündung der Nasennebenhöhlen)
- Dysmenorrhoe (Schmerzen zur Zeit der Monatsblutung)
- Beginn eines Infektes mit Nackenschmerzen, Unruhe, Kälteabneigung
- Äußerlich bei nässenden Ekzemen (Entzündungen der Haut), Ulcus cruris (Hautdefekt im Beinbereich), Hyperurikämie (Erhöhung der Harnsäurewerte) und Rheuma

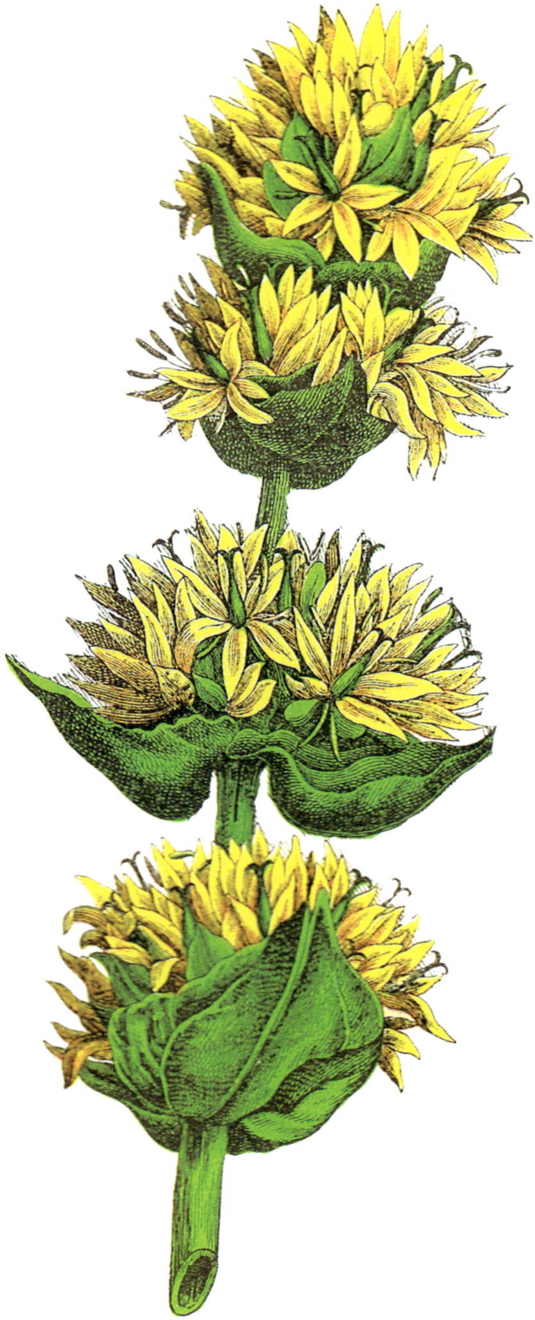

Gentiana lutea L.

Enzian, Gelber

Pharmazeutischer Name	Gentianae radix
Botanischer Name	Gentiana lutea L.
Englischer Name	Yellow Gentian
Verwendete Teile	Wurzel
Geschmack	bitter, leicht adstringierend
Thermische Wirkung	kalt
Organzuordnung	Leber, Gallenblase, Magen, Dickdarm
Dosierung	3—9 g

Funktionen

- Leitet Feuchte-Hitze in Leber und Gallenblase aus
- Wirkt Toxischer-Hitze entgegen
- Tonisiert mild das Milz-Qi (in niedriger Dosierung)
- Leitet Feuchte-Hitze in Blase und Dickdarm aus
- Wandelt Feuchtigkeit in Jinye (Körpersäfte) um

Anwendung bei

- Hepatitis (Entzündung der Leber), Cholezystitis (Entzündung der Gallenblase)
- Ikterus (Gelbsucht)
- Konjunctivitis (Bindehautentzündung)
- Hypertonie (hoher Blutdruck)
- Dermatitis (Entzündung der Haut), Herpes labialis (Fieberblasen), Herpes zoster (Gürtelrose), Abszessen (abgekapselte Eiteransammlung)
- Fluor vaginalis (Scheideninfektionen mit Ausfluss), gelb, Prostatitis (Entzündung der Vorsteherdrüse)
- Appetitlosigkeit, Müdigkeit, weichem Stuhl
- Morbus Crohn, Colitis ulcerosa (Entzündliche Darmerkrankungen)

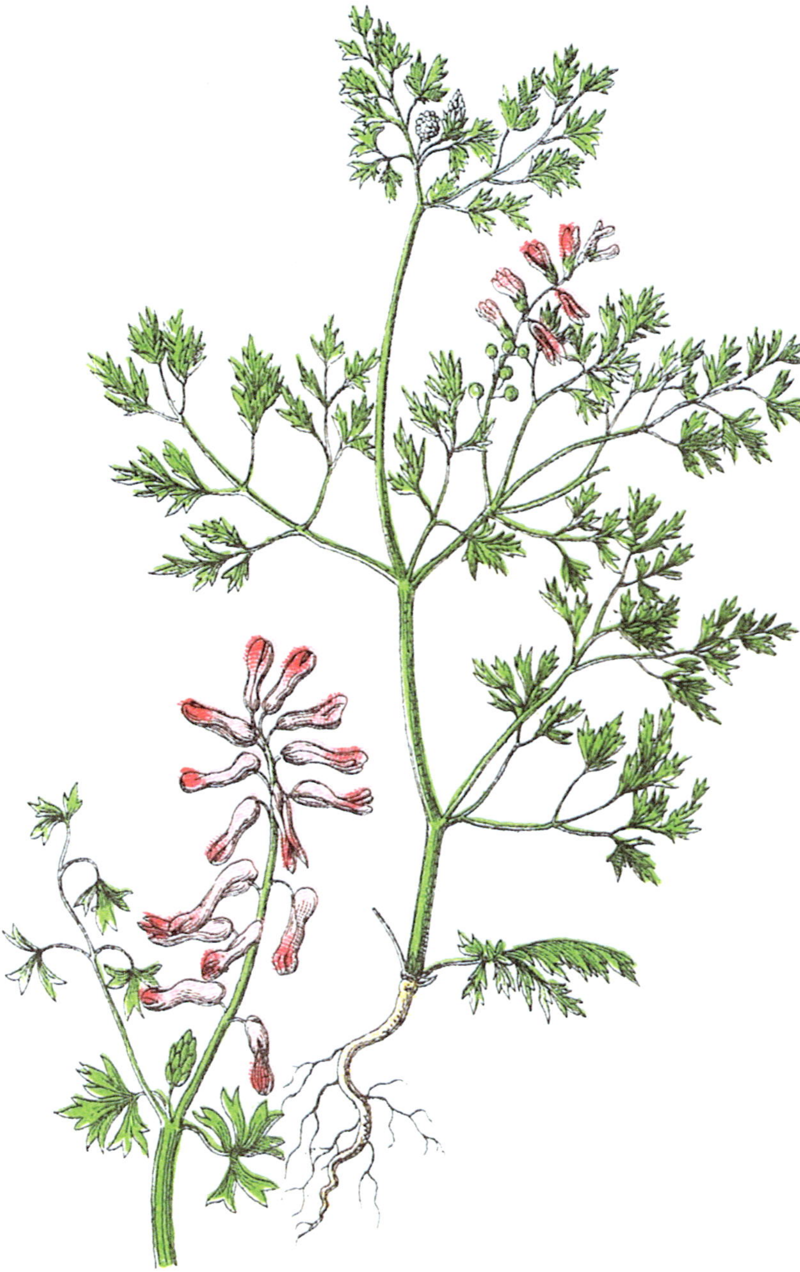

FUMARIA OFFICINALIS L.

Erdrauch, Gewöhnlicher

Pharmazeutischer Name	Fumariae herba
Botanischer Name	Fumaria officinalis L.
Englischer Name	Fumatory
Verwendete Teile	Kraut
Geschmack	bitter
Thermische Wirkung	kühl
Organzuordnung	Leber, Gallenblase, Dickdarm
Dosierung	3—9 g

Funktionen

- Kühlt das Blut
- Leitet Toxische-Hitze aus
- Wirkt Leber-Qi-Stagnationen entgegen
- Leitet Feuchte-Hitze in Leber, Gallenblase und Milz aus
- Gilt als Botschaftskraut für die Haut (Gesichts- und Dekolleté-Bereich)

Anwendung bei

- Hautproblemen: Psoriasis (Schuppenflechte), Dermatitis (Entzündung der Haut), speziell im Gesichtsbereich
- Rheuma, geschwollenen Lymphknoten
- Schmerzen unter dem Rippenbogen
- Obstipation (Verstopfung)
- Ikterus (Gelbsucht)
- Dysmenorrhoe (Schmerzen zur Zeit der Monatsblutung)
- Nausea (Brechreiz), Reizbarkeit, schlechtem Appetit
- Cholezystitis (Entzündung der Gallenblase), Cholezystolithiasis (Gallensteine)

Anmerkung

- Erdrauch ist in höherer Dosierung hepatotoxisch!

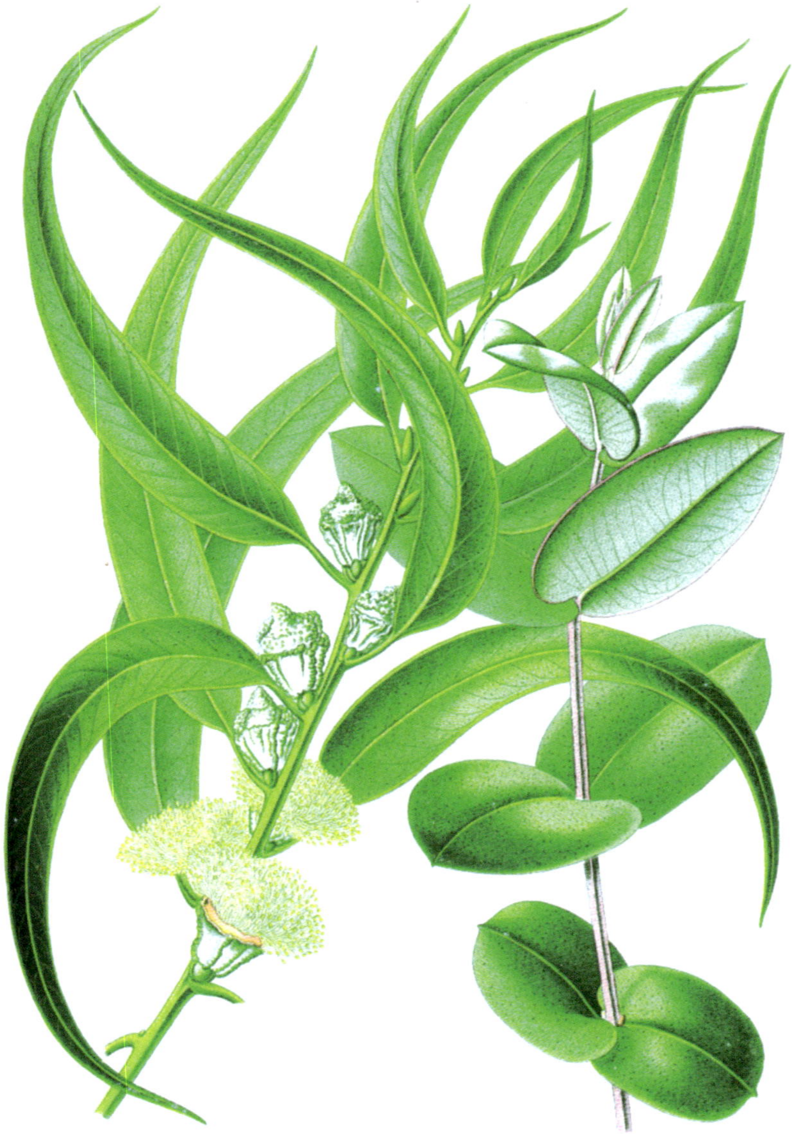

Eucalyptus globulus Labill.

Eukalyptus, Blauer

Pharmazeutischer Name	Eucalypti folium
Botanischer Name	Eucalyptus globulus Labill.
Englischer Name	Bluegum tree, Fever tree
Verwendete Teile	Blätter
Geschmack	scharf, leicht bitter
Thermische Wirkung	kühl
Organzuordnung	Lunge, Magen, Blase
Dosierung	2—7 g

Funktionen

- Wirkt äußerer Wind-Hitze entgegen
- Leitet Feuchte-Hitze speziell im Oberen Erwärmer, aber auch im Mittleren Erwärmer und der Blase aus (wie Fl. Magnoliae / Xinyihua)
- Wirkt Schleim in der Lunge entgegen

Anwendung bei

- Beginn eines Infektes mit Halsschmerzen, Nackenschmerzen
- Sinusitis (Entzündung der Nasennebenhöhlen), auch zum Inhalieren
- Akuter und chronischer Bronchitis (Erkrankung der Atmungsorgane mit Husten und Auswurf), Asthma bronchiale (rezidivierend auftretende, krampfhafte Lungenerkrankung), Pneumonie (Lungenentzündung)
- Zystitis (Blasenentzündung), Nephritis (Entzündung der Nieren), Urethritis (Entzündung des Harnleiters)
- Malaria
- Äußerlich zum Einreiben bei Rheuma

Anmerkung

- Vorsicht bei der (auch äußerlichen) Anwendung von Eukalyptus bei Kleinkindern!

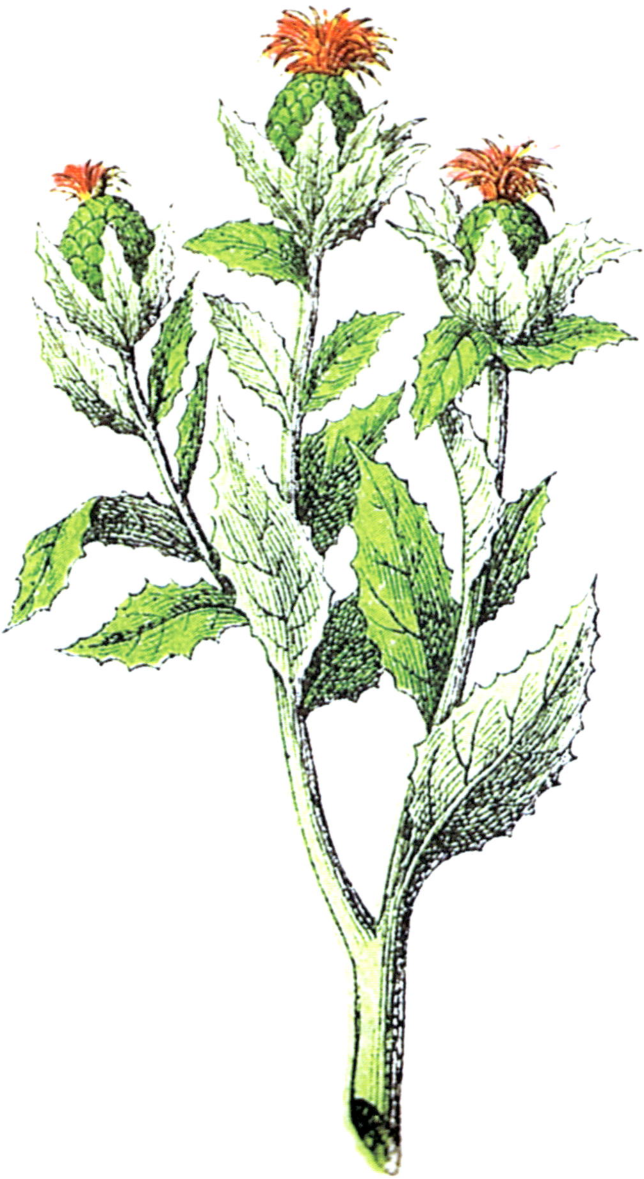

CARTHAMUS TINCTORIUS L.

Färberdistel; Saflor

Pharmazeutischer Name	Carthami tinctorii flos
Chinesischer Name	Honghua
Botanischer Name	Carthamus tinctorius L.
Englischer Name	Safflower
Verwendete Teile	Blüten
Geschmack	scharf
Thermische Wirkung	warm
Organzuordnung	Herz, Leber
Dosierung	3—9 g

Funktionen

- Wirkt Blut-Stagnationen entgegen und vertreibt Schmerzen

Anwendung bei

- Dysmenorrhoe (Schmerzen zur Zeit der Monatsblutung)
- Amenorrhoe (Ausbleiben der Monatsblutung)
- Myomen (gutartige Geschwulst der Gebärmuttermuskulatur)
- Traumen (Verletzungen)
- Angina pectoris (Durchblutungsstörung des Herzens mit Beklemmungsgefühl)
- KHK / Koronare-Herz-Krankheit (Durchblutungsstörungen des Herzens)
- Chronische Tendovaginitis (Sehnenscheidenentzündung)

Anmerkung

- Kontraindiziert während einer Gravidität (Schwangerschaft).
- Färberdistel kann äußerlich in Form von Waschungen, Bädern, etc., angewendet werden. Beispielsweise werden 5 Esslöffel in zuvor gekochtes Wasser gegeben; sobald das Wasser auf Körpertemperatur abgekühlt ist, werden 10—15 minütige Bäder bei Verletzungen des Bewegungsapparates durchgeführt.
- Massageöle, die Färberdistel enthalten, können nach Verletzungen zur Optimierung der Heilung einmassiert werden. Dazu gibt man 70 g Färberdistel in 1 Liter Öl. Nach zwei Wochen kann das Öl zur Behandlung eingesetzt werden.

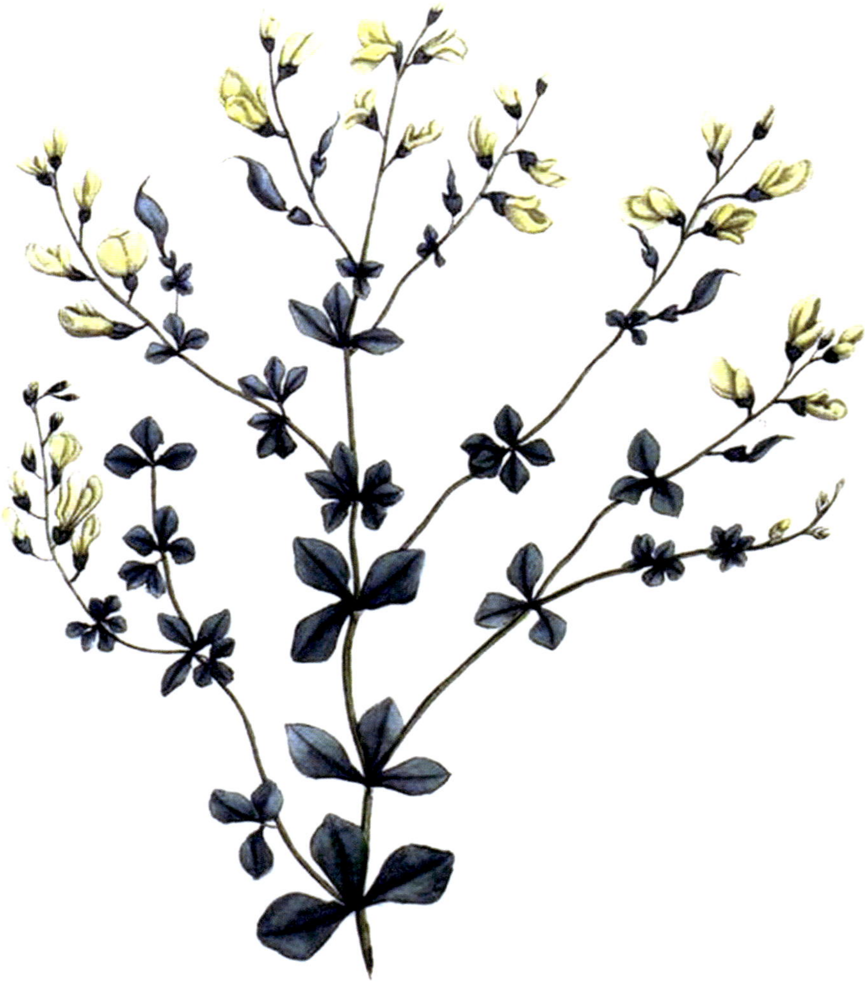

Baptisia tinctoria (L.)

Färberhülse; Wilder Indigo

Pharmazeutischer Name	Baptisiae tinctoriae radix
Botanischer Name	Baptisia tinctoria (L.) R. Br. ex. Ait. F.
Englischer Name	False indigo, horsefly weed
Verwendete Teile	Wurzel
Geschmack	bitter, scharf
Thermische Wirkung	kühl
Organzuordnung	Leber, Gallenblase, Lunge
Dosierung	2—5 g

Funktionen

- Kühlt Hitze
- Wirkt Toxischer-Hitze entgegen (wie Isatidis radix / Banlangen)
- Wirkt Leber-Qi-Stagnationen entgegen
- Löst Stagnation im Bereich des Verdauungstraktes auf
- Tonisiert Herz- und Lungen-Qi
- Wirkt dem «Pathogenen Faktor» Wind-Hitze entgegen

Anwendung bei

- Fieberhaften Infekten
- Tonsillitis (Mandelentzündung), Laryngitis (Halsentzündung)
- Abszessen (abgekapselte Eiteransammlung)
- Sepsis (Blutvergiftung)
- Urtikaria (Nesselsucht)
- Mumps, Masern, Röteln, Scharlach
- Gastroenteritis (Entzündung des Magen-Darmtraktes), akut!
- Appendizitis (Entzündung des Wurmfortsatzes)
- PMS (Prämenstruelles Syndrom: Schmerzen vor der Monatsblutung)
- Müdigkeit mit Antriebslosigkeit
- Palpitationen (Herzklopfen)

Anmerkung

- Niedrig dosiert wirkt Baptisie stimulierend, während größere Mengen gegen Infektionen und zum Kühlen von Hitze verwendet werden können.

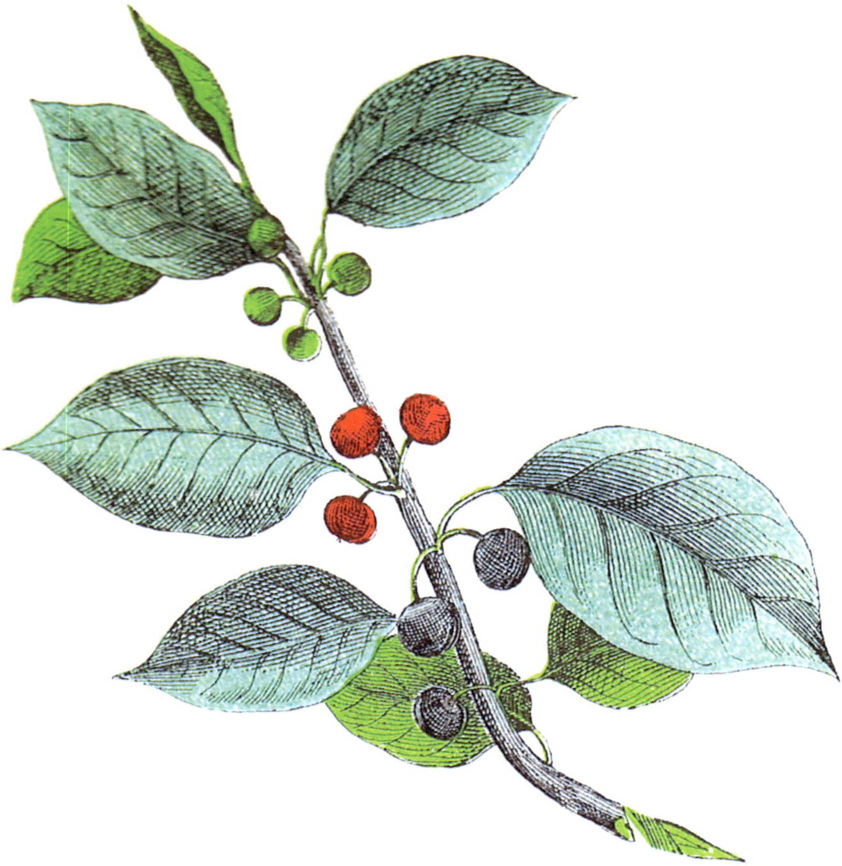

FRANGULA ALNUS MILL.

Faulbaum

Pharmazeutischer Name	Frangulae cortex
Botanischer Name	Frangula alnus Mill., syn. Rhamnus frangula L.
Englischer Name	Alder buckthorn
Verwendete Teile	Rinde
Geschmack	bitter, leicht adstringierend
Thermische Wirkung	kalt
Organzuordnung	Dickdarm, Leber, Gallenblase
Dosierung	2—7 g

Funktionen

- Hat eine stark absenkende Bewegungsrichtung (speziell im Dickdarm)
- Leitet Feuchte-Hitze aus dem Verdauungstrakt aus
- Wirkt Leber-Qi-Stagnationen entgegen
- Leitet Hitze aus
- Wirkt Blut-Hitze entgegen
- Wirkt Leber-Feuer entgegen

Anwendung bei

- Obstipation (Verstopfung)
- Nausea (Brechreiz), Cephalea (Kopfschmerzen)
- Hämorrhoiden (krampfaderähnliche Erweiterung des Mastdarmschwellkörpers)
- Cholezystolithiasis (Gallensteine), Ikterus (Gelbsucht), Leberzirrhose
- Rotem Kopf, Reizbarkeit, Vertigo (Drehschwindel)
- Arterielle Hypertonie (hoher Blutdruck)

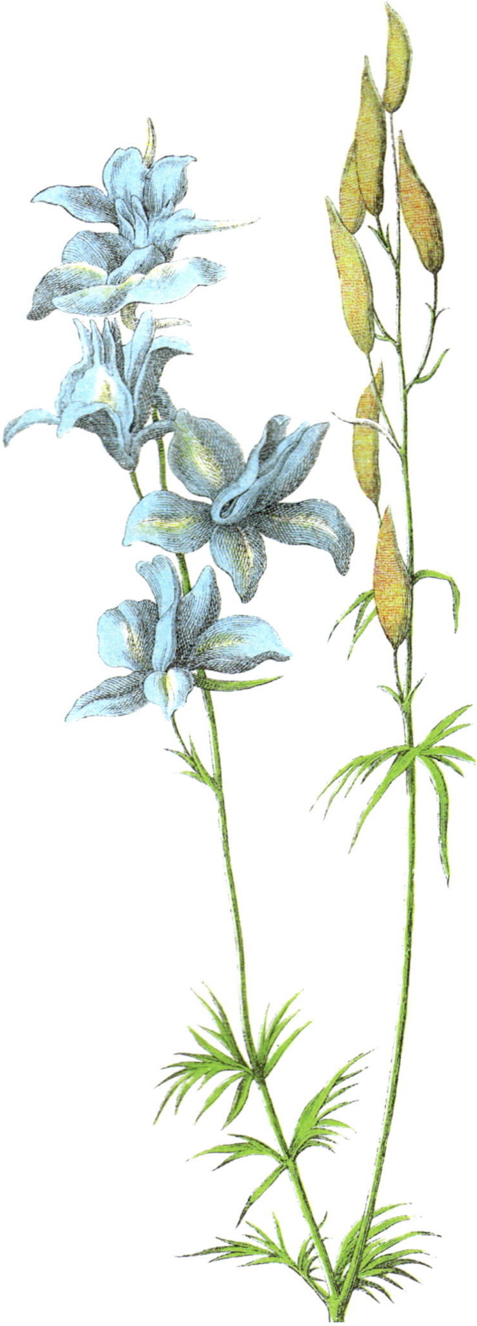

CONSOLIDA REGALIS S. F. GRAY

Feldrittersporn, Gewöhnlicher

Pharmazeutischer Name	Calcatrippae flos
Botanischer Name	Consolida regalis S. F. Gray, syn. Delphinium consolida L.
Englischer Name	Forking Larkspur
Verwendete Teile	Blüten
Geschmack	bitter
Thermische Wirkung	kühl
Organzuordnung	Leber, Blase
Dosierung	3—6 g

Funktionen

- Leitet mild Feuchte-Hitze in Leber und Gallenblase aus
- Leitet mild Feuchte-Hitze im Bereich des Unteren Erwärmers aus

Anwendung bei

- Dermatitis (Entzündung der Haut)
- Cholangitis (Entzündung der Gallengänge)
- Cholezystitis (Entzündung der Gallenblase)
- Prostatitis (Entzündung der Vorsteherdrüse)
- Zystitis (Blasenentzündung)
- Adipositas (Übergewicht)

Anmerkung

- Rittersporn kann als Schmuckdroge Teemischungen hinzugefügt werden.

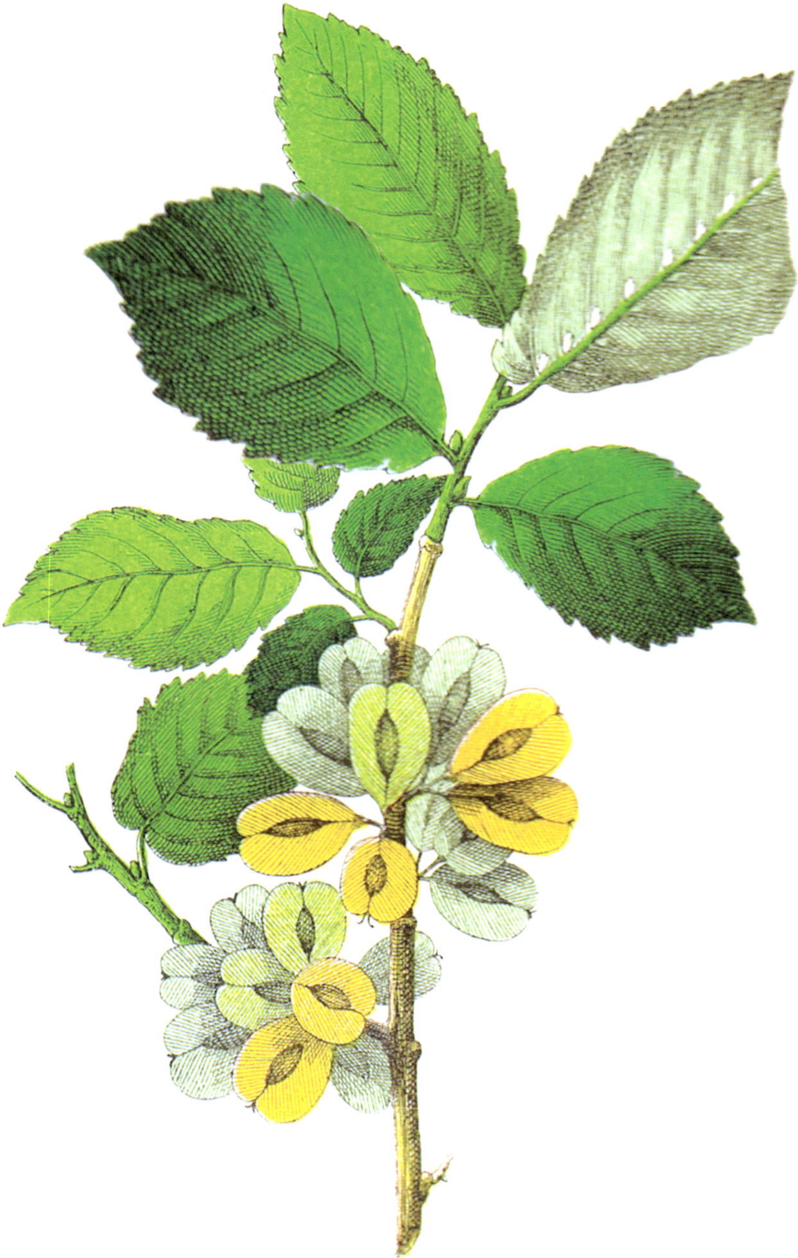

Ulmus minor Mill.

Feld-Ulme

Pharmazeutischer Name	Ulmi folium
Botanischer Name	Ulmus minor Mill., syn. Ulmus campestris L. nom. amb.
Englischer Name	Common elm, Field elm
Verwendete Teile	Blätter
Geschmack	bitter, sauer
Thermische Wirkung	warm
Organzuordnung	Milz, Lunge, Blase
Dosierung	3—9 g

Funktionen

- Leitet Feuchte-Kälte im Unteren Erwärmer aus
- Klärt die Oberfläche
- Gilt als mildes Botschaftskraut für die Haut
- Befestigt das Qi im Mittleren Erwärmer

Anwendung bei

- Breiigem Stuhl, Diarrhoe (Durchfall)
- Zystitis (Blasenentzündung)
- Dermatitis (Entzündung der Haut), speziell perioral (um den Mund)
- Fluor vaginalis (Scheideninfektionen mit Ausfluss), weiß, dünnflüssig

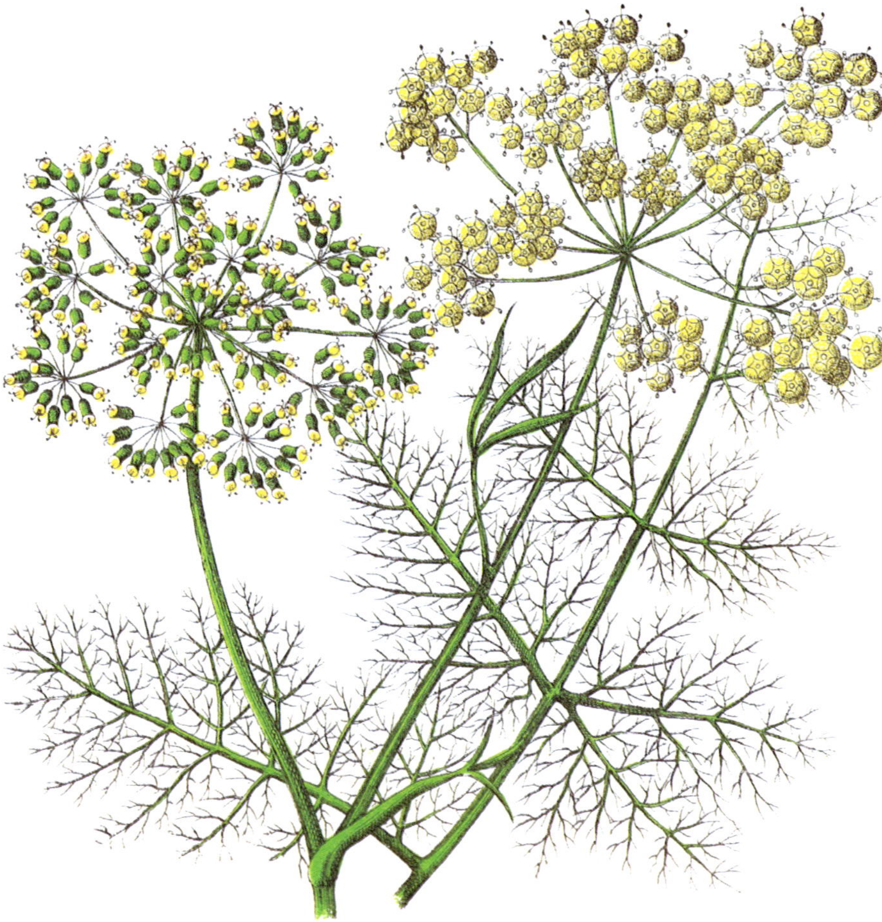

Foeniculum vulgare

Fenchel

Pharmazeutischer Name	Foeniculi fructus
Botanischer Name	Foeniculum vulgare
Englischer Name	Fennel
Verwendete Teile	Samen
Geschmack	scharf
Thermische Wirkung	warm
Organzuordnung	Leber, Niere, Milz, Magen
Dosierung	2—8 g

Funktionen

- Wirkt Magen-Kälte entgegen
- Harmonisiert den Verdauungstrakt (Magen, Milz, Dünn- und Dickdarm)
- Wirkt Kälte entgegen
- Leitet Schleim-Kälte aus der Lunge aus
- Leitet Feuchte-Kälte aus

Anwendung bei

- Meteorismus (Blähungen) und Koliken (krampfhafte Schmerzen) im Bauchbereich
- Appetitlosigkeit, Müdigkeit
- Inguinalhernie (Leistenbruch), Hodenschmerzen
- Bronchitis (Erkrankung der Atmungsorgane mit Husten und Auswurf)
- Atonischer Blase (Patient kann nicht Wasser lassen, friert ständig)
- Wirkt karminativ
- Wird vor allem für Kinder verwendet

Anmerkung

- Kontraindiziert bei einem Yin-Mangel.
- «Wegen ihrer östrogenen Aktivität können exzessive Dosen von Zubereitungen mit Fenchelöl die Hormontherapie, die Therapie mit hormonellen Kontrazeptiva und die Hormonersatztherapie beeinflussen. Patienten, die andere Arzneimittel einnehmen, sollten medizinische Beratung einholen.» (Pittner 2014: 4).

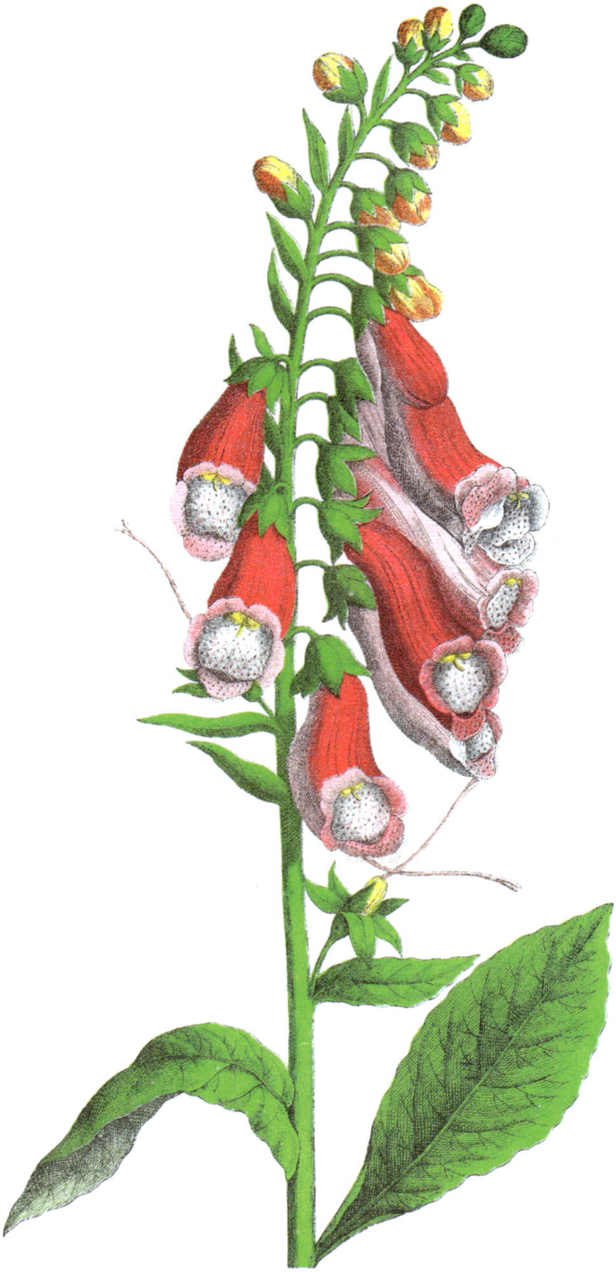

DIGITALIS PURPUREA L.

Fingerhut, Roter

Pharmazeutischer Name	Digitalis purpureae folium
Botanischer Name	Digitalis purpurea L.
Englischer Name	Foxglove, Purple Foxglove
Verwendete Teile	Blätter
Geschmack	bitter
Thermische Wirkung	warm
Organzuordnung	Herz, Magen, Niere, Blase
Dosierung	Da Fingerhut stark toxisch und darüber hinaus wegen der Kumulation der Inhaltsstoffe schwierig zu dosieren ist, wird absichtlich keine Dosierung empfohlen.

Funktionen

- Tonisiert das Herz-Yang
- Wirkt dem Syndrom «Schleim verlegt die Herzkanäle» entgegen
- Leitet Feuchtigkeit über die Diurese aus

Anwendung bei

- Herzinsuffizienz (Schwäche des Herzmuskels)
- Ödemen (Wasseransammlungen)
- Aszites (Flüssigkeitsansammlung im Bauchraum)
- Anurie (Harnverhalten)
- Depression

Anmerkung

- Fingerhut ist sehr giftig
- Intoxikationen zeigen sich in Übelkeit, Brechreiz und Erbrechen, Durchfall, Lippenzynose, Atemnot, unregelmäßigem Puls, Schweißausbrüchen oder möglicherweise Herzstillstand
- In der Schwangerschaft absolut kontraindiziert
- Es empfiehlt sich die Verwendung von Fertigpräparaten – und auch das nur durch erfahrene Therapeuten

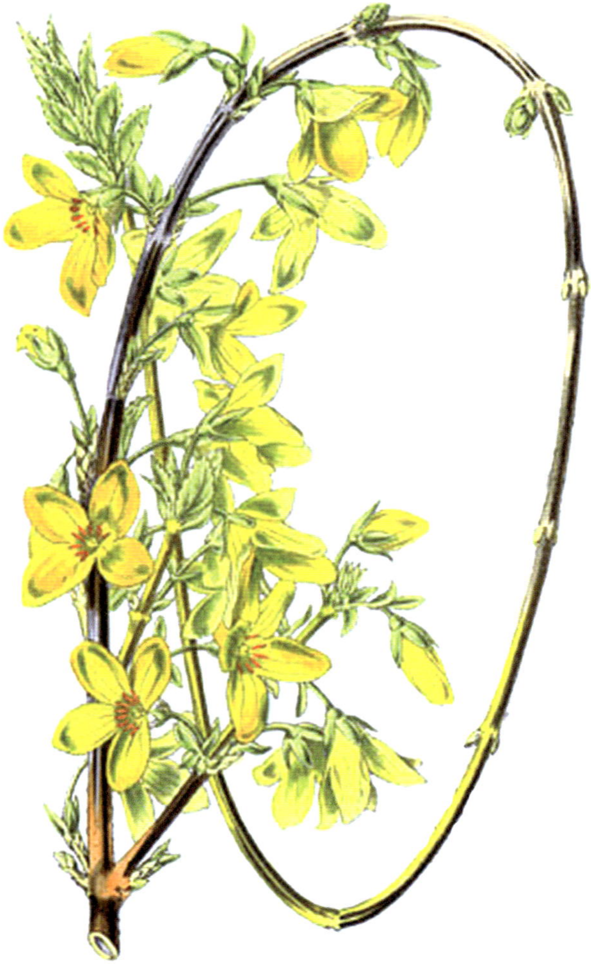

FORSYTHIA SUSPENSA (THUNB.) VAHL

Forsythie, Hänge-

Pharmazeutischer Name	Forsythiae fructus
Chinesisischer Name	Lianqiao
Botanischer Name	Forsythia suspensa (Thunb.) Vahl
Englischer Name	Weeping Forsythia
Verwendete Teile	Früchte
Geschmack	bitter, leicht scharf
Thermische Wirkung	kühl
Organzuordnung	Leber, Gallenblase, Herz
Dosierung	6—15 g

Funktionen

- Leitet Hitze und Toxische-Hitze aus
- Löst Lin (Verhärtung und Steine) auf
- Wirkt äußerer Wind-Hitze entgegen

Anwendung bei

- Akne, Furunkeln
- Fieber, Laryngitis (Halsentzündung), Tonsillitis (Mandelentzündung)
- Lymphknotenschwellungen und Kopfschmerzen im Rahmen eines Infektes
- Kinderkrankheiten mit Hautausschlag
- Masern, Röteln, Scharlach

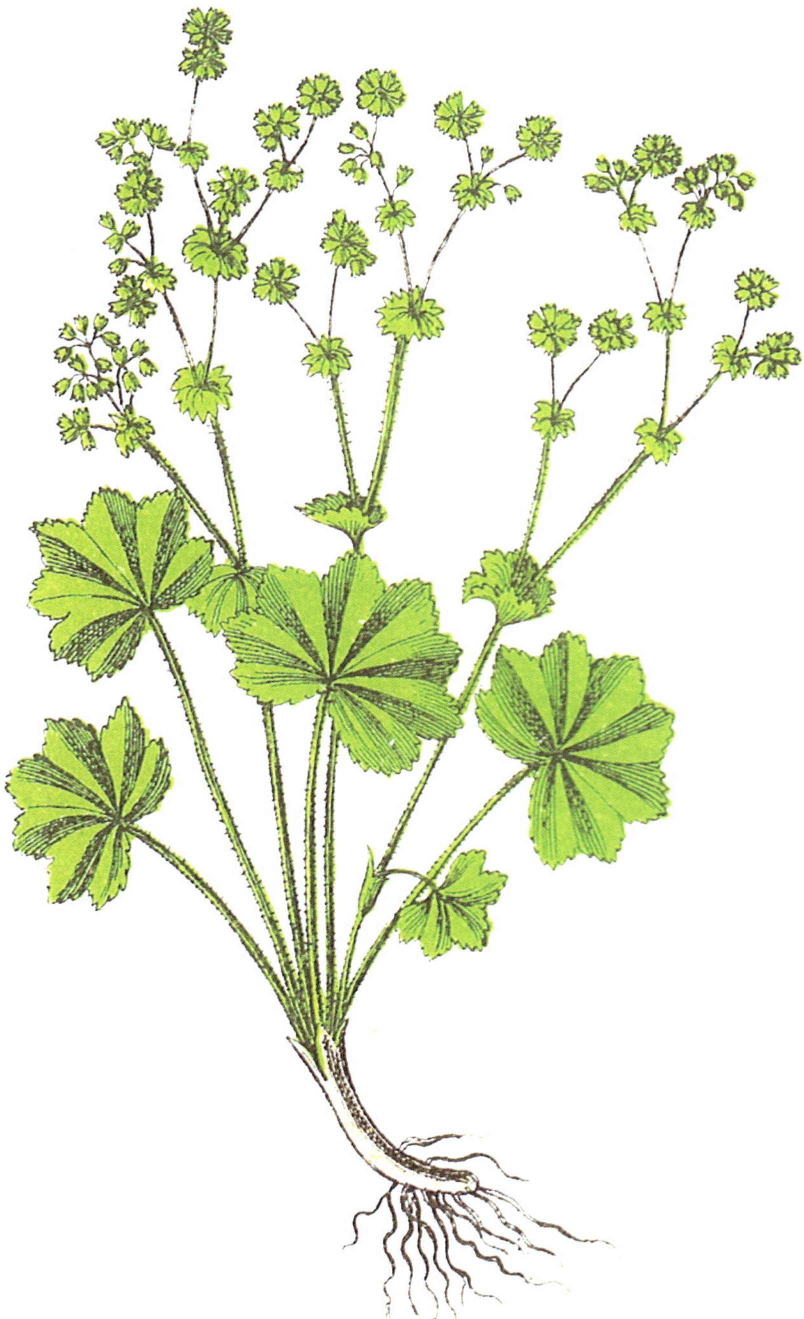

ALCHEMILLA VULGARIS L. EM. FRÖHNER

Frauenmantel

Pharmazeutischer Name	Alchemillae herba
Botanischer Name	Alchemilla vulgaris L. EM. Fröhner, Alchemilla xantochlora Rothm.
Englischer Name	Lady's mantle
Verwendete Teile	Kraut
Geschmack	bitter, adstringierend
Thermische Wirkung	kühl
Organzuordnung	Leber
Dosierung	3—9 g

Funktionen

- Leitet Leber-Feuer und Hitze im Blut aus
- Stoppt Blutungen (wie Sanguisorbiae radix / Diyu und Sophorae flos / Huaihuami)
- Leitet Feuchte-Hitze im Dickdarm und in der Blase aus
- Wirkt mild Qi-Stagnation entgegen
- Tonisiert mild das Milz-Qi

Anwendung bei

- Reizbarkeit, Unruhe, Insomnia (Schlafprobleme), Cephalea (Kopfschmerzen)
- Starken bzw. unregelmäßigen Monatsblutungen, Dysmenorrhoe (Schmerzen zur Zeit der Monatsblutung)
- Entzündungen im Becken: z.B. Zystitis (Blasenentzündung) mit gelbem oder sogar blutigem Harn

… Anwendung bei

- Fluor vaginalis (Scheideninfektionen mit Ausfluss), gelb
- Blutungen wie z.B. Epistaxis (Nasenbluten), …
- Nicht heilenden Wunden (innerliche und äußerliche Anwendung)
- Appetitlosigkeit, Müdigkeit

Anmerkung

- Da Frauenmantel (Alchemillae herba) Uteruskontraktionen hervorrufen kann, sollte dieses Kraut während einer Gravidität (Schwangerschaft) nur mit äußerster Vorsicht eingesetzt werden!

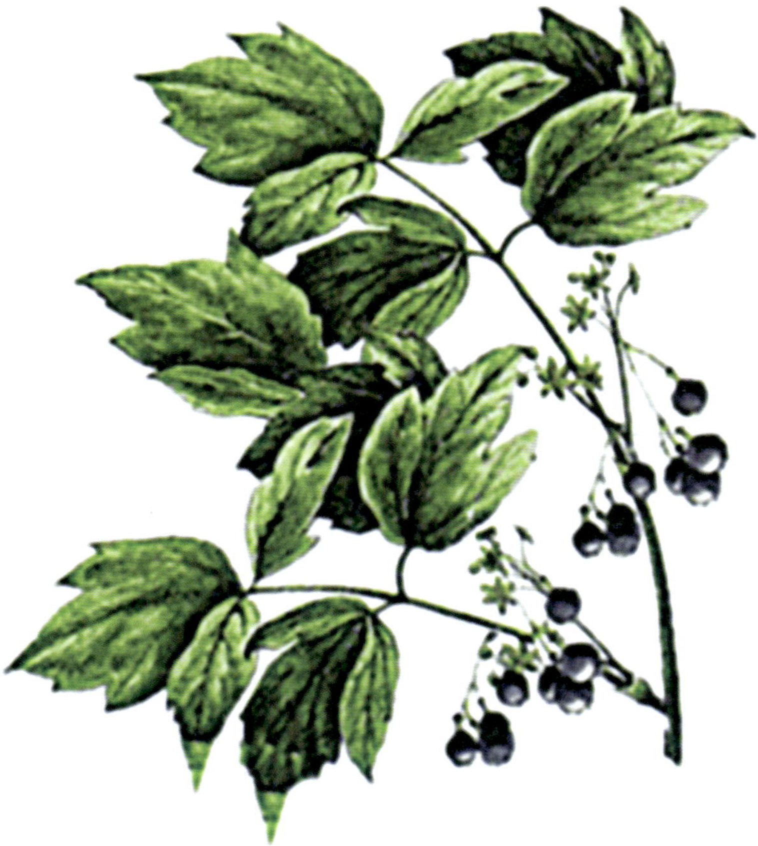

Caulophyllum thalictrioides (L.) Michx.

Frauenwurzel

Pharmazeutischer Name	Caulophylli radix
Botanischer Name	Caulophyllum thalictrioides (L.) Michx.
Englischer Name	Blue cohosh
Verwendete Teile	Wurzel
Geschmack	bitter, leicht scharf, leicht süß
Thermische Wirkung	warm
Organzuordnung	Leber, Lunge, Blase
Dosierung	3—9 g

Funktionen

- Wirkt Leber-Qi-Stagnation entgegen (wie Cyperi rhizoma / Xiangfu)
- Leitet Feuchtigkeit im Unteren Erwärmer aus
- Wirkt äußerer Wind-Kälte entgegen
- Befreit mild die Oberfläche
- Leitet Toxische-Hitze aus

Anwendung bei

- Während der letzten drei Schwangerschaftswochen und der Geburt
- Verstärkt Uteruskontraktionen, fördert die Rückbildung des Uterus nach der Geburt
- Dysmenorrhoe (Schmerzen zur Zeit der Monatsblutung)
- Cephalea (Kopfschmerzen), Müdigkeit
- Entzündungen der Finger und Zehen
- Akuten Muskel- und Gelenksschmerzen, Neuralgien (Nervenschmerzen)
- Fieber mit Abneigung gegen Kälte, Schüttelfrost und Nackensteifheit
- Akuten und chronischen Schmerzen, die wandern oder lokalisiert sind

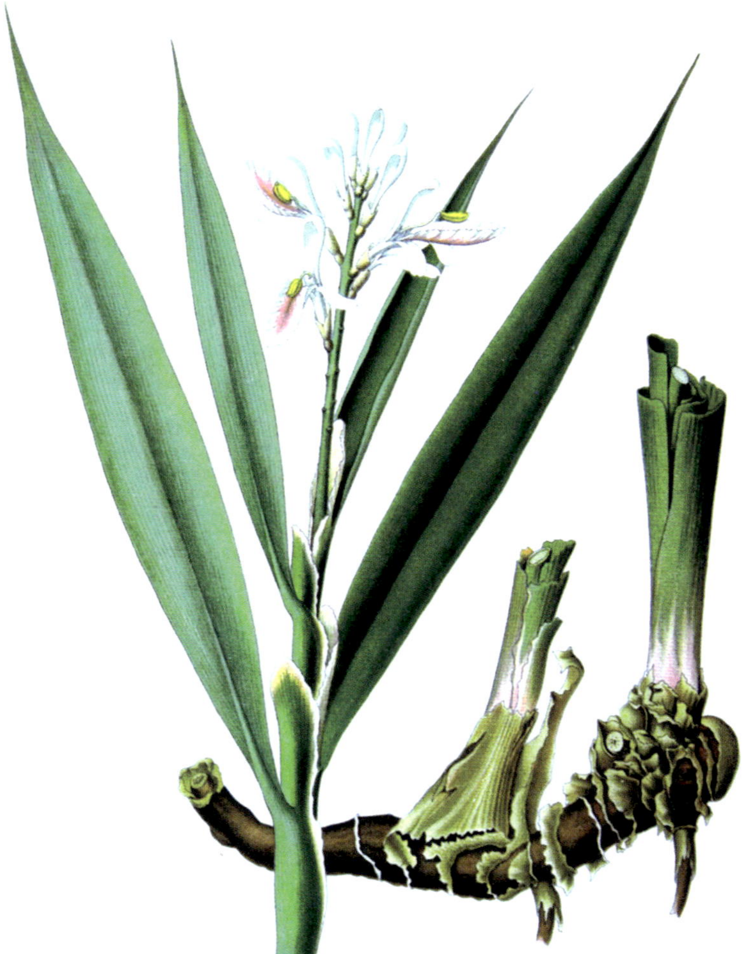

Alpinia officinarum Hance

Galgant, Echter

Pharmazeutischer Name	Galangae rhizoma
Botanischer Name	Alpinia officinarum Hance
Englischer Name	Galangal, Siamese Ginger
Verwendete Teile	Wurzelstock
Geschmack	scharf
Thermische Wirkung	heiss
Organzuordnung	Milz, Magen
Dosierung	1,5—6 g

Funktionen

- Wärmt im Bereich des Mittleren Erwärmers, wirkt Magen-Kälte entgegen
- Wirkt schmerzstillend
- Wirkt mild Blut-Stagnationen entgegen
- Tonisiert das Milz-Qi und -Yang

Anwendung bei

- Brechreiz und Erbrechen
- Diarrhoe (Durchfall)
- Dyspepsie (Schwäche des Verdauungstraktes)
- Chronische Pankreatitis (Entzündung der Bauchspeicheldrüse)
- Angina pectoris (Durchblutungsstörung des Herzens mit Beklemmungsgefühl)

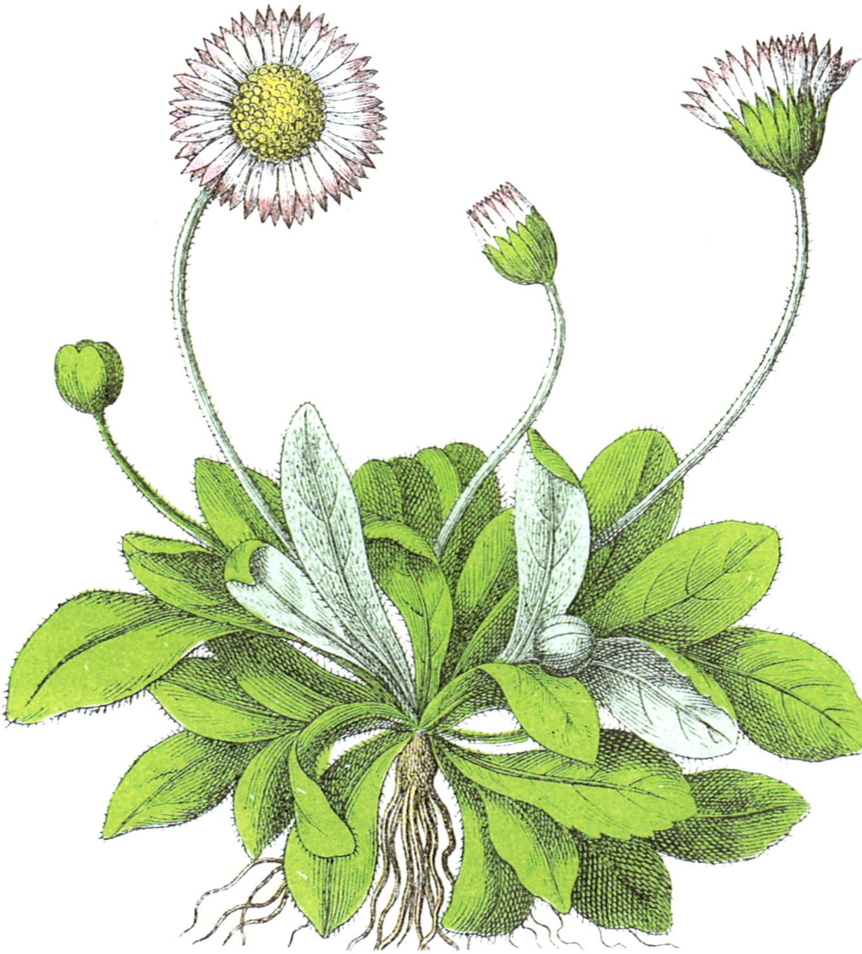

Bellis perennis L.

Gänseblümchen

Pharmazeutischer Name	Bellidis perennis flos et folium
Botanischer Name	Bellis perennis L.
Englischer Name	Daisy
Verwendete Teile	Blüten und Blätter
Geschmack	bitter, leicht süß
Thermische Wirkung	kühl
Organzuordnung	Leber, Gallenblase, Lunge
Dosierung	3—6 g

Funktionen

- Wirkt mild Toxischer-Hitze sowie Blut-Hitze entgegen
- Wirkt Leber-Qi-Stagnationen entgegen
- Kühlt Leber-Feuer

Anwendung bei

- Fieber
- Virale Infekte
- Ekzemen (Entzündungen der Haut)
- Dermatitis (Entzündungen der Haut)
- Ulcus cruris (Hautdefekt im Beinbereich)
- Gicht
- Knoten in der Brust
- Mastitis (Brustdrüsenentzündung)

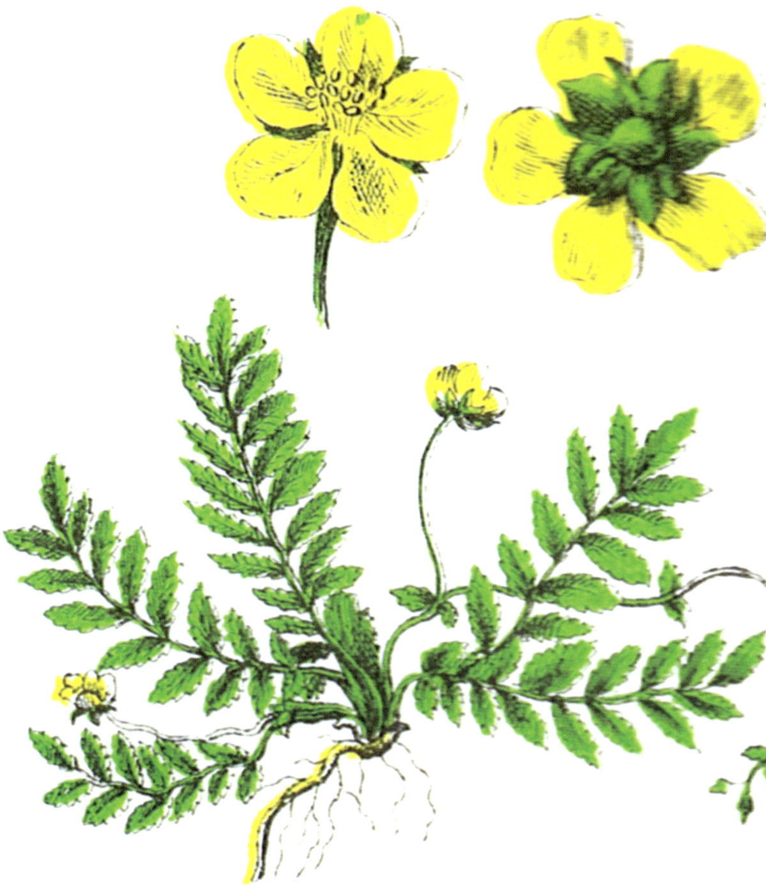

POTENTILLA ANSERINA L.

Gänse-Fingerkraut

Pharmazeutischer Name	Anserinae herba
Botanischer Name	Potentilla anserina L.
Englischer Name	Silverweed
Verwendete Teile	Kraut
Geschmack	adstringierend, leicht süß, bitter, scharf
Thermische Wirkung	kühl
Organzuordnung	Magen, Dickdarm
Dosierung	3—9 g

Funktionen

- Wirkt Qi- und Blut-Stagnation entgegen
- Leitet sowohl Feuchte-Kälte als auch Feuchte-Hitze aus
- Wirkt adstringierend
- Wirkt Toxischer-Hitze entgegen
- Hebt das Qi
- Tonisiert das Milz-Qi

Anwendung bei

- Gastroenteritis (Entzündung des Magen-Darmtraktes)
- Rheumatischer Arthritis (Gelenksentzündung)
- Diabetes mellitus (Zuckerkrankheit)
- Zu starke Blutungen
- Fluor vaginalis (Scheideninfektionen mit Ausfluss)
- Inkontinenz (Unfähigkeit, den Harn zu halten),
- Spermatorrhoe (unabsichtliche nächtliche Samenergüsse)
- Uterusprolaps (Gebärmuttervorfall, Gebärmuttersenkung), Gastroptose (Magensenkung)
- Müdigkeit, Appetitlosigkeit, weichem Stuhl
- Spasmen (Krämpfe), Dysmenorrhoe (Schmerzen zur Zeit der Monatsblutung)

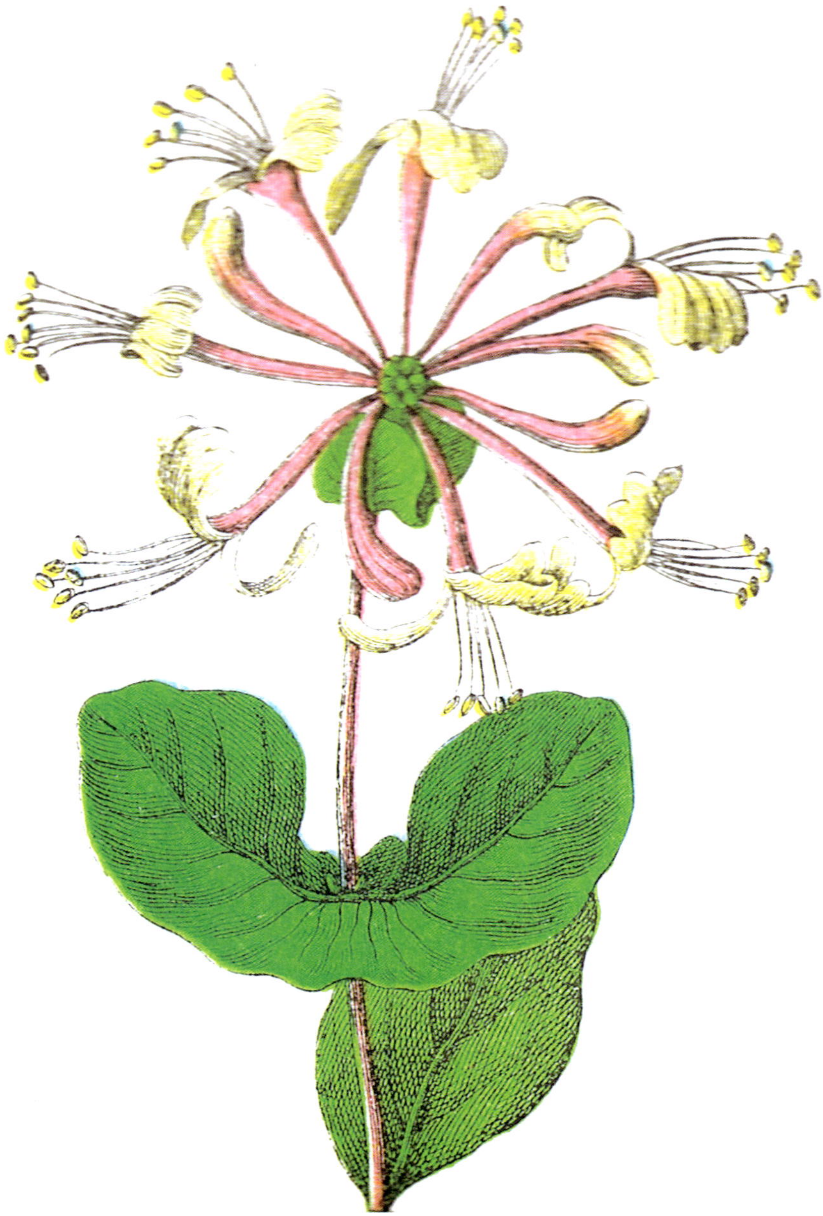

Lonicera caprifolium L.

Geißblatt, Garten-

Pharmazeutischer Name	Lonicerae flos
Chinesischer Name	Jinyinhua
Botanischer Name	Lonicera caprifolium L.
Englischer Name	Honeysuckle
Verwendete Teile	Blüten
Geschmack	süß, leicht bitter
Thermische Wirkung	kühl
Organzuordnung	Dickdarm, Lunge, Magen
Dosierung	3—9 g

Funktionen

- Leitet Hitze und Toxische-Hitze aus
- Wirkt äußerer Wind-Hitze entgegen
- Wirkt Sommer-Hitze entgegen
- Leitet Feuchte-Hitze im Unteren Erwärmer aus

Anwendung bei

- Abszessen (abgekapselte Eiteransammlung)
- Diverse Infektionen bzw. Entzündungen im Bereich der Brust, des Rachens, der Augen sowie des Darmes

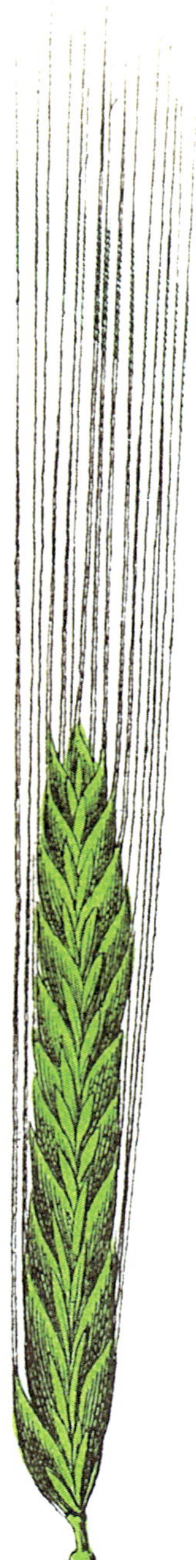

Hordeum vulgare L.

Gerste

Pharmazeutischer Name	Hordei fructus germinatus
Chinesischer Name	Maiya
Botanischer Name	Hordeum vulgare L.
Englischer Name	Barley sprout
Verwendete Teile	gekeimte Körner
Geschmack	süß
Thermische Wirkung	neutral
Organzuordnung	Leber, Milz, Magen
Dosierung	6—15 g

Funktionen

- Wirkt Nahrungsmittel-Stagnationen entgegen
- Tonisiert das Milz-Qi
- Wirkt Leber-Qi-Stagnation entgegen

Anwendung bei

- Appetitlosigkeit
- Völlegefühl
- Brustspannungen, Schmerzen in der Brust
- Laktoseintoleranz (Unverträglichkeit von Milchproteinen) bei Säuglingen
- Flankenschmerzen
- Meteorismus (Blähungen)
- Nausea (Brechreiz)
- Überschießender Laktation bzw. Abstillen

Anmerkung

- Unterstützt besonders die Verdauung stärkehaltiger Nahrungsmittel

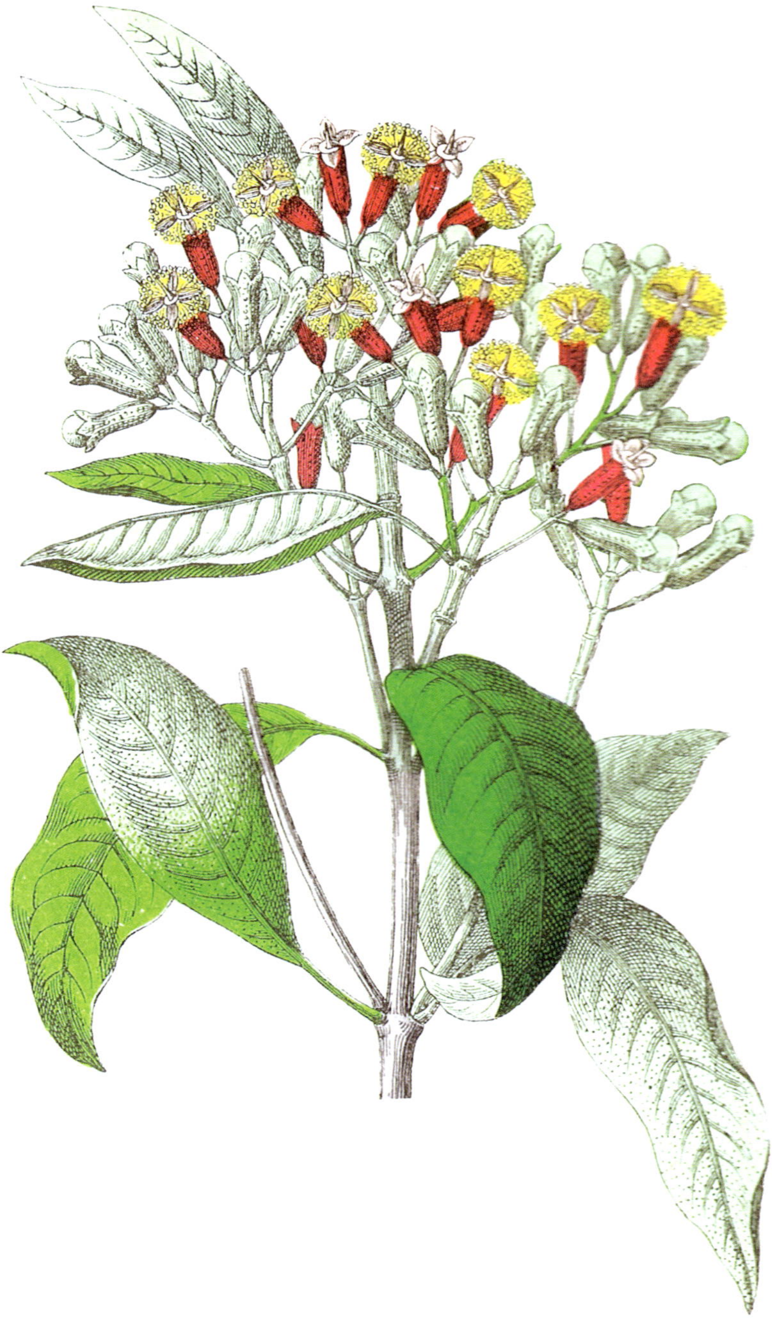

Syzygium aromaticum (L.) Merr.&Perr.

Gewürznelkenbaum

Pharmazeutischer Name	Caryophylli flos
Chinesischer Name	Dingxiang
Botanischer Name	Syzygium aromaticum (L.) Merr. & Perr.
Englischer Name	Clove tree
Verwendete Teile	Blüten
Geschmack	scharf
Thermische Wirkung	warm
Organzuordnung	Nieren, Milz, Magen
Dosierung	1—4 g

Funktionen

- Tonisiert das Nieren-Yang
- Vertreibt Magen-Kälte
- Wärmt den Mittleren Erwärmer
- Leitet rebellierendes Qi abwärts

Anwendung bei

- Appetitlosigkeit
- Nausea (Brechreiz)
- Singultus (Schluckauf)
- Diarrhoe (Durchfall) mit Resten unverdauter Nahrungsmittel im Stuhl
- Meteorismus (Blähungen)
- Atonie der Verdauungsorgane
- Libidomangel
- Fluor vaginalis (Scheideninfektionen mit Ausfluss)
- Chronischer Reizblase bzw. Zystitis (Blasenentzündung)

Anmerkung

- Nicht bei Yin-Mangel verschreiben.

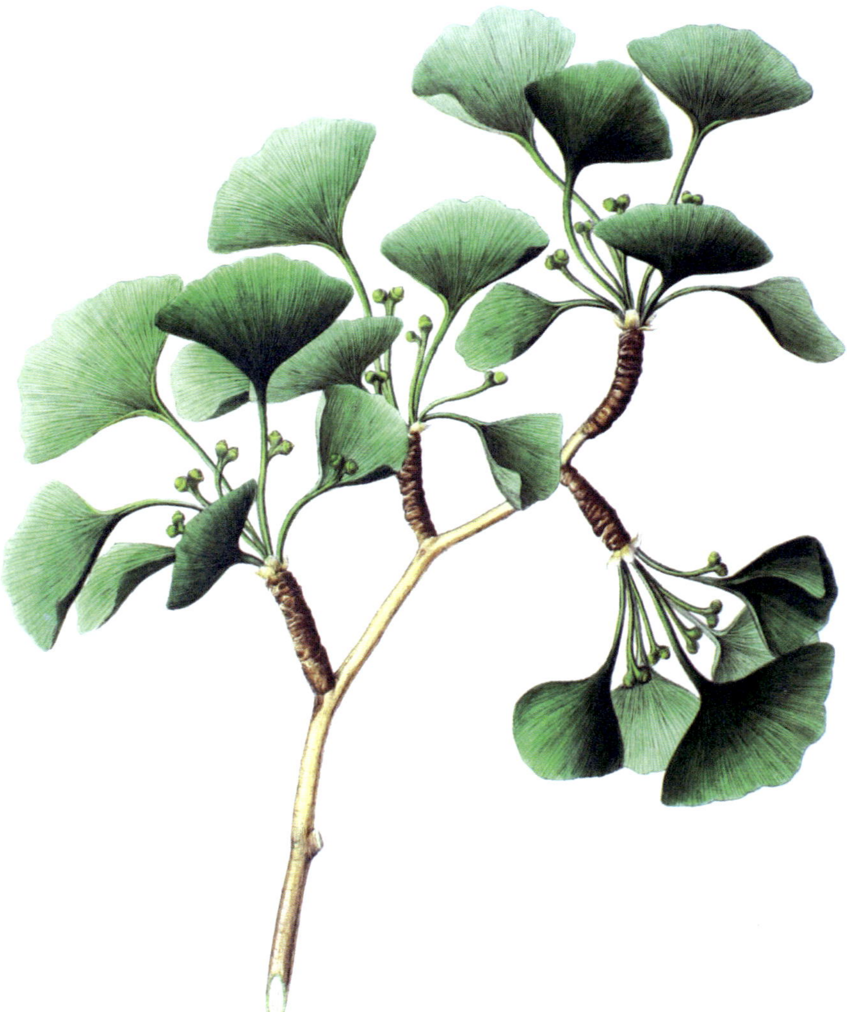

Ginkgo biloba L.

Ginkgo

Pharmazeutischer Name	Ginkgo bilobae folium
Chinesischer Name	Yinguoye
Botanischer Name	Ginkgo biloba L.
Englischer Name	Maidenhair Tree
Verwendete Teile	Blätter
Geschmack	bitter, leicht süß
Thermische Wirkung	neutral
Organzuordnung	Herz, Lunge
Dosierung	1,5—4,5 g

Funktionen

- Wirkt Blut-Stagnationen entgegen
- Beruhigt den Geist (Shen)
- Äußerliche Anwendung zur Regeneration des Gewebes

Anwendung bei

- Hypertonie (hoher Blutdruck)
- Angina pectoris (Durchblutungsstörung des Herzens mit Beklemmungsgefühl)
- PAVK (Periphere arterielle Durchblutungsstörungen)
- Cephalea (Kopfschmerzen)
- Demenz
- Morbus Alzheimer
- Tinnitus (Ohrensausen)
- Vertigo (Drehschwindel) vaskulärer Genese
- Minderung der Hörleistung
- Depression

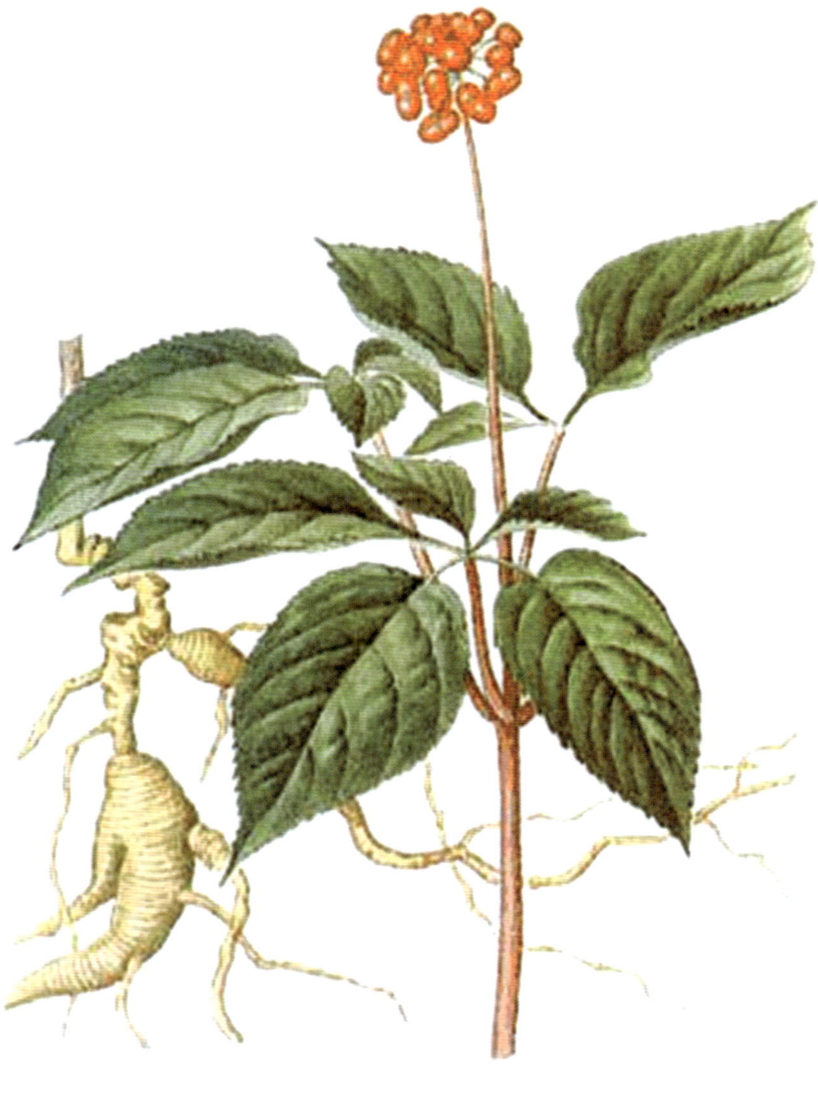

Panax ginseng C. A. Mey.

Ginseng

Pharmazeutischer Name	Ginseng radix
Chinesischer Name	Renshen
Botanischer Name	Panax ginseng C. A. Mey.
Englischer Name	Ginseng
Verwendete Teile	Wurzel
Geschmack	süß, leicht bitter
Thermische Wirkung	leicht warm
Organzuordnung	Lunge, Milz
Dosierung	1— 9 g

Funktionen

- Tonisiert das Yuan-Qi (Quellen-Qi)
- Tonisiert Lungen-, Milz- und Magen-Qi
- Tonisiert das Herz-Qi und -Yin
- Fördert die Bildung der Jinye (Körpersäfte)
- Beruhigt den Geist (Shen)

Anwendung bei

- Allgemeiner Schwäche mit profusem Schwitzen, Dyspnoe (Kurzatmigkeit), Müdigkeit, leerem (xu) Puls
- Unruhe, Insomnia (Schlafprobleme), Palpitationen (Herzklopfen)
- Appetitlosigkeit, chronischer Diarrhoe (Durchfall)
- Uterusprolaps (Gebärmuttervorfall, Gebärmuttersenkung), Gastroptose (Magensenkung)
- Durst und Trockenheit der Schleimhäute (speziell nach fieberhaften Infekten und Diarrhoe (Durchfall))

Anmerkung

- Nicht Patienten mit hohem Blutdruck verschreiben!
- Ginseng sollte in einem separaten Gefäß gekocht werden.
- Bei Rotem Ginseng (chinesisch: Hongshen) handelt es sich um dieselbe Pflanze, die mit Rotwein weiterverarbeitet wurde und daher wärmer und «yangiger» ist.

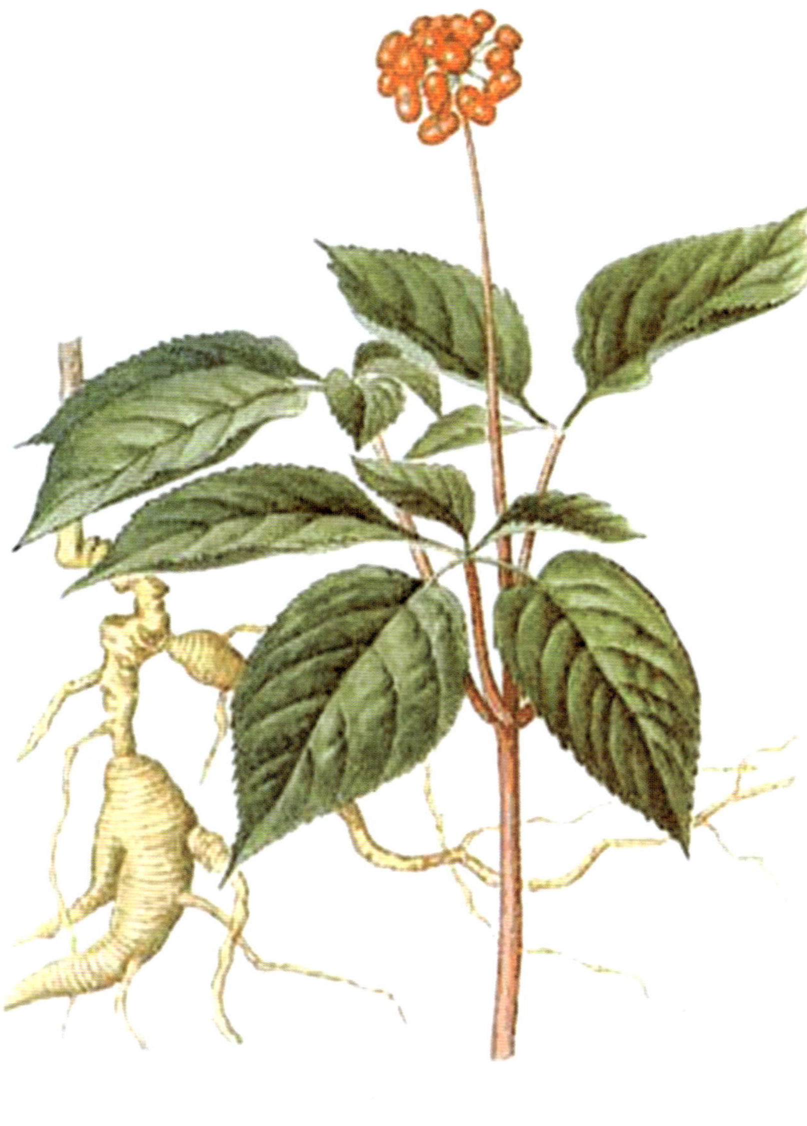

Panax ginseng C. A. Mey.

Ginsengblätter

Pharmazeutischer Name	Ginseng folium
Botanischer Name	Panax ginseng C. A. Mey.
Englischer Name	Ginseng
Verwendete Teile	Blätter
Geschmack	bitter, leicht süß
Thermische Wirkung	kühl
Organzuordnung	Lunge, Magen
Dosierung	3—6g

Funktionen

- Nährt die Jinye (Körpersäfte)
- Leitet Sommer-Hitze aus
- Leitet Leere-Hitze auf Grund eines Yin-Mangels aus
- Tonisiert das Magen-Yin

Anwendung bei

- Durst
- Grippe im Sommer
- Zahnschmerzen ohne erkennbare Ursache, Wachstumsschmerzen
- Chronischer Heiserkeit
- Hyperthyreose (Überfunktion der Schilddrüse)

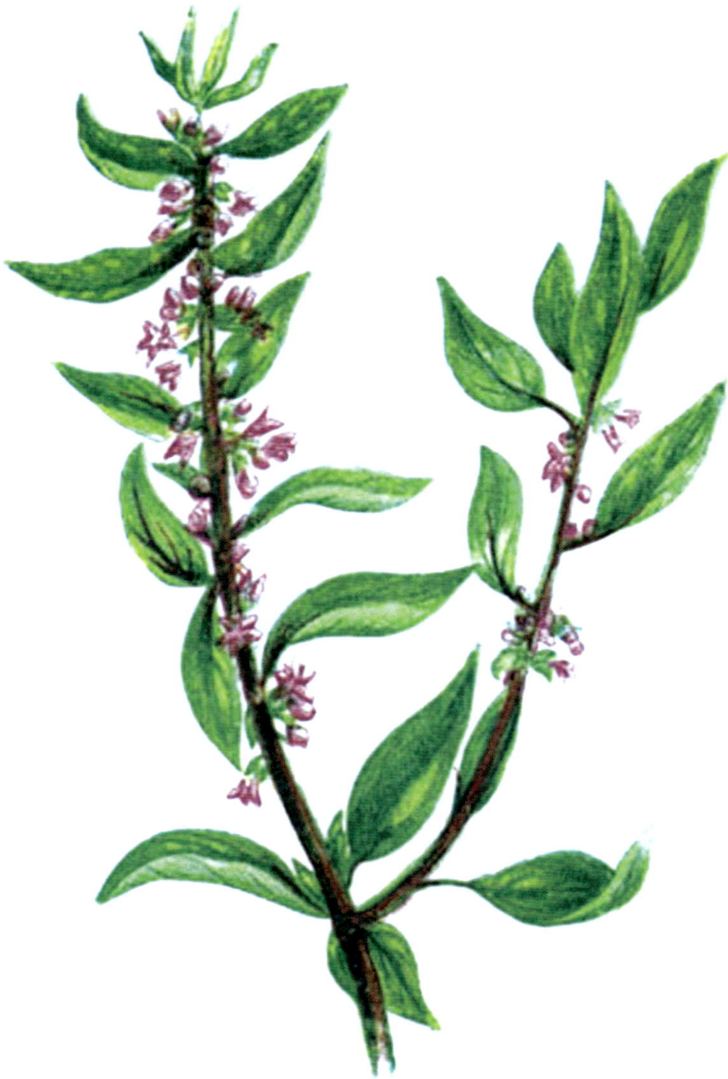

Parietaria officinalis L.

Glaskraut, Aufrechtes

Pharmazeutischer Name	Parietariae herba
Botanischer Name	Parietaria officinalis L.
Englischer Name	Pellitory of the Wall
Verwendete Teile	Kraut
Geschmack	scharf
Thermische Wirkung	kühl
Organzuordnung	Blase, Niere, Dickdarm
Dosierung	3—6 g

Funktionen

- Leitet Feuchte-Hitze und Schleim im Bereich des Unteren Erwärmers aus

Anwendung bei

- Zystitis (Blasenentzündung)
- Anurie (Harnverhalten)
- Nephrolithiasis (Nierensteine)
- Urolithiasis (Steine im harnableitenden System)

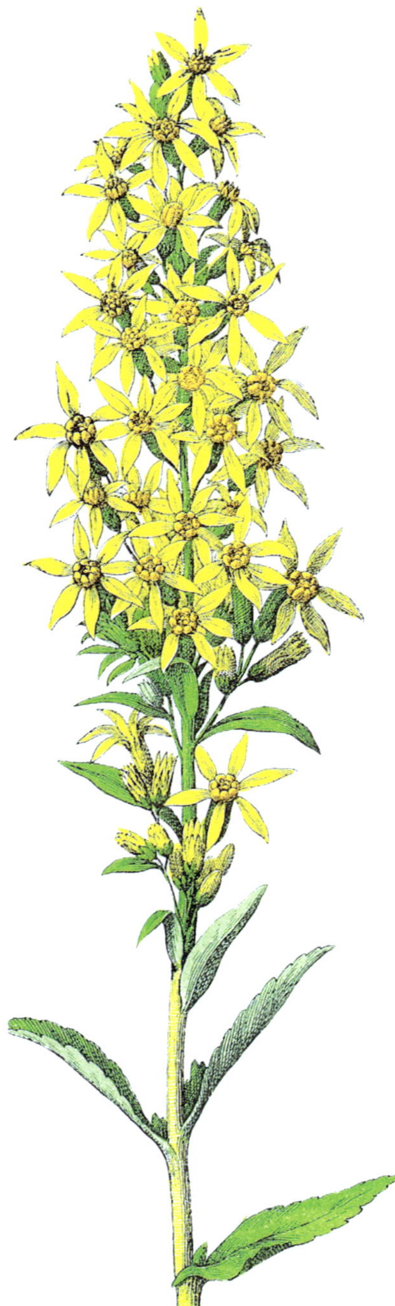

SOLIDAGO VIRGAUREA L.

Goldrute, Gewöhnliche

Pharmazeutischer Name	Solidaginis virgaureae herba
Botanischer Name	Solidago virgaurea L.
Englischer Name	Goldenrod
Verwendete Teile	Kraut
Geschmack	bitter
Thermische Wirkung	kühl
Organzuordnung	Leber, Gallenblase, Niere, Blase
Dosierung	3—6 g

Funktionen

- Leitet Feuchtigkeit und Feuchtigkeits-Stagnationen aus (wie Artemisie herba / Yinchenhao)
- Wirkt Leber-Qi-Stagnation, speziell im Unteren Erwärmer, entgegen
- Leitet Feuchtigkeit und Schleim im Unteren Erwärmer aus
- Leitet Toxische-Hitze und Hitze im Blut aus

Anwendung bei

- Akuter und chronischer Nephritis (Entzündung der Nieren), Zystitis (Blasenentzündung) mit krampfhaften Schmerzen
- Prostatahypertrophie (Vergrößerung der Vorsteherdrüse) und Prostatitis (Entzündung der Vorsteherdrüse)
- Nephrolithiasis (Nierensteine)
- Hypertonie (hoher Blutdruck)
- Morbus Crohn, Colitis ulcerosa (Entzündliche Darmerkrankung)
- Ödemen (Wasseransammlungen)
- Dermatitis (Entzündungen der Haut)

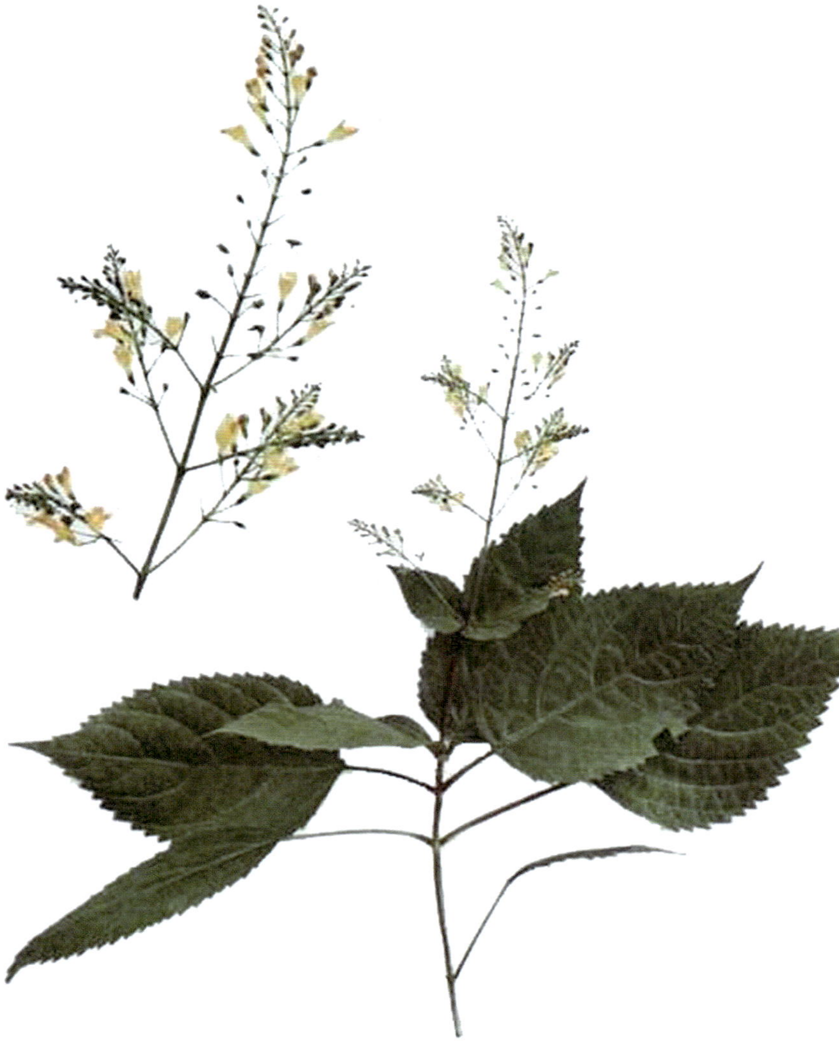

Collinsonia canadensis L.

Grießwurzel

Pharmazeutischer Name	Collinsoniae radix
Botanischer Name	Collinsonia Canadensis L.
Englischer Name	Stoneroot, Canada Horse Balm
Verwendete Teile	Wurzel
Geschmack	bitter, süß
Thermische Wirkung	kühl
Organzuordnung	Lunge, Herz, Magen, Blase
Dosierung	3—9 g

Funktionen

- Wirkt Blut-Stagnation entgegen
- Leitet Feuchte-Kälte im Dickdarm aus
- Leitet Feuchte-Kälte in der Blase aus
- Leitet Feuchtigkeit in der Lunge aus
- Tonisiert das Milz-Qi
- Wirkt Leber-Qi-Stagnationen entgegen
- Beruhigt Inneren-Wind

Anwendung bei

- Hämorrhoiden (krampfaderähnliche Erweiterung des Mastdarmschwellkörpers), Varizen (Krampfadern)
- Dysmenorrhoe (Schmerzen zur Zeit der Monatsblutung), PMS (Prämenstruelles Syndrom: Schmerzen vor der Monatsblutung)
- Asthma bronchiale, chronischer Bronchitis, Laryngitis (Halsentzündung) wie Chebulae fructus / Hezi
- Zystitis (Blasenentzündung) mit schmerzhaftem, tropfenweisem Harnlassen
- Diarrhoe (Durchfall) mit wässrigem Stuhl, Müdigkeit, Appetitlosigkeit, Meteorismus (Blähungen)
- Fluor vaginalis (Scheideninfektionen mit Ausfluss)
- Spasmen (Krämpfe), Epilepsie, Tremor (Zittern), Vertigo (Drehschwindel)
- Nephrolithiasis (Nierensteine)
- Prellungen

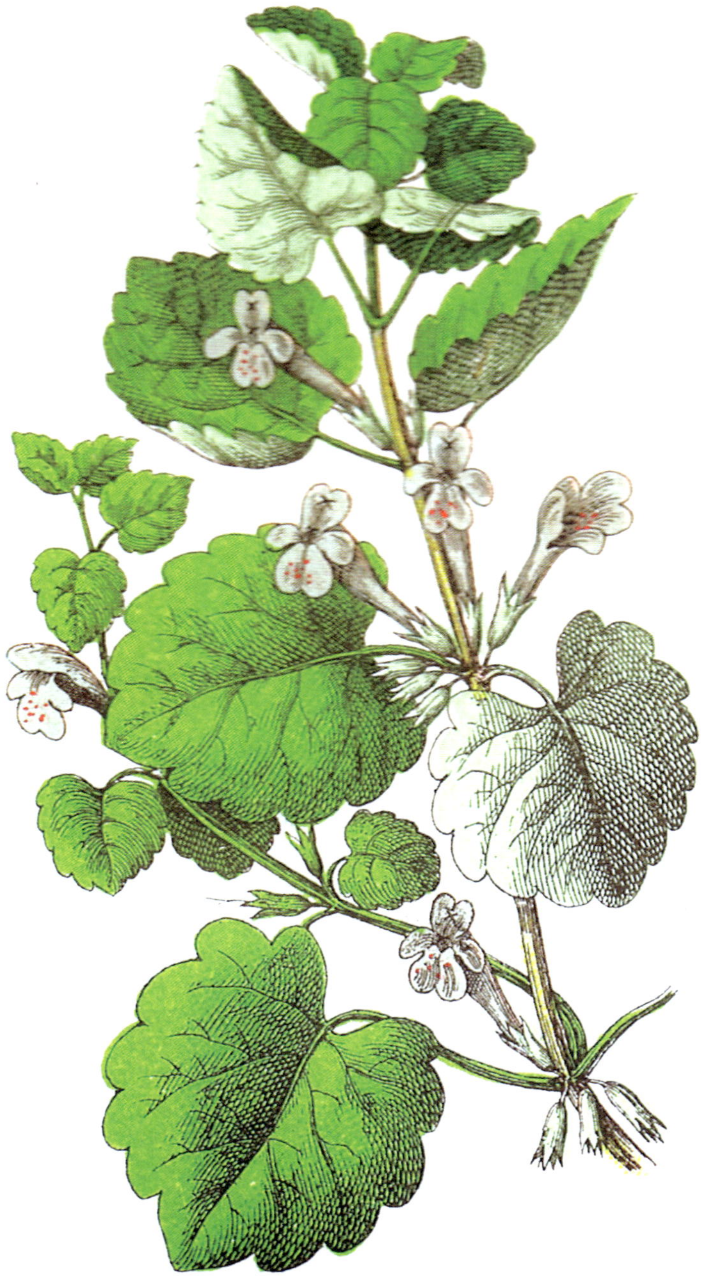

Glechomae hederacea L.

Gundelrebe; Gundermann

Pharmazeutischer Name	Hederae terrestris herba (= Glechomae herba)
Botanischer Name	Glechoma hederacea L.
Englischer Name	Ground ivy
Verwendete Teile	Kraut
Geschmack	scharf, leicht bitter
Thermische Wirkung	warm
Organzuordnung	Lunge, Dickdarm, Blase
Dosierung	2—6 g

Funktionen

- Tonisiert das Lungen-Qi
- Wirkt Feuchtigkeit in der Lunge und im Unteren Erwärmer entgegen

Anwendung bei

- Dyspnoe (Kurzatmigkeit)
- Bronchitis (Erkrankung der Atmungsorgane mit Husten und Auswurf), Asthma bronchiale (rezidivierend auftretende, krampfhafte Lungenerkrankung)
- Obstipation (Verstopfung)
- Fluor vaginalis (Scheideninfektionen mit Ausfluss), weiß
- Chronischer Zystitis (Blasenentzündung) bzw. Reizblase
- Nephrolithiasis (Nierensteine)
- Müdigkeit und Schweregefühl

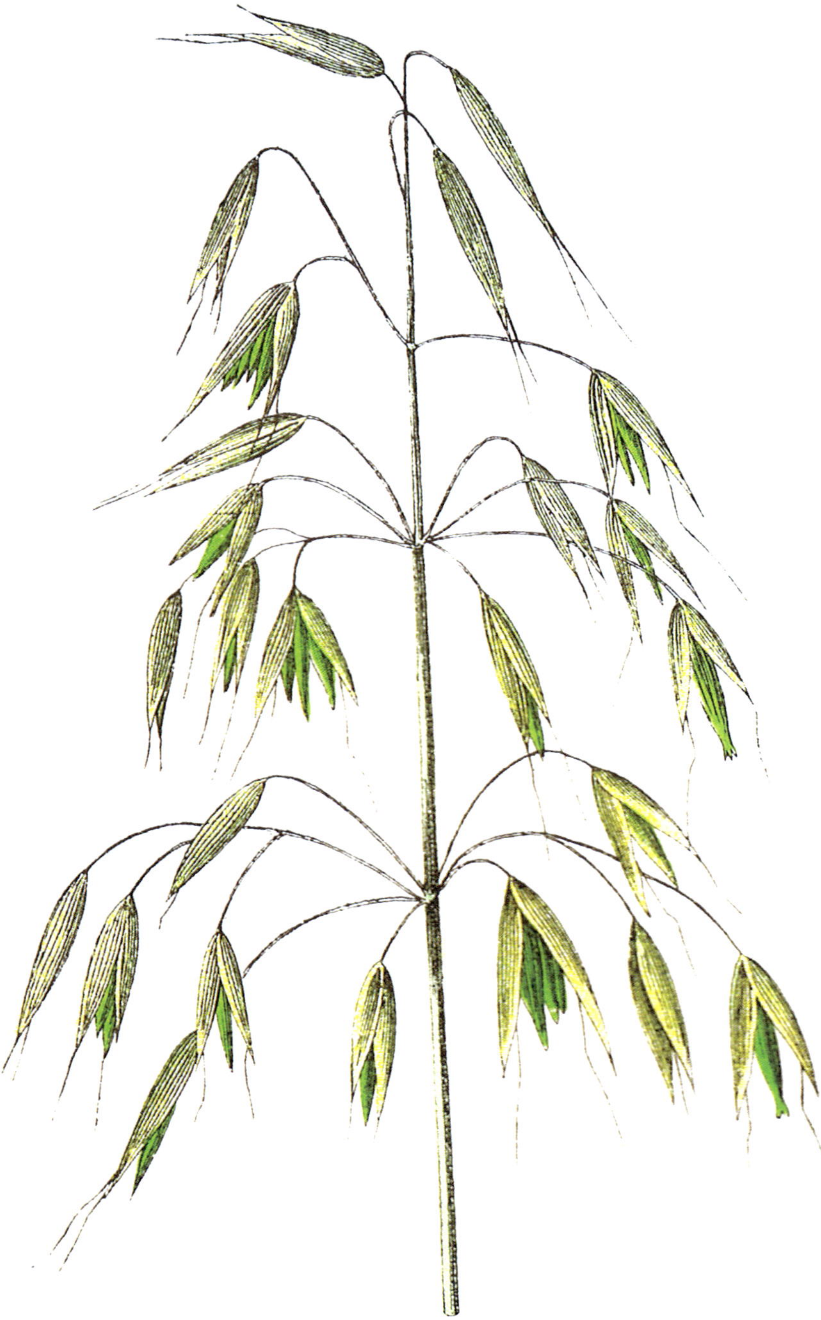

Avena sativa L.

Hafer

Pharmazeutischer Name	Avenae fructus
Botanischer Name	Avena sativa L.
Englischer Name	Oat
Verwendete Teile	Früchte
Geschmack	leicht süß, scharf
Thermische Wirkung	warm
Organzuordnung	Niere, Milz, Herz
Dosierung	3—9 g

Funktionen

- Tonisiert das Nieren-Qi und -Yang
- Kräftigt Jing (Essenz)
- Tonisiert das Milz-Qi
- Nährt mild das Herz-Blut

Anwendung bei

- Impotenz (Unfruchtbarkeit)
- Inkontinenz (Unfähigkeit, den Harn zu halten)
- Libidomangel
- Osteoporose (verminderte Knochendichte)
- Spermatorrhoe (unabsichtliche nächtliche Samenergüsse)
- Enuresis (nächtliches Wasserlassen)
- Kachexie (allgemeine Schwäche und Gewichtsverlust)
- Dyspepsie (Schwäche des Verdauungstraktes)
- Neurasthenie (nervöse Erschöpfung)
- Palpitationen (Herzklopfen)

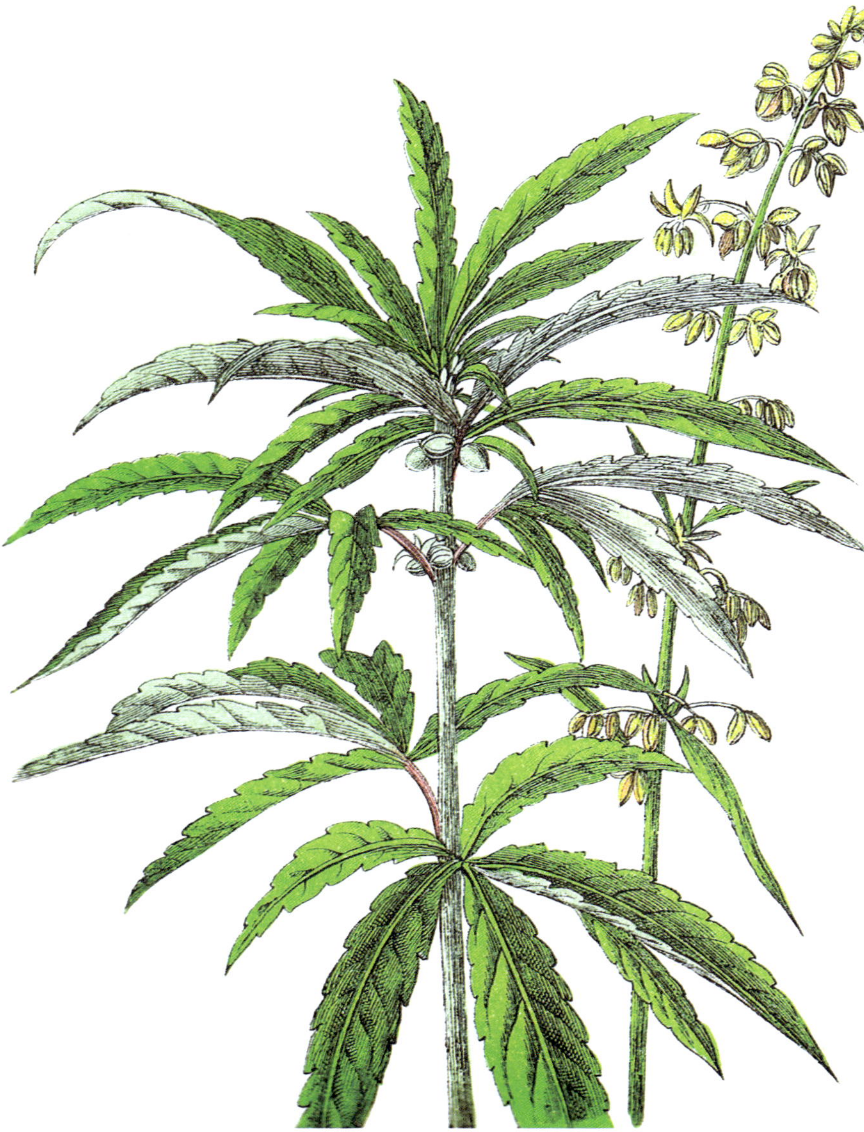

Cannabis sativa L.

Hanf, Gewöhnlicher

Pharmazeutischer Name	Cannabis sativae semen
Chinesischer Name	Huomaren
Botanischer Name	Cannabis sativa L.
Englischer Name	Hemp
Verwendete Teile	Samen
Geschmack	süß
Thermische Wirkung	neutral
Organzuordnung	Dickdarm, Milz, Magen
Dosierung	3—12 g

Funktionen

- Nährt und befeuchtet im Bereich des Dickdarmes
- Tonisiert das Yin
- Klärt Hitze
- Unterstützt die Wundheilung

Anwendung bei

- Obstipation (Verstopfung) – bei alten Menschen, nach fieberhaften Erkrankungen, post partum (nach der Geburt) sowie nach massiven Blutverlusten
- Ulzera (Hautdefekte)
- Insomnia (Schlafprobleme)
- Neurasthenie (nervöse Erschöpfung)
- Brechreiz und Erbrechen

Anmerkung

- Bei Überdosierung können Brechreiz und Erbrechen, Diarrhoe (Durchfall), Taubheitsgefühl der Extremitäten, Reizbarkeit, Miosis sowie in schweren Fällen Bewusstlosigkeit auftreten.

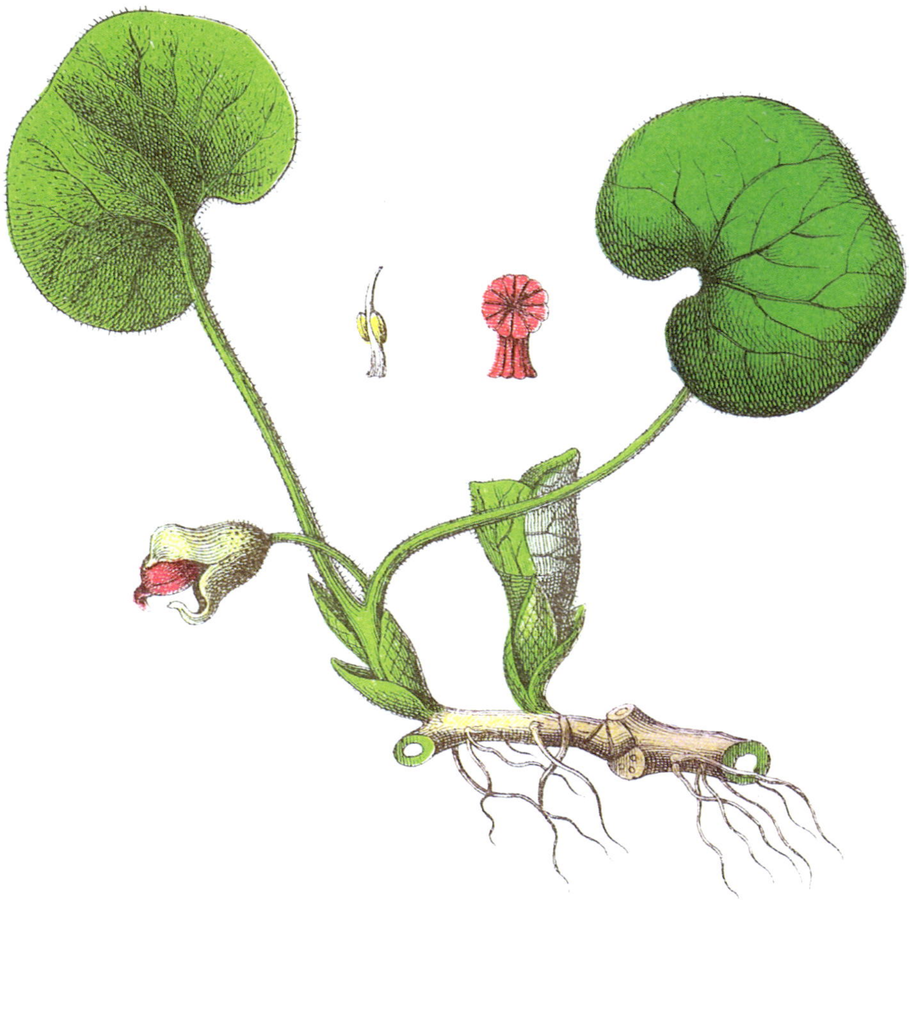

Asarum europaeum L.

Haselwurz, (Europa-)

Pharmazeutischer Name	Asari rhizoma
Botanischer Name	Asarum europaeum L.
Englischer Name	Asarabacca, European wild Ginger, Hazelwort, Wild Spikenard
Verwendete Teile	Wurzel
Geschmack	scharf, bitter
Thermische Wirkung	warm
Organzuordnung	Leber, Lunge
Dosierung	Wegen der toxischen Wirkung wird keine Dosierung angegeben

Funktionen

- Wirkt Blut-Stagnationen entgegen
- Wirkt den Pathogenen Faktoren Wind-Kälte entgegen
- Wirkt Qi-Stagnationen entgegen

Anwendung bei

- Menstruationsbeschwerden
- Durchblutungsstörungen
- Erkältung, Grippe
- Cephalea (Kopfschmerzen)
- Sinusitis (Entzündung der Nasennebenhöhlen)
- Asthma bronchiale (rezidivierend auftretende, krampfhafte Lungenerkrankung)

Anmerkung

- Haselwurz enthält ätherische Öle mit den Phenylpropanderivaten trans-Isoasaron (Haselwurzkampfer) und trans-Isoeugenolmethylether sowie Flavonoide.
- Nicht während der Gravidität (Schwangerschaft) verwenden.

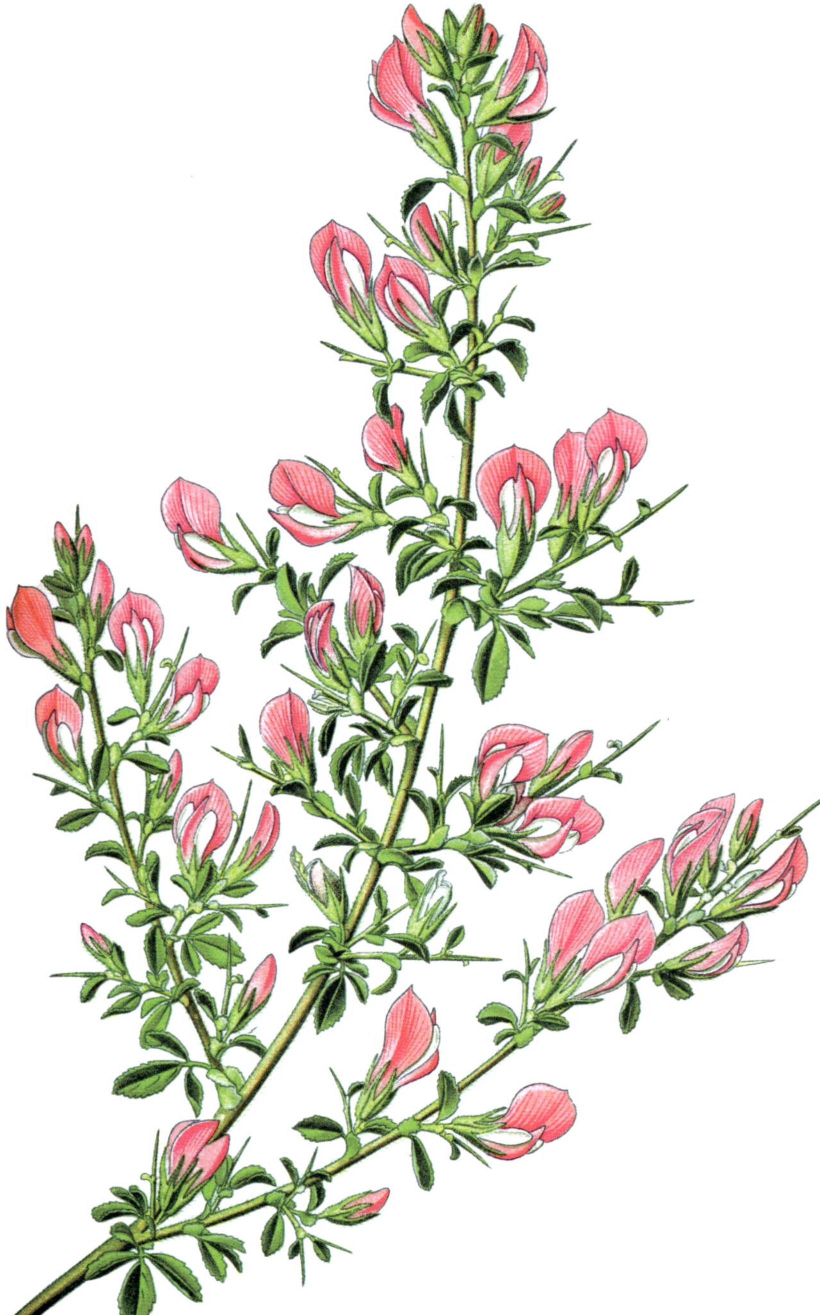

Ononis spinosa L.

Hauhechel, Dorn-

Pharmazeutischer Name	Ononidis spinosae radix
Botanischer Name	Ononis spinosa L.
Englischer Name	Restharrow, Thornyrestharrow
Verwendete Teile	Wurzel
Geschmack	bitter
Thermische Wirkung	kühl
Organzuordnung	Blase, Niere
Dosierung	1—6 g

Funktionen

- Leitet Feuchtigkeit über die Diurese aus
- Wirkt Feuchter-Hitze entgegen
- Leitet Wind-Kälte-Feuchtigkeits-Stagnation (Bi-Syndrom) aus

Anwendung bei

- Nierensteinen
- Ödemen (abnorme Ansammlung von Flüssigkeit in Körpergeweben)
- Zystitis (Blasenentzündung), Urethritis (Entzündung des Harnleiters), Pyelonephritis (Nierenbeckenentzündung)
- Gicht
- Rheuma

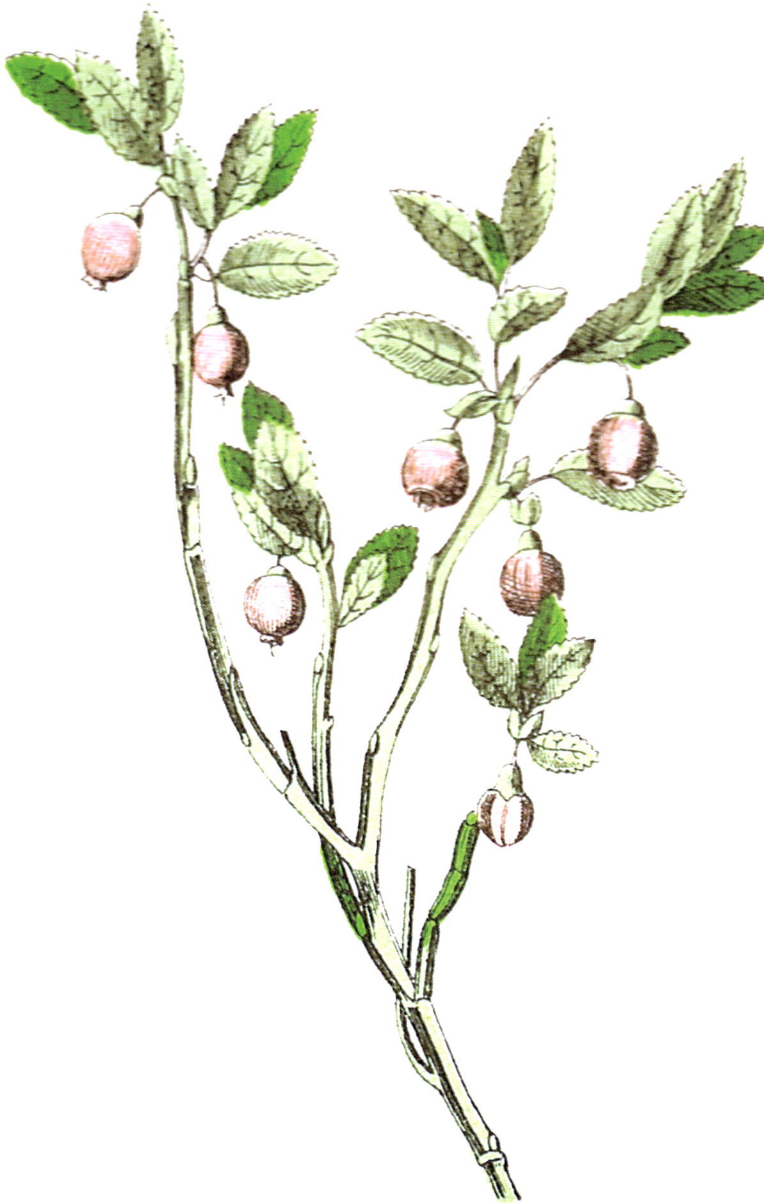

VACCINIUM MYRTILLUS L.

Heidelbeere

Pharmazeutischer Name	Myrtilli folium
Botanischer Name	Vaccinium myrtillus L.
Englischer Name	Hilberry, Blueberry
Verwendete Teile	Blätter
Geschmack	bitter
Thermische Wirkung	kühl
Organzuordnung	Magen, Dickdarm, Lunge
Dosierung	3—9 g

Funktionen

- Leitet Feuchte-Hitze im Yang-Ming aus (wie Coptidis rhizoma / Huanglian)
- Hebt mild das Qi
- Leitet Hitze aus
- Wirkt Stagnation im Mittleren Erwärmer entgegen
- Wirkt Toxischer-Hitze im Bereich der Haut entgegen

Anwendung bei

- Chronischer Diarrhoe (Durchfall), Hämorrhoiden (krampfaderähnliche Erweiterung des Mastdarmschwellkörpers)
- Morbus Crohn, Colitis ulcerosa (Entzündliche Darmerkrankung)
- Blutungen (speziell im Verdauungstrakt)
- Fluor vaginalis (Scheideninfektionen mit Ausfluss)
- Uterusprolaps (Gebärmuttervorfall, Gebärmuttersenkung), Gastroptose (Magensenkung)
- Diabetes mellitus II. (Altersdiabetes)

Anmerkung

- Bei Magen-Kälte und Nieren-Yang-Mangel nicht zu viel verwenden!
- Die Beeren können ebenfalls verwendet werden, sind vom Geschmack her sauer und tonisieren mild Blut und Yin.
- Getrocknete Beeren werden zur Behandlung von Diarrhoe (Durchfall) eingesetzt.

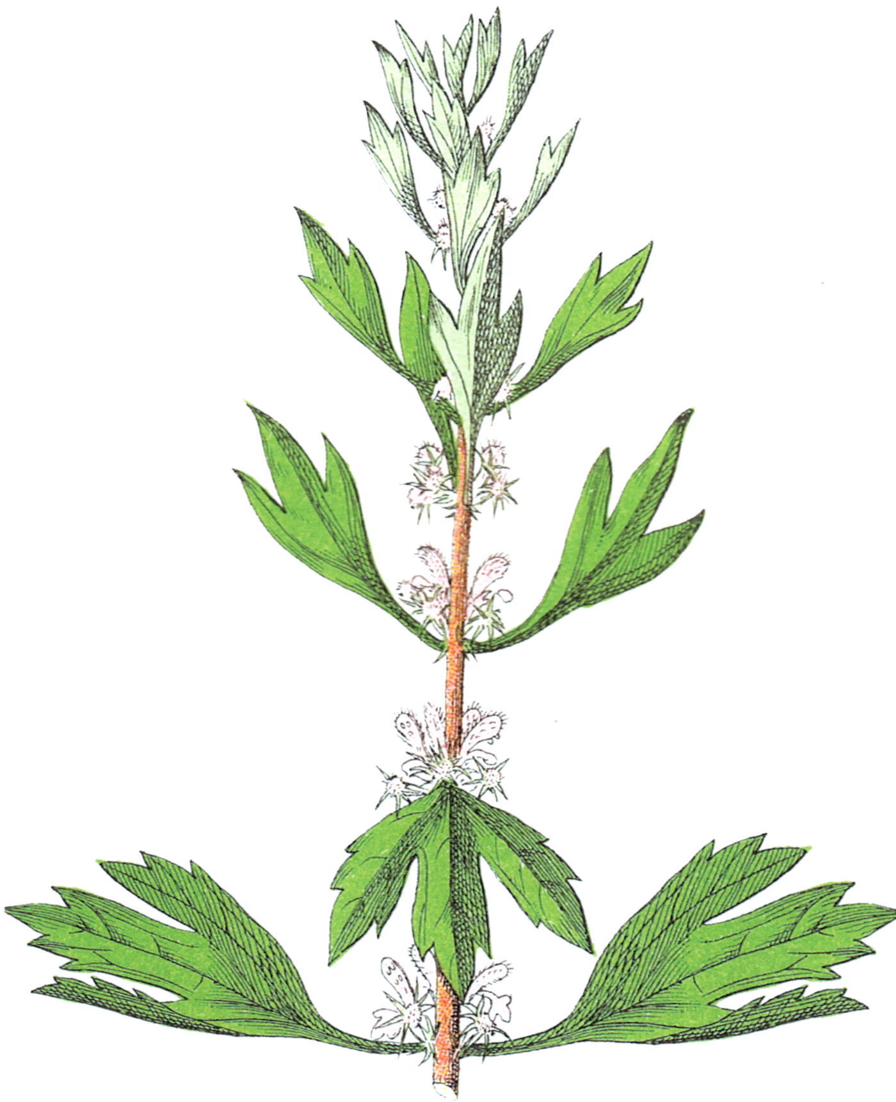

Leonurus cardiaca L.

Herzgespann, Echtes

Pharmazeutischer Name	Leonuri cardiacae herba
Botanischer Name	Leonurus cardiaca L.
Englischer Name	Motherwort
Verwendete Teile	Kraut und Blüten
Geschmack	bitter, leicht sauer bzw. scharf
Thermische Wirkung	neutral
Organzuordnung	Herz, Gebärmutter
Dosierung	1—3 g

Funktionen

- Tonisiert das Herz-Qi
- Beruhigt den Geist (Shen)
- Wirkt mild Herz-Qi- und Blut-Stagnationen entgegen
- Wirkt mild Qi- und Blut-Stagnationen im Bereich der Gebärmutter entgegen

Anwendung bei

- Depression, speziell Wochenbettdepression
- Erschöpfungszustände
- Palpitationen (Herzklopfen)
- KHK / Koronare-Herz-Krankheit (Durchblutungsstörungen des Herzens)
- Panikattacken
- Amenorrhoe (Ausbleiben der Monatsblutung)
- Dysmenorrhoe (Schmerzen zur Zeit der Monatsblutung)

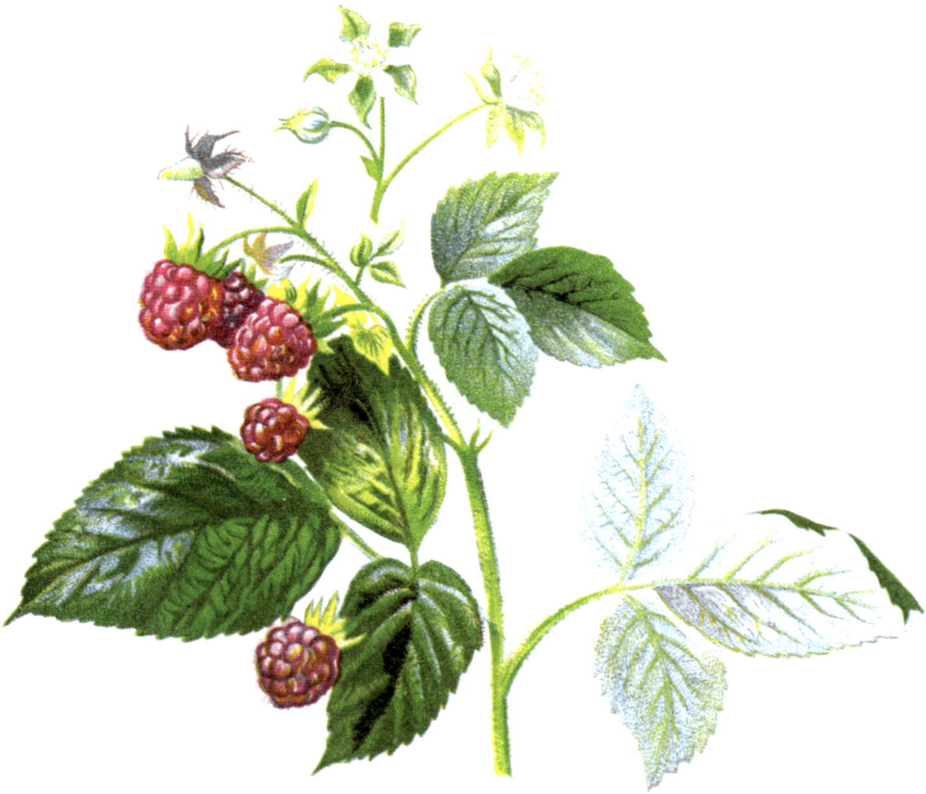

Rubus idaeus L.

Himbeere

Pharmazeutischer Name	Rubi idaei folium
Botanischer Name	Rubus idaeus L.
Englischer Name	Raspberry
Verwendete Teile	Blätter
Geschmack	adstringierend
Thermische Wirkung	kühl
Organzuordnung	Magen, Dickdarm, Lunge
Dosierung	2—6 g

Funktionen

- Leitet Feuchte-Hitze aus
- Wirkt Stagnation im Mittleren Erwärmer entgegen
- Stoppt Blutungen
- Wirkt Toxischer-Hitze entgegen

Anwendung bei

- Übelriechendem Diarrhoe (Durchfall), speziell bei Kindern
- Fluor vaginalis (Scheideninfektionen mit Ausfluss), gelb
- Verspäteter, klumpiger Monatsblutung
- Konjunctivitis (Bindehautentzündung), Aphten (Defekte der Mundschleimhaut), Laryngitis (Halsentzündung)
- Uterusprolaps (Gebärmuttervorfall, Gebärmuttersenkung)
- Wirkt regulierend auf Gravidität (Schwangerschaft) und Geburt (vermindert die Gefahr einer Frühgeburt)
- Zu geringer Laktation
- Hämorrhoiden (krampfaderähnliche Erweiterung des Mastdarmschwellkörpers)

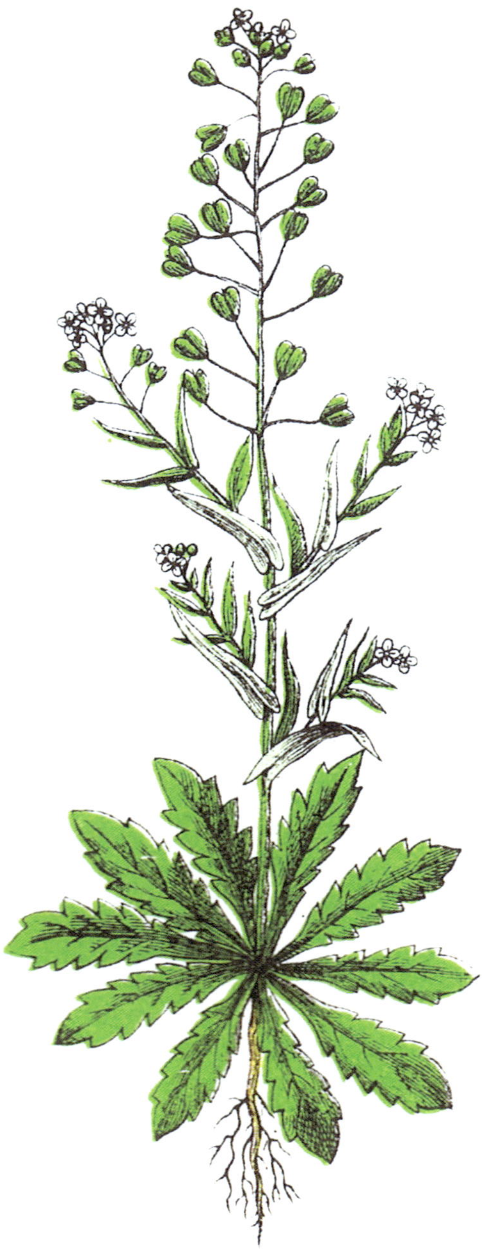

Capsella bursa-pastoris L.

Hirtentäschel, Gewöhnliches

Pharmazeutischer Name	Bursae pastoris herba
Botanischer Name	Capsella bursa-pastoris L.
Englischer Name	Shepherd's purse
Verwendete Teile	Kraut
Geschmack	bitter, adstringierend, scharf
Thermische Wirkung	kühl
Organzuordnung	Niere, Blase, Leber, Dickdarm
Dosierung	2—6 g

Funktionen

- Wirkt Blut-Stagnation im Unteren Erwärmer entgegen (wie Sanguisorbae radix / Diyu)
- Stoppt zu starke Blutungen
- Leitet Feuchte-Hitze im Unteren Erwärmer aus
- Leitet Feuchte-Hitze im Dickdarm aus
- Tonisiert das Herz-Qi
- Wirkt Leber-Qi-Stagnation im Mittleren Erwärmer entgegen

Anwendung bei

- Hämorrhoiden (krampfaderähnliche Erweiterung des Mastdarmschwellkörpers)
- Ovarialzysten (Eierstockzysten), Myomen
- Dysmenorrhoe (Schmerzen zur Zeit der Monatsblutung)
- Fluor vaginalis (Scheideninfektionen mit Ausfluss)
- Spermatorrhoe (unabsichtliche nächtliche Samenergüsse)
- Gastroenteritis (Entzündung des Magen-Darmtraktes)
- Müdigkeit, spontanem Schwitzen, Palpitationen (Herzklopfen)
- Völlegefühl, Meteorismus (Blähungen)

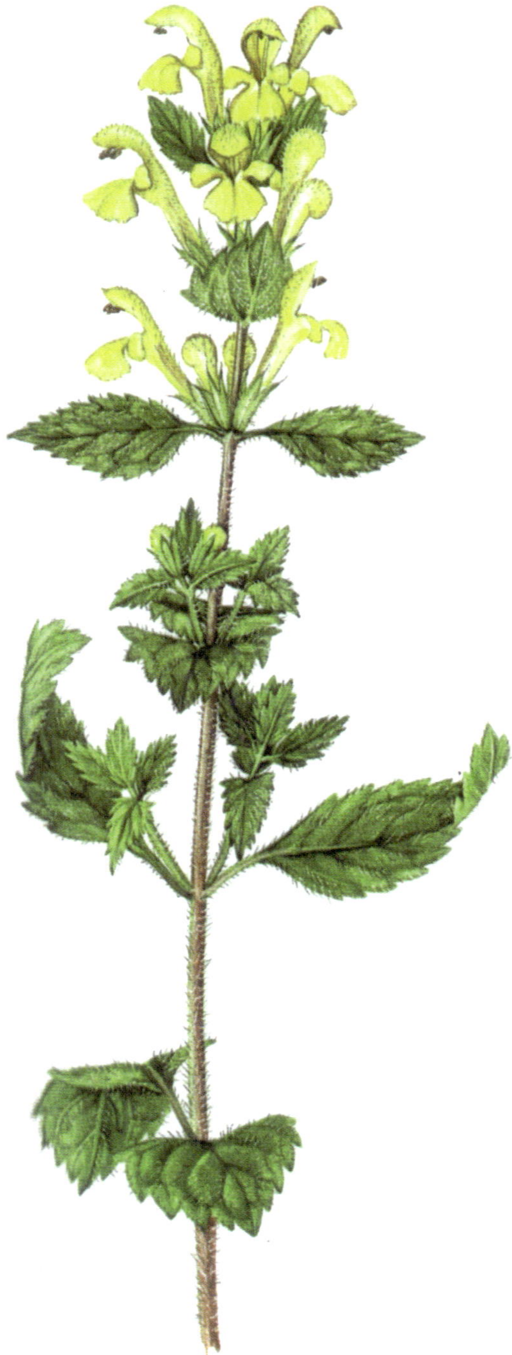

Galeopsis segetum Necker

Hohlzahn, Gelber

Pharmazeutischer Name	Galeopsidis herba
Botanischer Name	Galeopsis segetum Necker
Englischer Name	Hemp nettle
Verwendete Teile	Kraut
Geschmack	süß, bitter
Thermische Wirkung	kühl
Organzuordnung	Niere, Lunge
Dosierung	3—9 g

Funktionen

- Tonisiert das Nieren-Yin
- Tonisiert das Lungen-Yin
- Tonisiert das Magen-Yin
- Leitet mild Feuchtigkeit aus

Anwendung bei

- Bronchitis (Erkrankung der Atmungsorgane mit Husten und Auswurf)
- TBC (Tuberkulose)
- Zahnschmerzen
- Osteoporose (verminderte Knochendichte)
- Akne
- Problemen bei der Wundheilung

Anmerkung

- Ockergelber Hohlzahn weist einen Bezug zu Zähnen sowie zur LWS auf

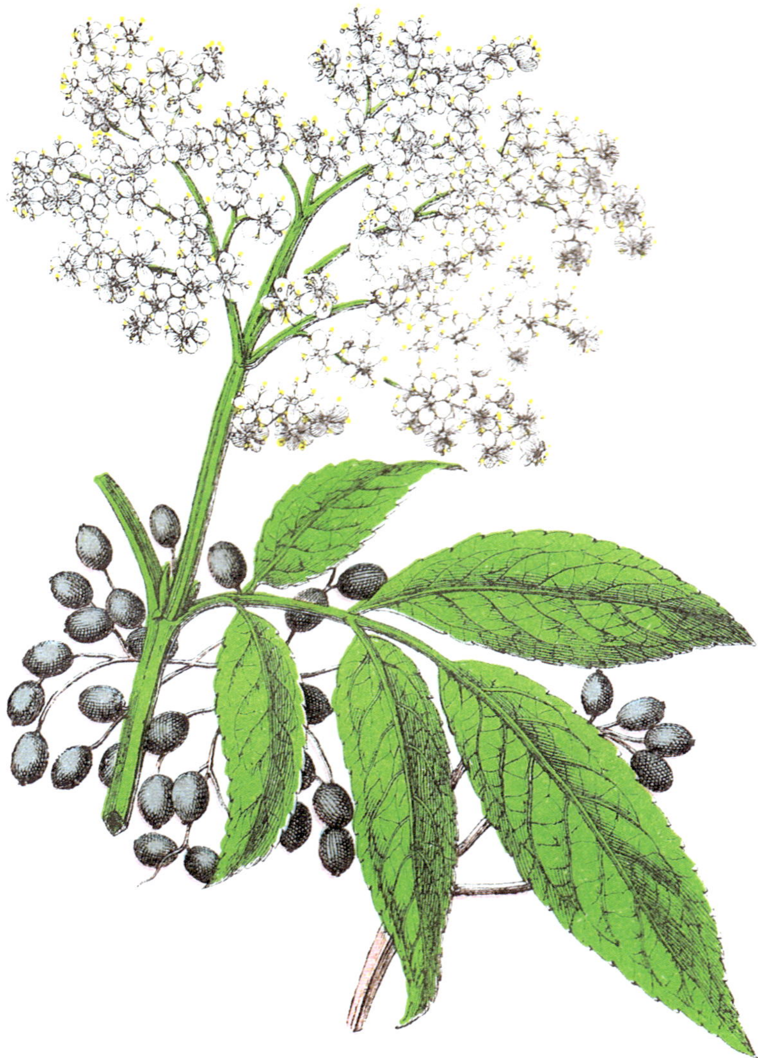

Sambucus nigra L.

Holunder, Schwarzer (Blüten)

Pharmazeutischer Name	Sambuci flos
Botanischer Name	Sambucus nigra L.
Englischer Name	Elder
Verwendete Teile	Blüten
Geschmack	leicht scharf, süß, bitter
Thermische Wirkung	kühl
Organzuordnung	Lunge, Niere, Blase
Dosierung	2—7 g

Funktionen

- Wirkt schweißtreibend bei äußerer Wind-Hitze (wie Arctii fructus / Niubangzi)
- Leitet Schleim und Feuchtigkeit aus
- Klärt Leere-Hitze
- Klärt Feuchte-Hitze in der Lunge und Blase
- Wirkt Feuchtigkeits-Stagnationen entgegen

Anwendung bei

- Laryngitis (Halsentzündung)
- Bronchitis (Erkrankung der Atmungsorgane mit Husten und Auswurf)
- Chronischer Sinusitis (Entzündung der Nasennebenhöhlen) mit zähflüssigem Nasensekret
- Husten mit viel Schleim
- Ödemen (Wasseransammlungen), Müdigkeit, Nausea (Brechreiz)
- Rheuma
- Beginn eines Infektes mit Halsschmerzen, Fieber, Reizbarkeit
- Problemen beim Stillen

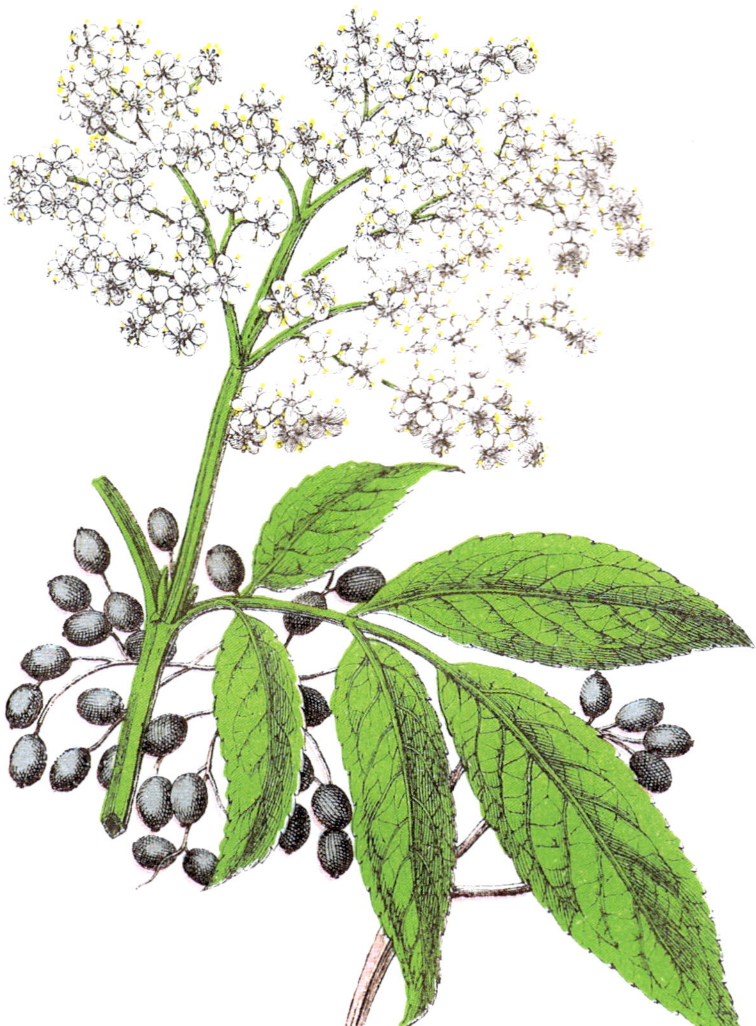

Sambucus nigra L.

Holunder, Schwarzer (Rinde)

Pharmazeutischer Name	Sambuci cortex
Botanischer Name	Sambucus nigra L.
Englischer Name	Elder
Verwendete Teile	Rinde
Geschmack	bitter, scharf
Thermische Wirkung	warm
Organzuordnung	Leber, Niere, Dickdarm
Dosierung	2—5 g

Funktionen

- Leitet Feuchtigkeit aus
- Wirkt Feuchtigkeits-Stagnationen entgegen
- Wirkt Qi-Stagnationen entgegen

Anwendung bei

- Ödemen (Wasseransammlungen)
- Nausea (Brechreiz)
- Nephritis (Entzündung der Nieren)
- Chronische Arthritis (Gelenksentzündung), Muskel- und Gelenksrheuma
- Obstipation (Verstopfung)

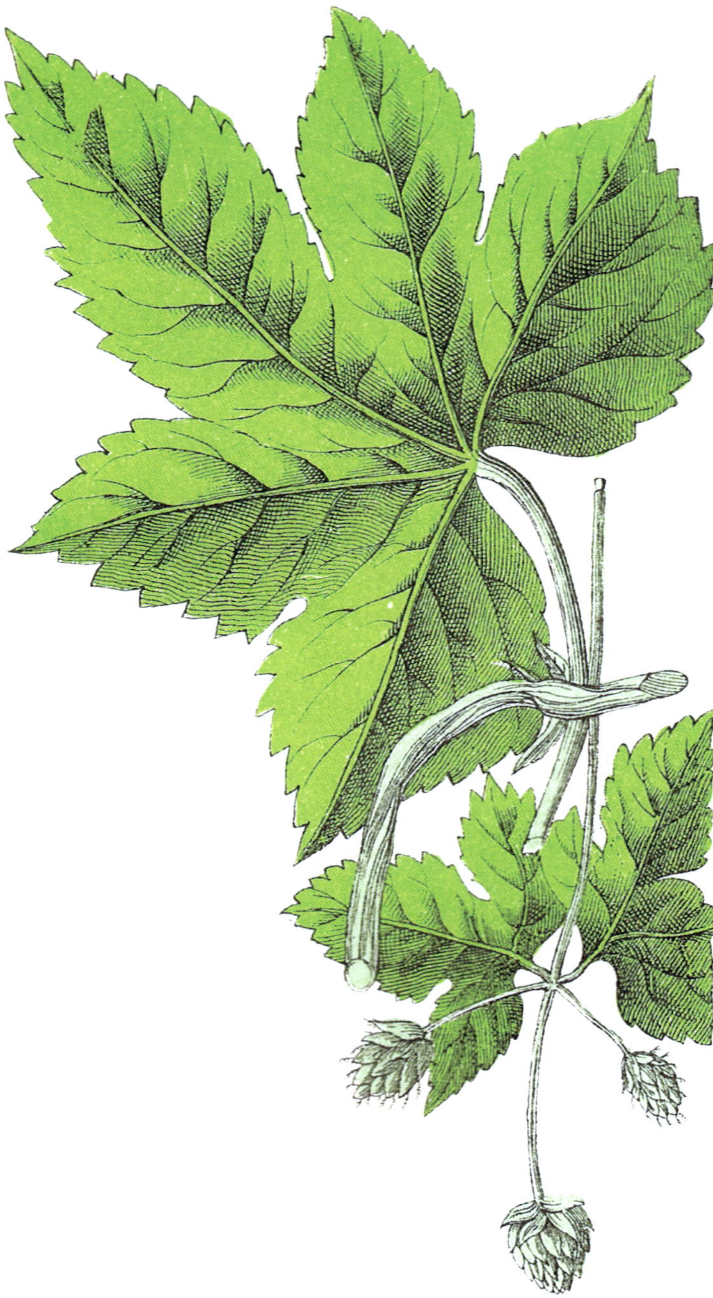

HUMULUS LUPULUS

Hopfen, Echter

Pharmazeutischer Name	Lupuli strobulus
Botanischer Name	Humulus lupulus
Englischer Name	Hop
Verwendete Teile	(weibliche) Blütenstände (Hopfenzapfen)
Geschmack	bitter, leicht adstringierend, scharf
Thermische Wirkung	kühl
Organzuordnung	Herz, Leber, Niere, Magen, Blase
Dosierung	1—3 g

Funktionen

- Klärt Hitze
- Beruhigt den Geist (Shen)
- Nährt Nieren- und Herz-Yin
- Klärt Magen-Feuer
- Wirkt Leber-Qi-Stagnation im Mittleren Erwärmer entgegen
- Wirkt bei Problemen der Shao Yin Achse: Herz-Feuer in Kombination mit einem Nieren-Yin-Mangel
- Leitet Feuchte-Hitze im Bereich der Haut aus

Anwendung bei

- Insomnia (Schlafprobleme), Unruhe, Palpitationen (Herzklopfen), Fieber am Nachmittag
- Nervösen Erregungszuständen
- Frühzeitiger Ejakulation (Samenerguss)
- Furunkeln, Abszessen (abgekapselte Eiteransammlung)

… Anwendung bei

- Zu starker Libido, Priapismus (Schmerzhafte, zu lange bestehende Erektion des Mannes), Spermatorrhoe (unabsichtlicher nächtlicher Samenerguss)
- Chronischer leicht erhöhter Temperatur wegen eines Yin-Mangels (wie Scutellariae radix / Huangqin)
- Blasenreizungen, Zystitis (Blasenentzündung)

Anmerkung

- «Nur begrenzte Daten über pharmakologische Interaktionen mit anderen Arzneimitteln sind verfügbar. Klinisch relevante Wechselwirkungen mit Arzneimitteln, die über CYP 2D6, CYP 3A4/5, CYP 1A2 oder CYP 2E metabolisiert werden, wurden nicht beobachtet.» (Pittner 2014: 6).

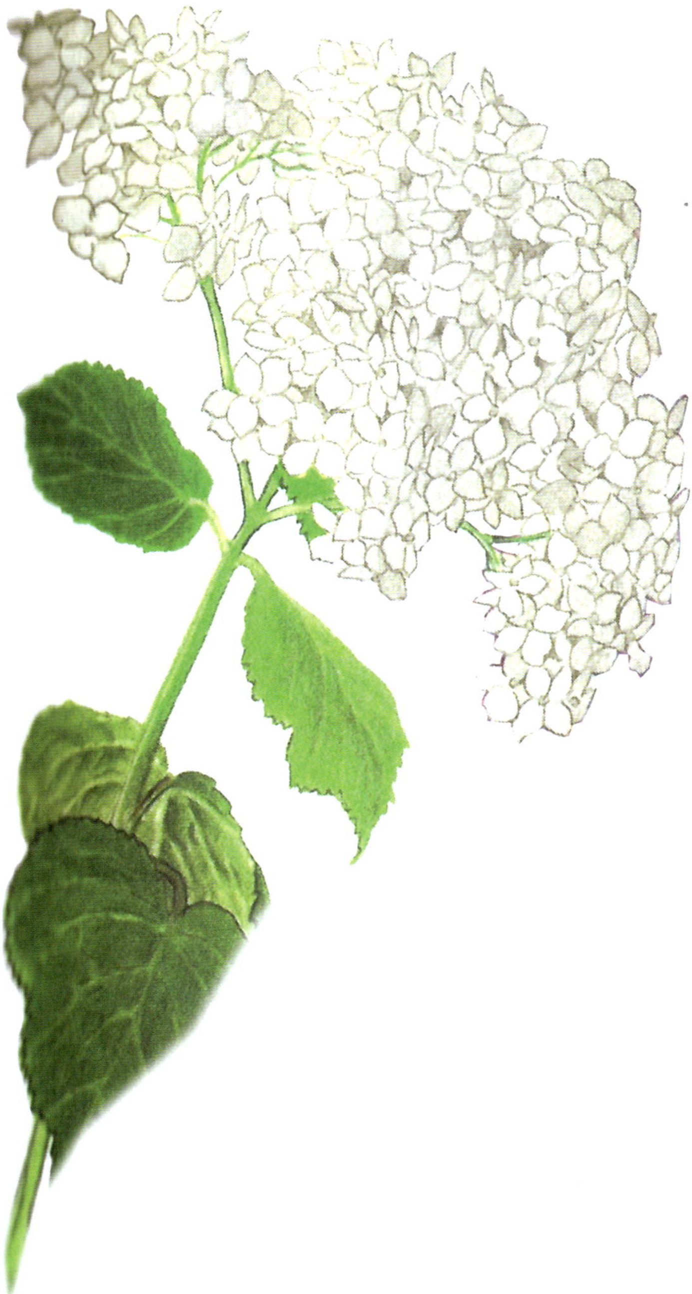

HYDRANGEA ARBORESCENS L.

Hortensie, Wald-

Pharmazeutischer Name	Hydrangea rhizoma
Botanischer Name	Hydrangea arborescens L.
Englischer Name	Smooth hydrangea, Seven barks
Verwendete Teile	Wurzelstock
Geschmack	scharf, bitter, süß
Thermische Wirkung	neutral
Organzuordnung	Niere, Blase, Leber, Lunge
Dosierung	3—6 g

Funktionen

- Leitet Feuchtigkeit aus (wie Acanthopanacis radix / Wujiapi)
- Wirkt Toxischer-Hitze entgegen
- Tonisiert das Nieren-Qi
- Weicht Lin (Verhärtungen und Steine) auf
- Leitet Feuchte-Hitze in der Blase aus

Anwendung bei

- Lokalen oder generellen Ödemen (Wasseransammlungen)
- Zystitis (Blasenentzündung) mit Schmerzen und Hämaturie (Blut im Urin)
- Nephrolithiasis (Nierensteine), Cholezystolithiasis (Gallensteine)
- Prostatahypertrophie (Vergrößerung der Vorsteherdrüse)
- Inkontinenz (Unfähigkeit, den Harn zu halten)
- Arteriosklerose
- Arthritis (Gelenksentzündung)

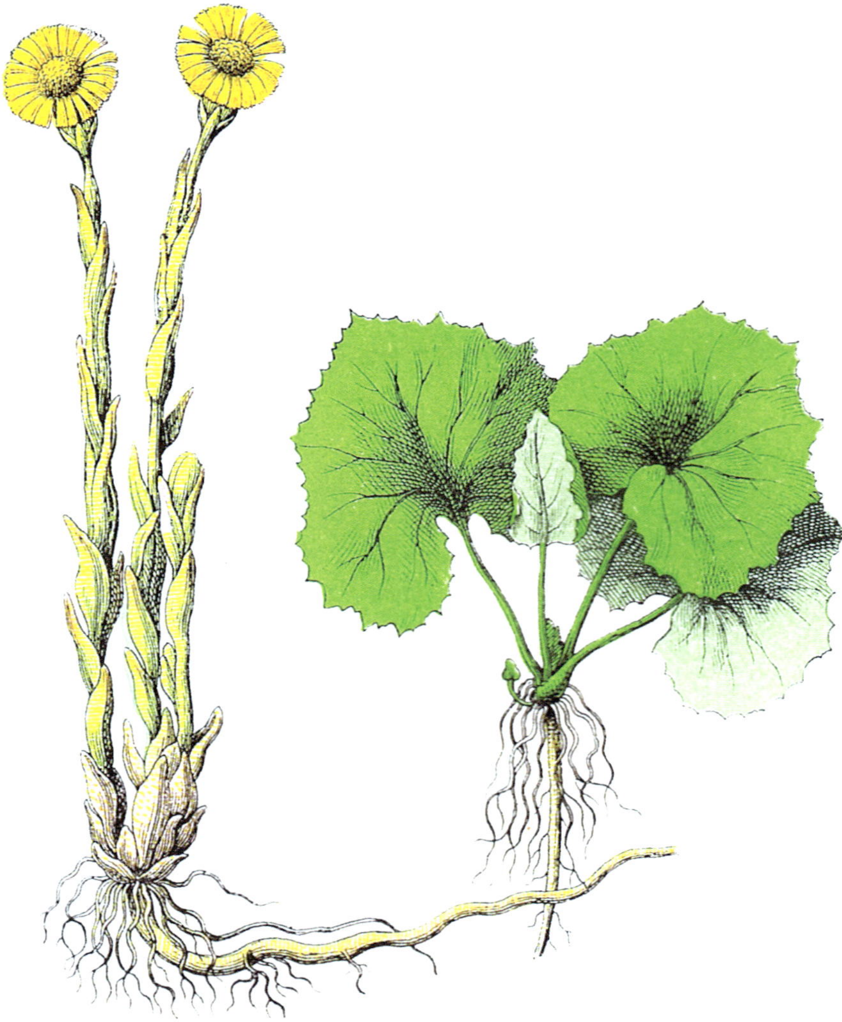

Tussilago farfara L.

Huflattich

Pharmazeutischer Name	Tussilaginis flos, folium
Botanischer Name	Tussilago farfara L.
Englischer Name	Coltsfoot, Coughwort
Verwendete Teile	Blätter, Blüten
Geschmack	süß, bitter
Thermische Wirkung	warm
Organzuordnung	Lunge, Dickdarm
Dosierung	3—6 g

Funktionen

- Tonisiert das Lungen-Qi und -Yin
- Beruhigt den Geist (Shen)
- Tonisiert das Dickdarm-Yin
- Wirkt Schleim-Stagnationen der Lunge entgegen
- Wirkt Toxischer-Hitze entgegen

Anwendung bei

- Asthma bronchiale (rezidivierend auftretende, krampfhafte Lungenerkrankung), Bronchitis (Erkrankung der Atmungsorgane mit Husten und Auswurf), Laryngitis (Halsentzündung)
- Nachtschweiß, Fieber am Abend
- Obstipation (Verstopfung)
- Unruhe und Einschlafproblemen
- Äußerliche Anwendung bei Ulcus cruris (Hautdefekt im Beinbereich) und Phlebitis (Venenentzündungen)
- Äußerliche Anwendung bei entzündlichen und nässenden Dermatosen (Hauterkrankungen)

Anmerkung

- Huflattich darf in Österreich wegen der enthaltenen Pyrrolizidin-Alkoloide nicht verkauft werden.
- Vor Langzeitanwendungen (länger als vier Wochen) ist abzuraten.

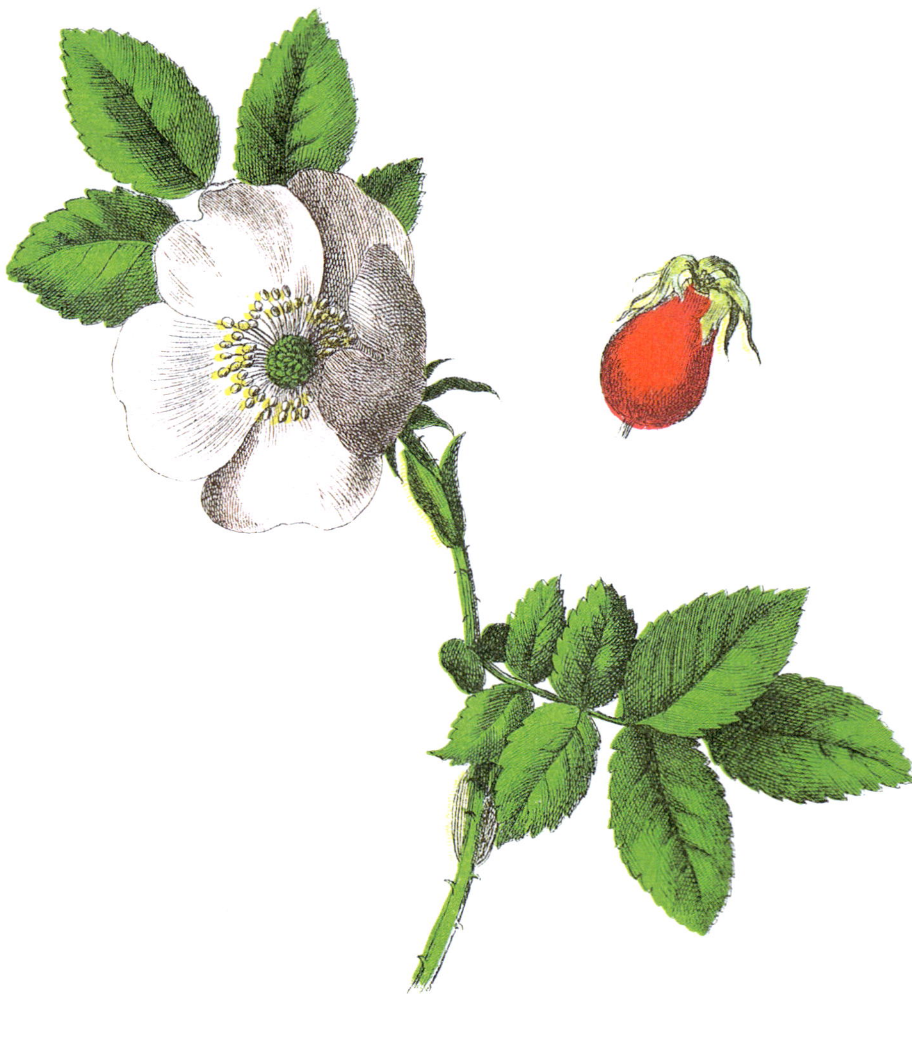

Rosa canina L.

Hundsrose, Hagebutte

Pharmazeutischer Name	Cynosbati fructus cum semen
Botanischer Name	Rosa canina L.
Englischer Name	Dogrose, Briarrose
Verwendete Teile	Früchte und Samen
Geschmack	sauer, adstringierend
Thermische Wirkung	kühl
Organzuordnung	Nieren, Leber
Dosierung	3—12 g

Funktionen

- Bewahrt Qi, Körpersäfte, Blut und Yin, speziell das Nieren-Yin
- Bewahrt das Jing (Essenz)
- Wirkt mild Hitze, speziell im Bereich der Leber, entgegen

Anwendung bei

- Hyperhidrosis (zu starkes Schwitzen)
- Anämie (Blut-Mangel)
- Fluor vaginalis (Scheideninfektion mit Ausfluss)
- Inkontinenz (Unfähigkeit, den Harn zu halten)
- Uterusprolaps (Gebärmuttervorfall, Gebärmuttersenkung)
- Osteoporose (verminderte Knochendichte)
- Hypermenorrhoe (zu starke Monatsblutung)

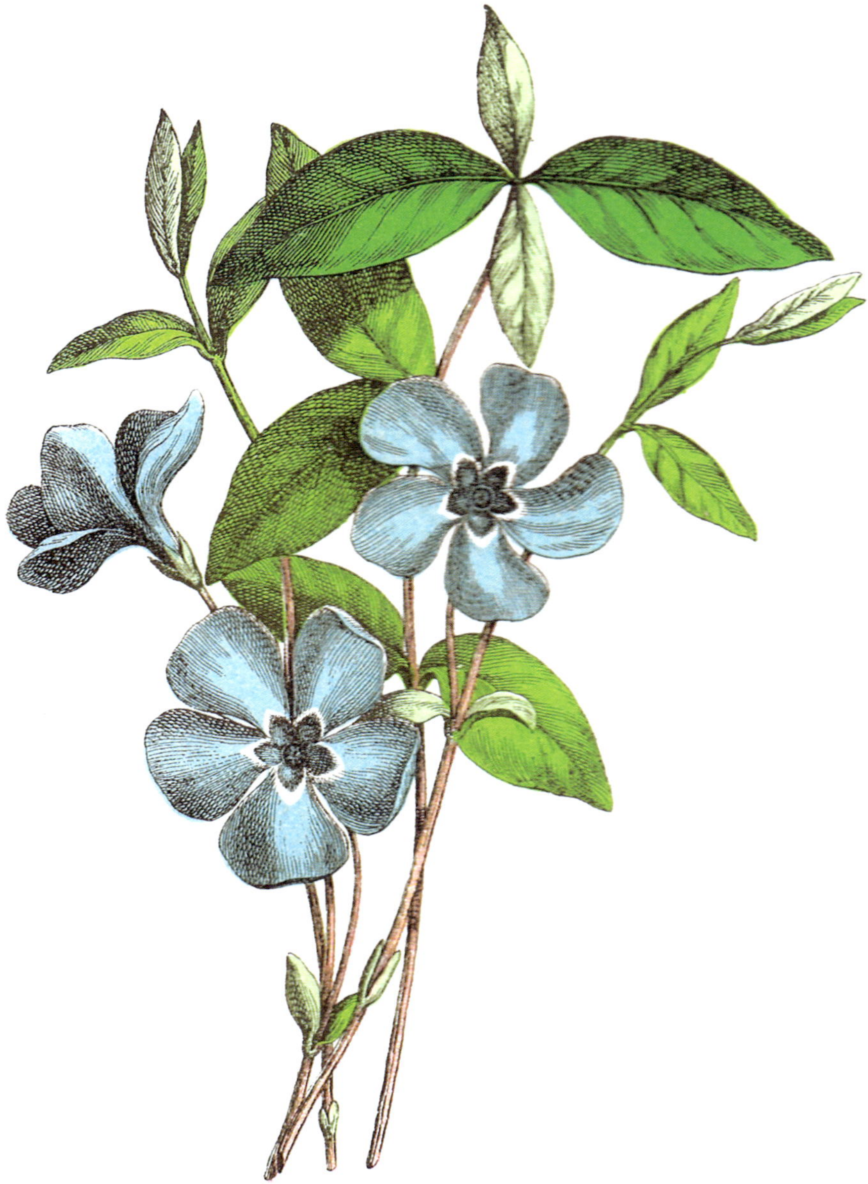

VINCA MINOR L.

Immergrün, Kleines

Pharmazeutischer Name	Vincae minoris folium
Botanischer Name	Vinca minor L.
Englischer Name	Common periwinkle
Verwendete Teile	Blätter
Geschmack	adstringierend
Thermische Wirkung	kalt
Organzuordnung	Lunge, Dickdarm
Dosierung	3—6 g

Funktionen

- Tonisiert das Lungen-Yin
- Wirkt Blutungen bei Blut-Hitze entgegen
- Leitet Feuchte-Hitze im Dickdarm aus
- Leitet Feuchte-Hitze im Bereich der Haut aus

Anwendung bei

- Epistaxis (Nasenbluten), blutigem Sputum
- Zu starken Uterusblutungen
- Chronischer Bronchitis (Erkrankung der Atmungsorgane mit Husten und Auswurf)
- Struma (Vergrößerung der Schilddrüse), auch als Umschlag äußerlich verwendet
- Diarrhoe (Durchfall)
- Tonsillitis (Mandelentzündung)
- Ekzemen (Entzündungen der Haut) mit übel riechendem, dickflüssigem Sekret, speziell im Kopfbereich

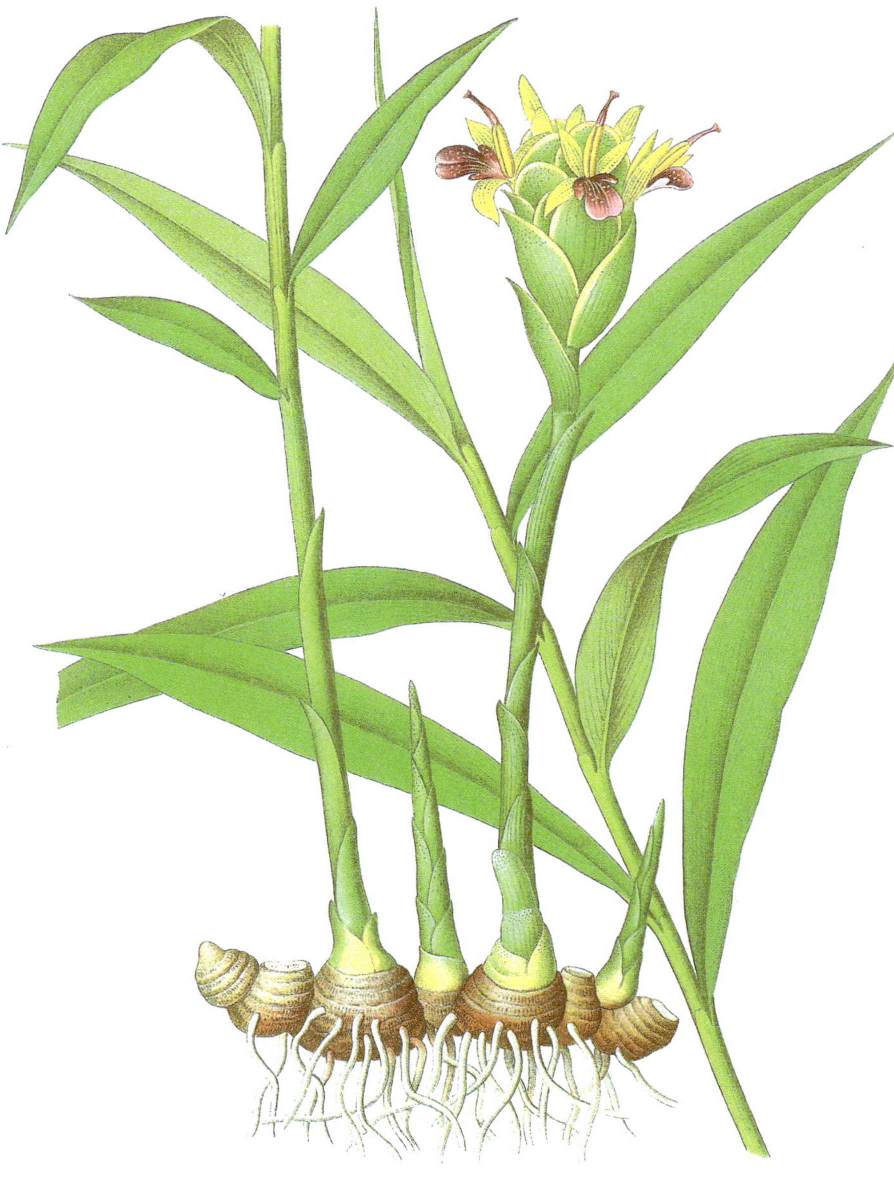

Zingiber officinalis Roscoe

Ingwer

Pharmazeutischer Name	Zingiberis rhizoma
Chinesicher Name	Shengjiang
Botanischer Name	Zingiber officinalis Roscoe
Englischer Name	Ginger
Verwendete Teile	Wurzelstock
Geschmack	scharf
Thermische Wirkung	warm
Organzuordnung	Lunge, Milz, Magen
Dosierung	3—12 g

Funktionen

- Öffnet die Oberfläche und vertreibt Wind-Kälte
- Wärmt den Mittleren Erwärmer
- Vermindert die toxische Wirkung anderer Kräuter (z. B. von Aconiti radix lateralis / Fuzi)
- Wirkt einer Umkehrung des Magen-Qi entgegen
- Vertreibt Kälte und stoppt Husten

Anwendung bei

- Infektionen, bei denen der Patient nicht schwitzt, aber eine Kälteaversion hat
- Appetitlosigkeit, Übelkeit, Nausea (Brechreiz)
- Meteorismus (Blähungen)
- Lebensmittelvergiftungen
- Akonitvergiftung
- Chronischem Husten mit weißem Sputum

Anmerkung

- Die Haut des Wurzelstocks (Zingiberis cortex rhizoma) wirkt harntreibend und wird bei Ödemen (Wasseransammlungen) verwendet.
- Getrockneter Ingwer ist thermisch heiss und wird verwendet, um das Yang zu tonisieren.

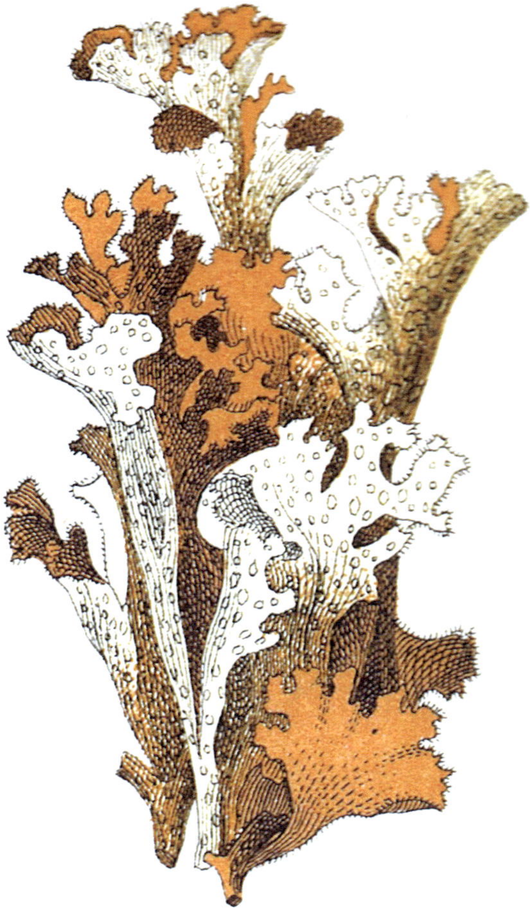

Cetraria islandica (L.) Ach.

Isländisches Moos

Pharmazeutischer Name	Lichen islandicus (= Cetrariae lichen)
Botanischer Name	Cetraria islandica (L.) Ach.
Englischer Name	Iceland moss
Verwendete Teile	ganze Pflanze
Geschmack	süß, bitter
Thermische Wirkung	warm
Organzuordnung	Lunge, Magen
Dosierung	2—6 g

Funktionen

- Tonisiert das Lungen-Qi und -Yin
- Wirkt als Expektorans (auswurffördernd)
- Wirkt einer Umkehrung des Magen-Qi entgegen
- Tonisiert das Milz-Qi
- Tonisiert das Blut
- Nährt Jinye (Körpersäfte)

Anwendung bei

- Müdigkeit, spontanen Schweißausbrüchen, Schwäche mit schleimigem Sputum
- Nachtschweiß
- Anämie (Blut-Mangel)
- Erschöpfungszuständen
- TBC (Tuberkulose), Pseudokrupp, Pneumonie (Lungenentzündung), Bronchitis (Erkrankung der Atmungsorgane mit Husten und Auswurf)
- Gastritis (Entzündung der Magenschleimhaut), Ulcus duodeni (Zwölffingerdarmgeschwür)
- Allgemeiner Trockenheit der Schleimhäute

Anmerkung

- Wegen des bitteren Geschmacks nicht zu hoch dosieren und Honig dazugeben.

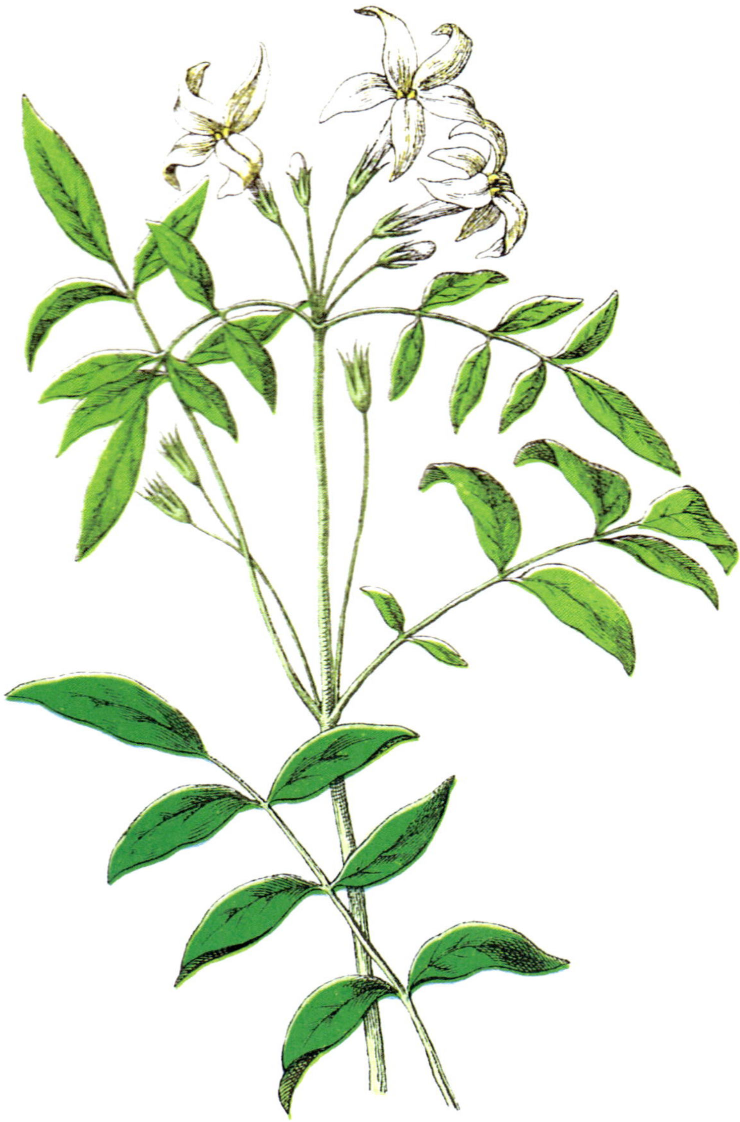

Jasminum officinale L.

Jasmin, Echter

Pharmazeutischer Name	Jasmini flos
Botanischer Name	Jasminum officinale L.
Englischer Name	Jasmine
Verwendete Teile	Blüten
Geschmack	scharf, leicht süß
Thermische Wirkung	warm
Organzuordnung	Herz, Leber, Niere
Dosierung	2—6 g

Funktionen

- Beruhigt den Geist (Shen)
- Wirkt dem Syndrom «Schleim verlegt die Herzkanäle» entgegen
- Tonisiert das Milz- und Nieren-Yang
- Vertreibt Kälte im Unteren Erwärmer und in der Leber
- Wirkt Leber-Qi-Stagnation im Mittleren Erwärmer entgegen
- Wirkt Schleim-Kälte in der Lunge entgegen

Anwendung bei

- Depressionen
- Dysmenorrhoe (Schmerzen zur Zeit der Monatsblutung)
- Cephalea (Kopfschmerzen), Neuralgien (Nervenschmerzen), speziell Trigeminusneuralgien
- Rückenschmerzen
- Libidomangel, Reizblase
- Müdigkeit, Schwäche, Reizbarkeit
- Diarrhoe (Durchfall), Schmerzen im Abdomen
- Laryngitis (Halsentzündung), Husten

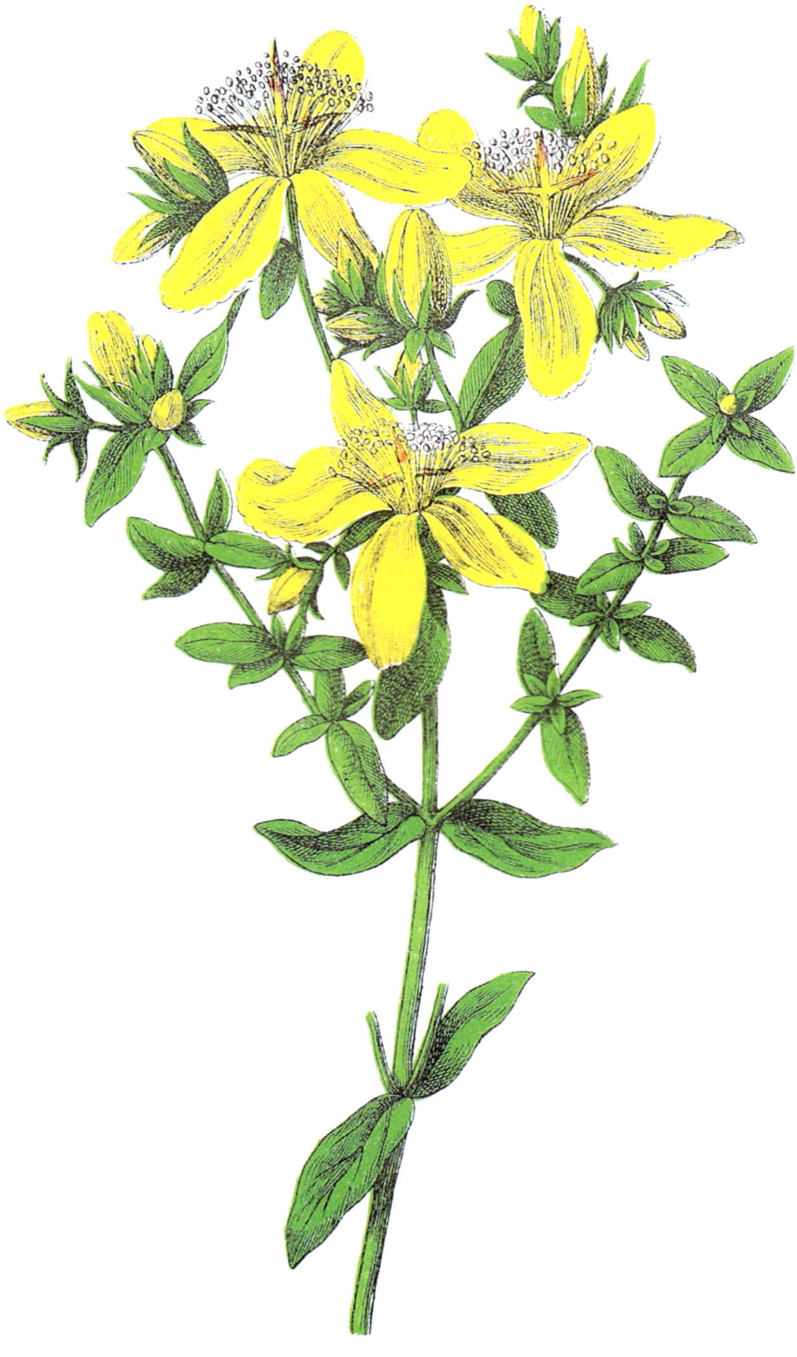

Hypericum perforatum L.

Johanniskraut, Echtes

Pharmazeutischer Name	Hyperici herba
Botanischer Name	Hypericum perforatum L.
Englischer Name	Saint John's wort, Hardhay
Verwendete Teile	Kraut
Geschmack	bitter
Thermische Wirkung	kühl
Organzuordnung	Niere, Herz, Leber
Dosierung	2—6 g

Funktionen

- Wirkt dem Syndrom «Schleim verlegt die Herzkanäle» entgegen
- Bringt den Inhalt des Hun an die Oberfläche
- Nährt Herz- und Nieren-Yin
- Wirkt Leber-Qi-Stagnation entgegen
- Beruhigt den Geist (Shen)

Anwendung bei

- Verstimmung, Depressionen
- Schädigung der Nervensubstanz nach Verletzungen
- Neuralgien (Nervenschmerzen), speziell Trigeminusneuralgien
- Unruhe, Angstzuständen, Insomnia (Schlafprobleme)
- PMS (Prämenstruelles Syndrom: Schmerzen vor der Monatsblutung), Dysmenorrhoe (Schmerzen zur Zeit der Monatsblutung), Endometritis (Entzündung der Gebärmutterschleimhaut)
- Enuresis (nächtliches Wasserlassen)
- Lumboischialgie (Schmerzen im Bereich der Lendenwirbelsäule)
- Hyperurikämie (Erhöhung der Harnsäurewerte)
- Äußerlich bei Verbrennungen, juckenden, schlecht heilenden Wunden, Ulcus cruris (Hautdefekt im Beinbereich), Sonnenbrand
- Äußerlich bei Schmerzen und Herpes labialis (Fieberblasen)

→

←

Anmerkung

- Wirkungseintritt erst nach 2—3 Wochen.
- Patienten sollten sich nicht zu stark dem Sonnenlicht aussetzen.
- Eine mögliche Nebenwirkung ist Lichtempfindlichkeit.
- Es kann zu Interaktionen mit diversen schuldmedizinischen Medikamenten kommen.
- Vor Dauereinnahme wird abgeraten.
- Allgemein medizinische Verwendung («Well-established use»):
  Hypericum-Trockenextrakte induzieren die Aktivität von CYP3A4, CYP2C9, CYP2C19 und P-Glykoprotein. Die gleichzeitige Anwendung von Cyclosporin, Tacrolimus zur systemischen Anwendung, Amprenavir, Indinavir und anderen Proteasehemmern, Irinotecan und Warfarin ist kontraindiziert. Besondere Vorsicht ist erforderlich bei gleichzeitiger Anwendung von allen Substanzen, deren Stoffwechsel durch CYP3A4, CYP2C9, CYP2C19 und P-Glycoprotein beeinflusst wird, z.B. Amitriptylin, Fexofenadin, Benzodiazepine, Methadon, Simvastatin, Digoxin, Finasterid), da eine Abnahme der Plasmakonzentration möglich ist.
  Die Reduktion der Plasmakonzentration von oralen Kontrazeptiva kann zu vermehrten Zwischenblutungen und zu einer verminderten kontrazeptiven Sicherheit führen. Für Frauen, die orale Kontrazeptiva einnehmen, werden zusätzliche kontrazeptive Maßnahmen empfohlen.
  Vor elektiven chirurgischen Eingriffen sollen mögliche Interaktionen mit Substanzen identifiziert werden, die in der Allgemein- und Regionalanästhesie verwendet werden. Wenn notwendig sollte das pflanzliche Arzneimittel abgesetzt werden.» (Pittner 2014: 5).

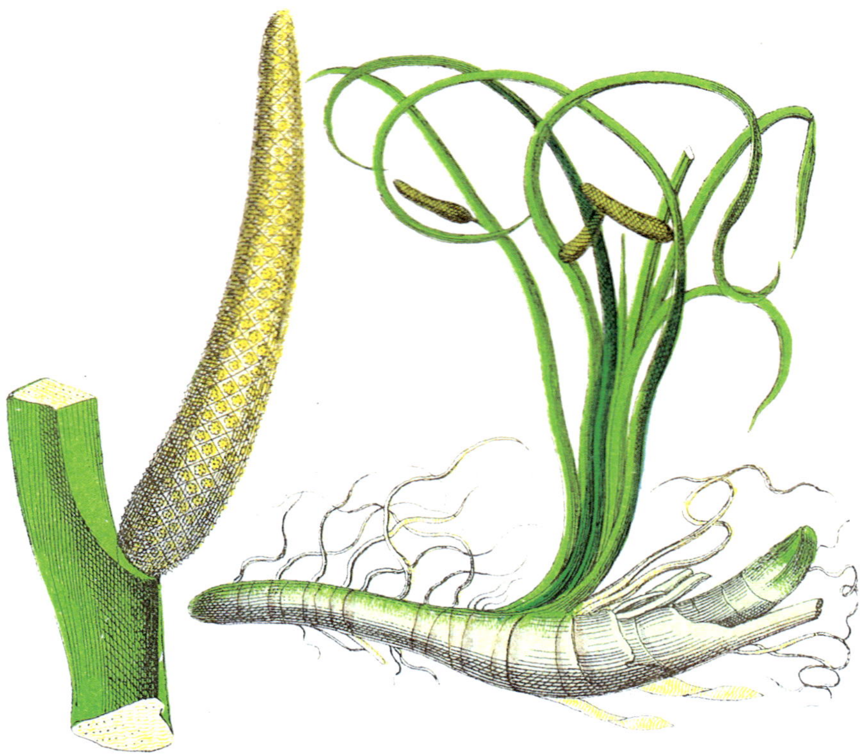

Acoris gramineus L.

Kalmus

Pharmazeutischer Name	Acori graminei rhizoma
Chinesischer Name	Shichangpu
Botanischer Name	Acoris gramineus L.
Englischer Name	Sweetflag
Verwendete Teile	Wurzelstock
Geschmack	scharf, aromatisch
Thermische Wirkung	leicht warm
Organzuordnung	Herz, Leber, Milz, Magen
Dosierung	3—9 g

Funktionen

- Wirkt dem Syndrom «Schleim verlegt die Herzkanäle» entgegen
- Klärt die Sinne
- Wirkt Feuchtigkeit entgegen
- Wirkt Schleim-Hitze entgegen
- Harmonisiert den Mittleren Erwärmer
- Wirkt Wind-Kälte-Feuchtigkeits-Stagnation (Bi-Syndrom) entgegen
- Kann gegen Parasiten eingesetzt werden
- Wirkt Juckreiz entgegen

Anwendung bei

- Depression
- Insult (Schlaganfall) status post
- Bewusstseinstrübungen
- Schwäche des Gedächtnisses
- Schizophrenie
- Tinnitus (Ohrensausen)
- Dyspepsie (Schwäche des Verdauungstraktes)
- Rheuma
- Wurmbefall

Anmerkung

- Nur mit Vorsicht bei Vorliegen eines Yin-Mangels einsetzen.

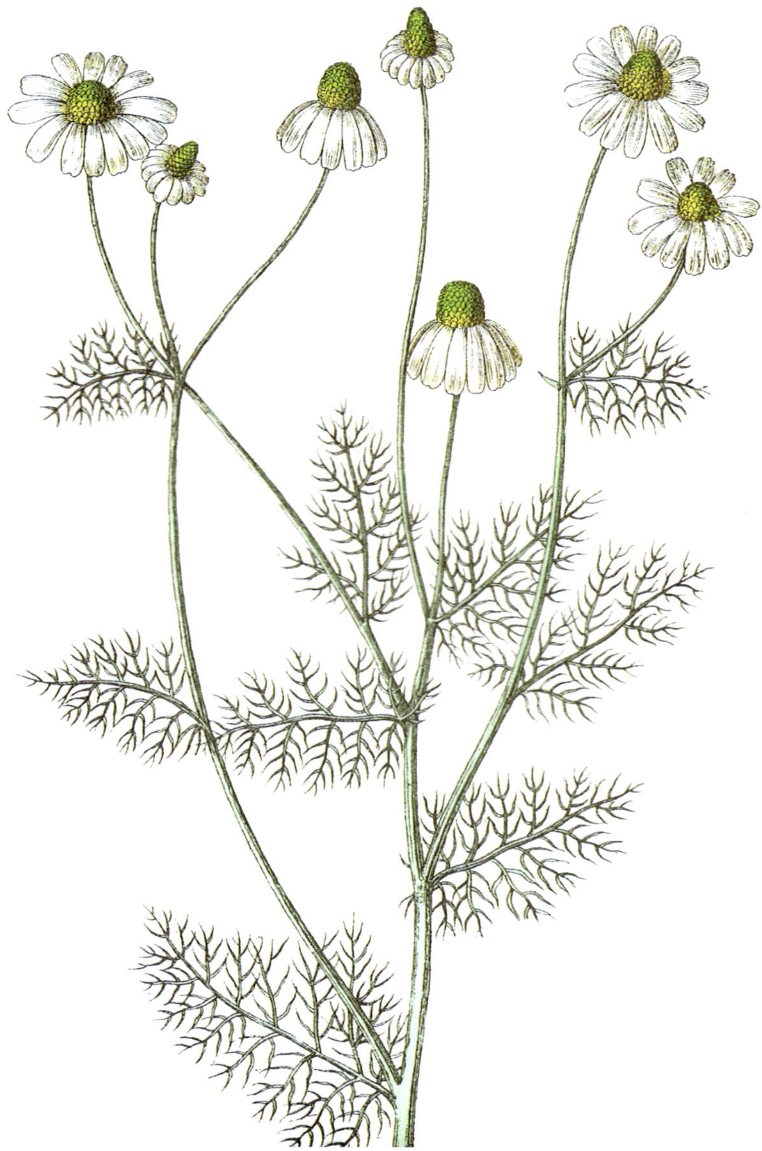

Matricaria chamomilla L.

Kamille, Echte

Pharmazeutischer Name	Chamomillae flos
Botanischer Name	Matricaria chamomilla L., syn. Matricaria recutita L., Chamomilla recutita (L.) Rauschert
Englischer Name	German chamomile
Verwendete Teile	Blüten
Geschmack	leicht bitter, süß, aromatisch
Thermische Wirkung	kühl
Organzuordnung	Magen, Dickdarm, Herz
Dosierung	3—9 g

Funktionen

- Wirkt harmonisierend im Bereich des Mittleren Erwärmers
- Wirkt mild Leber-Qi-Stagnationen entgegen
- Kühlt Magen-Feuer
- Wirkt einer Umkehrung des Magen-Qi entgegen
- Wirkt mild Herz-Feuer entgegen
- Äußerlich angewendet wirkt es Toxischer-Hitze entgegen

Anwendung bei

- Brechreiz und Erbrechen
- Dyspepsie (Schwäche des Verdauungstraktes)
- Meteorismus (Blähungen)
- Gastritis (Entzündung der Magenschleimhaut)
- Darmkoliken
- Erkältung mit Laryngitis (Halsentzündung)
- PMS (Schmerzen vor der Monatsblutung)
- Insomnia (Schlafprobleme)

... Anwendung bei

- Zahnenden Babys
- Äußerliche Anwendung bei entzündeten, schwer heilenden und schmerzhaften Wunden; nässenden Ekzemen (Entzündungen der Haut), zur Fistelbehandlung, Mundspülungen bei Entzündungen der Mundschleimhaut und Zahnschmerzen, zur Scheidenspülung sowie Hämorrhoiden-Behandlung.

Anmerkung

- Nicht für Patienten mit einem Nieren-Yang-Mangel bzw. Magen-Kälte verwenden!

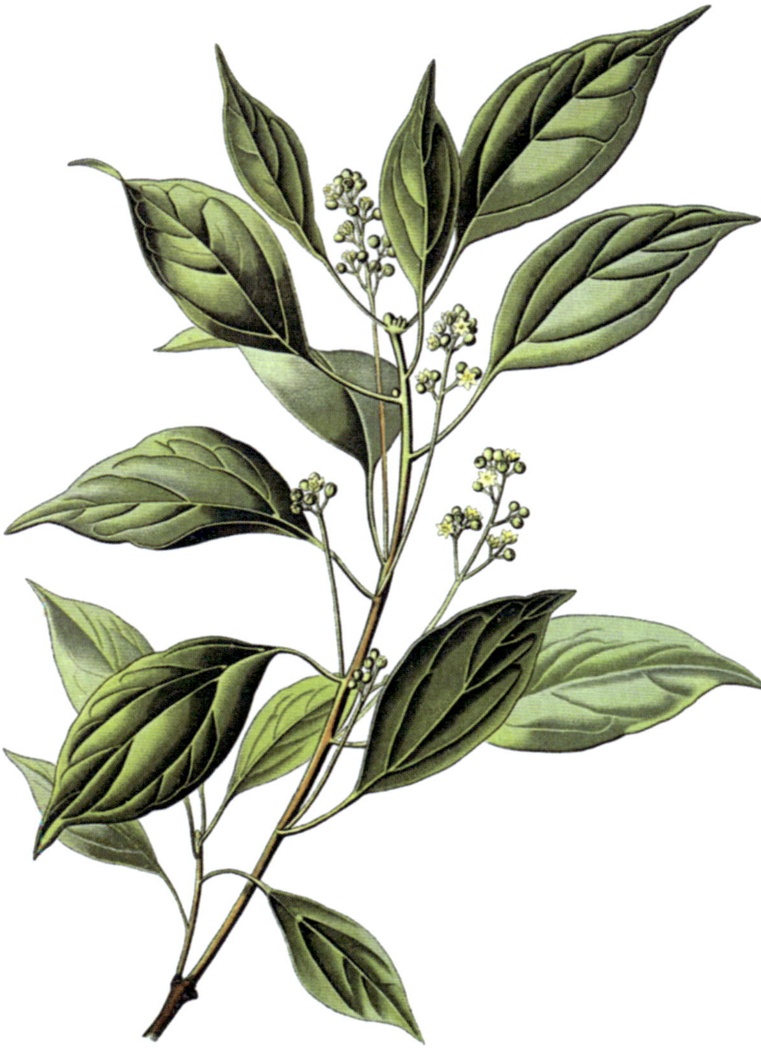

CINNAMOMUM CAMPHORA (L.) J. PRESL

Kampferbaum

Pharmazeutischer Name	Camphorae aetheroleum
Botanischer Name	Cinnamomum camphora (L.) J. Presl
Englischer Name	Camphor tree
Verwendete Teile	Ätherische Öle
Geschmack	scharf, bitter
Thermische Wirkung	warm
Organzuordnung	Herz, Lunge, Niere
Dosierung	1—3 g

Funktionen

- Tonisiert das Herz-Yang
- Tonisiert das Yang bei einem Yang-Kollaps
- Vertreibt äußere Wind-Kälte
- Wirkt Qi-Stagnation entgegen
- Tonisiert das Milz-Yang
- Vertreibt Feuchte-Kälte im Kopfbereich

Anwendung bei

- Müdigkeit, kalten Extremitäten, Druckgefühl im Bereich des Thorax
- Depressionen
- Ohnmacht, Kollaps
- Schüttelfrost, Laryngitis (Halsentzündung) mit Fieber
- Zystitis (Blasenentzündung), Anurie (Harnverhalten)
- Irregulärer Monatsblutung, PMS (Prämenstruelles Syndrom: Schmerzen vor der Monatsblutung)
- Äußerliche Anwendung bei Kältegefühl und Lähmungserscheinungen

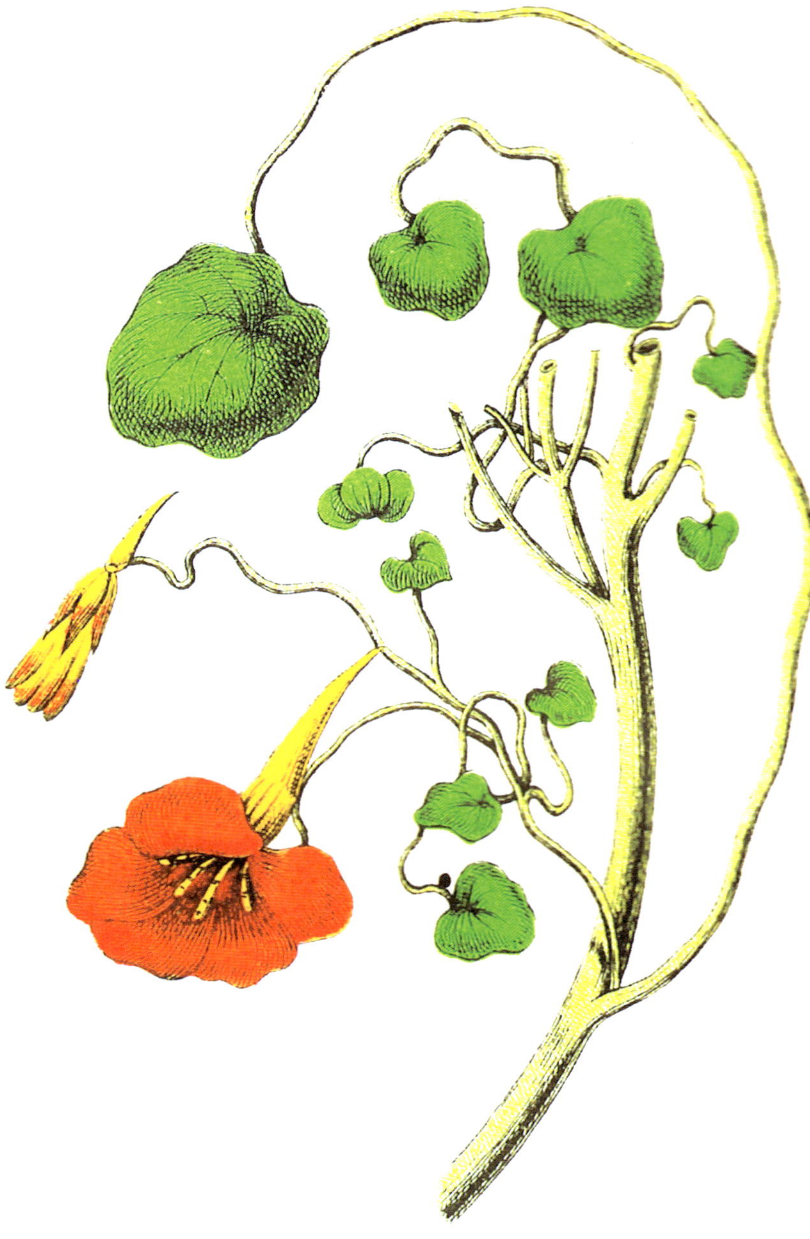

Tropaeolum majus L.

Kapuzinerkresse, Große

Pharmazeutischer Name	Tropaeoli herba
Botanischer Name	Tropaeolum majus L.
Englischer Name	Indian cress, Monks cress
Verwendete Teile	Kraut
Geschmack	scharf, leicht bitter
Thermische Wirkung	warm
Organzuordnung	Niere
Dosierung	3—9 g

Funktionen

- Tonisiert das Nieren-Yang
- Leitet Wind-Kälte-Feuchtigkeits-Stagnation (Bi-Syndrom) aus
- Wirkt mild Qi- und Blut-Stagnationen entgegen

Anwendung bei

- Libidomangel
- Lumboischialgie (Schmerzen im Bereich der Lendenwirbelsäule)
- Rheuma
- Als Tonikum bei Schwächezuständen
- Amenorrhoe (Ausbleiben der Monatsblutung)

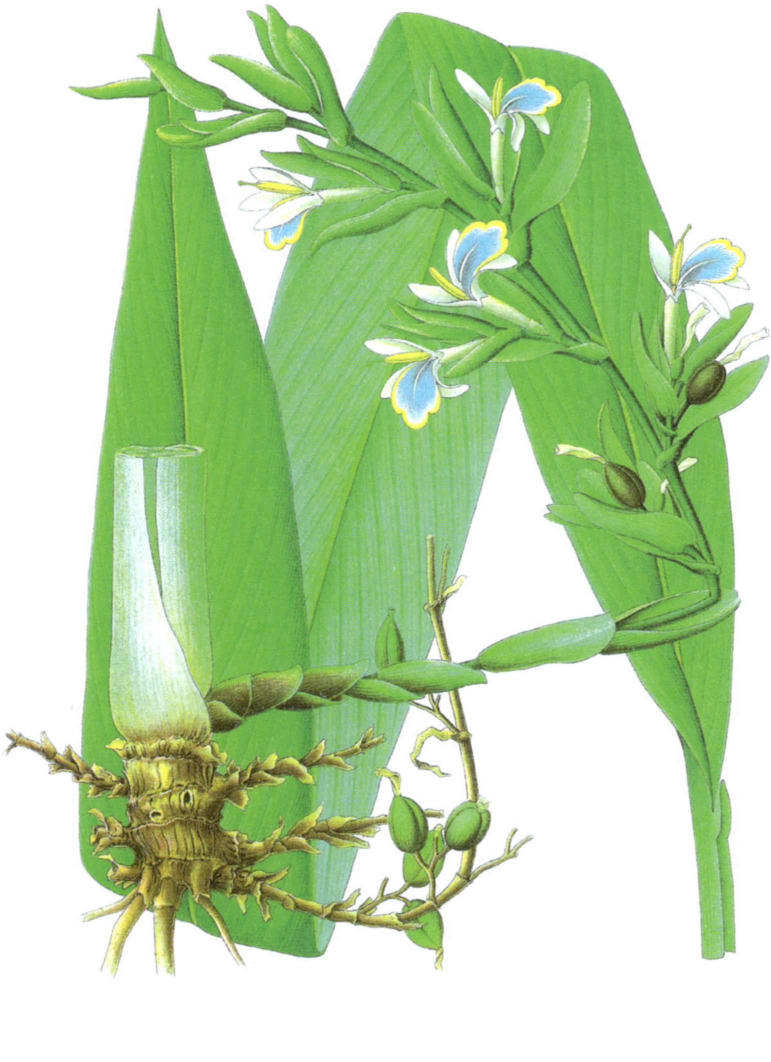

Elettaria cardamomum (L.) Maton

Kardamom, Grüner

Pharmazeutischer Name	Cardamomi fructus
Botanischer Name	Elettaria cardamomum (L.) Maton
Englischer Name	Cardamom
Verwendete Teile	Früchte
Geschmack	scharf, aromatisch
Thermische Wirkung	warm
Organzuordnung	Milz, Magen, Lunge, Dünndarm
Dosis	3–6 g

Funktionen

- Tonisiert das Milz-Yang
- Wirkt Feuchte-Kälte entgegen
- Wirkt aromatisch
- Regt die Trennungsfunktion des Dünndarm an
- Leitet rebellierendes Qi abwärts
- Wandelt Feuchtigkeit und Schleim um
- Wirkt Qi-Stagnation entgegen

Anwendung bei

- Druckgefühl im Bereich des Thorax, Appetitlosigkeit, dicker Zungenbelag
- Meteorismus (Blähungen)
- Übelkeit und Nausea (Brechreiz)
- Schweregefühl
- Hypothyreose (Unterfunktion der Schilddrüse)
- Adipositas (Übergewicht)
- Chronische Bronchitis (Erkrankung der Atmungsorgane mit Husten und Auswurf)

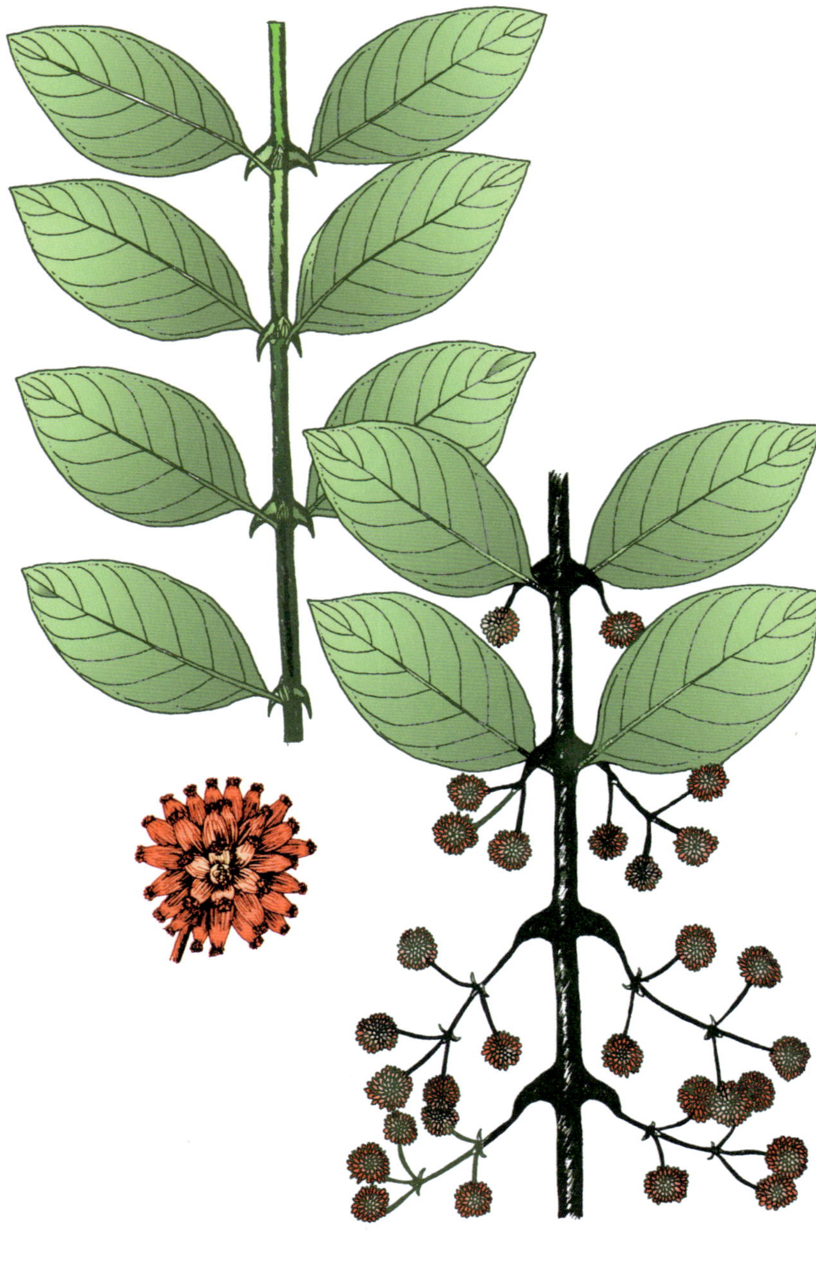

Uncaria tomentosa (Willd.) DC.

Katzenkralle; Krallendorn

Pharmazeutischer Name	Uncariae tomentosae radix
Botanischer Name	Uncaria tomentosa (Willd.) DC.
Englischer Name	Cat's Claw
Verwendete Teile	Wurzel
Geschmack	bitter
Thermische Wirkung	kühl
Organzuordnung	Leber, Gallenblase
Dosierung	3—6 g

Funktionen

- Wirkt Wind-Kälte-Feuchtigkeits-Stagnation (Bi-Syndrom) entgegen
- Leitet Feuchte-Hitze im Bereich von Blase und Gallenblase aus

Anwendung bei

- Rheuma
- Gicht
- Myalgien (Schmerzen und Verhärtungen der Muskulatur)
- Lumboischialgie (Schmerzen im Bereich der Lendenwirbelsäule)
- Degenerative Erkrankungen des Bewegungsapparates
- Arthritis (Gelenksentzündung)

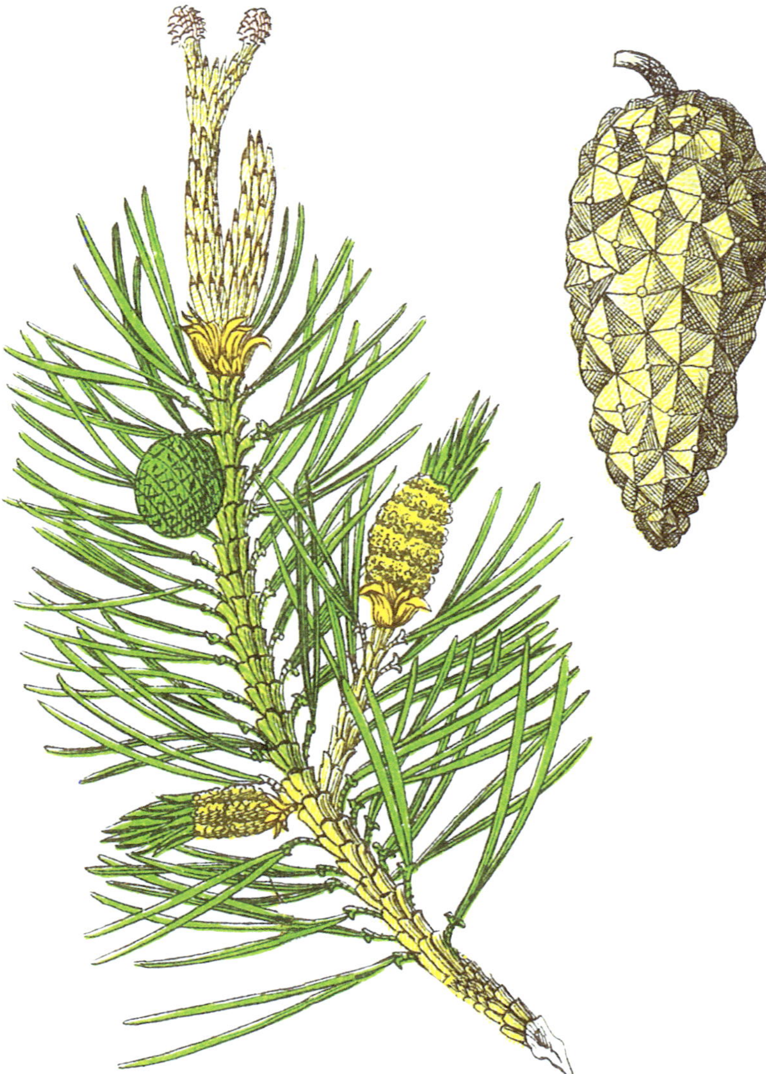

Pinus sylvestris L.

Kiefer, Wald-

Pharmazeutischer Name	Pini turiones, aetheroleum
Botanischer Name	Pinus sylvestris L.
Englischer Name	Scotch Pine
Verwendete Teile	Nadeln, Zweigspitzen
Geschmack	scharf, bitter
Thermische Wirkung	warm
Organzuordnung	Lunge, Niere, Blase
Dosierung	3—6 g

Funktionen

- Wirkt Feuchte-Kälte und Schleim in der Lunge entgegen
- Tonisiert das Nieren-Yang
- Wirkt Toxischer-Hitze entgegen
- Wirkt Schleim-Stagnationen entgegen

Anwendung bei

- Chronischer Bronchitis (Erkrankung der Atmungsorgane mit Husten und Auswurf), Pneumonie (Lungenentzündung)
- Chronischer Zystitis (Blasenentzündung)
- Impotenz, Libidomangel
- Lymphknotenschwellungen
- Cholezystolithiasis (Gallensteine)
- Neuralgien (Nervenschmerzen)
- Hyperurikämie (Erhöhung der Harnsäurewerte), als Bäder
- Dermatitis (Entzündung der Haut)
- Äußerlich bei nässenden Dermatosen (Hauterkrankungen) und rheumatischen Prozessen

Anmerkung

- Als ätherisches Öl 3—5 Tropfen in warmen Wasser, oder auch als Dekokt.

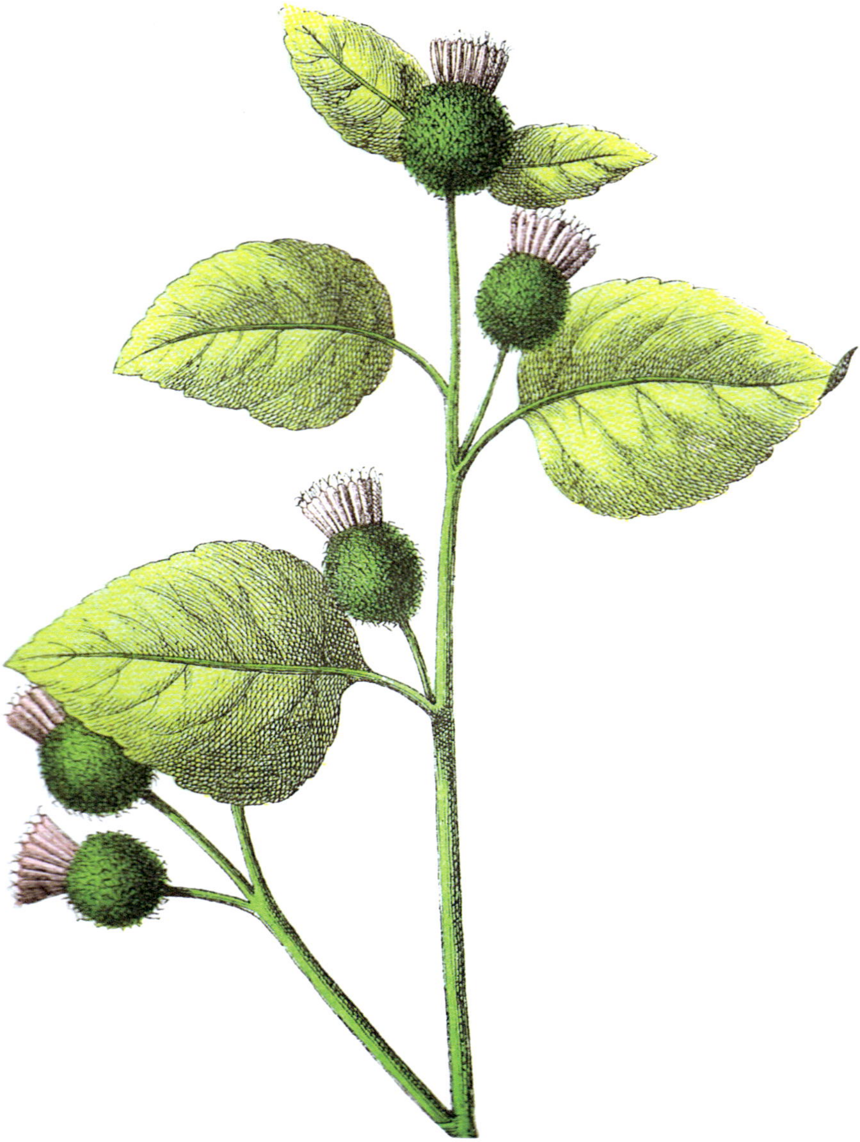

Arctium lappa L.

Klette, Große

Pharmazeutischer Name	Bardanae radix
Chinesischer Name	Niubanggen
Botanischer Name	Arctium lappa L.
Englischer Name	Burdock
Verwendete Teile	Wurzel
Geschmack	leicht scharf und bitter
Thermische Wirkung	kühl
Organzuordnung	Lunge, Niere, Blase
Dosierung	3—6 g

Funktionen

- Vertreibt Wind-Hitze
- Leitet verborgene Pathogene Faktoren aus
- Wirkt Toxischer-Hitze entgegen
- Leitet Feuchte-Hitze im Unteren Erwärmer aus

Anwendung bei

- Urtikaria (Nesselsucht)
- Ekzemen (Entzündungen der Haut)
- Exanthem (Ausschlag)
- Psoriasis (Schuppenflechte)
- Rheuma
- Lymphadenitis (Entzündung der Lymphbahnen)
- Zystitis (Blasenentzündung)
- Diarrhoe (Durchfall)

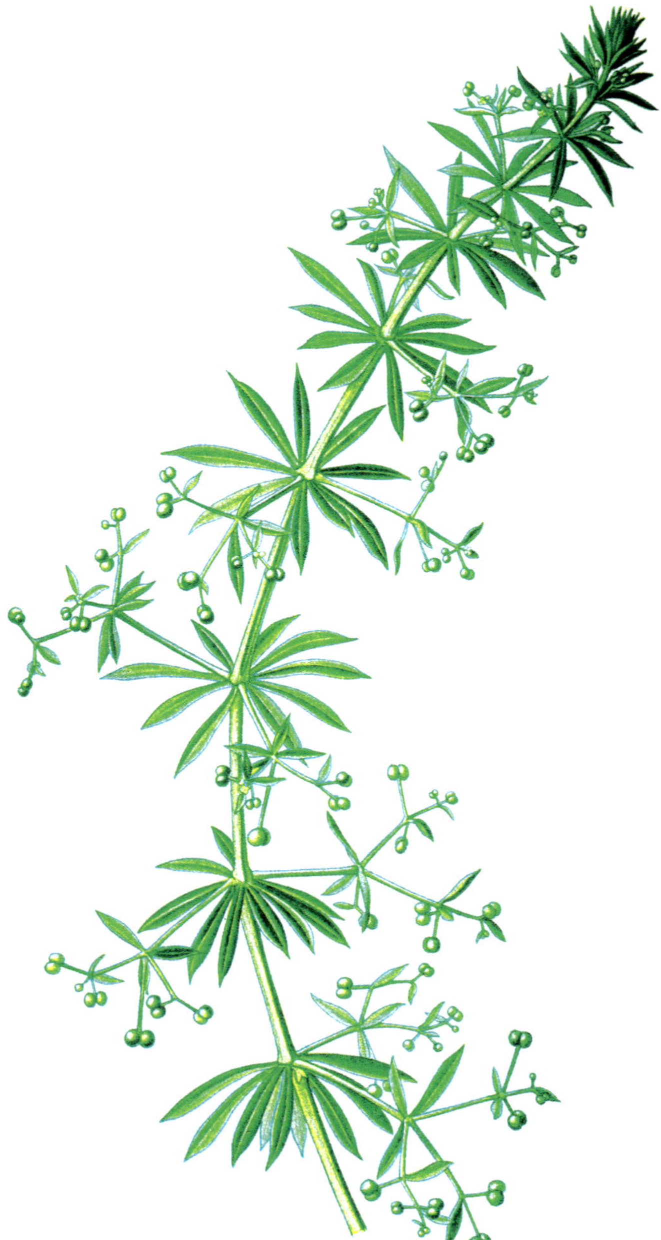

Galium aparine L.

Klett-Labkraut

Pharmazeutischer Name	Galii aparinis herba
Botanischer Name	Galium aparine L.
Englischer Name	Cleavers
Verwendete Teile	Kraut
Geschmack	bitter, salzig
Thermische Wirkung	kühl
Organzuordnung	Leber, Blase
Dosierung	2—6 g

Funktionen

- Wirkt Toxischer-Hitze entgegen (wie Forsythiae fructus / Lianjiao)
- Wirkt mild Qi-Stagnation im unteren Erwärmer entgegen
- Wirkt Blut-Stagnation entgegen
- Wirkt Schleim-Stagnationen entgegen
- Leitet Feuchte-Hitze in der Blase aus

Anwendung bei

- Ekzemen (Entzündungen der Haut), Psoriasis (Schuppenflechte), Akne
- Schmerzen unter dem Rippenbogen,
- Nausea (Brechreiz)
- Ikterus (Gelbsucht)
- Zystitis (Blasenentzündung) mit Schmerzen und gelbem Harn
- Nephrolithiasis (Nierensteine)
- Ödemen (Wasseransammlungen)
- Geschwollenen Lymphknoten
- Äußerlich bei karzinomatösen Hauterkrankungen

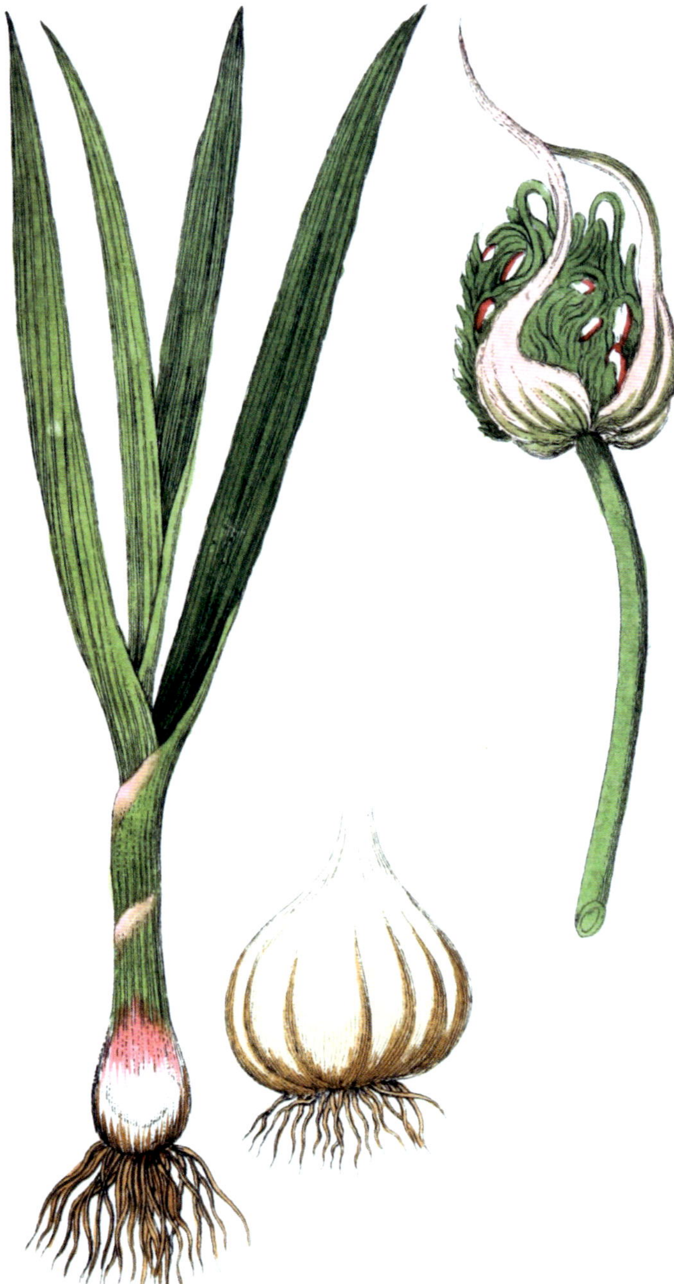

Allium sativum

Knoblauch

Pharmazeutischer Name	Allii sativi bulbus
Chinesischer Name	Xiebai
Botanischer Name	Allium sativum
Englischer Name	Garlic
Verwendete Teile	Zwiebel
Geschmack	scharf, leicht süß
Thermische Wirkung	warm
Organzuordnung	Lunge, Dickdarm, Milz, Leber, Herz
Dosierung	2—6 g

Funktionen

- Vertreibt Wind-Kälte und Feuchtigkeit
- Tonisiert das Yang
- Vertreibt Schleim-Kälte und Stagnation in Lunge und Dickdarm
- Wirkt Feuchtigkeits-Stagnationen entgegen
- Tonisiert das Herz- und Lungen-Qi
- Leitet Schleim und Stagnation auf Grund eines Mangels aus
- Ausleiten von Feuchte-Hitze, die auf Grund von Kälte entsteht

Anwendung bei

- Lokalen und systemischen Infektionen wie z. B. Bronchitis (Erkrankung der Atmungsorgane mit Husten und Auswurf), Diarrhoe (Durchfall), Dyphterie, TBC (Tuberkulose)
- Äußeren Wind-Kälte-Infektionen mit Schüttelfrost, Nackenschmerzen, jedoch ohne Fieber

... Anwendung bei

- Husten mit weißem Schleim, Druckgefühl im Bereich des Thorax
- Kältegefühl, Palpitationen (Herzklopfen), kalten Extremitäten, Vertigo (Drehschwindel)
- Müdigkeit, Depression, Schwäche, Dyspnoe (Kurzatmigkeit)
- Gastroenteritis (Entzündung des Magen-Darmtraktes)
- Arteriosklerose (Achtung: Nicht für Patienten mit Feuchte-Hitze in der Galle!)
- Vorbeugend bei viralen und bakteriellen Infekten
- Wundheilungsstörungen

Anmerkung

- Patienten mit Yin-Mangel bzw. während der Gravidität (Schwangerschaft) sollten Knoblauch nur mit Vorsicht einnehmen.

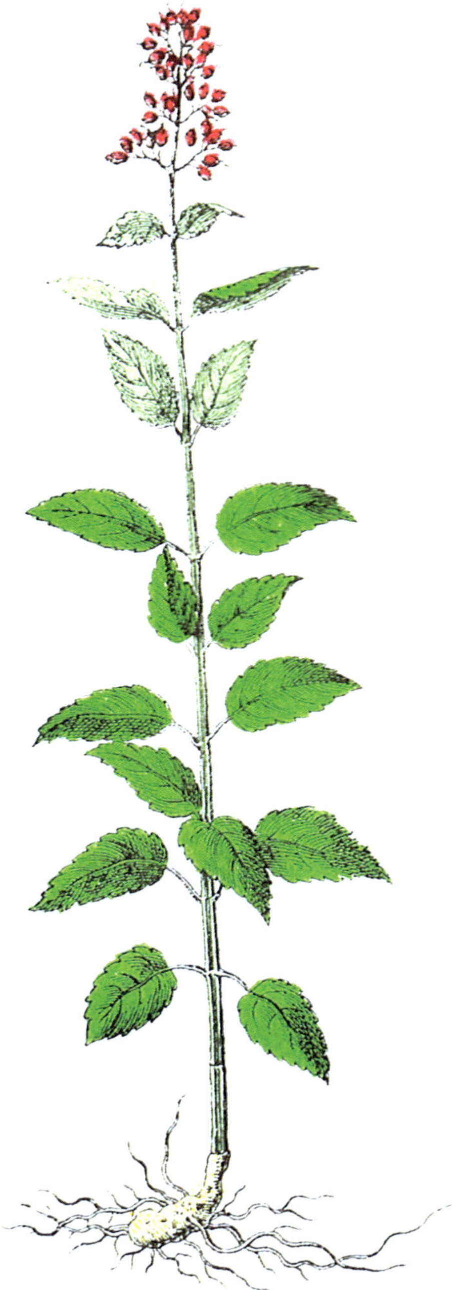

Scrophularia nodosa L.

Knoten-Braunwurz; Knotige Braunwurz

Pharmazeutischer Name	Scrophulariae herba
Botanischer Name	Scrophularia nodosa L.
Englischer Name	Fig wort
Verwendete Teile	Kraut
Geschmack	bitter, leicht scharf
Thermische Wirkung	kühl
Organzuordnung	Niere, Dickdarm, Herz
Dosierung	2—6 g

Funktionen

- Wirkt Toxischer-Hitze entgegen
- Leitet Feuchte-Hitze, speziell im Bereich der Haut, aus
- Wirkt Leber-Qi-Stagnation entgegen
- Tonisiert das Herz-Qi
- Wirkt Qi-Stagnation im Unteren Erwärmer entgegen

Anwendung bei

- Hautproblemen (Entzündungen der Haut), Scabies, Abszessen (abgekapselte Eiteransammlung), Karbunkeln, speziell im Gesichtsbereich
- Arthritis (Gelenksentzündung)
- Lymphadenitis (Entzündung der Lymphbahnen), Lymphknotenschwellungen
- Mastitis (Brustdrüsenentzündung), Orchitis (Hodenentzündung), Erysipel (Rotlauf)
- Dysmenorrhoe (Schmerzen zur Zeit der Monatsblutung)
- Plazentaretention (Nicht-Lösen des Mutterkuchens)

... Anwendung bei

- Chronischer Obstipation (Verstopfung)
- Hämorrhoiden (krampfaderähnliche Erweiterung des Mastdarmschwellkörpers)
- Druckgefühl im Bereich des Thorax und Palpitationen (Herzklopfen
- Wundheilungsstörungen

Anmerkung

- Die chinesische Scrophulariae ningpoensis / Xuanshen wirkt ebenfalls Toxischer-Hitze entgegen. Die westliche Pflanze kann jedoch im Unterschied zur chinesischen nicht zur Behandlung von Blut-Hitze und Blut-Stagnation sowie eines Yin-Mangels eingesetzt werden.

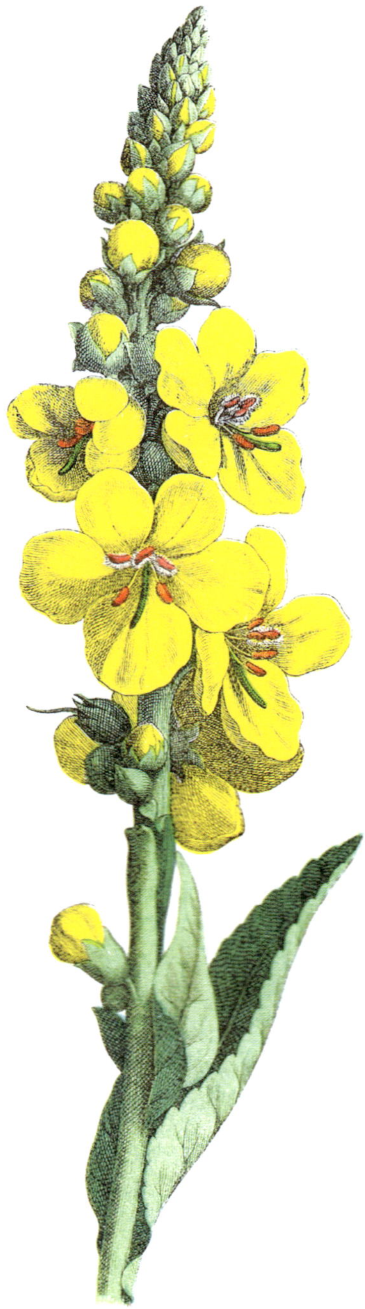

Verbascum phlomoides L.

Königskerze, Windblumen-

Pharmazeutischer Name	Verbasci flos, folium
Botanischer Name	Verbascum phlomoides L., syn. Verbascum densiflorum Bertol
Englischer Name	Mullein
Verwendete Teile	Blüte, Blatt
Geschmack	bitter, süß
Thermische Wirkung	kühl
Organzuordnung	Lunge
Dosierung	2—6 g

Funktionen

- Nährt das Lungen-Yin
- Klärt Hitze in der Lunge
- Leitet Schleim-Stagnation in der Lunge aus
- Wirkt mild Innerem-Wind entgegen
- Beruhigt mild den Geist (Shen)

Anwendung bei

- Chronischer Bronchitis (Erkrankung der Atmungsorgane mit Husten und Auswurf) mit zähflüssigem Schleim, Asthma bronchiale (rezidivierend auftretende, krampfhafte Lungenerkrankung)
- Laryngitis (Halsentzündung)
- Keuchhusten
- Fieberhaften Infekten
- Hämorrhoiden (krampfaderähnliche Erweiterung des Mastdarmschwellkörpers)
- Neuralgien (Nervenschmerzen), z.B. Trigeminusneuralgien, speziell nach fieberhaften Infekten
- Ohrenschmerzen, Schwerhörigkeit, Tinnitus (Ohrensausen)
- Äußerlich bei Akne, Neurodermitis, nässenden Dermatosen (Hauterkrankungen)
- Insomnia (Schlafprobleme)

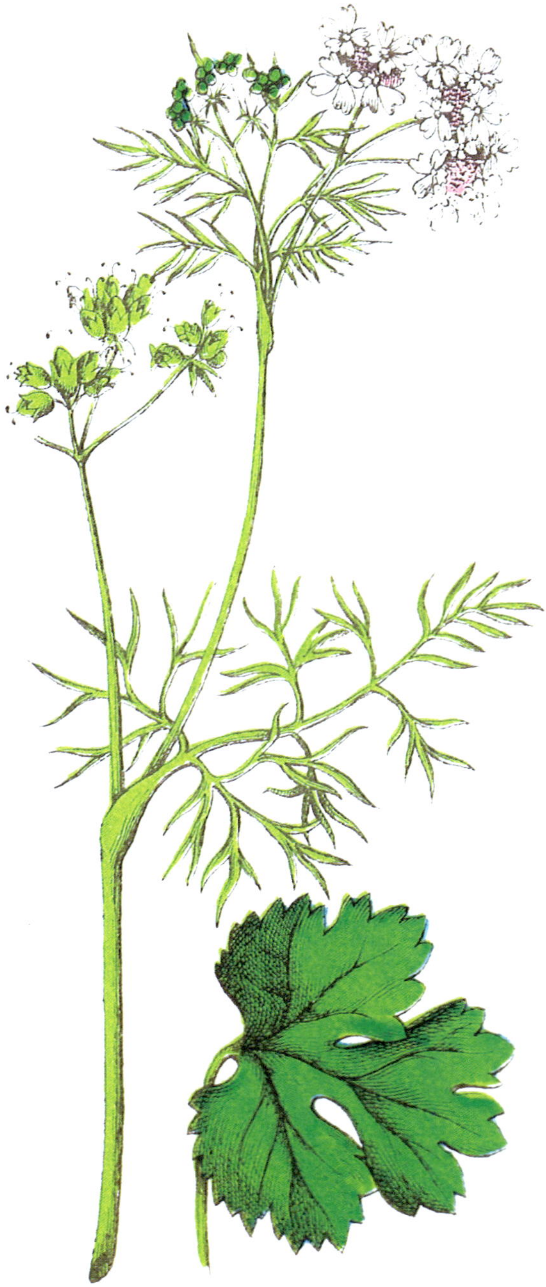

Coriandrum sativum L.

Koriander

Pharmazeutischer Name	Coriandri fructus
Botanischer Name	Coriandrum sativum L.
Englischer Name	Coriander
Verwendete Teile	Früchte
Geschmack	scharf
Thermische Wirkung	warm
Organzuordnung	Blase, Milz, Magen
Dosierung	1—3 g

Funktionen

- Wirkt Nahrungsmittel-Stagnationen entgegen
- Leitet Feuchtigkeit über die Diurese (Harnfluss) aus
- Vertreibt äußere Wind-Kälte
- Tonisiert mild das Milz-Qi
- Wirkt mild Qi-Stagnationen entgegen

Anwendung bei

- Appetitlosigkeit
- Dyspepsie (Schwäche des Verdauungstraktes)
- Zystitis (Blasenentzündung)
- Erkältungskrankheiten mit wenig Fieber und ohne Schweiß
- Meteorismus (Blähungen)

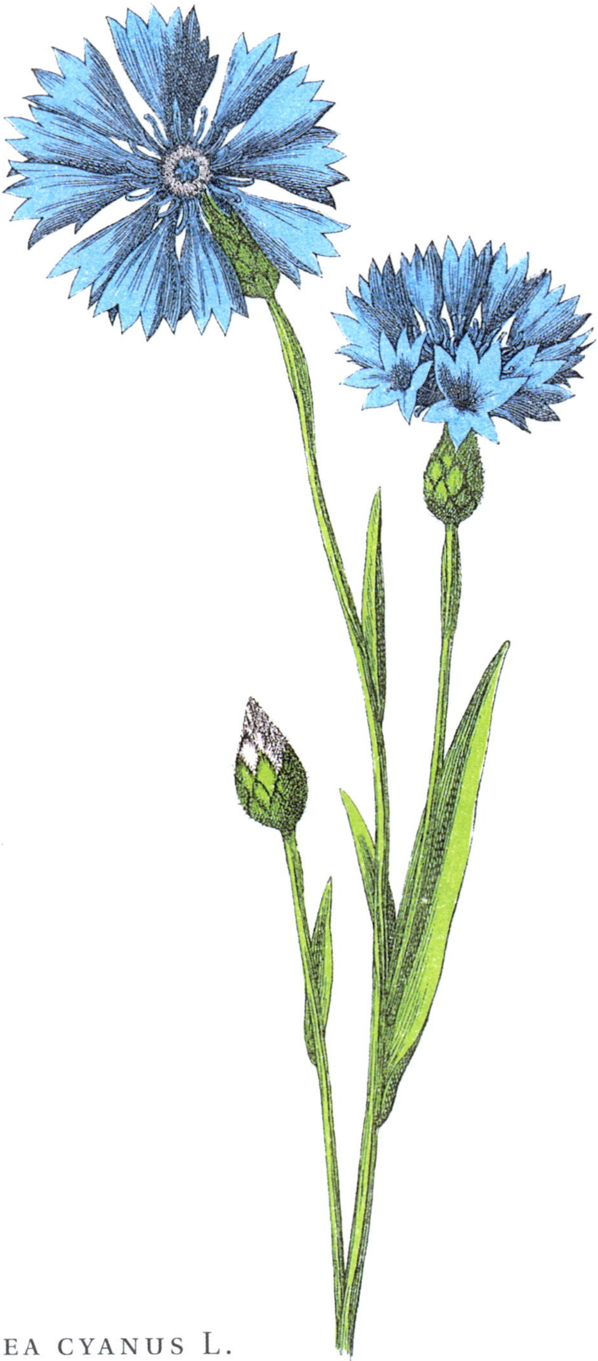

Centaurea cyanus L.

Kornblume

Pharmazeutischer Name	Cyani flos
Botanischer Name	Centaurea cyanus L.
Englischer Name	Cornflower
Verwendete Teile	Blüten
Geschmack	bitter
Thermische Wirkung	kühl
Organzuordnung	Leber, Gallenblase, Dickdarm
Dosierung	3—9 g

Funktionen

- Klärt Feuchtigkeits-Stagnationen im Bereich unter der Haut
- Gilt als Botschaftskraut für die Haut
- Kühlt Hitze
- Leitet Feuchte-Hitze in Leber und Gallenblase aus

Anwendung bei

- Psoriasis (Schuppenflechte)
- Dermatitis (Entzündung der Haut)
- Neurodermitis

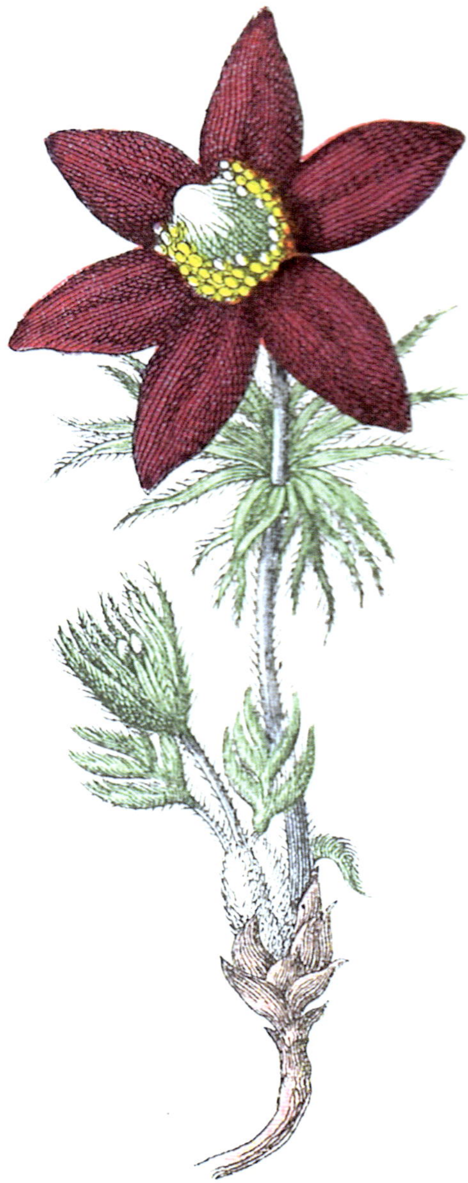

PULSATILLA VULGARIS MILL.

Kuhschelle, Gewöhnliche

Pharmazeutischer Name	Pulsatillae herba
Botanischer Name	Pulsatilla vulgaris Mill., syn. Anemone pulsatilla L.
Englischer Name	Pasque flower
Verwendete Teile	Kraut
Geschmack	bitter
Thermische Wirkung	kühl
Organzuordnung	Herz, Niere
Dosierung	3—6 g

Funktionen

- Beruhigt den Geist (Shen)
- Wirkt Leere-Hitze im Bereich des Herzens aufgrund eines Nieren-Yin-Mangels entgegen

Anwendung bei

- Hitzewallungen
- Klimakterium (Wechselbeschwerden)
- Panikattacken
- Palpitationen (Herzklopfen)
- Neurasthenie (nervöse Erschöpfung)

Anmerkung

- Wird in der Homöopathie häufig eingesetzt
- Die frische Pflanze gilt als giftig!

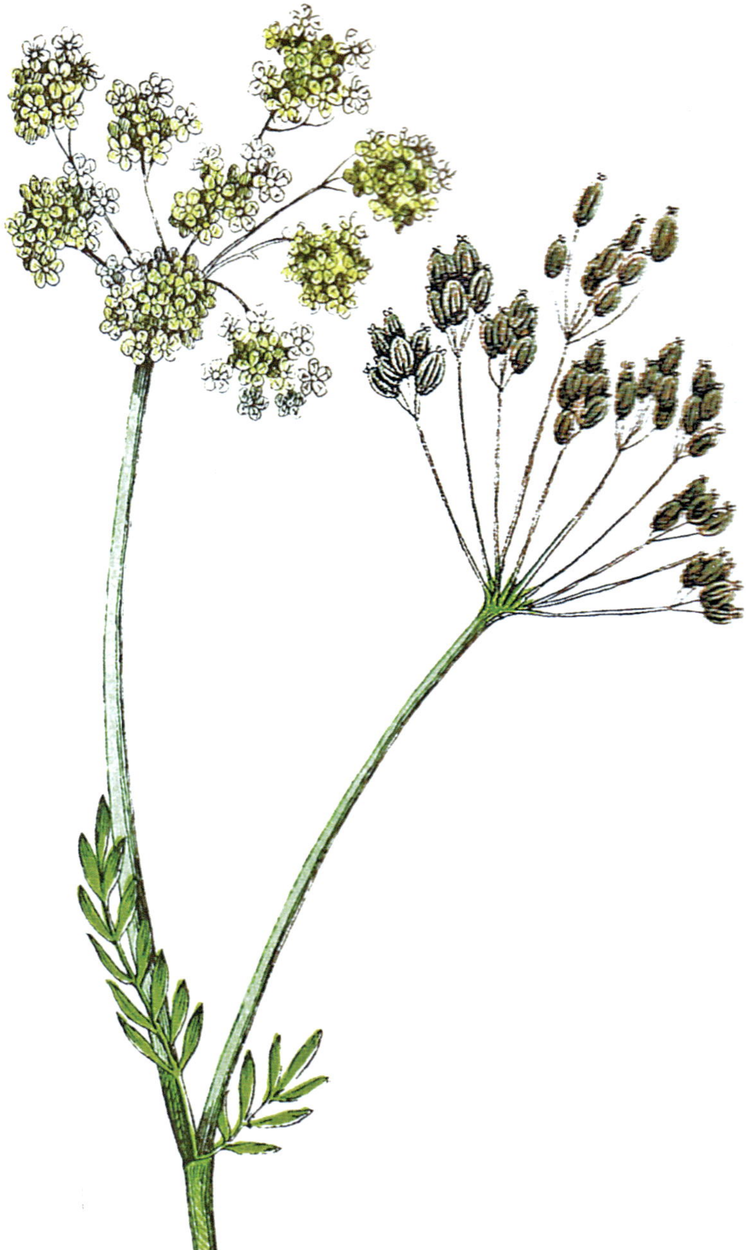

Carum carvi L.

Kümmel, Echter

Pharmazeutischer Name	Carvi fructus
Botanischer Name	Carum carvi L.
Englischer Name	Caraway
Verwendete Teile	Samen
Geschmack	scharf
Thermische Wirkung	warm
Organzuordnung	Milz, Magen, Leber, Niere
Dosierung	2—8 g

Funktionen

- Wirkt Nahrungsmittel-Stagnationen entgegen
- Wirkt Innerer-Kälte und Feuchter-Kälte entgegen
- Löst mild Qi- und Blut-Stagnationen
- Tonisiert das Milz- und Nieren-Yang
- Vertreibt mild äußere Pathogene Faktoren

Anwendung bei

- Meteorismus (Blähungen) und Koliken (krampfhafte Schmerzen) im Bauchbereich
- Appetitlosigkeit, Müdigkeit
- Atonischer Blase (Patient kann nicht Wasser lassen, friert ständig)
- Wirkt karminativ

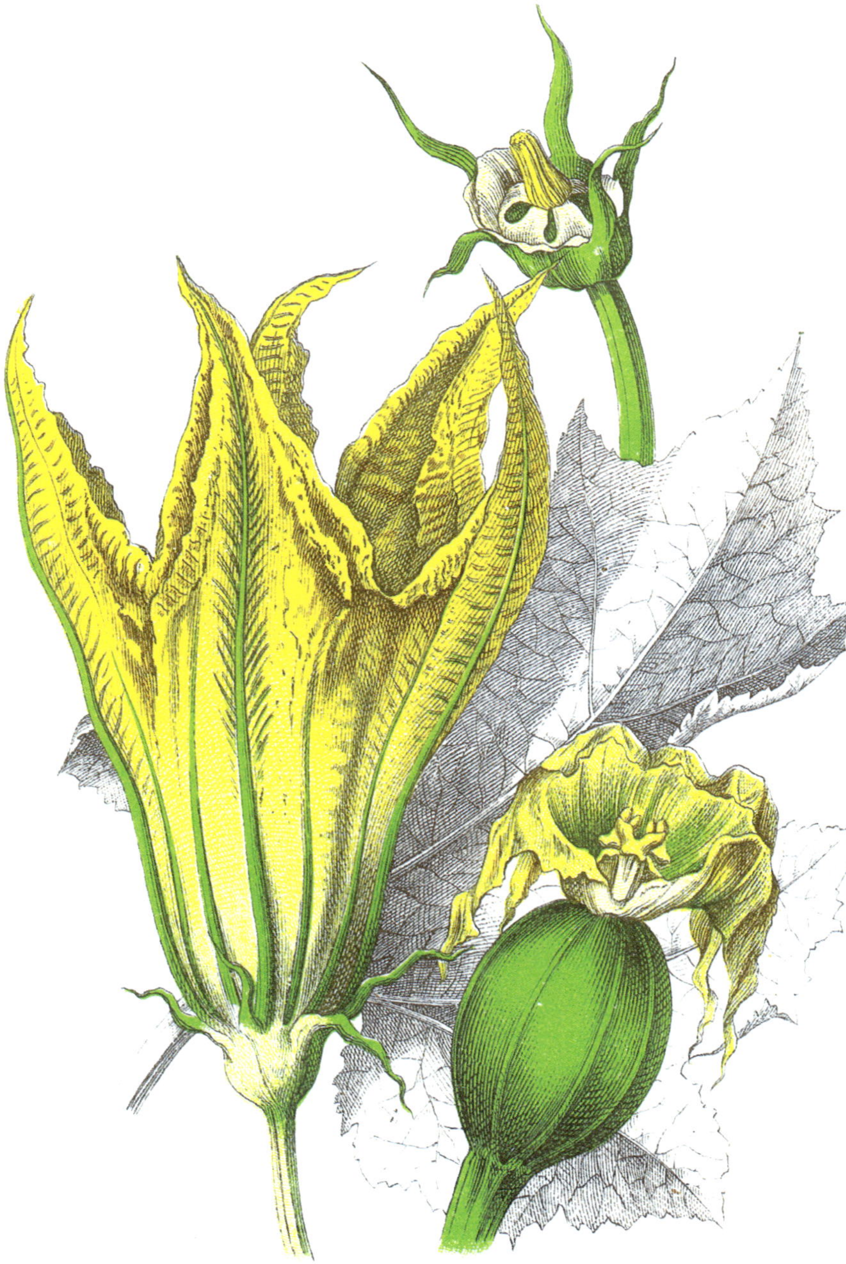

Cucurbita pepo L. var. styriaca

Kürbis, Feld-, Gewöhnlicher-

Pharmazeutischer Name	Cucurbitae semen
Botanischer Name	Cucurbita pepo L.var. styriaca
Englischer Name	Pumpkin
Verwendete Teile	Samen
Geschmack	süß
Thermische Wirkung	neutral
Organzuordnung	Milz, Magen, Leber
Dosierung	1—18 g

Funktionen

- Tonisiert das Milz-Qi
- Nährt das Blut
- Tonisiert mild das Jing (Essenz)
- Wirkt mild Innerem-Wind entgegen

Anwendung bei

- Anämie (Blut-Mangel)
- Prostatahypertrophie (Vergrößerung der Vorsteherdrüse), diversen gutartigen Prostatabeschwerden
- Untergewicht
- Vertigo (Drehschwindel)
- Tinnitus (Ohrensausen)
- Osteoporose (verminderte Knochendichte)
- Neurasthenie (nervöse Erschöpfung)

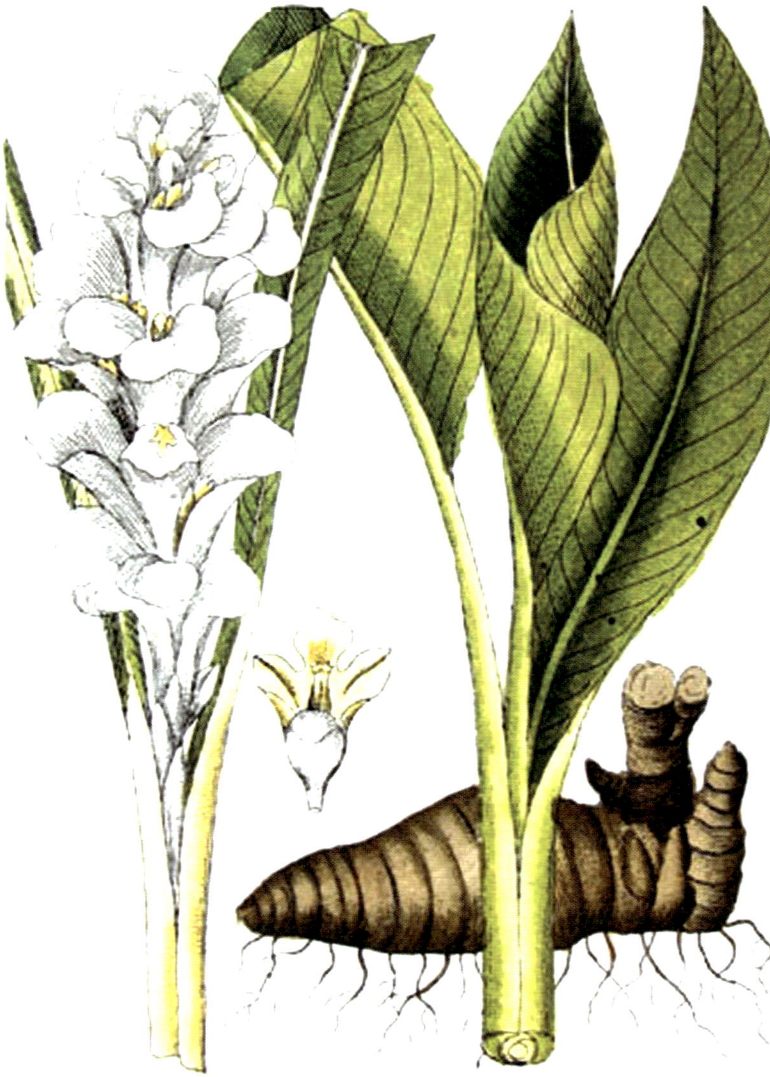

Curcuma longa L.

Kurkuma; Gelbwurzel

Pharmazeutischer Name	Curcumae longae rhizoma
Chinesischer Name	Jianghuang
Botanischer Name	Curcuma longa L.
Englischer Name	Turmeric
Verwendete Teile	Wurzelstock
Geschmack	bitter, scharf
Thermische Wirkung	neutral
Organzuordnung	Leber, Galle, Herz, Lunge, Dickdarm
Dosierung	1,5—3 g

Funktionen

- Wirkt Leber-Qi-Stagnationen entgegen
- Kühlt Leber-Feuer
- Senkt aufsteigendes Gallenblasen-Yang ab
- Wirkt Herz-Qi und Blut-Stagnationen entgegen
- Beruhigt den Geist (Shen)
- Tonisiert das Milz-Qi
- Wirkt Feuchtigkeit und Schleim im Bereich der Lunge entgegen

Anwendung bei

- Amenorrhoe (Ausbleiben der Monatsblutung)
- Dysmenorrhoe (Schmerzen zur Zeit der Monatsblutung)
- Cholezystitis (Entzündung der Gallenblase)
- Ikterus (Gelbsucht)
- Neigung zu Spastik der Extremitäten (Krämpfe im Bereich der Gliedmaßen)
- Epilepsie (Krampfanfälle)
- Dyspepsie (Schwäche des Verdauungstraktes)

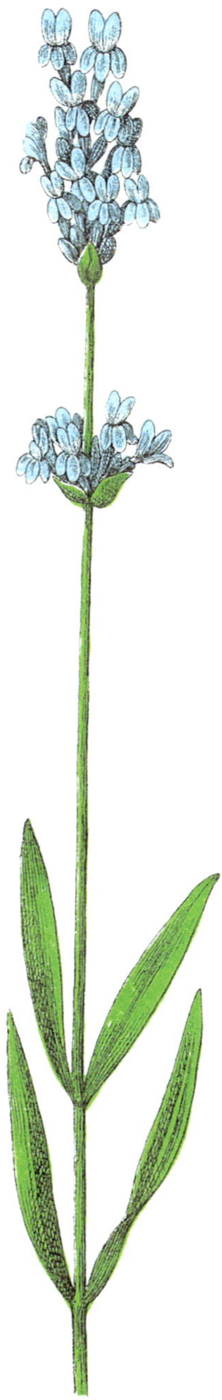

Lavandula angustifolia Mill.

Lavendel, Echter

Pharmazeutischer Name	Lavandulae flos
Botanischer Name	Lavandula angustifolia Mill., syn. Lavandula officinalis Chaix, Lavandula vera DC.
Englischer Name	Lavender
Verwendete Teile	Blüten
Geschmack	leicht bitter, leicht scharf
Thermische Wirkung	kühl
Organzuordnung	Leber, Herz
Dosierung	2—6 g

Funktionen

- Beruhigt den Geist (Shen)
- Wirkt mild Qi-Stagnationen entgegen
- Klärt Hitze
- Wirkt dem Syndrom «Schleim verlegt die Herzkanäle» entgegen
- Leitet Feuchte-Hitze aus
- Beruhigt aufsteigendes Leber-Yang
- Wirkt Innerem-Wind entgegen

Anwendung bei

- Unruhe, Angst, Palpitationen (Herzklopfen)
- Konjunctivitis (Bindehautentzündung), Dermatitis (Entzündung der Haut)
- Migräne (anfallsweise, seitliche Kopfschmerzen)
- Emotionaler Anspannung, Vertigo (Drehschwindel)
- Insomnia (Schlafprobleme)
- Spasmen (Krämpfe)
- Schmerzen

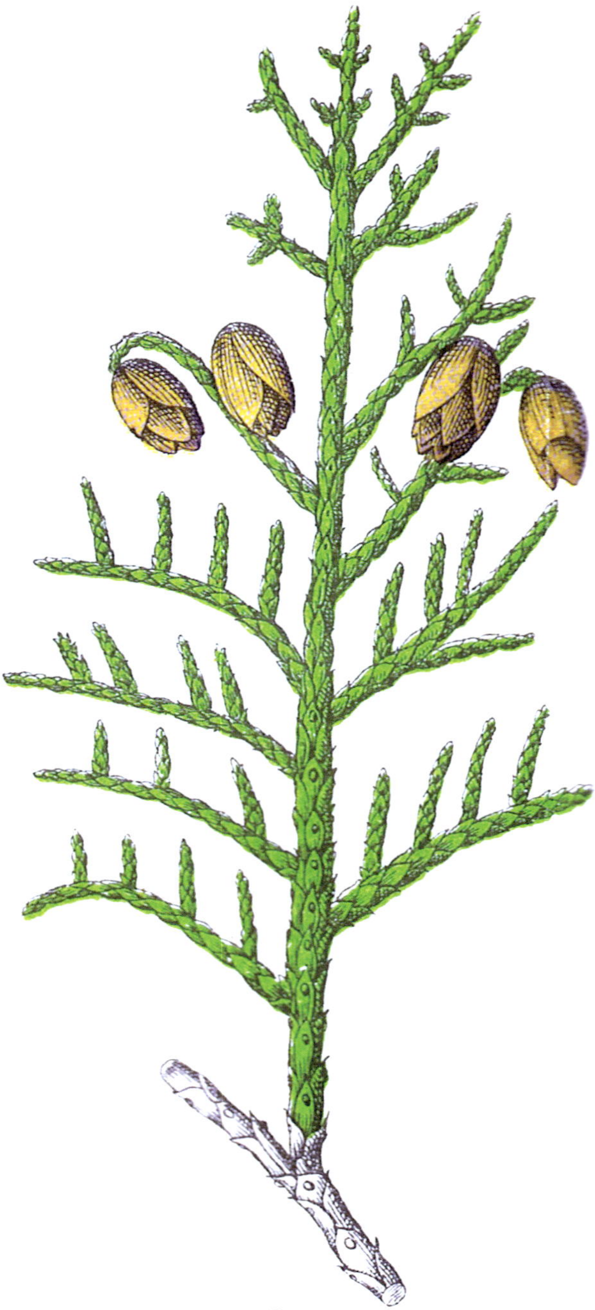

THUJA OCCIDENTALIS L.

Lebensbaum, Abendländischer

Pharmazeutischer Name	Thujae herba
Botanischer Name	Thuja occidentalis L.
Englischer Name	Arbor vitae
Verwendete Teile	junge Zweige
Geschmack	bitter, scharf, adstringierend
Thermische Wirkung	kühl
Organzuordnung	Lunge, Herz, Blase, Gebärmutter
Dosierung	3—6 g

Funktionen

- Leitet Hitze und Toxische-Hitze aus
- Leitet verborgene Pathogene Erreger aus
- Leitet Feuchtigkeit und Schleim aus
- Beruhigt den Geist (Shen)
- Wirkt Blut-Stagnationen entgegen
- Wirkt Blut-Hitze entgegen
- Tonisiert mild das Herz-Qi

Anwendung bei

- Bronchitis
- Laryngitis (Halsentzündung)
- Tonsillitis (Mandelentzündung)
- Fieber, chronisches
- Lymphadenitis (Entzündung der Lymphbahnen)
- Rheuma
- Arthritis (Gelenksentzündung)
- Leukorrhoe (Ausfluss)
- Amenorrhoe (Ausbleiben der Monatsblutung)

Anmerkungen

- Lebensbaum besitzt neben der Kreislauf stimulierenden vor allem eine ausleitende Wirkung auf verborgene Pathogene Erreger, unabhängig davon, ob es sich dabei um Kälte oder Hitze handelt. Somit dient Lebensbaum zur Behandlung chronischer bzw. rezidivierender Infektionserkrankungen und Entzündungen.
- In dem ätherischen Öl von Thuja sind α- und β-Thujon, Sabinen, Campher und Flavonoide enthalten.
- Die Zapfen, das Holz und die Zweigspitzen sind stark giftig.

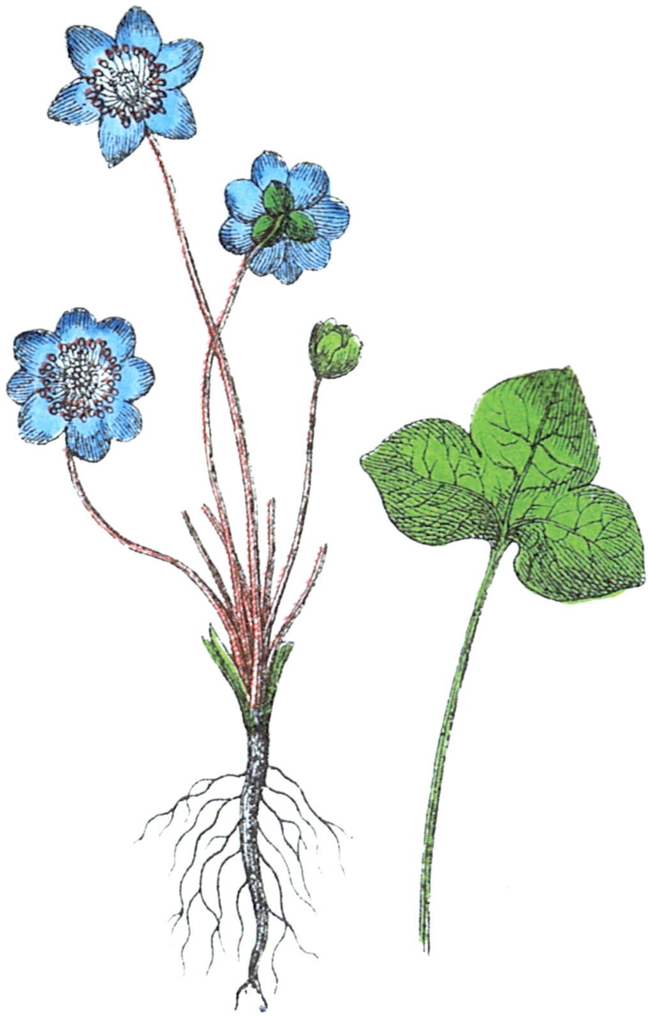

Anemone hepatica L.

Leberblümchen

Pharmazeutischer Name	Hepaticae herba
Botanischer Name	Anemone hepatica L., syn. Hepatica nobilis Mill.
Englischer Name	Liverwort
Verwendete Teile	Blätter
Geschmack	scharf
Thermische Wirkung	kühl
Organzuordnung	Leber, Gallenblase, Lunge
Dosierung	3—9 g

Funktionen

- Leitet Feuchte-Hitze in der Leber aus
- Wirkt Leber-Qi-Stagnationen entgegen
- Senkt aufsteigendes Gallenblasen-Yang ab
- Wirkt Schleim-Hitze im Bereich der Lunge entgegen

Anwendungen bei:

- Cholezystitis (Entzündung der Gallenblase)
- Meteorismus (Blähungen)
- Übelkeit und Nausea (Brechreiz)
- Fettunverträglichkeit
- Dyspepsie (Schwäche des Verdauungstraktes)
- Reizbarkeit
- Neurasthenie (nervöse Erschöpfung)
- Bronchitis (Erkrankung der Atmungsogane mit Husten und Auswurf)

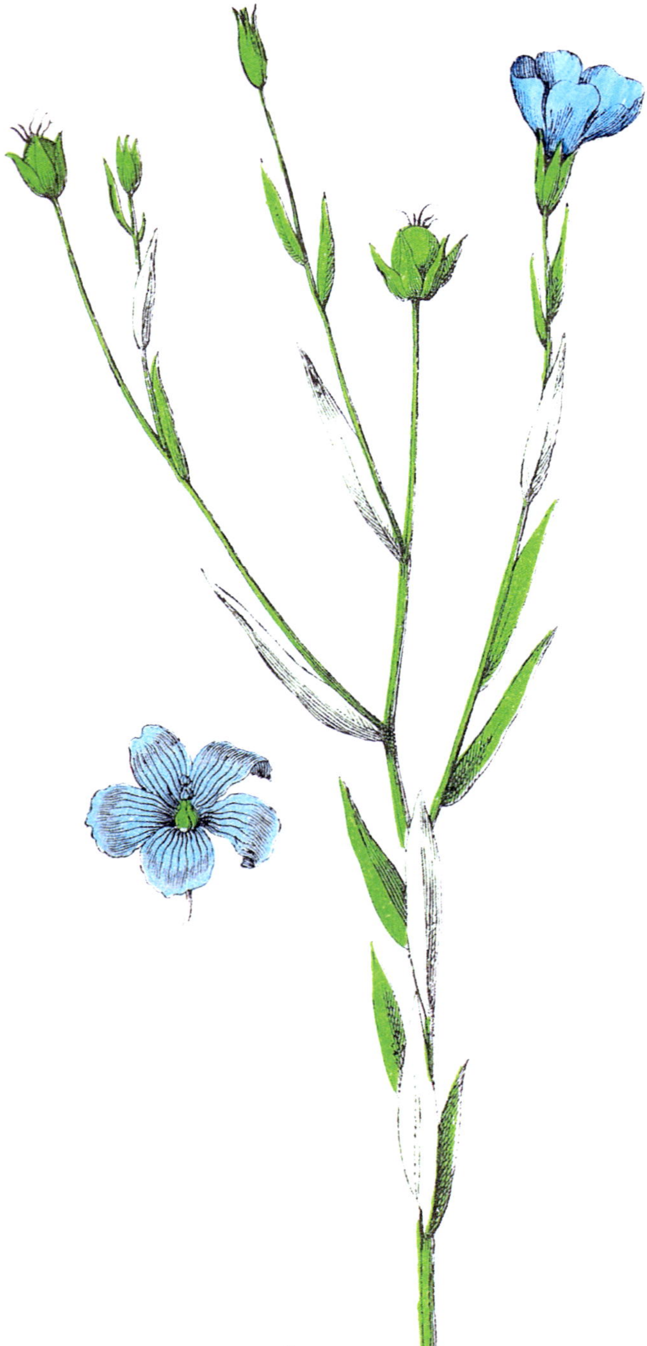

LINUM USITATISSIMUM L.

Lein, Gemeiner

Pharmazeutischer Name	Lini semen
Botanischer Name	Linum usitatissimum L.
Englischer Name	Flax
Verwendete Teile	Samen
Geschmack	bitter, süß
Thermische Wirkung	kühl
Organzuordnung	Magen, Dickdarm, Lunge
Dosierung	3—9 g

Funktionen

- Wirkt befeuchtend im Bereich des Verdauungstraktes
- Tonisiert mild das Yin

Anwendung bei

- Obstipation (Verstopfung)
- Abszessen (abgekapselte Eiteransammlung)
- Dermatosen (Hauterkrankungen)
- Osteoporose (verminderte Knochendichte)

Anmerkung

- «Die enterale Absorption von gleichzeitig verabreichten Arzneimitteln kann durch Ballaststoffe bildende Arzneimittel wie Leinsamen verzögert werden.

  Aus diesem Grund sollte das Produkt nicht ½ bis 1 Stunde vor oder nach der Einnahme anderer Arzneimittel eingenommen werden.

  Um das Risiko einer gastrointestinalen Obstruktion (Ileus) zu reduzieren, sollte Leinsamen zusammen mit Arzneimitteln, von denen bekannt ist, dass sie die Peristaltik hemmen (z.B. Opioide, Loperamid), nur unter ärztlicher Überwachung eingenommen werden.» (Pittner 2014: 5).

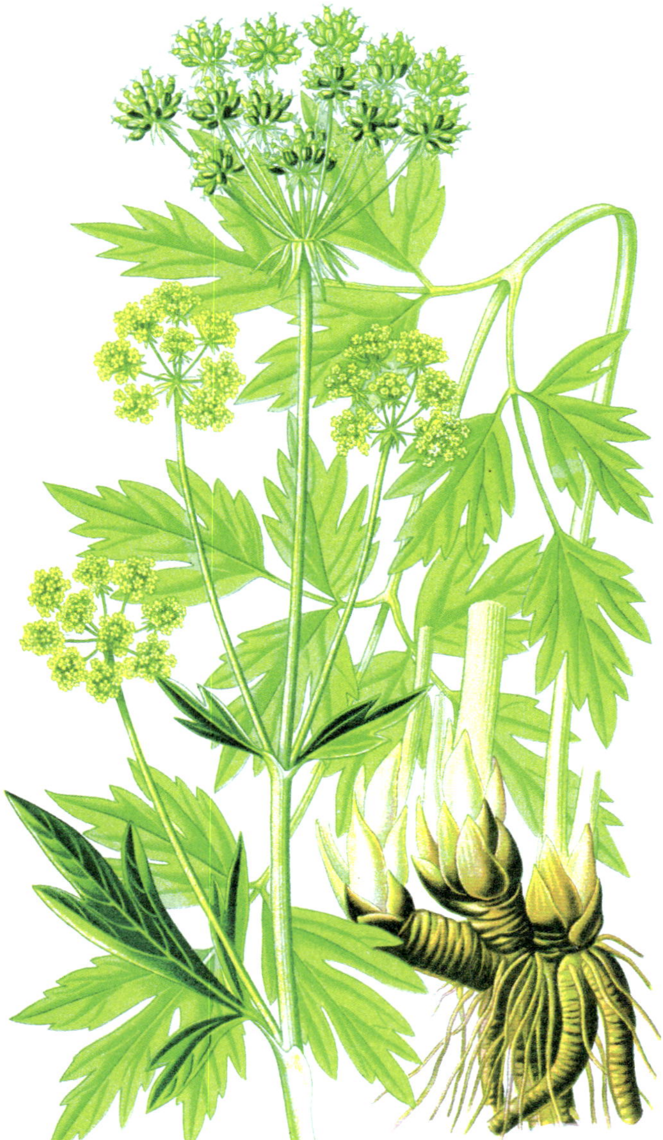

LEVISTICUM OFFICINALE W.D.J. KOCH

Liebstöckel

Pharmazeutischer Name	Levistici radix, semen
Botanischer Name	Levisticum officinale W. D. J. Koch
Englischer Name	Lovage
Verwendete Teile	Wurzel, Samen
Geschmack	leicht bitter, süß, scharf
Thermische Wirkung	warm
Organzuordnung	Magen, Dickdarm, Leber, Niere
Dosierung	2—6 g

Funktionen

- Wirkt Kälte und Stagnation im Mittleren Erwärmer entgegen (wie Atractylodes macro. rhizoma / Baizhu)
- Leitet Feuchte-Kälte im Unteren Erwärmer aus
- Löst Lin (Verhärtungen und Steine) auf
- Wirkt Magen-Kälte entgegen

Anwendung bei

- Müdigkeit, Nausea (Brechreiz)
- Dysmenorrhoe (Schmerzen zur Zeit der Monatsblutung)
- Amenorrhoe (Ausbleiben der Monatsblutung)
- Fluor vaginalis (Scheideninfektionen mit Ausfluss), weiß
- Zystitis (Blasenentzündung), Pyelonephritis (Entzündung des Nierenbeckens)
- Appetitlosigkeit, Druckgefühl im Bauch
- Schwellungen und Ödemen (Wasseransammlungen), speziell der Beine
- Meteorismus (Blähungen)

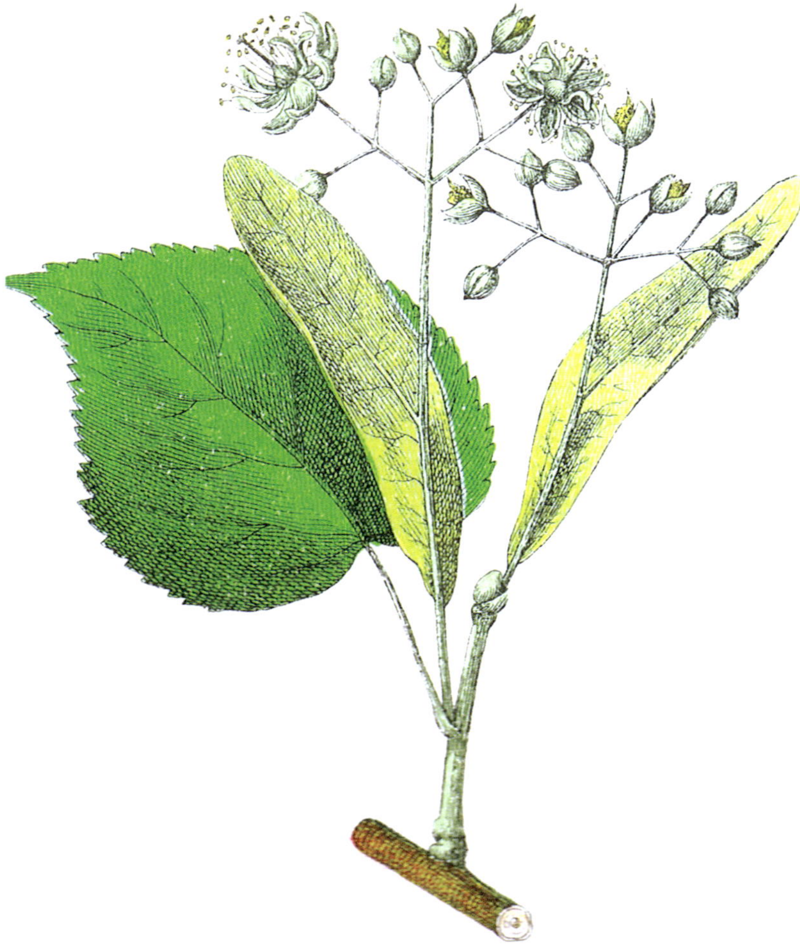

Tilia cordata Mill.

Linde

Pharmazeutischer Name	Tiliae flos
Botanischer Name	Tilia cordata Mill. Tilia platyphyllos Scop.
Englischer Name	Lime
Verwendete Teile	Blüten
Geschmack	scharf, süß
Thermische Wirkung	kühl
Organzuordnung	Lunge, Herz, Niere
Dosierung	3—9 g

Funktionen

- Wirkt mild schweißtreibend
- Vertreibt äußere Wind-Hitze
- Kühlt Hitze
- Leitet Schleim in der Lunge aus (wie Mori albae folium / Sangye)
- Wirkt beruhigend
- Wirkt Qi-Stagnation entgegen
- Wirkt aufsteigendem Leber-Yang und innerem Wind entgegen
- Wirkt Stagnationen auf Grund von Blut-Hitze entgegen

Anwendung bei

- Beginn eines Infektes mit Unruhe, Reizbarkeit …
- Laryngitis (Halsentzündung)
- Husten mit gelbem Sputum
- Cephalea (Kopfschmerzen), Tinnitus (Ohrensausen)
- Reizbarkeit
- Palpitationen (Herzklopfen), Unruhe, Angst
- Spasmen (Krämpfe), Epilepsie
- Fieber

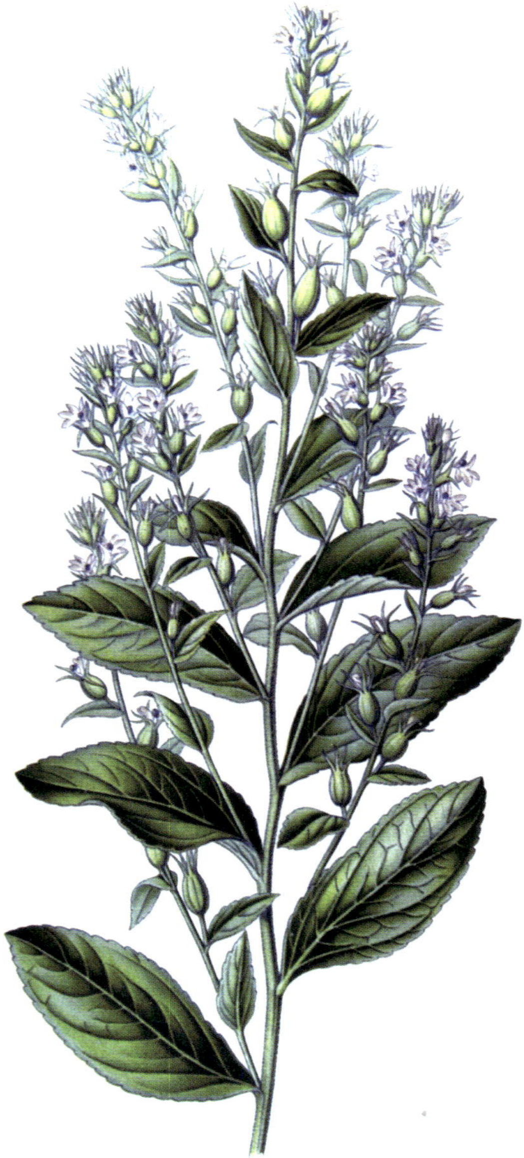

LOBELIA INFLATA L.

Lobelie, Aufgeblasene; Indianertabak

Pharmazeutischer Name	Lobeliae herba
Botanischer Name	Lobelia inflata L.
Englischer Name	Indian Tobacco
Verwendete Teile	Kraut
Geschmack	scharf
Thermische Wirkung	neutral
Organzuordnung	Lunge, Dickdarm, Herz, Gebärmutter
Dosierung	0,15—0,3 g

Funktionen

- Wirkt Feuchtigkeit und Schleim in der Lunge entgegen
- Wirkt regulierend auf das Lungen-Qi
- Wirkt regulierend auf das Herz-Qi
- Wirkt regulierend auf das Dickdarm-Qi

Anwendung bei

- Fieber
- Pneumonie (Lungenentzündung)
- Asthma bronchiale (rezidivierend auftretende, krampfhafte Lungenerkrankung)
- Keuchhusten
- KHK / Koronare-Herz-Krankheit (Durchblutungsstörungen des Herzens)
- Hypertonie (hoher Blutdruck)

... Anwendung bei

- Dysmenorrhoe (Schmerzen zur Zeit der Monatsblutung)
- Schmerzen im Bereich des Verdauungstraktes
- Obstipation (Verstopfung)
- Spasmen (Krämpfe)
- Epilepsie (Krampfanfälle)

Anmerkung

- Lobelie gilt als stark giftig und sollte aus diesem Grund nur von wirklich erfahrenen Therapeuten in seltenen Fällen eingesetzt werden.
- Lobelie besitzt in niedriger Dosierung eine regulierende Wirkung auf verschiedene Körperfunktionen, wie z.B.: Atemfrequenz, Menge des Bronchialschleimes sowie Tonus und Kontraktionsrhythmus der glatten Muskulatur.

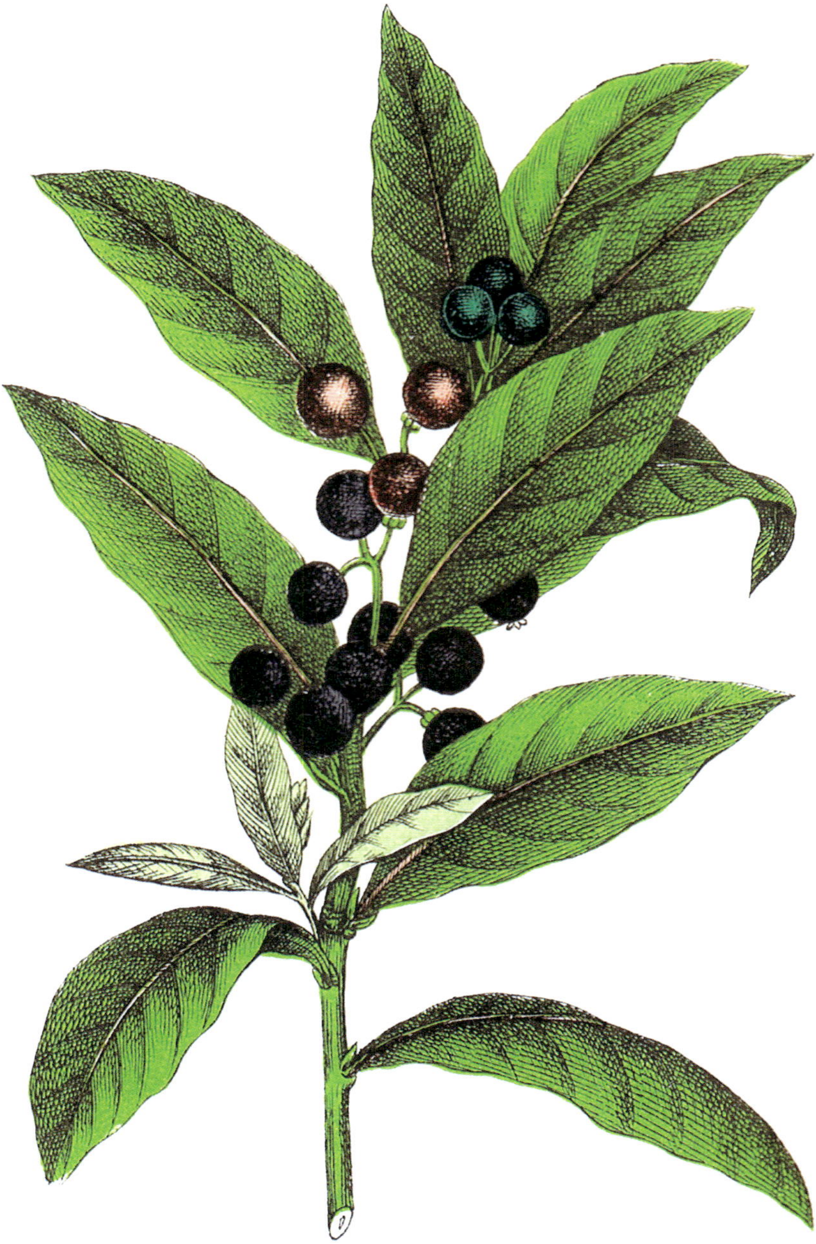

LAURUS NOBILIS L.

Lorbeer, Echter

Pharmazeutischer Name	Lauri nobilis folium
Botanischer Name	Laurus nobilis L.
Englischer Name	Laurel
Verwendete Teile	Blätter
Geschmack	scharf
Thermische Wirkung	warm
Organzuordnung	Herz, Milz
Dosierung	3—6 g

Funktionen

- Wärmt das Innere
- Beruhigt den Geist (Shen)
- Wirkt Blut-Stagnationen entgegen

Anwendung bei

- Dyspepsie (Schwäche des Verdauungstraktes)
- Magen-Darmkoliken
- Meteorismus (Blähungen)
- Hysterie
- Amenorrhoe (Ausbleiben der Monatsblutung)

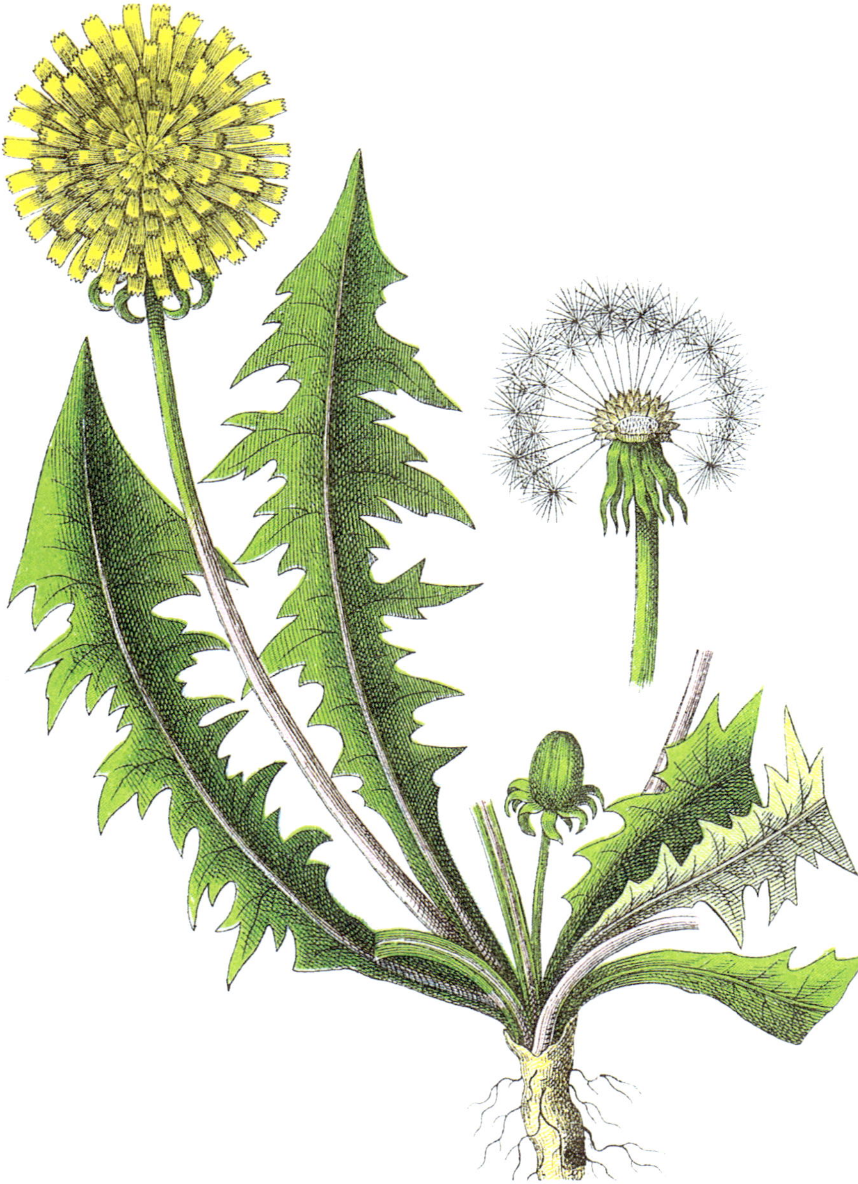

Taraxacum officinale sect. Ruderalia

Löwenzahn, Gewöhnlicher

Pharmazeutischer Name	Taraxaci herba cum radix
Chinesischer Name	Pugongyin
Botanischer Name	Taraxacum officinale sect. Ruderalia
Englischer Name	Dandelion
Verwendete Teile	Kraut und Wurzel
Geschmack	bitter, süß
Thermische Wirkung	kalt
Organzuordnung	Leber, Magen
Dosierung	3—9 g

Funktionen

- Klärt Hitze und kühlt Toxische-Hitze
- Leitet Feuchte-Hitze aus
- Wirkt Qi-Stagnation entgegen
- Wirkt aufsteigendem Leber-Yang entgegen
- Kühlt Leber-Feuer
- Tonisiert das Milz-Qi (niedrig dosiert)

Anwendung bei

- Konjunctivitis (Bindehautentzündung) mit roten, geschwollenen Augen
- Abszessen (abgekapselte Eiteransammlung) und Knoten, speziell in der Brust und im Verdauungstrakt
- Problemen beim Stillen wegen zu viel Hitze
- Ikterus (Gelbsucht), Hepatitis (Entzündung der Leber)
- Cholezystitis (Entzündung der Gallenblase), Cholezystolithiasis (Gallensteine), Nephrolithiasis (Nierensteine)
- Hämorrhoiden (krampfaderähnliche Erweiterung des Mastdarmschwellkörpers)
- Schmerzhafte Zystitis (Blasenentzündung), Prostatitis (Entzündung der Vorsteherdrüse)
- Appetitlosigkeit, Müdigkeit
- Neurodermitis
- Diabetes mellitus (Zuckerkrankheit)

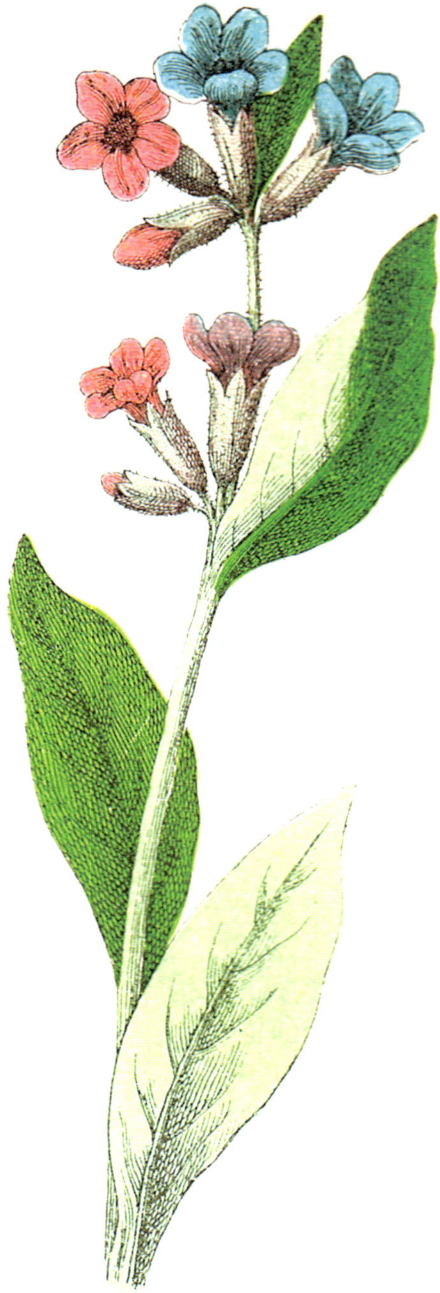

PULMONARIA OFFICINALIS L.

Lungenkraut, Geflecktes

Pharmazeutischer Name	Pulmonariae herba
Botanischer Name	Pulmonaria officinalis L.
Englischer Name	Lungwort
Verwendete Teile	Kraut
Geschmack	süß
Thermische Wirkung	kühl
Organzuordnung	Lunge, Dickdarm
Dosierung	3—9 g

Funktionen

- Tonisiert das Lungen-Yin
- Eignet sich für die Behandlung eines «Pathogenen Erregers» im Bereich des Wei-Fen
- Stoppt Blutungen bei Blut-Hitze
- Wirkt mild Herz-Feuer entgegen

Anwendung bei

- Bronchitis (Erkrankung der Atmungsorgane mit Husten und Auswurf)
- Trockenem Husten, Pseudokrupp
- TBC (Tuberkulose)
- Blutigem Sputum
- Unruhe, Palpitationen (Herzklopfen)
- Hämorrhoiden (krampfaderähnliche Erweiterung des Mastdarmschwellkörpers)

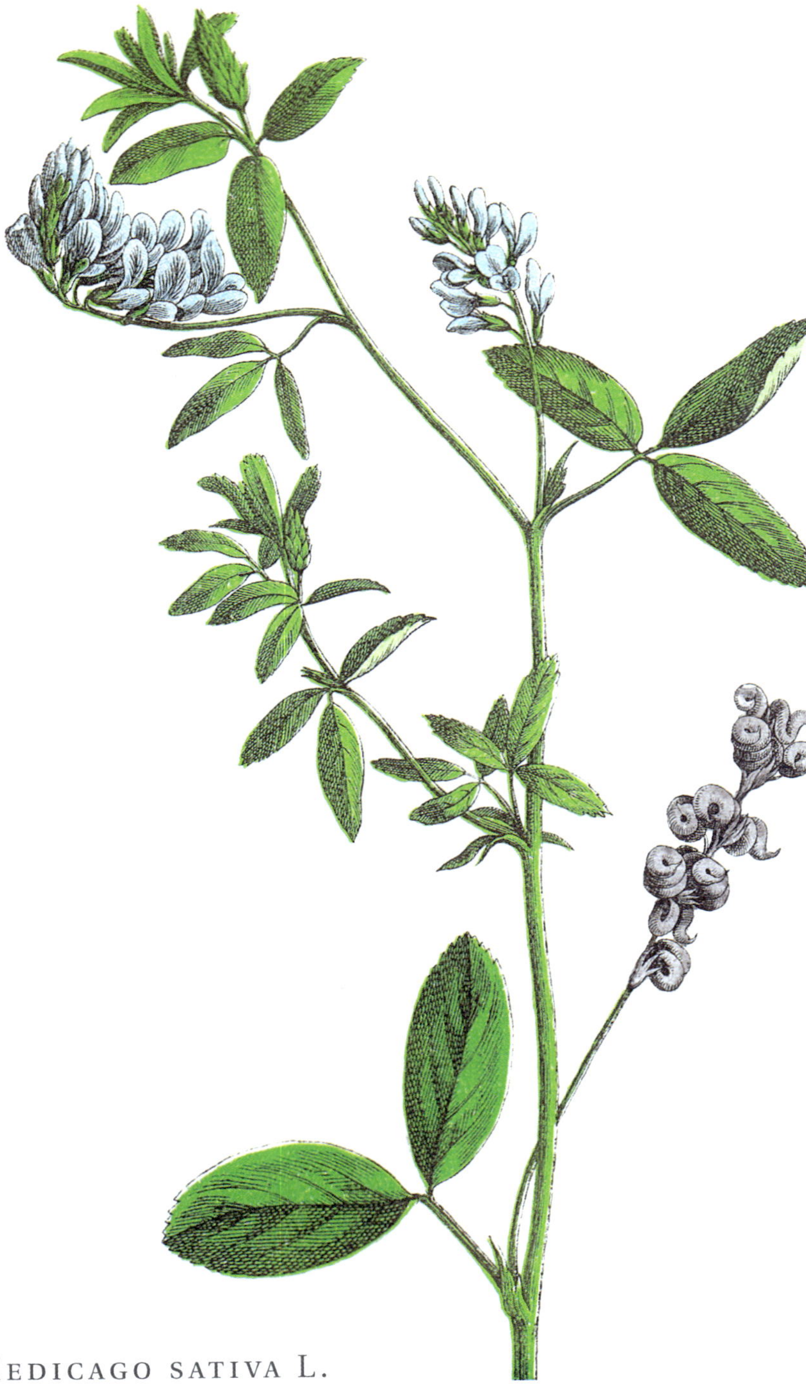

MEDICAGO SATIVA L.

Luzerne; Alfalfa

Pharmazeutischer Name	Medicaginis herba
Botanischer Name	Medicago sativa L.
Englischer Name	Alfalfa, Lucerne
Verwendete Teile :	Kraut
Geschmack	leicht bitter, süß
Thermische Wirkung	neutral
Organzuordnung	Magen, Leber
Dosierung	3—9 g

Funktionen

- Tonisiert das Blut
- Tonisiert das Milz-Qi
- Wirkt Toxischer-Hitze entgegen
- Leitet mild Feuchtigkeit aus
- Wirkt mild Qi-Stagnation entgegen

Anwendung bei

- Müdigkeit, Palpitationen (Herzklopfen)
- Blässe, Anämie (Blut-Mangel)
- Appetitlosigkeit
- Schwierigkeiten, nach einer Gravidität (Schwangerschaft) oder chronischen Erkrankung bzw. bei Malabsorbtionssyndrom (der Verdauungstrakt besitzt eine Resorbtionsschwäche, die zu Mangelerscheinungen führt) an Körpergewicht zuzunehmen
- Gastritis (Entzündung der Magenschleimhaut), Diabetes mellitus (Zuckerkrankheit)
- Hypercholesterinämie und Hypertriglyceridämie (erhöhte Blutfettwerte)

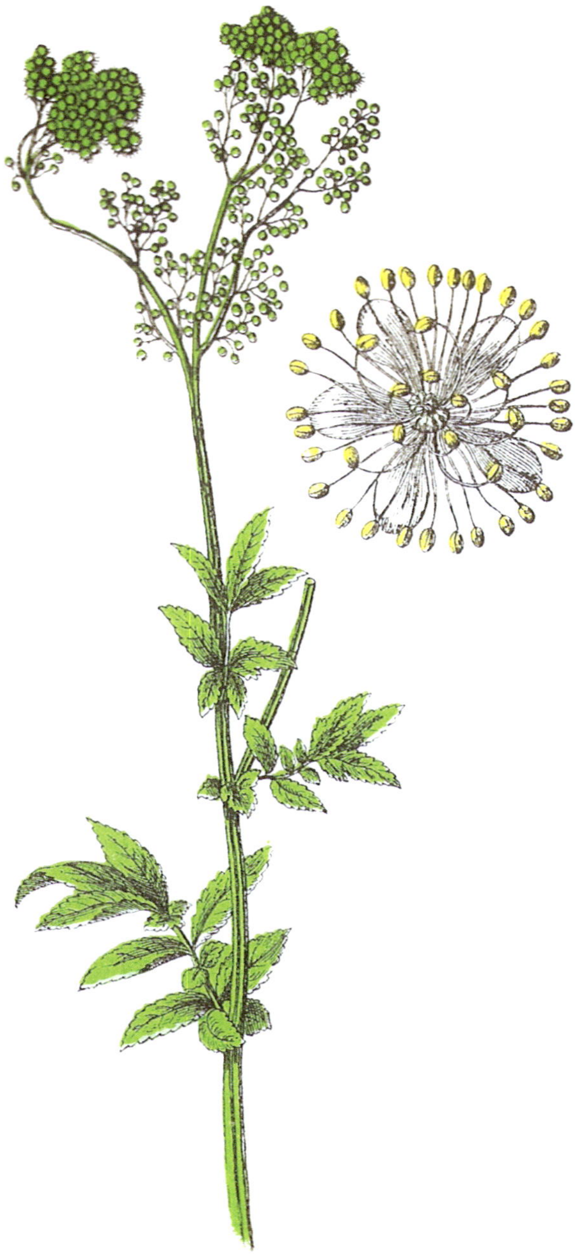

FILIPENDULA ULMARIA L.

Mädesüß, Echtes

Pharmazeutischer Name	Spiraeae herba
Botanischer Name	Filipendula ulmaria L., syn. Spiraea ulmaria L.
Englischer Name	Meadowsweet
Verwendete Teile	Kraut
Geschmack	bitter, adstringierend
Thermische Wirkung	kühl
Organzuordnung	Magen, Dickdarm, Leber, Gallenblase, Niere
Dosierung	3—6 g

Funktionen

- Kühlt Hitze
- Diuretisch (wie Dianthi herba / Qumai, und Desmodii herba / Jinqiancao)
- Öffnet die Oberfläche, vertreibt Wind-Hitze
- Wirkt Leber-Qi-Stagnation entgegen
- Wirkt bei Tan (zähem Schleim) aufweichend und verteilend

Anwendung bei

- Fieberhaften Infekten wie Masern, wo die Exanthembildung beschleunigt werden soll
- Furunkeln, Karbunkeln
- Hypertonie (hoher Blutdruck)
- Anurie (Harnverhalten),
- Zystitis (Blasenentzündung), Nephritis (Entzündung der Nieren), besonders nach Scharlach

… Anwendung bei

- Ödemen (Wasseransammlungen)
- Hyperurikämie (Erhöhung der Harnsäurewerte)
- Nephrolithiasis (Nierensteine)
- Erkältungskrankheiten, speziell bei Kindern
- Rheuma
- Schmerzen

Anmerkung

- Nicht zu hoch dosieren, da Mädesüß die Schleimhäute angreift und Nausea (Brechreiz) und Erbrechen drohen!

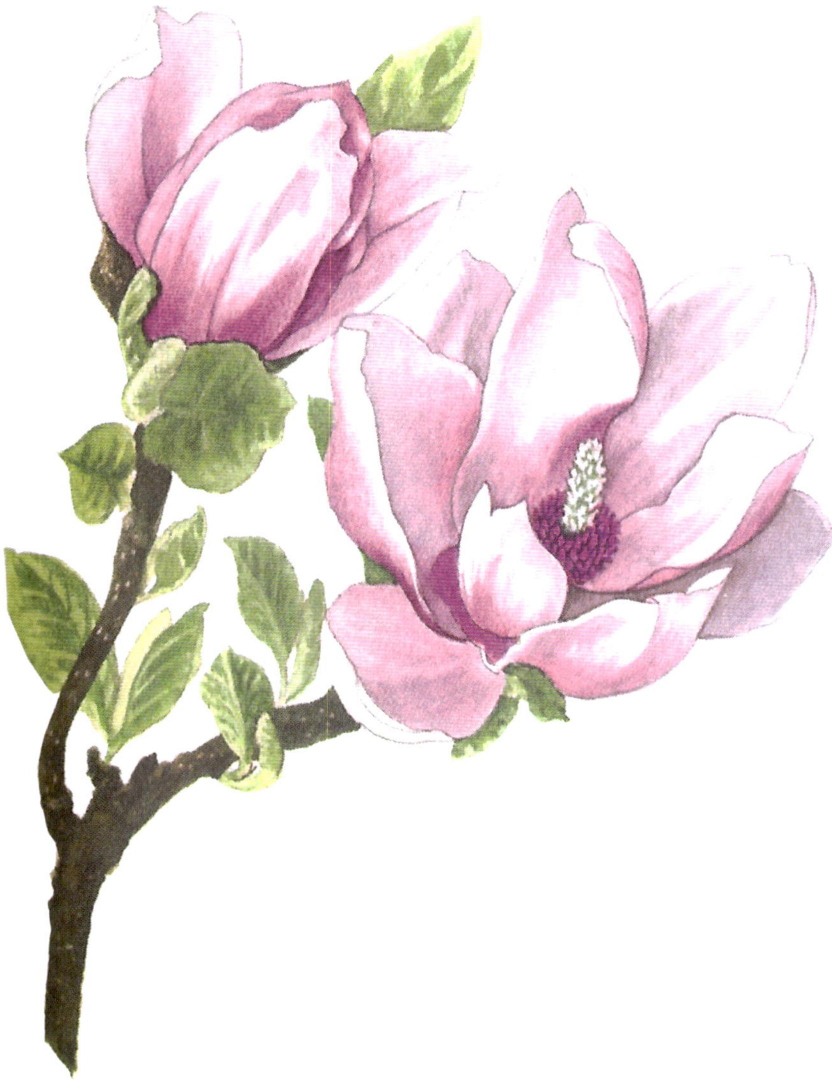

Magnolia liliiflora, L. (Baillon)

Magnolie, Purpur-

Pharmazeutischer Name	Magnoliae flos
Chinesischer Name	Xinyihua
Botanischer Name	Magnolia liliiflora, L. (Baillon)
Englischer Name	Magnolia flower
Verwendete Teile	Blüte
Geschmack	scharf
Thermische Wirkung	warm
Organzuordnung	Lunge, Magen
Dosierung	3—9 g

Funktionen

- Befreit die Oberfläche
- Vertreibt Wind-Kälte
- Wirkt befreiend im Bereich der Nase

Anwendung bei

- Rhinitis (Schnupfen)
- Sinusitis (Entzündung der Nasennebenhöhlen)
- Verlust des Geruchssinnes
- Cephalea (Kopfschmerzen), im Stirnbereich

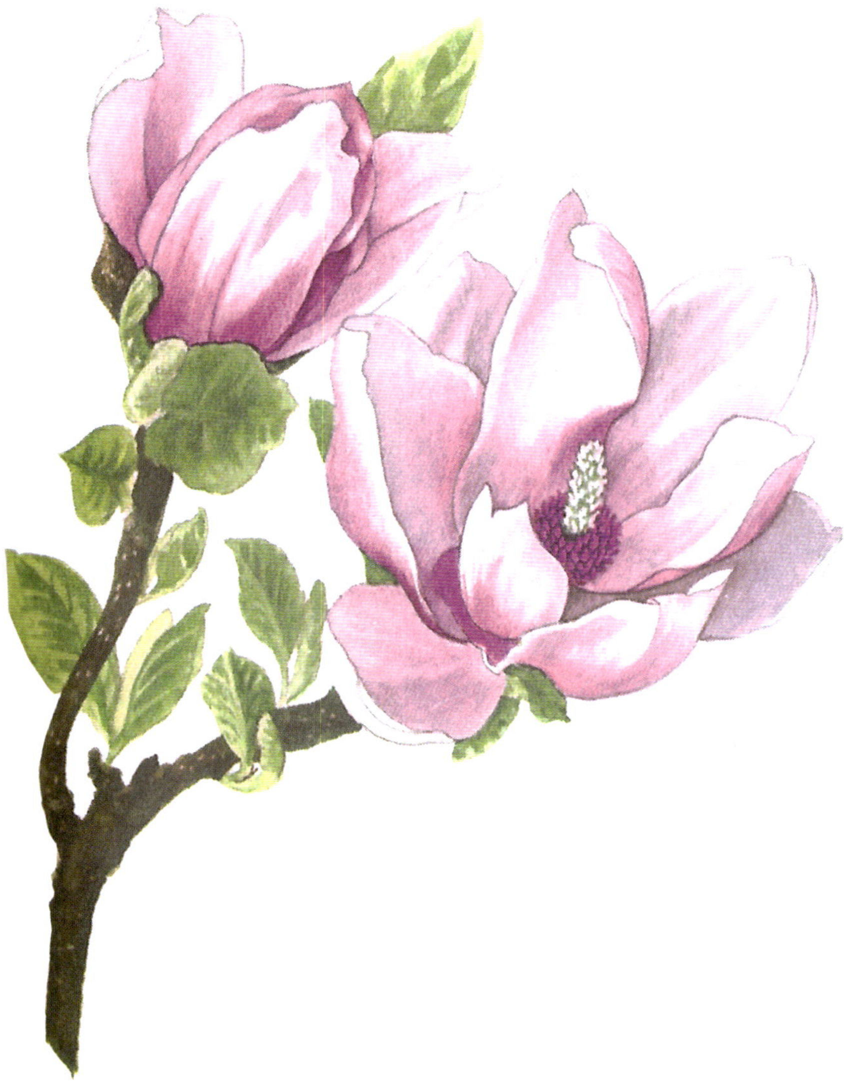

Magnolia officinalis Rehd. & Wilson

Magnolie, Purpur-

Pharmazeutischer Name	Magnoliae cortex
Chinesischer Name	Houpo
Botanischer Name	Magnolia officinalis Rehd. & Wilson
Englischer Name	Magnolia bark
Verwendete Teile	Rinde
Geschmack	bitter, aromatisch, scharf
Thermische Wirkung	warm
Organzuordnung	Lunge, Dickdarm, Milz, Magen
Dosierung	3—9 g

Funktionen

- Wandelt Feuchtigkeit um
- Wirkt Qi-Stagnationen entgegen
- Leitet rebellierendes Qi abwärts
- Wärmt und wandelt Schleim um
- Wirkt Schleim-Stagnationen im Bereich der Lunge entgegen

Anwendung bei

- Völlegefühl, Appetitlosigkeit
- Nausea (Brechreiz), Erbrechen
- Diarrhoe (Durchfall)
- Druckgefühl im Bereich des Thorax
- Chronischer Bronchitis (Erkrankung der Atmungsorgane mit Husten und Auswurf)

Anmerkung

- Trocknend, deswegen Vorsicht bei Yin-Mangel
- Nicht in der Gravidität (Schwangerschaft) verwenden

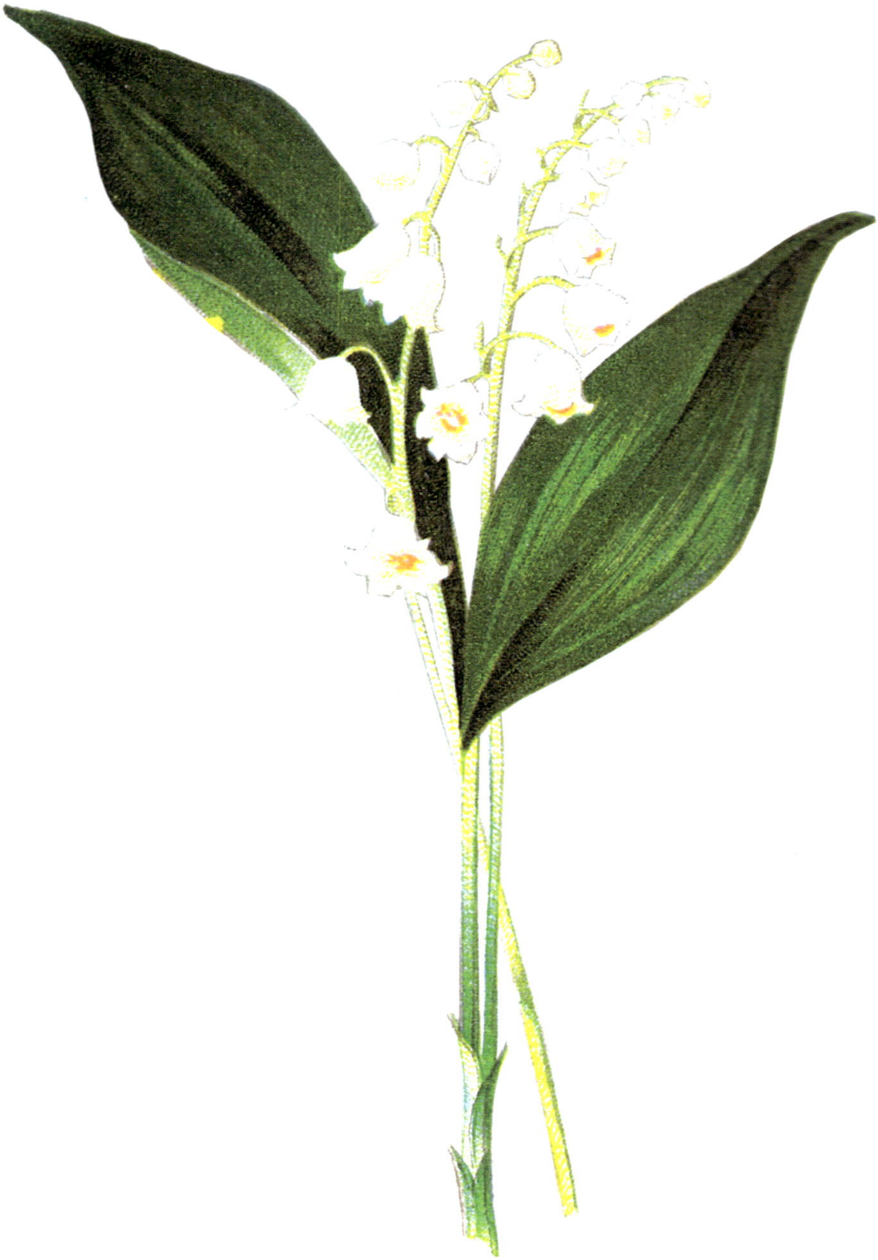

Convallaria majalis L.

Maiglöckchen

Pharmazeutischer Name	Convallariae herba
Botanischer Name	Convallaria majalis L.
Englischer Name	Lily of the valley
Verwendete Teile	Blätter, Blüten
Geschmack	leicht süß, bitter
Thermische Wirkung	neutral
Organzuordnung	Herz, Perikard
Dosierung	0,12—0,6 Gramm des Extraktes

Funktionen

- Tonisiert das Herz-Qi und Blut
- Tonisiert das Herz-Yang
- Wirkt mild Qi-Stagnationen entgegen
- Wirkt Herz-Blut-Stagnation entgegen
- Leitet Feuchtigkeit aus
- Wirkt Schleim-Stagnation entgegen

Anwendung bei

- Müdigkeit, Palpitationen (Herzklopfen), Druckgefühl im Bereich des Thorax, Dyspnoe (Kurzatmigkeit), profusem Schwitzen
- Depression, Gedächtnisschwäche, Einschlafproblemen, Reizbarkeit
- Endocarditis und Pericarditis (Entzündung im Bereich des Herzens), Arrhythmie (Herzrhythmusstörung)
- Herzinsuffizienz (Schwäche des Herzmuskels)
- Schmerzen im Herzbereich, zyanotischer Gesichts- und Lippenfarbe
- Angina pectoris (Durchblutungsstörung des Herzens mit Beklemmungsgefühl), Asthma cardiale (Lungenprobleme auf Grund einer Herzerkrankung)
- Ödemen (Wasseransammlungen)

Anmerkung

- Maiglöckchen (Convallariae herba) ist giftig und sollte nicht an Patienten mit einem Herz-Yin-Mangel verschrieben werden.

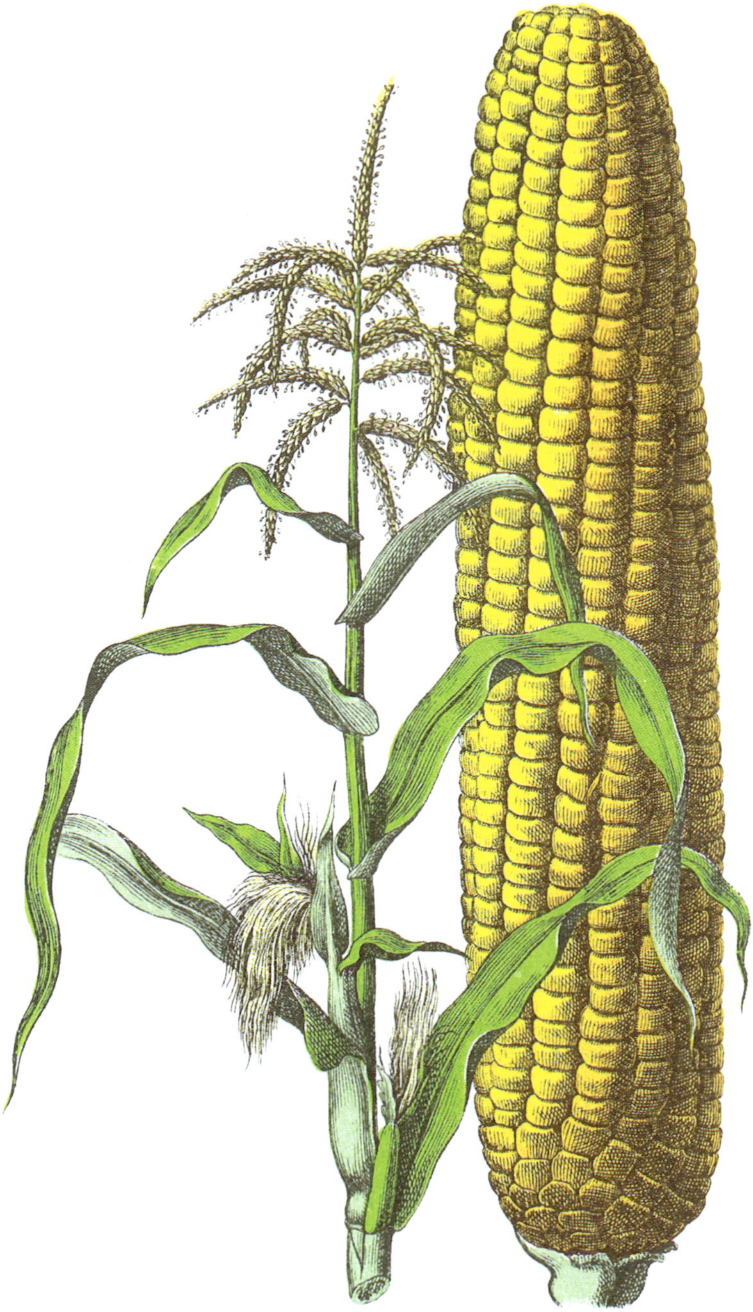

ZEA MAYS

Mais

Pharmazeutischer Name	Stigmata maydis
Botanischer Name	Zea mays
Englischer Name	Indian corn
Verwendete Teile	Griffel (Maishaare)
Geschmack	leicht süß, leicht bitter
Thermische Wirkung	kühl
Organzuordnung	Gallenblase, Blase
Dosierung	3—20 g

Funktionen

- Leitet Feuchte-Hitze in der Blase aus
- Leitet Feuchte-Hitze in der Gallenblase aus
- Löst Lin (Verhärtungen und Steine) auf
- Wirkt Herz-Feuer entgegen (wie Dianthi herba / Qumai)
- Wirkt mild Qi-Stagnationen entgegen

Anwendung bei

- Zystitis (Blasenentzündung), Prostatitis (Entzündung der Vorsteherdrüse)
- Nephrolithiasis (Nierensteine)
- Cholezystitis (Entzündung der Gallenblase), Hepatitis (Entzündung der Leber)
- Flankenschmerzen
- Innerer Unruhe und Gereiztheit

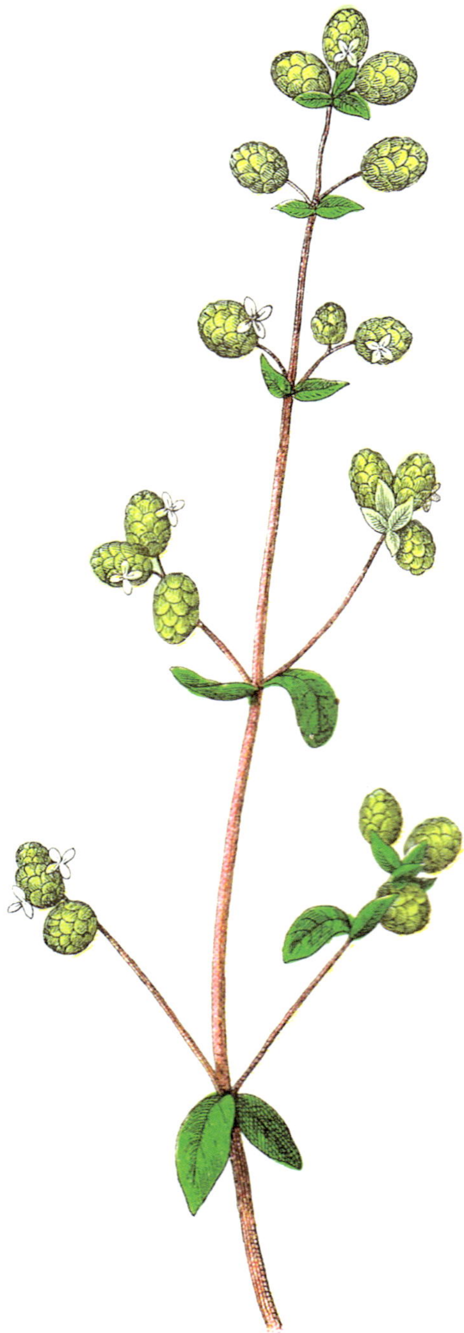

Origanum majorana L.

Majoran

Pharmazeutischer Name	Majoranae herba
Botanischer Name	Origanum majorana L. syn. Majorana hortensis Moench
Englischer Name	Marjoram
Verwendete Teile	Kraut
Geschmack	scharf, etwas bitter, aromatisch
Thermische Wirkung	warm
Organzuordnung	Lunge, Milz, Magen, Herz
Dosierung	3—9 g

Funktionen

- Reguliert das Qi
- Wirkt Qi-Stagnationen entgegen
- Vertreibt Äußere-Wind-Kälte
- Beruhigt Inneren-Wind
- Beruhigt den Geist (Shen)
- Wirkt Wind-Kälte-Feuchtigkeits-Stagnation (Bi-Syndrom) entgegen
- Wirkt Schleim-Kälte entgegen
- Wärmt das Innere
- Wirkt mild Blut-Stagnationen entgegen

Anwendung bei

- Dysmenorrhoe (Schmerzen zur Zeit der Monatsblutung)
- Unfruchtbarkeit
- Grippale Infekte
- Vertigo (Drehschwindel)
- Tremor (Zittern)
- Tinnitus (Ohrensausen)
- Tics (spontane Muskelkontraktionen)
- Spasmen (Krämpfe)
- Migräne (anfallsweise, seitliche Kopfschmerzen)
- Hysterie
- Insomnia (Schlafprobleme)
- Neurosen und Psychosen
- Rheuma
- Arthritis (Gelenksentzündung)
- Gicht
- Globus hystericus (Pflaumenkerngefühl)
- Dyspepsie (Schwäche des Verdauungstraktes)

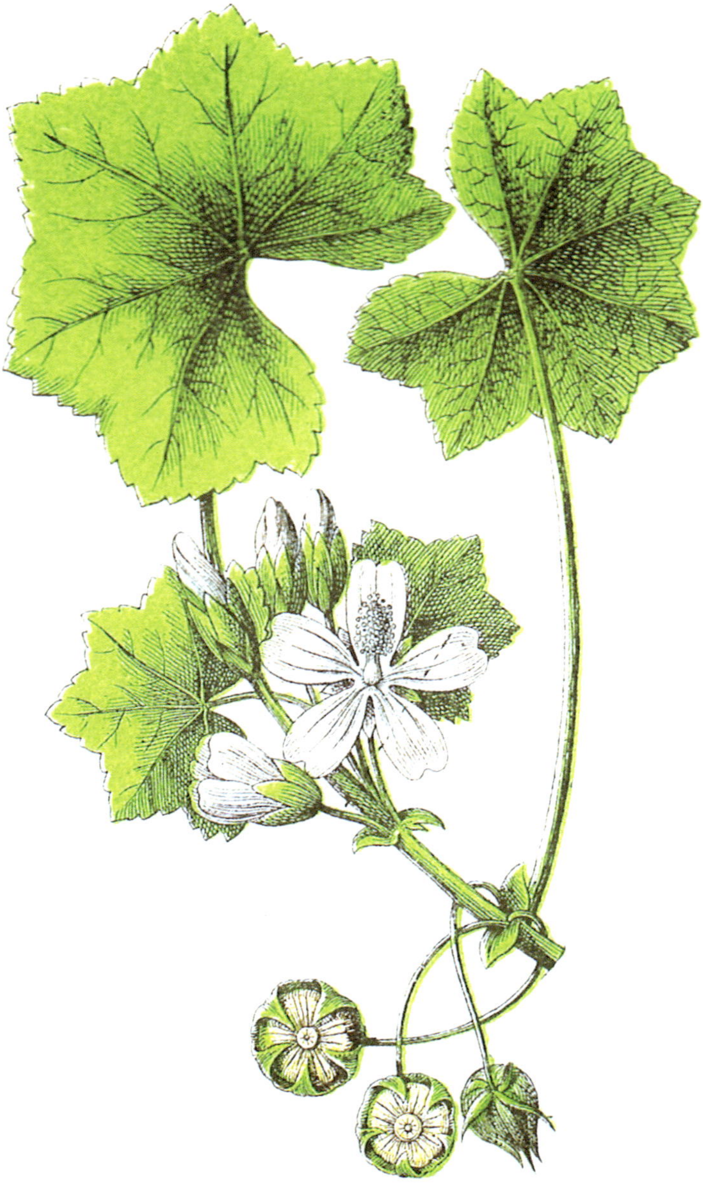

Malva sylvestris L.

Malve, Käsepappel

Pharmazeutischer Name	Malvae folium, flos
Botanischer Name	Malva sylvestris L., Malva neglecta Wallr.
Englischer Name	Common mallow
Verwendete Teile	Blüten, Blätter
Geschmack	süß
Thermische Wirkung	kühl
Organzuordnung	Lunge, Magen, Dickdarm
Dosierung	3—9 g

Funktionen

- Wirkt Schleim-Stagnation (Tan) entgegen
- Nährt das Dickdarm-Yin
- Senkt das Lungen-Qi ab

Anwendung bei

- Husten
- Trockener Obstipation (Verstopfung)
- Entzündungen der Schleimhäute mit starker schleimiger Sekretion: Tonsillitis (Mandelentzündung), Laryngitis (Halsentzündung), Bronchitis (Erkrankung der Atmungsorgane mit Husten und Auswurf)
- Reizzuständen im Halsbereich als Gurgelmittel
- Zur äußeren Anwendung bei verhärteten Dermatosen (Hauterkrankungen)

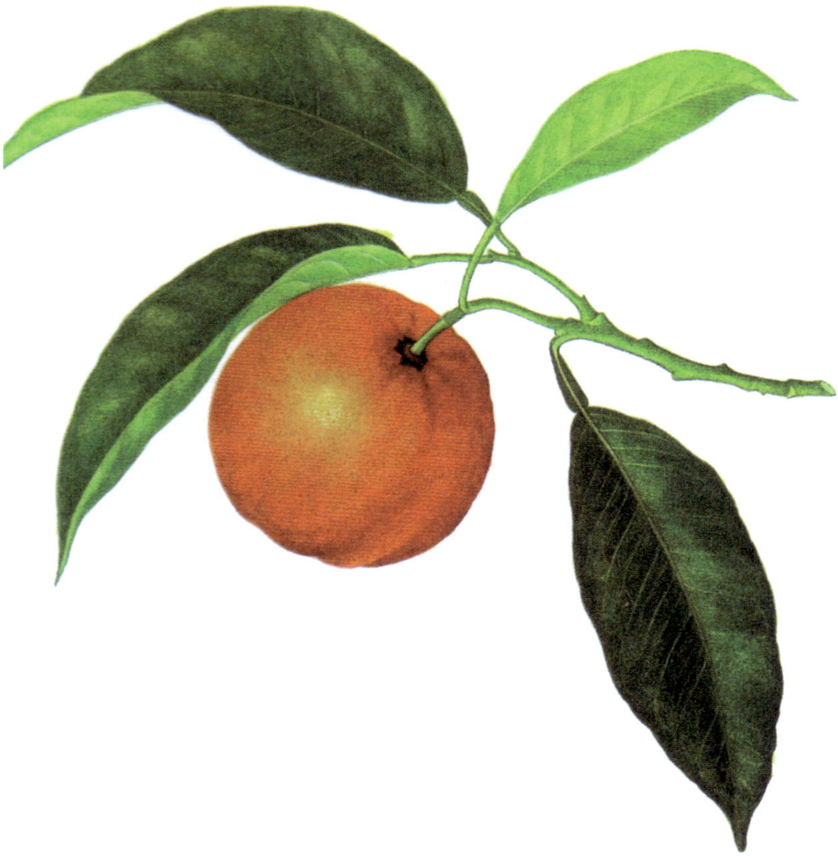

Citrus reticulata Blanco

Mandarine

Pharmazeutischer Name	Citri reticulatae pericarpium
Chinesischer Name	Chenpi
Botanischer Name	Citrus reticulata Blanco
Englischer Name	Tangerine
Verwendete Teile	Schale
Geschmack	scharf, bitter, aromatisch
Thermische Wirkung	warm
Organzuordnung	Milz, Magen, Lunge
Dosierung	3—9 g

Funktionen

- Trocknet Feuchtigkeit und wandelt Schleim um
- Reguliert das Qi
- Leitet das Qi nach unten
- Tonisiert das Milz-Qi
- Wirkt aromatisch
- Beugt Stagnationen vor (wird mit tonisierenden Kräutern verschrieben, um Qi-Stagnationen, die diese Kräuter möglicherweise hervorrufen, zu vermeiden)

Anwendung bei

- Husten mit viel Sputum
- Völlegefühl, Appetitlosigkeit, Müdigkeit
- Weichem, unverdautem Stuhl und dickem, feuchtem Zungenbelag
- Nausea (Brechreiz), Erbrechen
- Adipositas (Übergewicht)
- Druckgefühl im Bereich des Thorax

Anmerkung

- Vorsicht bei Hitze und trockenem Husten oder Yin-Mangel!

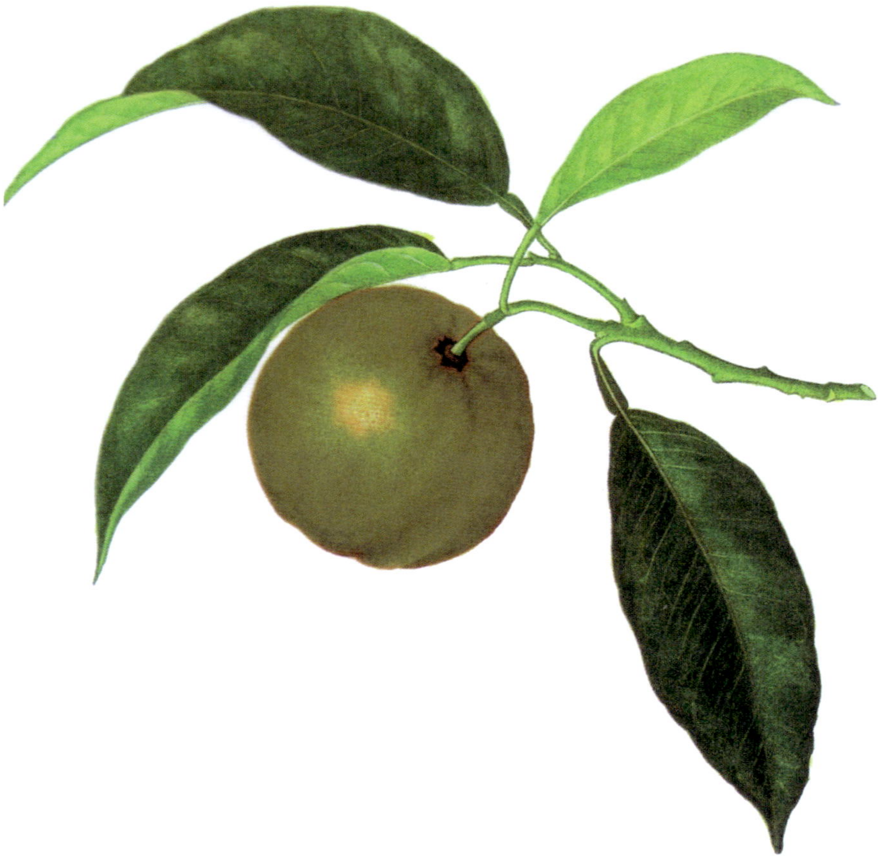

Citrus reticulata Blanco

Mandarine, Unreife

Pharmazeutischer Name	Citri reticulatae pericarpium viride
Chinesischer Name	Qingpi
Botanischer Name	Citrus reticulata Blanco
Englischer Name	Tangerine, green peel
Verwendete Teile	Schale von unreifen Mandarinen
Geschmack	scharf, bitter
Thermische Wirkung	warm
Organzuordnung	Gallenblase, Leber, Magen
Dosierung	3—9 g

Funktionen

- Wirkt Leber-Qi-Stagnationen entgegen
- Wirkt Nahrungsmittel-Stagnationen entgegen
- Wandelt Feuchtigkeit und Schleim um

Anwendung bei

- PMS (Prämenstruelles Syndrom: Schmerzen vor der Monatsblutung)
- Dysmenorrhoe (Schmerzen zur Zeit der Monatsblutung)
- Schmerzen unter dem Rippenbogen, Brustspannungen
- Knoten in der Brust und Mastitis (Brustdrüsenentzündung)
- Hypotonie (niederer Blutdruck)
- Völlegefühl
- Splenomegalie (Vergrößerung der Milz),
- Hepatomegalie (Vergrößerung der Leber)

Anmerkung

- Bei Qi-Mangel nur vorsichtig einsetzen

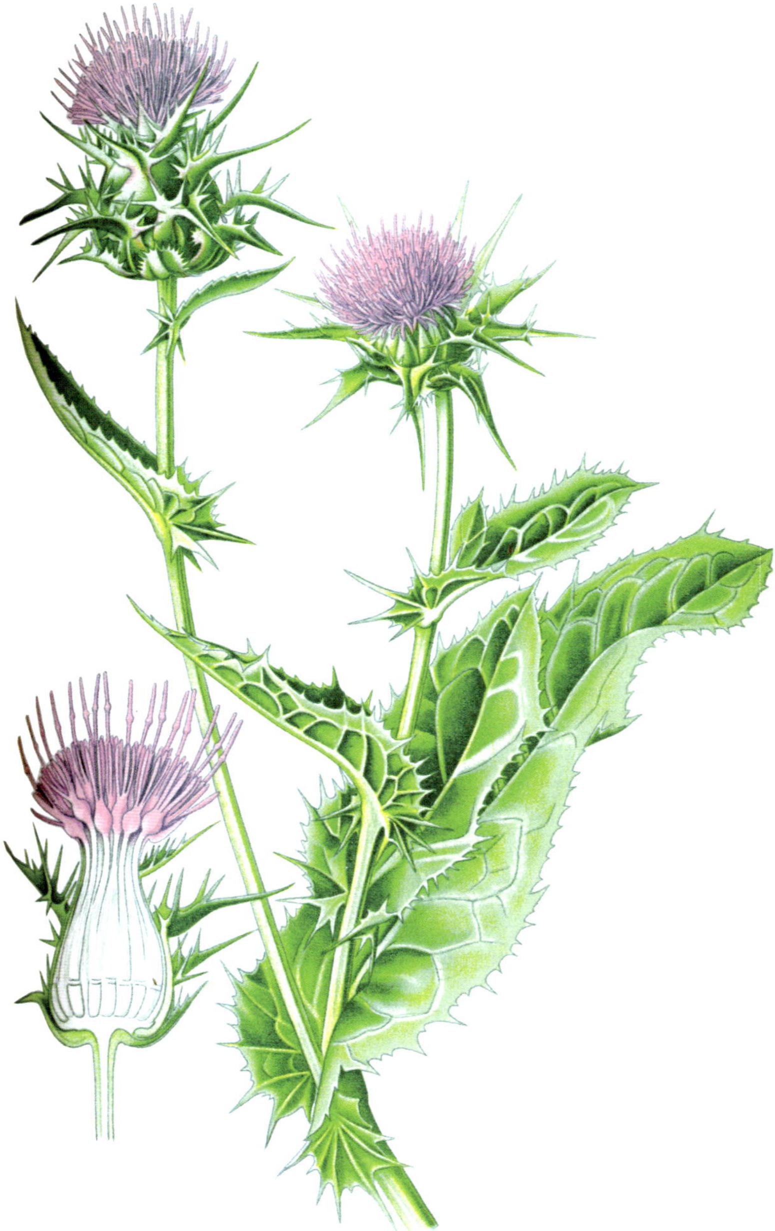

SILYBUM MARIANUM (L.) GAERTN.

Mariendistel

Pharmazeutischer Name	Cardui mariae fructus
Botanischer Name	Silybum marianum (L.) Gaertn.
Englischer Name	Milk thistle
Verwendete Teile	Samen
Geschmack	bitter
Thermische Wirkung	kühl
Organzuordnung	Leber, Magen, Dickdarm
Dosierung	3—15 g

Funktionen

- Leitet Feuchte-Hitze in der Leber aus
- Tonisiert das Leber-Yin
- Leitet Schleim-Hitze (tanre) aus
- Wirkt Toxischer-Hitze (redu) entgegen

Anwendung bei

- Hepatomegalie (Vergrößerung der Leber), Hepatitis (Entzündung der Leber)
- Nekrosen im Leberparenchym (Lebergewebe)
- Leberzellverfettung
- Cholezystolithiasis (Gallensteine) mit Koliken, Cholangitis (Entzündung der Gallengänge)
- Ikterus (Gelbsucht)
- Übelkeit, Migräne (anfallsweise, seitliche Kopfschmerzen), Nausea (Brechreiz)
- Ulcus cruris (Hautdefekt im Beinbereich)

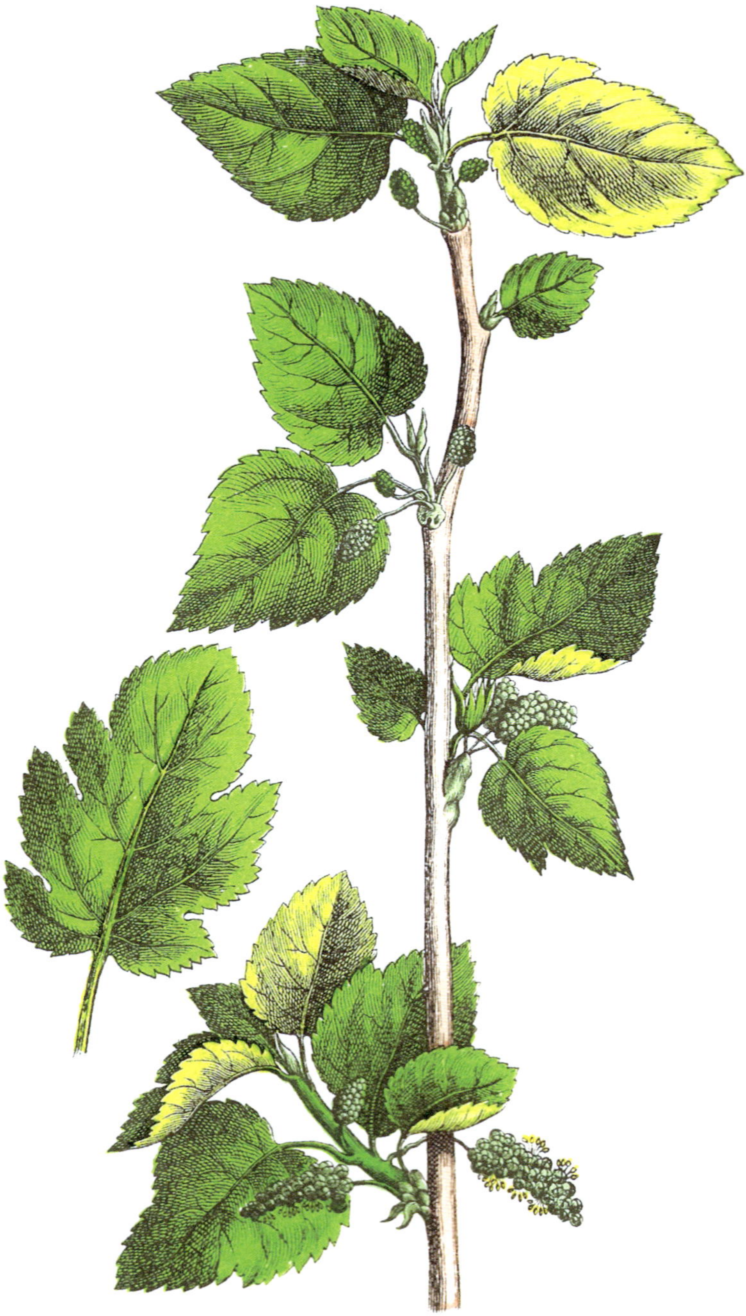

Morus alba L.

Maulbeere, Weiße

Pharmazeutischer Name	Mori albae folium
Chinesischer Name	Sangye
Botanischer Name	Morus alba L.
Englischer Name	White Mulberry
Verwendete Teile	Blätter
Geschmack	süß, bitter
Thermische Wirkung	kühl
Organzuordnung	Leber, Lunge
Dosierung	3—15 g

Funktionen

- Vertreibt äußere Wind-Hitze
- Klärt Hitze im Bereich der Lunge
- Klärt Hitze im Bereich der Leber sowie der Augen
- Wirkt Blut-Hitze entgegen

Anwendung bei

- Grippaler Infekt mit Fieber, Cephalea (Kopfschmerzen), Halsschmerzen sowie Husten
- Pneumonie (Lungenentzündung) mit trockenem, gelbem Sputum sowie Mundtrockenheit
- Konjunctivitis (Bindehautentzündung)
- Vertigo (Drehschwindel)
- Hämatemesis (Blutiges Erbrechen)

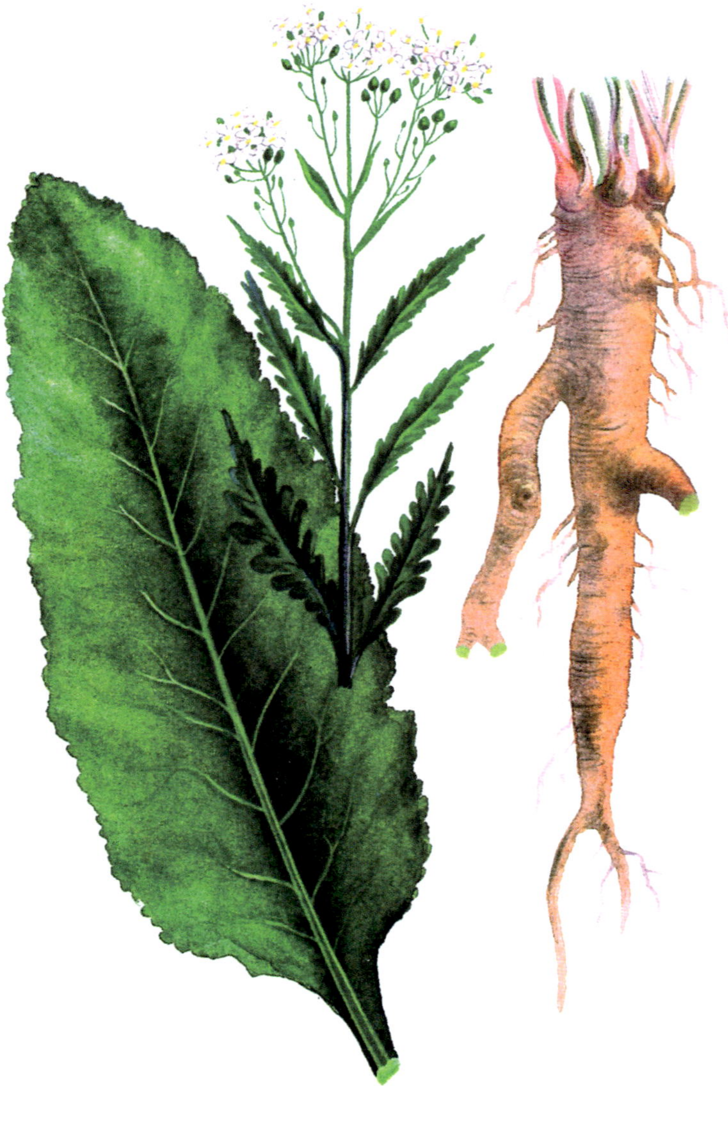

Armoracia rusticana G.Gaertn.

Meerrettich; Kren

Pharmazeutischer Name	Armoraciae radix
Botanischer Name	Armoracia rusticana G. Gaertn., B. Mey & Scherb.
Englischer Name	Horse radish
Verwendete Teile	Wurzel
Geschmack	scharf
Thermische Wirkung	heiß
Organzuordnung	Lunge, Magen, Herz
Dosierung	2—5 g

Funktionen

- Tonisiert das Yang
- Wirkt Wind-Kälte-Feuchtigkeits-Stagnation (Bi-Syndrom) entgegen
- Vertreibt Feuchte-Kälte in Lunge und Dickdarm
- Vertreibt Kälte und Feuchtigkeit aus dem Unteren Erwärmer

Anwendung bei

- Müdigkeit, Kältegefühl
- Rheuma, Neuralgien (Nervenschmerzen)
- Diarrhoe (Durchfall), Appetitlosigkeit, Nausea (Brechreiz)
- Fluor vaginalis (Scheideninfektionen mit Ausfluss)
- Zystitis (Blasenentzündung)
- Asthma bronchiale (rezidivierend auftretende, krampfhafte Lungenerkrankung), Bronchitis (Erkrankung der Atmungsorgane mit Husten und Auswurf) mit weißem Schleim

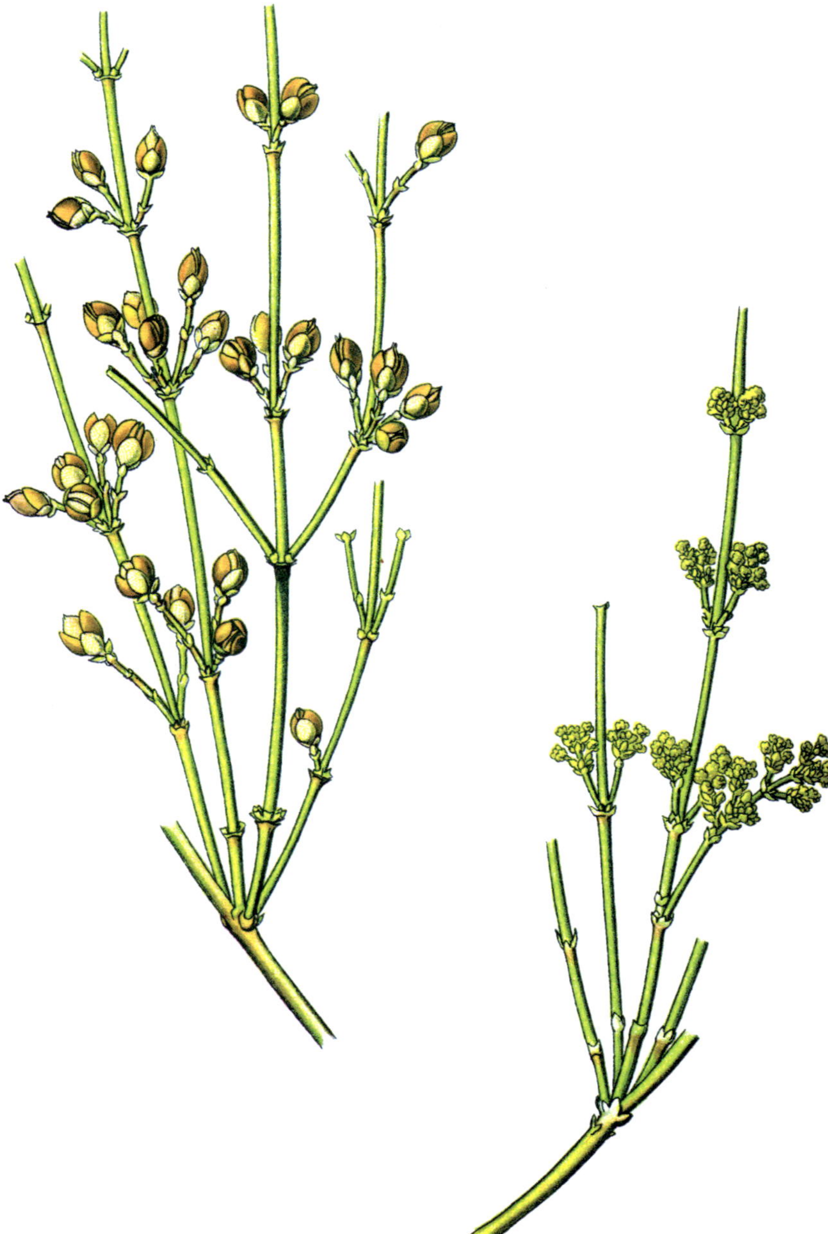

EPHEDRA DISTACHYA L.

Meerträubel

Pharmazeutischer Name	Ephedrae herba
Chinesischer Name	Mahuang
Botanischer Name	Ephedra distachya L. (europäisch), Ephedra sinica Stapf (chinesisch)
Englischer Name	Ephedra
Verwendete Teile	Kraut
Geschmack	scharf, leicht bitter
Thermische Wirkung	warm
Organzuordnung	Lunge, Blase
Dosierung	1,5—6 g

Funktionen

- Vertreibt Äußere-Wind-Kälte (Tai-Yang-Schicht des 6-Schichten-Systems)
- Wirkt schweißtreibend, öffnet die Oberfläche
- Unterstützt die Bewegung des Lungen-Qi
- Leitet Feuchtigkeit über die Diurese aus

Anwendung bei

- Beginn eines grippalen Infektes mit Schüttelfrost, Fieber, Cephalea (Kopfschmerzen), keinen Schweißausbrüchen sowie einem oberflächlichen, straffen Puls
- Asthma bronchiale (rezidivierend auftretende, krampfhafte Lungenerkrankung)
- Ödemen (Wasseransammlungen)

Anmerkung

- Dieses Kraut gilt als toxisch und sollte nur von erfahreren Therapeuten verschrieben werden.
- Das Kraut wird oft zuerst dekoktiert und der sich oben bildende Schaum verworfen, bevor zusätzliche Kräuter hinzugefügt werden.
- Bei Überdosierung kommt es zu intensiven Schweißausbrüchen sowie einer Schwächung des Körpers.
- Weitere mögliche Nebenwirkungen sind: Hypertonie (hoher Blutdruck), Unruhezustände, Insomnia (Schlafprobleme) sowie Tremor (Zittern).
- Sollte nicht verschrieben werden, wenn die entsprechenden Patienten aufgrund eines Mangels schwitzen.
- Als Antidot wirkt Atropin.

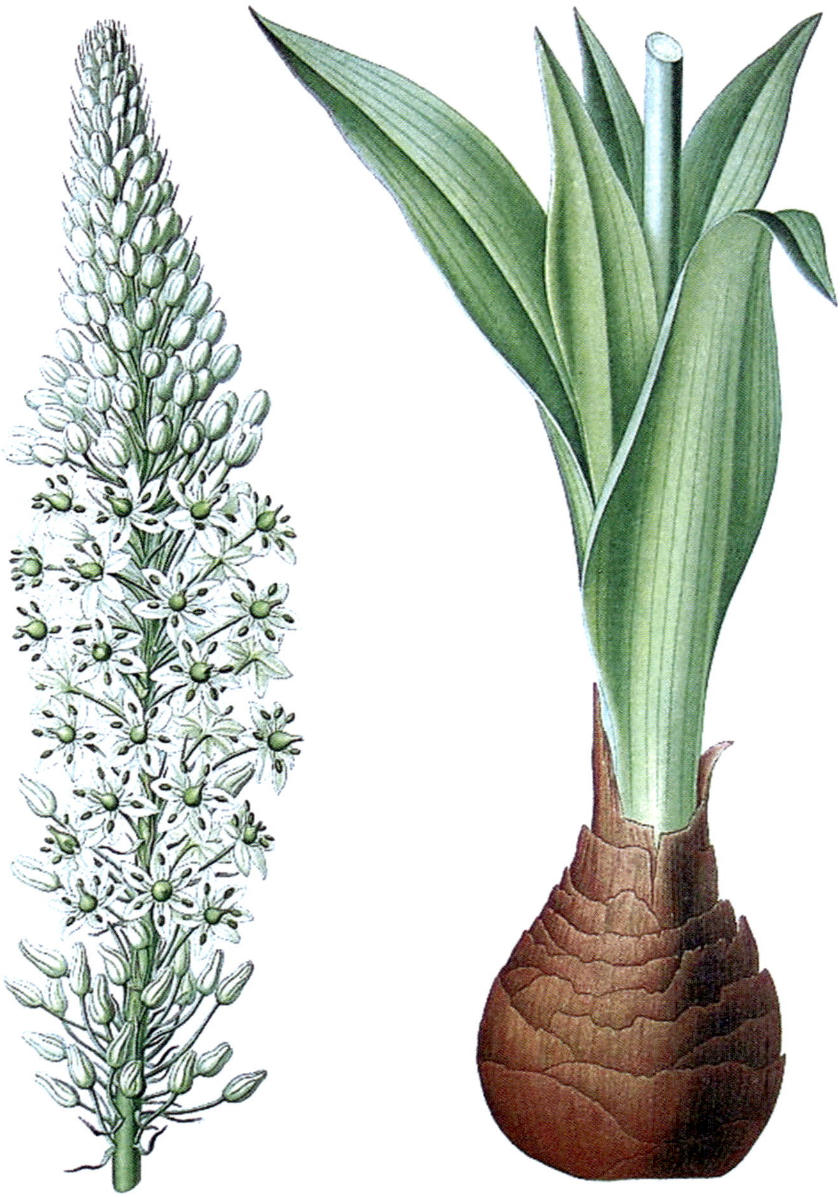

Drimia maritima (L.) Stearn

Meerzwiebel, Weiße

Pharmazeutischer Name	Scillae bulbus
Botanischer Name	Drimia maritima (L.) Stearn, syn. Charybdis maritima (L.) Speta, Urginea maritima (L.) Baker
Englischer Name	Sea onion
Verwendete Teile	Zwiebel
Geschmack	bitter, scharf, süß
Thermische Wirkung	kühl
Organzuordnung	Niere, Leber, Herz, Lunge
Dosierung	1—3 g

Funktionen

- Wirkt Feuchtigkeits-Stagnationen entgegen
- Tonisiert das Herz-Yang
- Tonisiert das Lungen-Yin
- Wirkt als Expektorans und sekretolytisch (wie Ophiopogonis radix / Maimendong und Lilii bulbus / Baihe)
- Vertreibt Wind und Trockenheit in der Lunge
- Wirkt Leber-Qi-Stagnationen entgegen

Anwendung bei

- Renalen und kardialen Ödemen (Wasseransammlungen)
- Palpitationen (Herzklopfen), Druckgefühl im Bereich des Thorax
- Herzinsuffizienz (Schwäche des Herzmuskels)
- Zystitis (Blasenentzündung) mit trübem Harn

… Anwendung bei

- Trockenem Husten, Heiserkeit, Reizhusten, chronischer Bronchitis (Erkrankung der Atmungsorgane mit Husten und Auswurf)
- PMS (Prämenstruelles Syndrom: Schmerzen vor der Monatsblutung), Flankenschmerzen
- Aszites (Flüssigkeitsansammlung im Bauchraum)
- Diabetes insipidus (Erkrankung mit starkem Flüssigkeitsverlust)
- Splenomegalie (Vergrößerung der Milz)

Anmerkung

- Giftig!
- Zu hoch dosiert löst Meereszwiebel Brechreiz und Erbrechen aus!

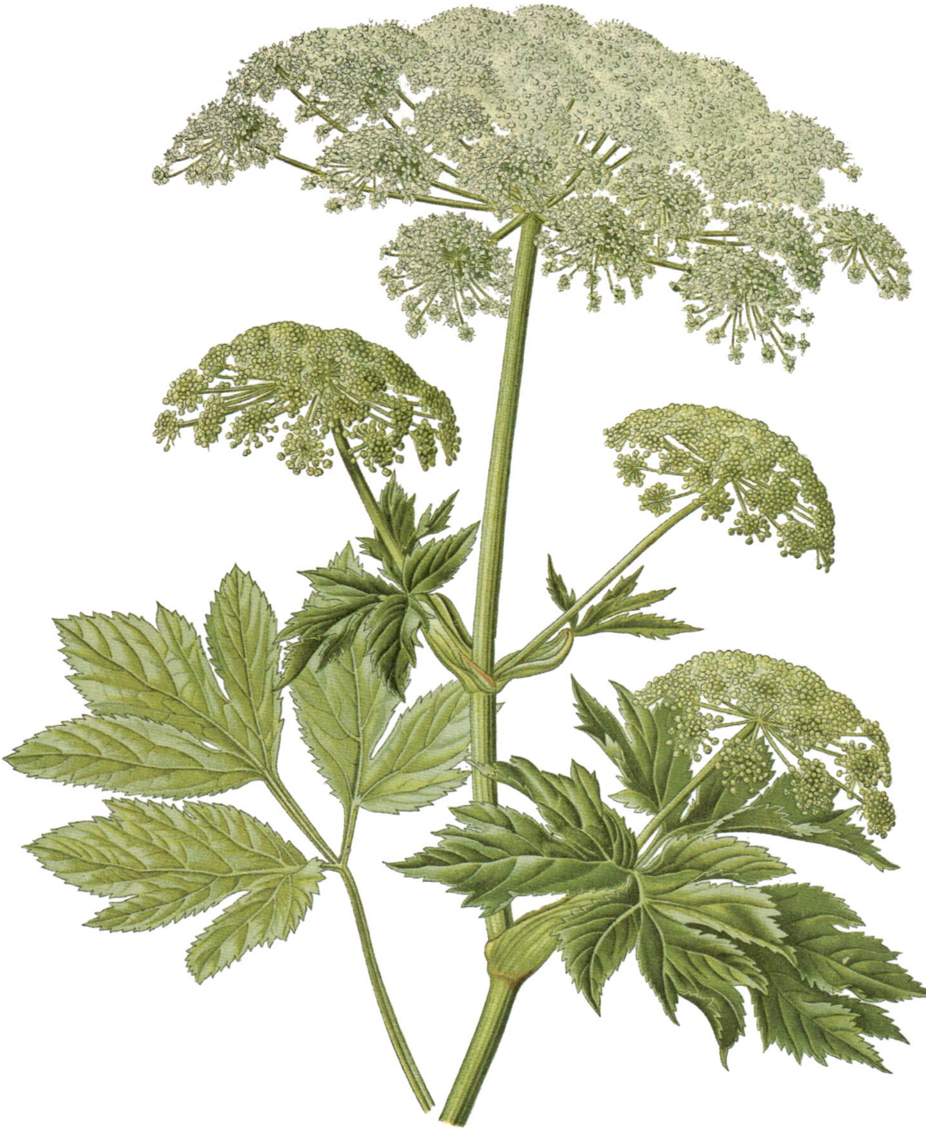

Drimia maritima (L.) Stearn

Meisterwurz

Pharmazeutischer Name	Imperatoriae radix
Botanischer Name	Peucedanum ostruthium (L.) W.D.J. Koch syn. Imperatoria ostruthium L.
Englischer Name	Masterwort
Verwendete Teile	Wurzel
Geschmack	scharf, aromatisch, leicht bitter
Thermische Wirkung	warm
Organzuordnung	Milz, Magen
Dosierung	1—4,5 g

Funktionen

- Tonisiert das Milz-Qi und -Yang
- Leitet Feuchte-Kälte sowie Schleim aus
- Wirkt Leber-Qi-Stagnation entgegen
- Tonisiert das Nieren-Yang
- Tonisiert mild das Lungen-Qi

Anwendung bei

- Appetitlosigkeit, Übelkeit
- Dyspepsie (Schwäche des Verdauungstraktes)
- Diabetes mellitus (Zuckerkrankheit)
- Rheuma
- Libidomangel
- Abneigung gegenüber Kälte
- Anfälligkeit für grippale Infekte
- Asthma bronchiale (rezidivierend auftretende, krampfhafte Lungenerkrankung)
- Chronischer Bronchitis

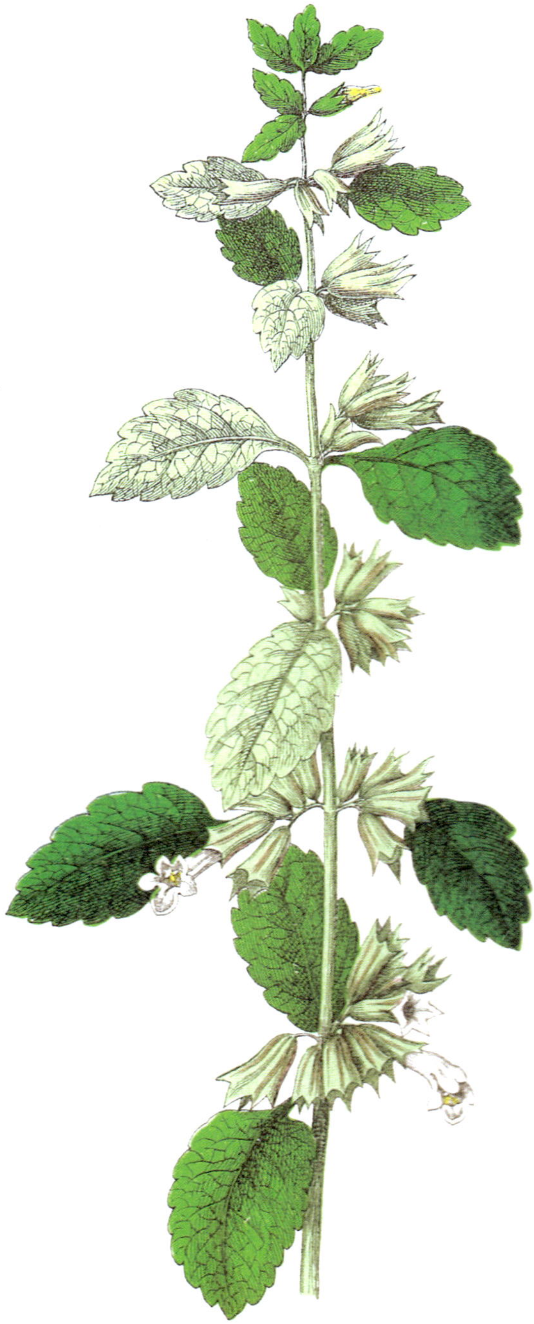

Melissa officinalis L.

Melisse, Zitronen-

Pharmazeutischer Name	Melissae folium
Botanischer Name	Melissa officinalis L.
Englischer Name	Balm
Verwendete Teile	Blätter
Geschmack	bitter, leicht adstringierend, aromatisch
Thermische Wirkung	kühl
Organzuordnung	Herz, Leber, Magen
Dosierung	3—6 g

Funktionen

- Wirkt Herz-Feuer entgegen
- Beruhigt das Leber-Yang
- Wirkt Magen-Feuer entgegen
- Vertreibt äußere Wind-Hitze
- Wirkt Leber-Qi-Stagnationen entgegen
- Beruhigt den Geist (Shen)

Anwendung bei

- Palpitationen (Herzklopfen), Angina pectoris (Durchblutungsstörung des Herzens mit Beklemmungsgefühl)
- Einschlafproblemen, Unruhe
- Reizbarkeit, Ängstlichkeit, Nervosität
- Spasmen (Krämpfe)
- Dysmenorrhoe (Schmerzen zur Zeit der Monatsblutung)
- Amenorrhoe (Ausbleiben der Monatsblutung)
- Akuter und chronischer Bronchitis (Erkrankung der Atmungsorgane mit Husten und Auswurf)
- Migräne (anfallsweise, seitliche Kopfschmerzen)
- Koliken (krampfhafte Schmerzen) im Verdauungstrakt, Nausea (Brechreiz)
- Meteorismus (Blähungen)
- Gastritis (Entzündung der Magenschleimhaut)
- Herpes labialis (Fieberblasen)

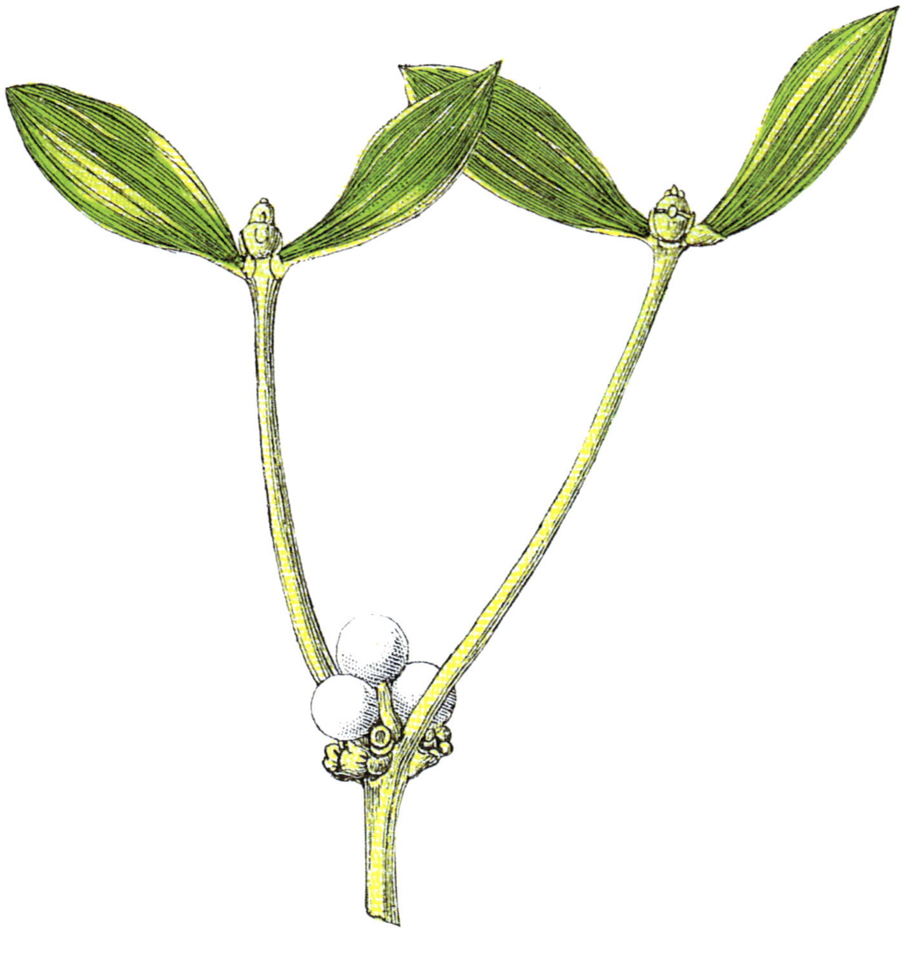

Viscum album L.

Mistel, Weißbeerige

Pharmazeutischer Name	Visci ramulus, herba
Chinesischer Name	Sangjisheng
Botanischer Name	Viscum album L.
Englischer Name	Mistletoe
Verwendete Teile	Zweige, Blätter
Geschmack	bitter
Thermische Wirkung	neutral
Organzuordnung	Nieren, Leber, Herz
Dosierung	3—12 g

Funktionen

- Beruhigt den Geist (Shen)
- Klärt Hitze
- Tonisiert das Nieren- und Herz-Yin
- Leitet Herz-Feuer aus
- Wirkt dem Syndrom «Schleim verlegt die Herzkanäle» entgegen
- Stärkt Sehnen und Knochen
- Nährt das Blut
- Wirkt Leber-Qi-Stagnationen entgegen

Anwendung bei

- Einschlafproblemen, Unruhe, Palpitationen (Herzklopfen)
- Hypertonie (hoher Blutdruck), Arteriosklerose
- Durch Hypertonie (hoher Blutdruck) hervorgerufener Vertigo (Drehschwindel)
- Lumboischialgie (Schmerzen im Bereich der Lendenwirbelsäule), Schwäche der Knie
- Schwäche bzw. Atrophie der Sehnen und Knochen
- Trockener Haut
- Unruhigem Fetus und uterinen Blutungen während einer Gravidität (Schwangerschaft)
- Epilepsie

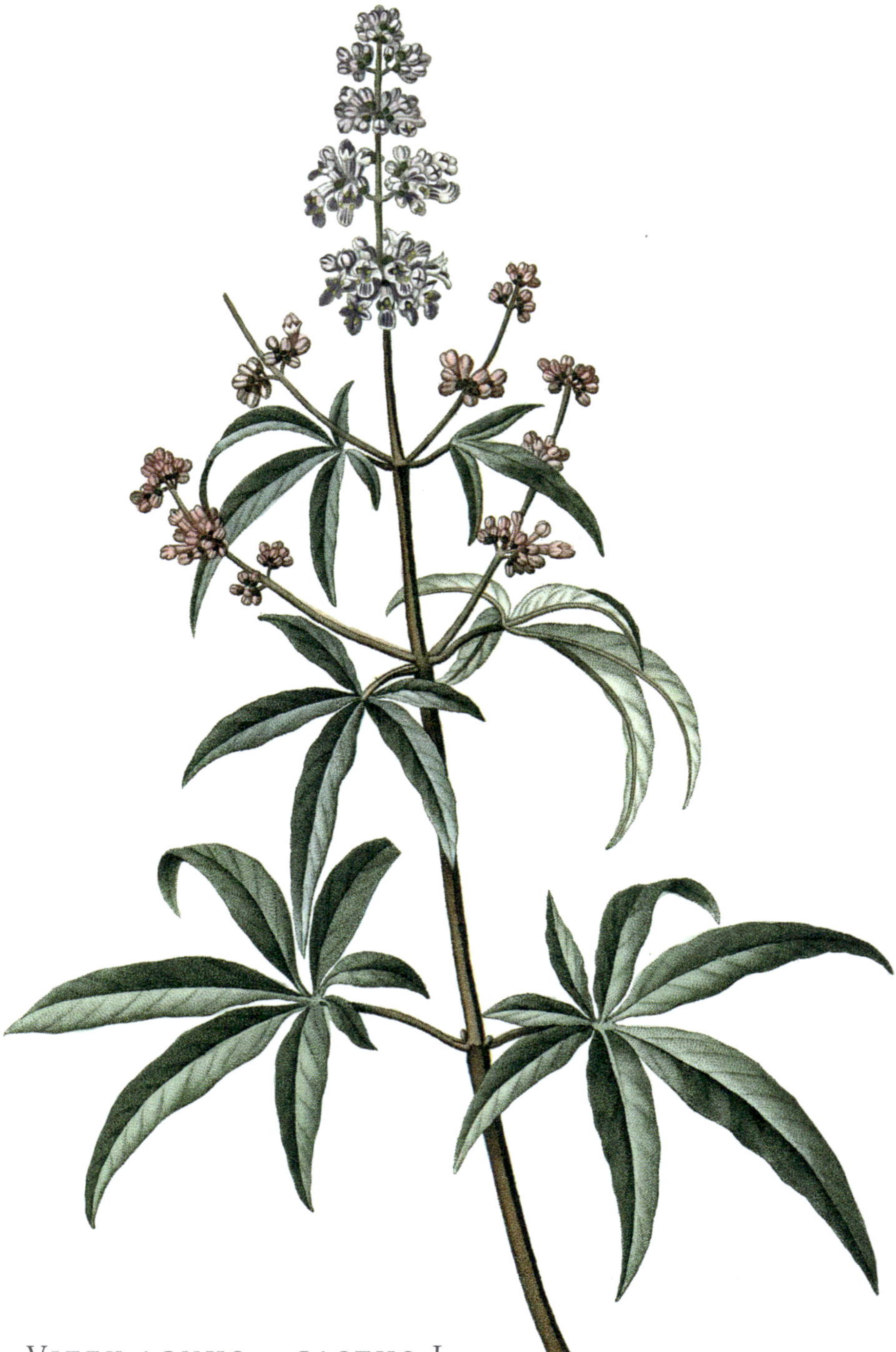

VITEX AGNUS – CASTUS L.

Mönchspfeffer

Pharmazeutischer Name	Vitex agni casti fructus
Botanischer Name	Vitex agnus-castus L.
Englischer Name	Chastetree, Monk'spepper
Verwendete Teile	Samen
Geschmack	süß, bitter
Thermische Wirkung	kühl
Organzuordnung	Leber, Nieren
Dosierung	1—12 g

Funktionen

- Leitet Feuchte-Hitze im Bereich der Leber aus, ohne das Yin zu verletzen
- Tonisiert das Nieren- und Leber-Yin, ohne zu befeuchten
- Wirkt Leerer-Hitze entgegen
- Wirkt Schleim-Stagnationen entgegen
- Wirkt mild Qi-Stagnationen entgegen

Anwendung bei

- Unregelmäßigem Zyklus, PMS (Schmerzen vor der Monatsblutung), Dysmenorrhoe (Schmerzen zur Zeit der Monatsblutung)
- Gestagenmangel
- Klimakterium (Wechselbeschwerden)
- Cephalea (Kopfschmerzen)
- Migräne (anfallsweise, seitliche Kopfschmerzen)
- Hepatitis (Entzündung der Leber)

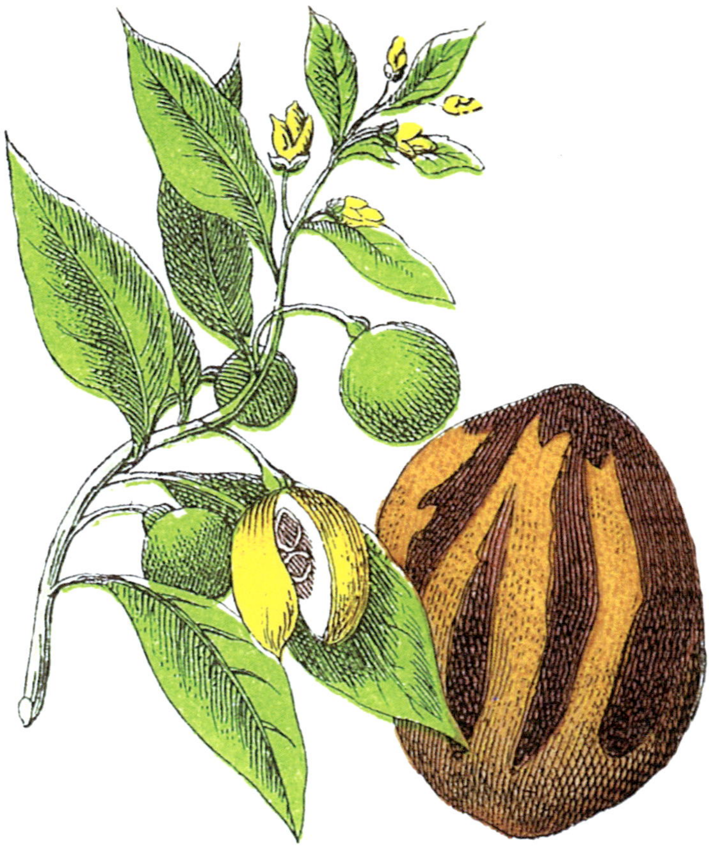

Myristica fragrans L.

Muskatnussbaum

Pharmazeutischer Name	Myristicae fragrantis semen
Chinesischer Name	Roudoukou
Botanischer Name	Myristica fragrans L.
Englischer Name	Nutmeg
Verwendete Teile	Samen
Geschmack	scharf
Thermische Wirkung	warm, leicht toxisch
Organzuordnung	Dickdarm, Milz, Magen
Dosierung	1,5—3 g

Funktionen

- Wirkt zusammenziehend im Bereich des Darmes und stoppt Diarrhoe (Durchfall)
- Wirkt wärmend im Bereich des Mittleren Erwärmers
- Wirkt Qi-Stagnationen entgegen

Anwendung bei

- Diarrhoe (Durchfall)
- Dysenterie (Entzündung des Darmes)
- Brechreiz und Erbrechen
- Magen-Darmkoliken
- Meteorismus (Blähungen)

Anmerkung

- Kontraindiziert bei Vorliegen von Diarrhoe (Durchfall) in Kombination mit Hitze.
- Bei Überdosierungen (mehr als 7,5 g) kann Muskatnuss toxisch wirken. Es treten Durst, Übelkeit, Rötung und Schwellung des Gesichtes, Harndrang, möglicherweise Bewußtsverwänderungen auf.
  Die Benommenheit kann 2 – 3 Tage bestehen.
- Der wichtigste toxische Inhaltsstoff ist Myristicin, das hallizunogen wirkt.

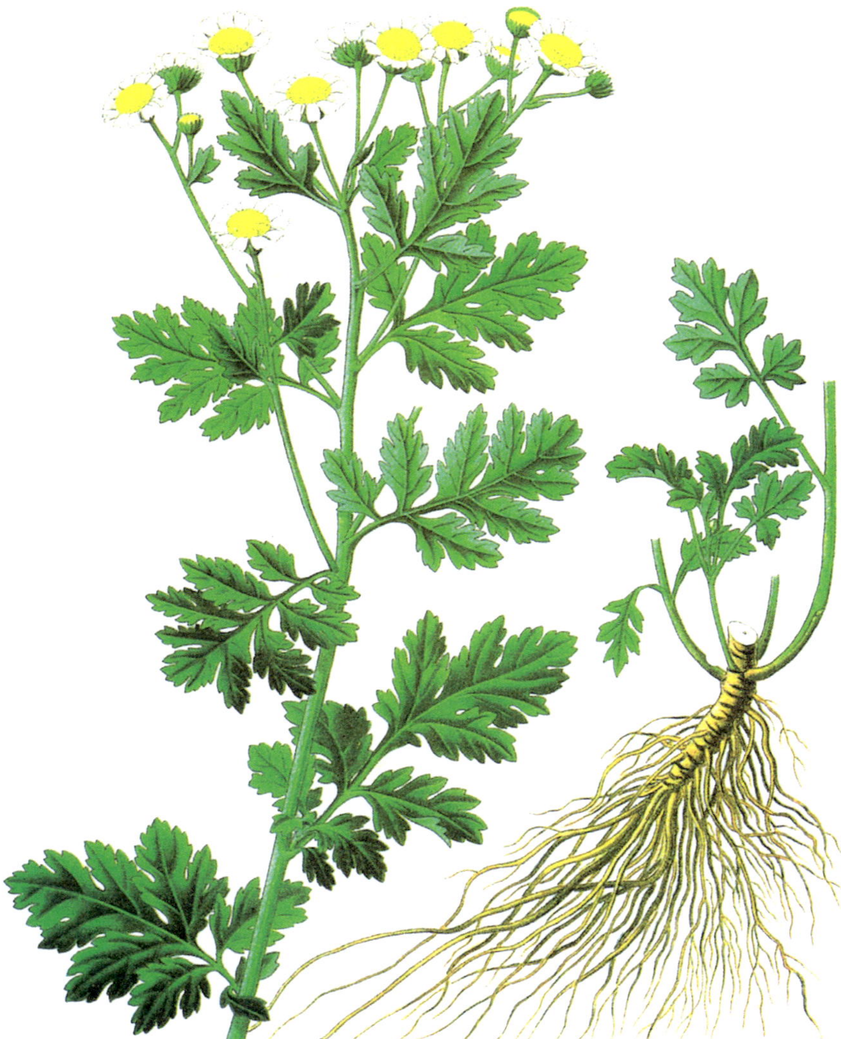

Tanacetum parthenium L.

Mutterkraut

Pharmazeutischer Name	Chrysanthemi parthenii herba
Botanischer Name	Tanacetum parthenium L., syn. Chrysanthemum (L.) Pers.
Englischer Name	Feverfew
Verwendete Teile	Kraut
Geschmack	bitter, leicht scharf
Thermische Wirkung	kühl
Organzuordnung	Magen, Dickdarm, Leber
Dosierung	2—5 g

Funktionen

- Wirkt Leber-Qi-Stagnationen entgegen
- Vertreibt Wind-Hitze
- Wirkt mild Innerem-Wind entgegen
- Wirkt mild Leerer-Hitze aufgrund eines Yin-Mangels entgegen

Anwendung

- Neuralgien (Nervenschmerzen) im Bereich von Ischias und Trigeminus
- Epilepsie, Spasmen (Krämpfe), Lähmungen
- Cephalea (Kopfschmerzen),
  Migräne (anfallsweise, seitliche Kopfschmerzen)
- PMS (Prämenstruelles Syndrom: Schmerzen vor der Monatsblutung)
- Rheuma

Anmerkung

- Vorsicht in der Gravidität (Schwangerschaft)
- Mutterkraut wird in der Gynäkologie verwendet, um die Menstruation auszulösen sowie die Ausstoßung der Plazenta anzuregen.

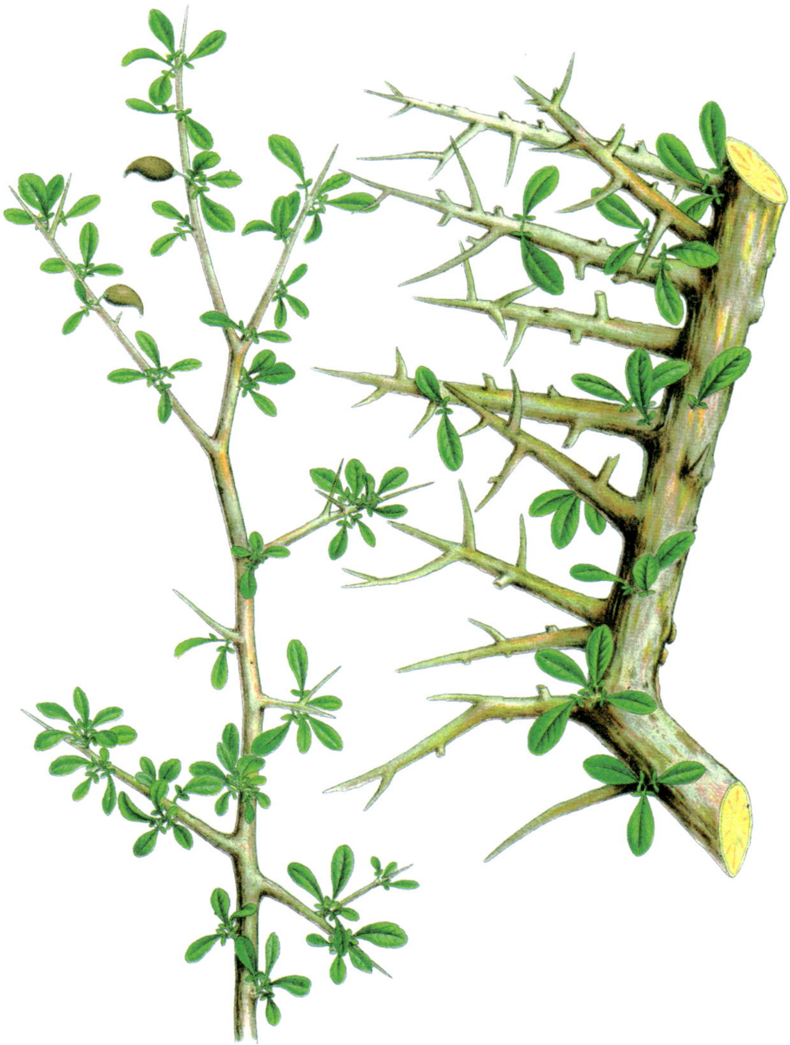

COMMIPHORA MYRRHA (NEES)

Myrrhe

Pharmazeutischer Name	Myrrha
Chinesischer Name	Moyao
Botanischer Name	Commiphora myrrha (Nees)
Englischer Name	Myrrh
Verwendete Teile	Harz
Geschmack	bitter, leicht scharf
Thermische Wirkung	leicht warm
Organzuordnung	Leber, Herz, Milz
Dosierung	1—3 g

Funktionen

- Bewegt das Blut und wirkt Blut-Stagnation entgegen
- Reduziert Schwellungen
- Vertreibt Schleim-Kälte in der Lunge
- Wirkt Qi-Stagnation entgegen

Anwendung bei

- Prellungen, Schwellungen
- Unbeweglichen abdominellen Massen, Obstruktionen
- Schmerzen
- Chronischen, schlecht bzw. nicht heilenden Wunden
- Stomatitis (Entzündung der Mundschleimhaut), Laryngitis (Halsentzündung) - äußerlich als Gurgelmittel
- Chronischer Bronchitis (Erkrankung der Atmungsorgane mit Husten und Auswurf) mit viel Schleim in der Lunge
- Äußerlich bei eiternden Wunden
- Dysmenorrhoe (Schmerzen zur Zeit der Monatsblutung)

Anmerkung

- Nicht während einer Gravidität (Schwangerschaft) und bei starken uterinen Blutungen!

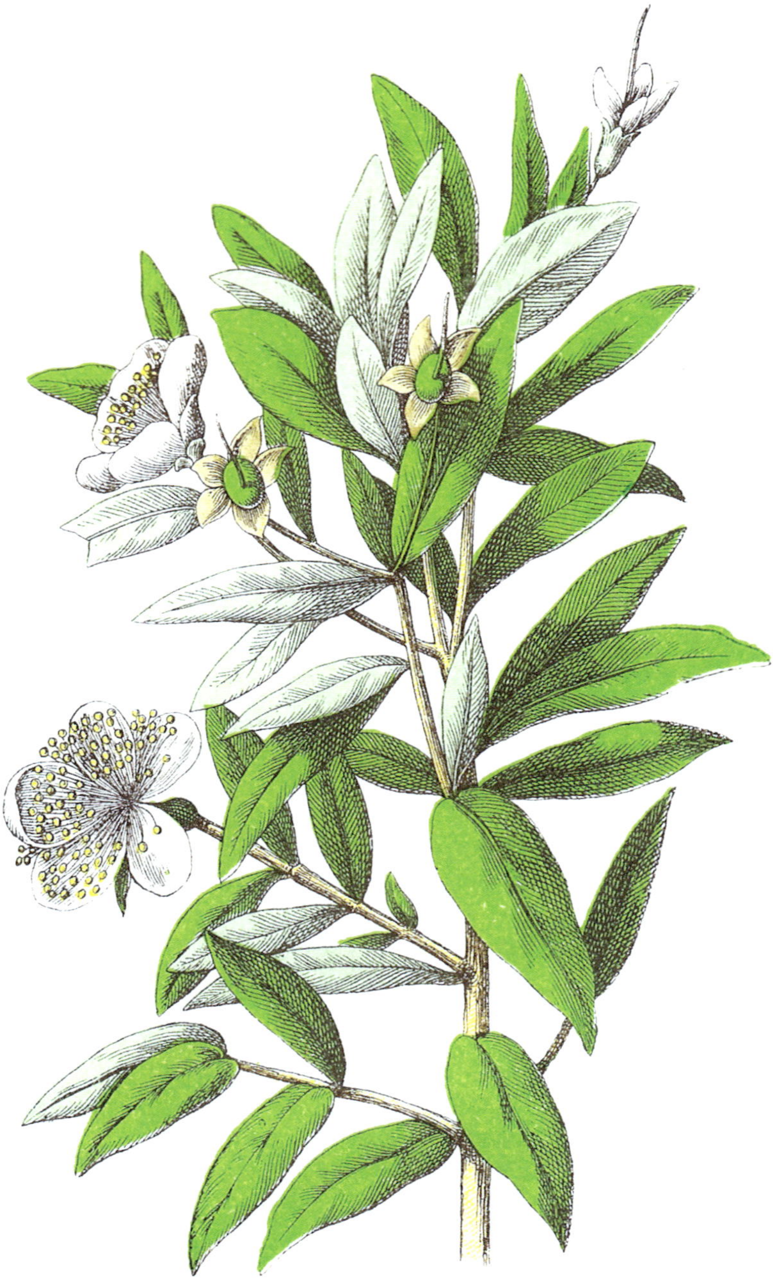

Myrtus communis L.

Myrte

Pharmazeutischer Name	Myrti folium
Botanischer Name	Myrtus communis L.
Englischer Name	Myrtle
Verwendete Teile	Blätter
Geschmack	scharf, adstringierend
Thermische Wirkung	warm
Organzuordnung	Lunge, Blase
Dosierung	1—3 g

Funktionen

- Leitet Toxische-Hitze aus
- Leitet Schleim-Kälte in der Lunge aus
- Leitet Feuchtigkeit und Schleim im Unteren Erwärmer aus

Anwendung bei

- Bronchitis (Erkrankung der Atmungsorgane mit Husten und Auswurf), Asthma bronchiale (rezidivierend auftretende, krampfhafte Lungenerkrankung)
- Chronischer Rhinitis (Schnupfen)
- Fluor vaginalis (Scheideninfektionen mit Ausfluss), Zystitis (Blasenentzündung)
- Fördert die Abheilung von Abszessen (abgekapselte Eiteransammlung)

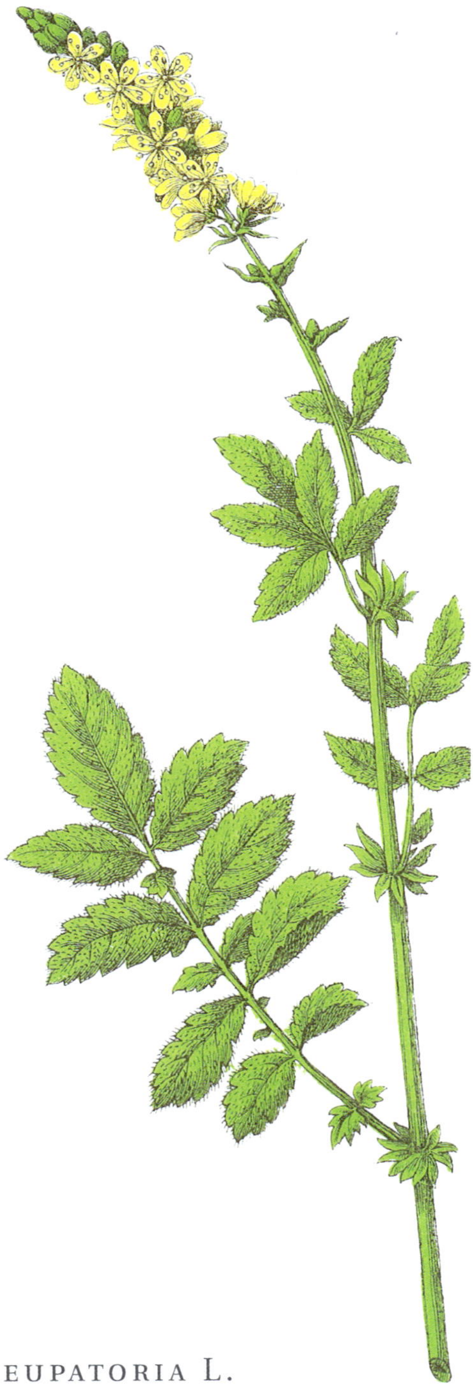

AGRIMONIA EUPATORIA L.

Odermennig, Gemeiner

Pharmazeutischer Name	Agrimoniae herba
Botanischer Name	Agrimonia eupatoria L.
Englischer Name	Agrimony, sticklewort
Verwendete Teile	Kraut
Geschmack	bitter, leicht adstringierend
Thermische Wirkung	kühl
Organzuordnung	Leber, Gallenblase, Dickdarm
Dosierung	2—6 g

Funktionen

- Leitet Feuchte-Hitze in Leber und Gallenblase aus
- Beendet Blutungen bei Blut-Hitze
- Wirkt Feuchte-Hitze in Blase und Dickdarm entgegen

Anwendung bei

- Wundheilungsstörungen
- Blutungen
- Ikterus (Gelbsucht), Cholezystolithiasis (Gallensteine)
- Husten mit blutigem Sputum
- Chronischer Laryngitis (Halsentzündung)
- Diabetes mellitus (Zuckerkrankheit)
- Diarrhoe (Durchfall) bei Feuchte-Hitze (übel riechend)
- Cholezystitis (Entzündung der Gallenblase)
- Hepatitis (Entzündung der Leber)
- Als Gurgelmittel bei Aphten (Defekte der Mundschleimhaut) im Mundbereich
- Zystitis (Blasenentzündung)

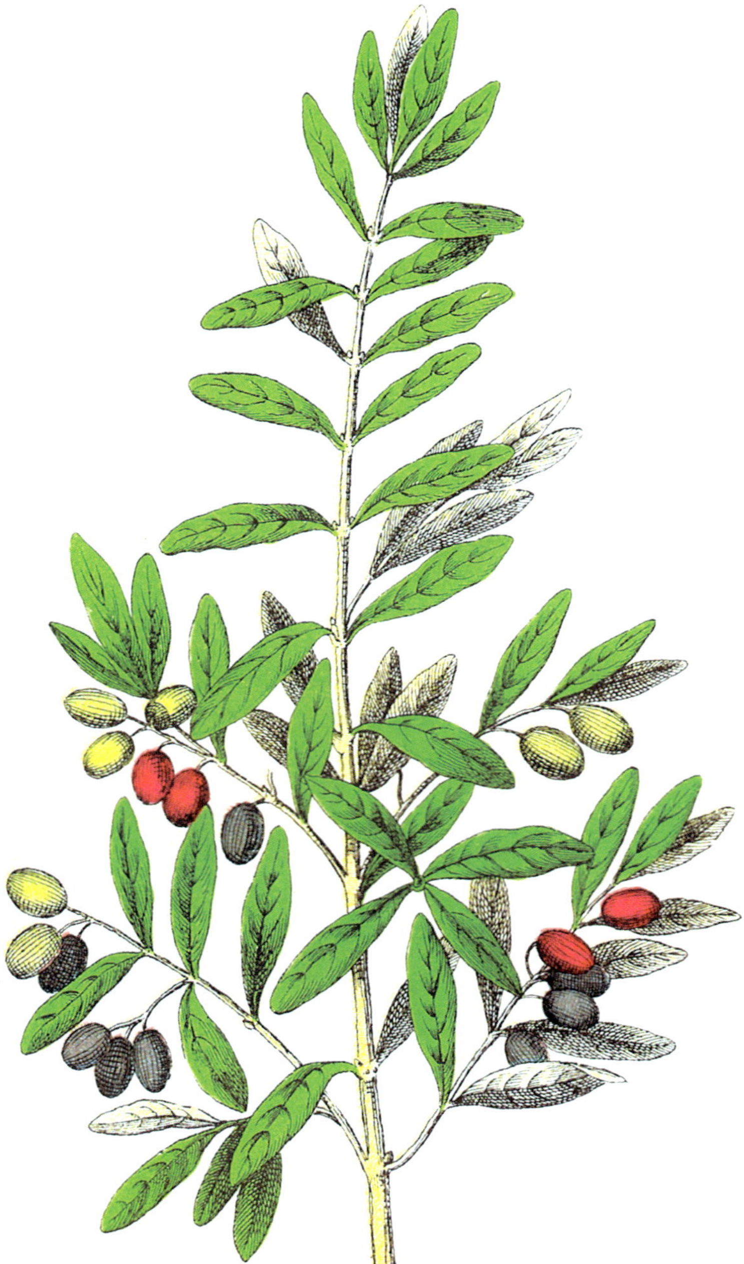

Olea europaea L.

Olivenbaum

Pharmazeutischer Name	Olivea folium
Botanischer Name	Olea europaea L.
Englischer Name	Olive
Verwendete Teile	Blätter
Geschmack	bitter
Thermische Wirkung	neutral
Organzuordnung	Leber, Gallenblase
Dosierung	3—9 g

Funktionen

- Wirkt Feuchte-Hitze im Bereich von Leber und Gallenblase entgegen
- Wirkt Schleim-Stagnationen entgegen
- Beruhigt Inneren-Wind
- Senkt aufsteigendes Gallenblasen-Yang ab

Anwendung bei

- Hypertonie (hoher Blutdruck)
- Insult (Schlaganfall) status post
- Übelkeit und Nausea (Brechreiz)
- Vertigo (Drehschwindel)
- Cephalea (Kopfschmerzen)
- Tinnitus (Ohrensausen)
- Cholezystolithiasis (Gallensteine)

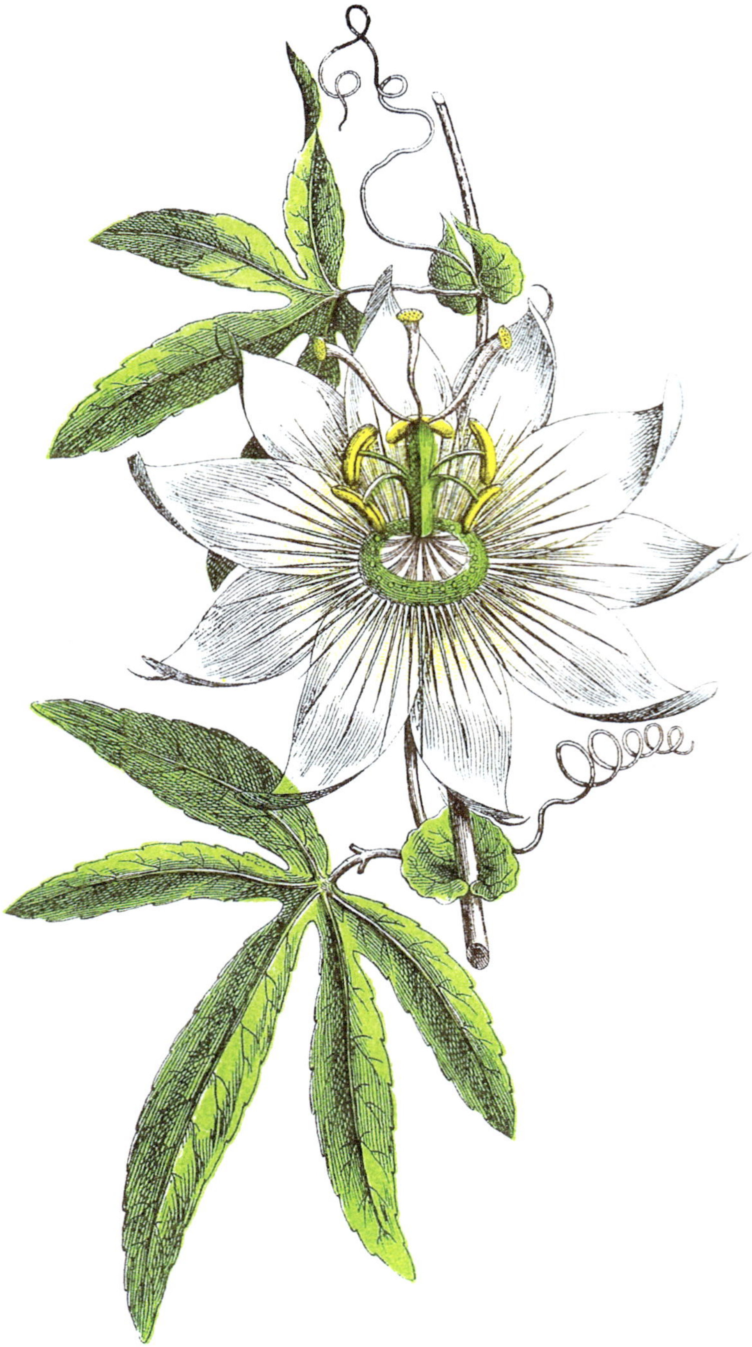

Passiflora incarnata L.

Passionsblume

Pharmazeutischer Name	Passiflorae herba
Botanischer Name	Passiflora incarnata L.
Englischer Name	Passion flower
Verwendete Teile	Kraut
Geschmack	neutral, leicht bitter
Thermische Wirkung	kühl
Organzuordnung	Herz, Niere, Lunge, Leber
Dosierung	2—6 g

Funktionen

- Klärt Hitze
- Beruhigt den Geist (Shen)
- Wirkt Herz- und Leber-Feuer entgegen
- Beruhigt aufsteigendes Leber-Yang und Inneren-Wind
- Wirkt Leber-Qi-Stagnationen entgegen
- Wirkt dem Syndrom «Schleim verlegt die Herzkanäle» entgegen

Anwendung bei

- Nervosität, Anspannung, Reizbarkeit
- Insomnia (Schlafprobleme)
- Schmerzen
- Agitation (Unruhezustände), Aphten (Defekte der Mundschleimhaut), Palpitationen (Herzklopfen), dunklem Harn
- Cephalea (Kopfschmerzen) am Vertex, bitterem Mundgeschmack
- Hypertonie (hoher Blutdruck)
- Tremor (Zittern), Spasmen (Krämpfe), Epilepsie, Eklampsie (mit Krämpfen einhergehende Erkrankung im letzten Drittel der Schwangerschaft)
- Neuralgien (Nervenschmerzen)
- Migräne (anfallsweise, seitliche Kopfschmerzen)

Anmerkung

- «Obwohl keine klinischen Daten über Interaktionen mit synthetischen Sedativa vorhanden sind, wird die gleichzeitige Gabe mit synthetischen Sedativa (wie etwa Benzodiazepinen) ohne ärztliche Verordnung nicht empfohlen.» (Pittner 2014: 5).

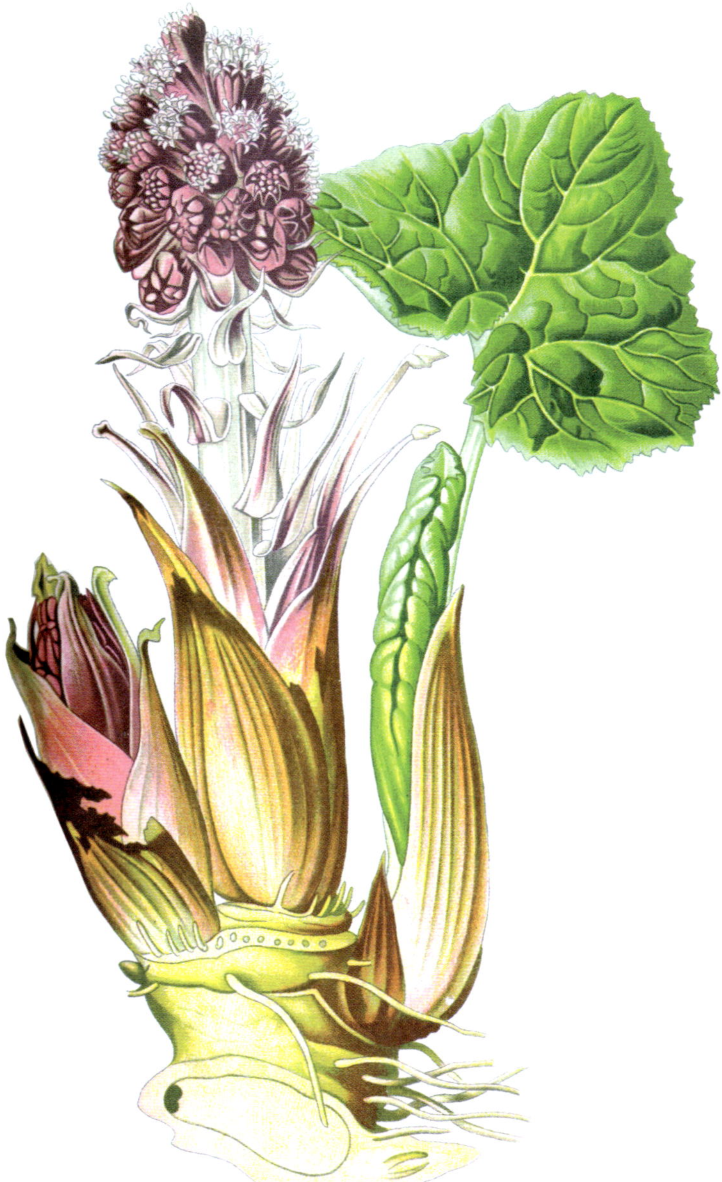

Petasites hybridus (L.) Gaertn.

Pestwurz, Gewöhnliche

Pharmazeutischer Name	Petasites radix
Botanischer Name	Petasites hybridus (L.) Gaertn.
Englischer Name	Butterbur, sweet coltsfoot
Verwendete Teile	Wurzel
Geschmack	süß, bitter
Thermische Wirkung	kühl
Organzuordnung	Lunge, Herz, Nieren, Blase
Dosierung	2—6 g

Funktionen

- Vertreibt äußere Wind-Kälte (wie Notopterygii rhizoma / Qianghuo)
- Wirkt mild Innerem-Wind entgegen
- Wirkt Magen-Feuer entgegen
- Wirkt mild Leber-Qi-Stagnationen entgegen
- Tonisiert das Lungen-Qi
- Leitet Stagnation, die auf Grund von Feuchtigkeit bestehen, aus
- Leitet Feuchtigkeit und Schleim in der Lunge aus
- Wirkt diuretisch

Anwendung bei

- Gastritis (Entzündung der Magenschleimhaut), Reizmagen
- Römheld-Syndrom (gastrokardiales Syndrom)
- Neuralgien (Nervenschmerzen), Rheuma

… Anwendung bei

- Pneumonie (Lungenentzündung), Husten,
  Druckgefühl im Bereich des Thorax
- PMS (Prämenstruelles Syndrom: Schmerzen vor der Monatsblutung), Migräne (anfallsweise, seitliche Kopfschmerzen)
- Anurie (Harnverhalten)
- Anfangsstadium von Infektionserkrankungen mit Schüttelfrost, Nackenschmerzen
- Schmerzen

Anmerkung

- Nicht während einer Gravidität (Schwangerschaft) verwenden
- Wegen ihres Gehalts an giftigen Pyrrolizidinalkaloiden im Idealfall nur in prozessierter Form verwenden

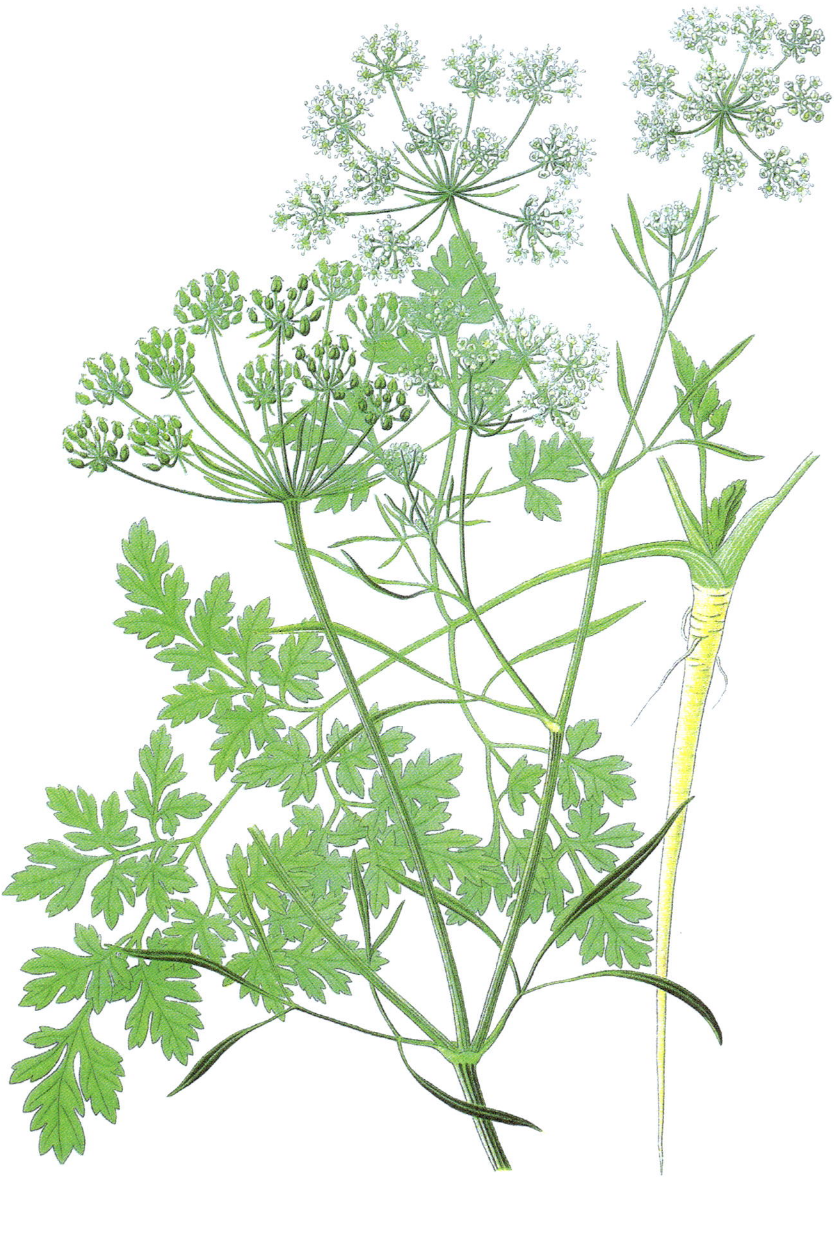

Petroselinum crispum (Mill) A.W. Hill

Petersilie

Pharmazeutischer Name	Petroselini radix
Botanischer Name	Petroselinum crispum (Mill) A.W. Hill
Englischer Name	Parsley
Verwendete Teile	Wurzel
Geschmack	süß
Thermische Wirkung	warm
Organzuordnung	Milz, Leber
Dosierung	3—9 g

Funktionen

- Tonisiert das Blut über die Milz, die für die Blutproduktion zuständig ist
- Tonisiert das Milz-Qi
- Wirkt Leber-Qi-Stagnationen entgegen
- Leitet Feuchtigkeits-Stagnationen aus
- Stoppt den Milchfluss

Anwendung bei

- Anämie (Blut-Mangel), Haarverlust
- Zystitis (Blasenentzündung), Urethritis (Entzündung des Harnleiters)
- Anurie (Harnverhalten), speziell bei alten Menschen, Prostatitis (Entzündung der Vorsteherdrüse)
- Nephrolithiasis (Nierensteine)
- Amenorrhoe (Ausbleiben der Monatsblutung) bzw. verspäteter Monatsblutung
- Appetitlosigkeit, Gewichtsverlust
- Gastritis (Entzündung der Magenschleimhaut), Ikterus (Gelbsucht)

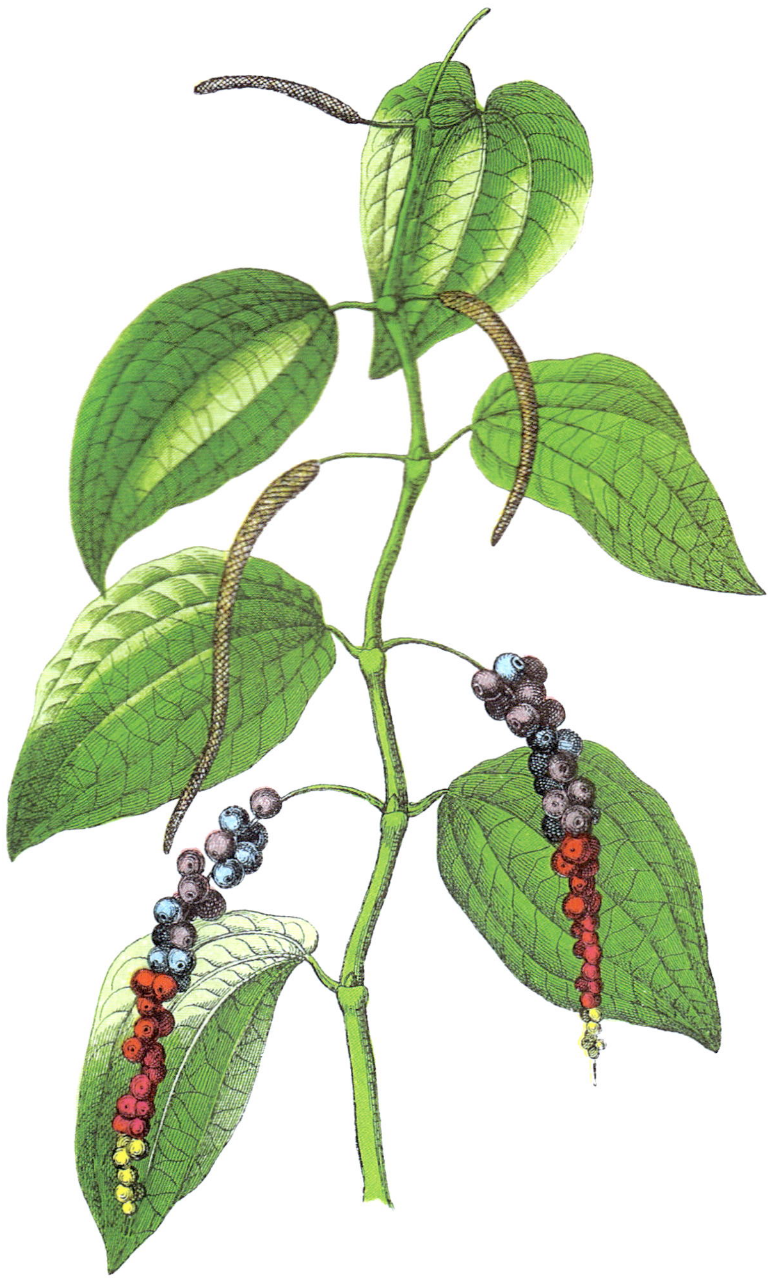

PIPER NIGRUM L.

Pfeffer, Schwarzer

Pharmazeutischer Name	Piperis nigri fructus
Botanischer Name	Piper nigrum L.
Englischer Name	Pepper
Verwendete Teile	Samen
Geschmack	scharf
Thermische Wirkung	heiß
Organzuordnung	Milz, Magen, Dickdarm
Dosierung	1,5—4 g

Funktionen

- Tonisiert das Milz-Yang
- Vertreibt Kälte

Anwendung bei

- Diarrhoe (Durchfall) mit Resten unverdauter Nahrungsmittel im Stuhl, speziell morgens
- Nausea (Brechreiz), Erbrechen
- Völlegefühl nach dem Essen
- Libidomangel, Impotenz
- Kältegefühl

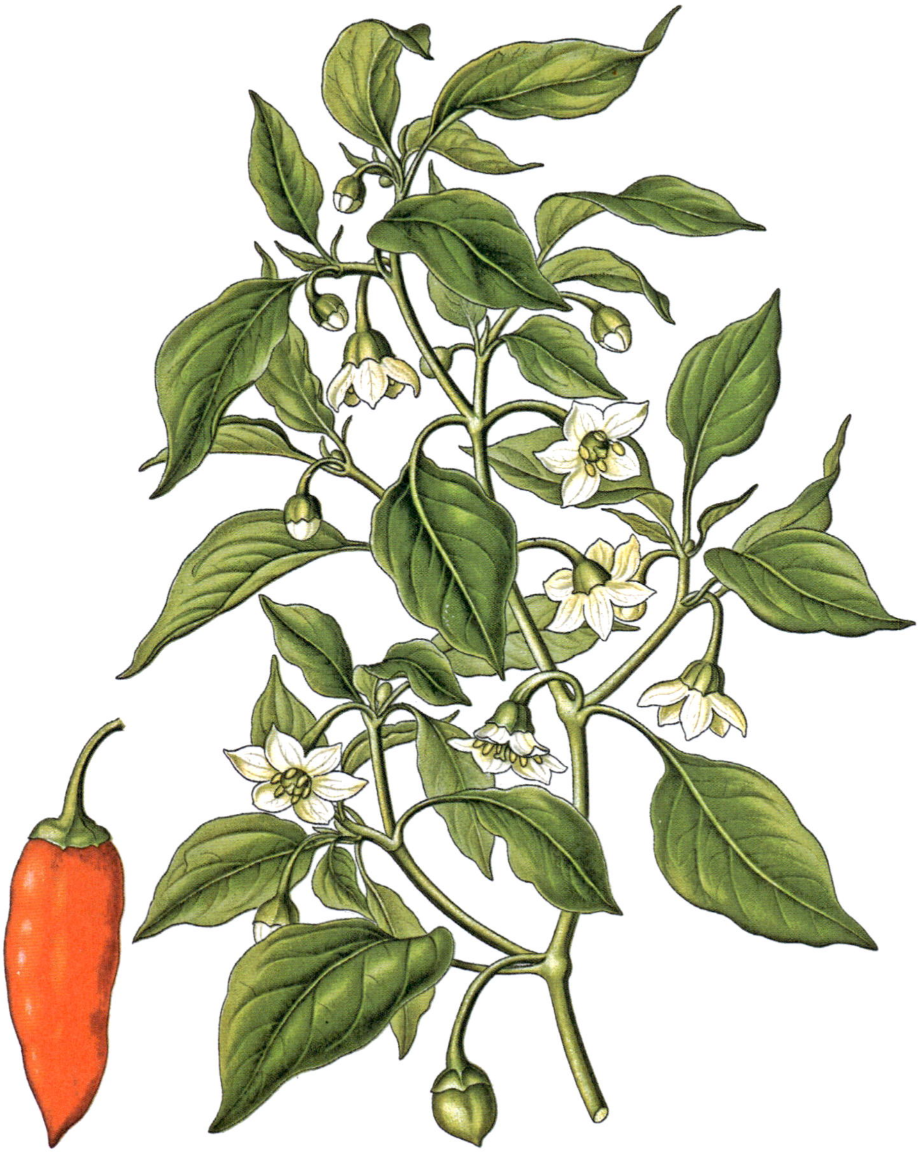

Capsicum annuum

Pfeffer, Spanischer; Chili

Pharmazeutischer Name	Capsiciannui fructus
Botanischer Name	Capsicum annuum
Englischer Name	Chili pepper
Verwendete Teile	Frucht
Geschmack	scharf
Thermische Wirkung	heiß
Organzuordnung	Milz, Magen, Niere, Herz
Dosierung	0,1—1 g

Funktionen

- Tonisiert das Milz- und Nieren-Yang
- Vertreibt Kälte, wärmt das Innere
- Wirkt mild Blut-Stagnationen entgegen
- Wirkt äußerer Wind-Kälte entgegen
- Wirkt schweißtreibend
- Wirkt mild Herz-Qi- sowie Blut-Stagnationen entgegen

Anwendung bei

- Libidomangel, Impotenz
- Kältegefühl
- Völlegefühl nach dem Essen
- Diarrhoe (Durchfall) mit Resten unverdauter Nahrungsmittel im Stuhl, speziell morgens
- Nausea (Brechreiz), Erbrechen
- Dyspepsie (Schwäche des Verdauungstraktes)
- Depression
- Arteriosklerose-Prophylaxe
- Kreislaufschwäche

Anmerkung

- Die lokale, äußere Anwendung eignet sich speziell zum Vertreiben von Wind-Kälte-Zuständen (beispielsweise chronische Schmerzen und Verspannungen, rheumatische Erkrankungen etc.).
- Bei längerer Anwendung können Höhe, Dosierungen durch Beeinflussung der Thermorezeptoren zu bedrohlicher Hypothermie führen. Weitere Nebenwirkungen sind ein mögliches Auftreten einer Gastritis (Entzündung der Magenschleimhaut).

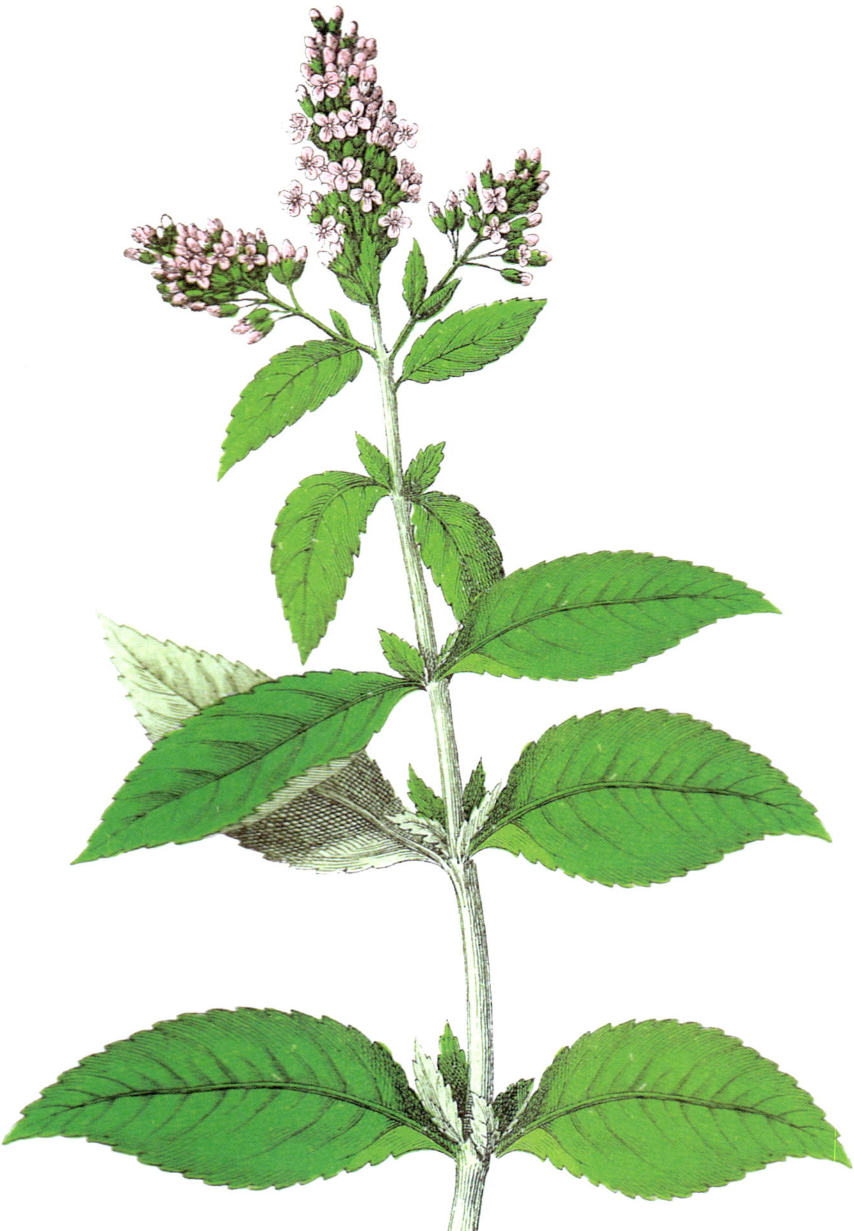

Mentha piperita L.

Pfefferminze

Pharmazeutischer Name	Menthae piperitae herba
Chinesischer Name	Bohe
Botanischer Name	Mentha piperita L., Mentha arvensis L.
Englischer Name	Peppermint
Verwendete Teile	Kraut
Geschmack	scharf
Thermische Wirkung	kühl
Organzuordnung	Lunge, Leber
Dosierung	1,5—6 g

Funktionen

- Vertreibt Wind-Hitze
- Klärt im Bereich des Kopfes und der Augen
- Wirkt Leber-Qi-Stagnationen entgegen
- Wirkt dem Syndrom «Holz attackiert Erde» entgegen
- Bringt Ausschläge an die Oberfläche und beschleunigt dadurch deren Abheilung
- Gibt jedem Dekokt einen angenehmen Geschmack

Anwendung bei

- Fieber, Cephalea (Kopfschmerzen), Husten
- Spasmen (Krämpfe) des Gastrointestinaltraktes (Magen-Darmtraktes)
- Meteorismus (Blähungen), Gastritis (Entzündung der Magenschleimhaut), Dyspepsie (Schwäche des Verdauungstraktes)

... Anwendung bei

- Konjunctivitis (Bindehautentzündung), Cephalea (Kopfschmerzen)
- Masern, Röteln etc. im Anfangsstadium
- PMS (Prämenstruelles Syndrom: Schmerzen vor der Monatsblutung), Migräne (anfallsweise, seitliche Kopfschmerzen)
- Insomnia (Schlafprobleme)
- Cholezystolithiasis (Gallensteine)

Anmerkung

- Orale Gabe: «Gleichzeitig eingenommene Nahrung oder Antazida könnten eine frühe Freisetzung des Kapselinhalts auslösen. Andere Arzneimittel zur Verringerung der Magensäure, wie Histamin H2-Blocker oder Protonenpumpenhemmer, können eine vorzeitige Auflösung des magensaftresistenten Überzugs bewirken und sollten vermieden werden.» (Pittner 2014: 5).

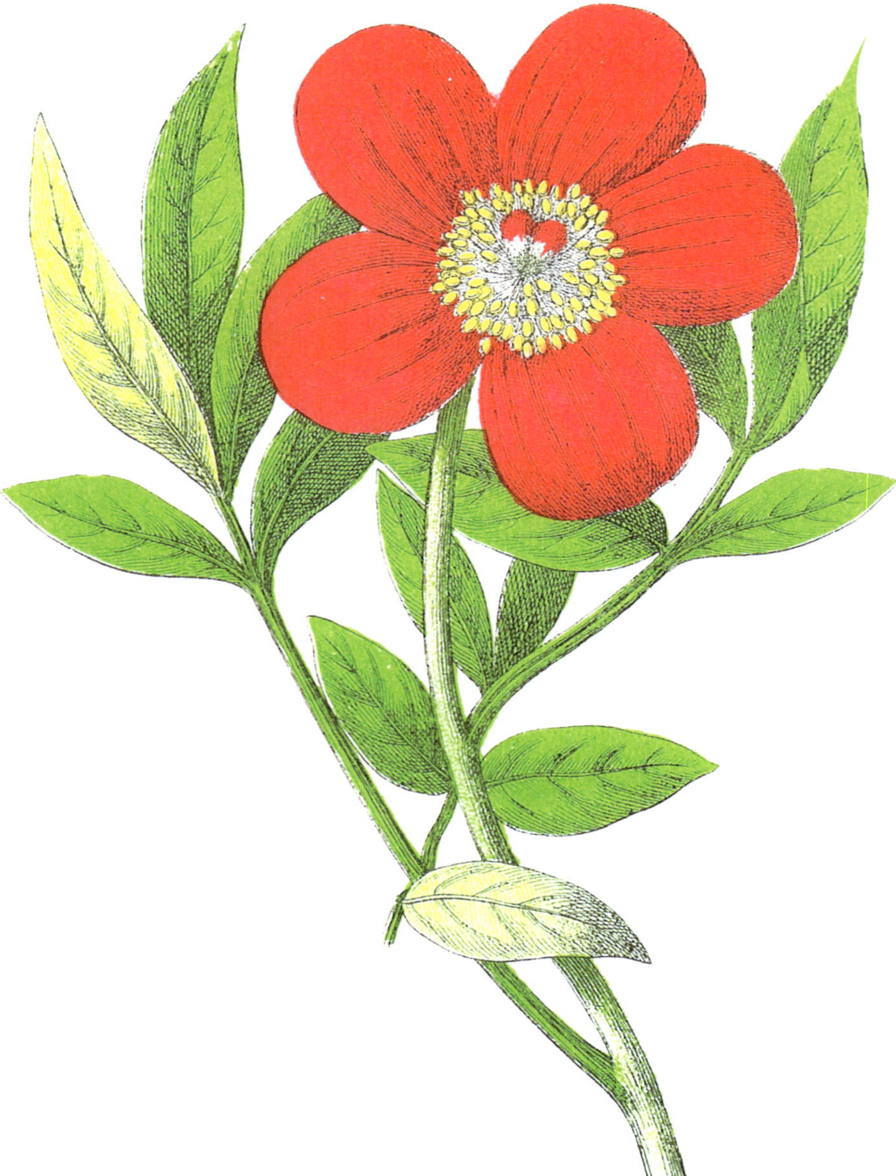

Paeonia lactiflora Pall.

Pfingstrose, Chinesische; Rote

Pharmazeutischer Name	Paeonia rubrae radix
Chinesischer Name	Chishao
Botanischer Name	Paeonia lactiflora Pall.
Englischer Name	Red flowering Chinese peony
Verwendete Teile	Wurzel
Geschmack	sauer, bitter
Thermische Wirkung	kühl
Organzuordnung	Leber, Milz
Dosierung	3—9 g

Funktionen

- Wirkt Blut-Stagnationen entgegen
- Kühlt das Blut
- Kühlt Hitze
- Wirkt Leber-Feuer entgegen

Anwendung bei

- Konjunctivitis (Bindehautentzündung) mit roten, geschwollenen Augen
- Dysmenorrhoe (Schmerzen zur Zeit der Monatsblutung)
- Amenorrhoe (Ausbleiben der Monatsblutung)
- Myomen
- Abszessen (abgekapselte Eiteransammlung)
- Schmerzen nach Verletzungen

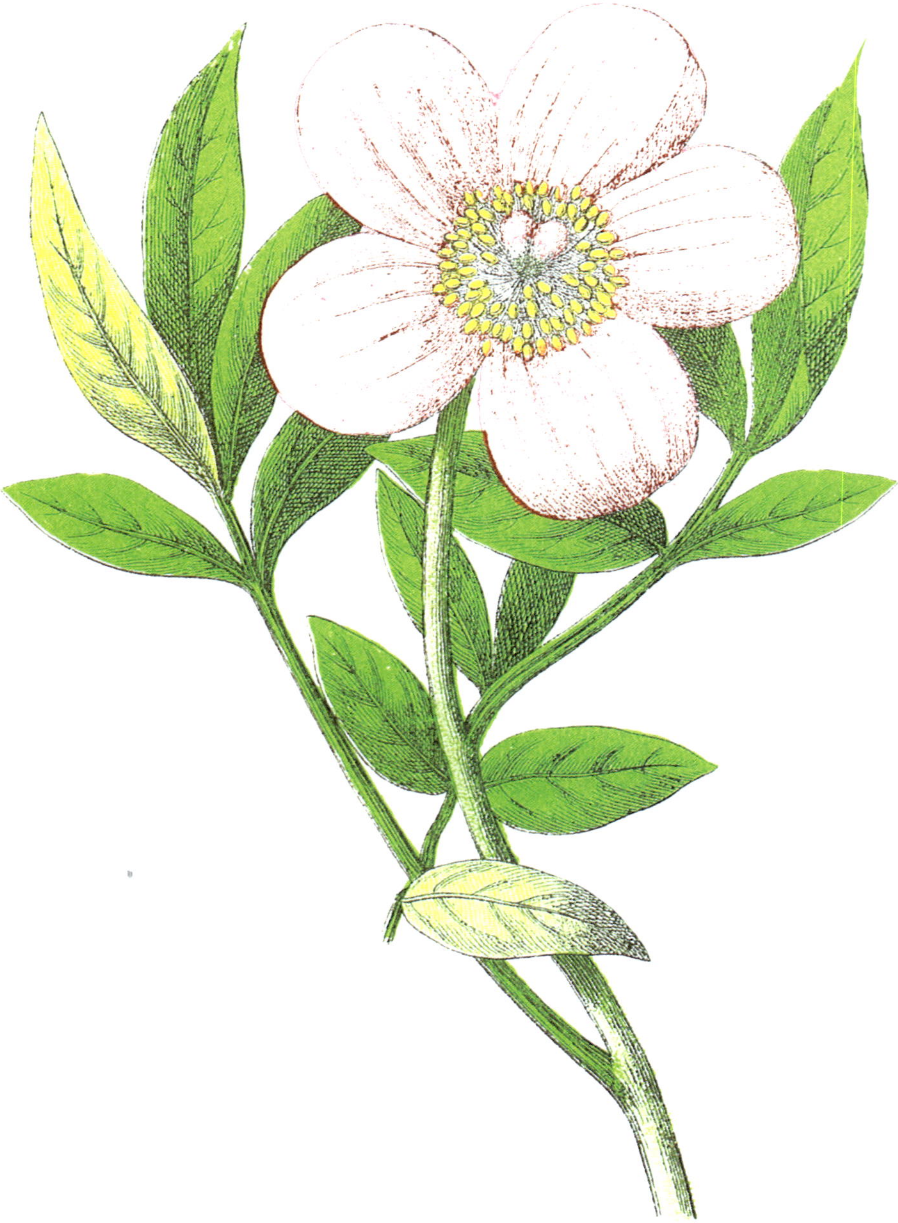

Paeonia lactiflora Pall.

Pfingstrose, Chinesische; Weisse

Pharmazeutischer Name	Paeoniae albae radix
Chinesischer Name	Baishao
Botanischer Name	Paeonia lactiflora Pall.
Englischer Name	White flowering Chinese peony
Verwendete Teile	Wurzel
Geschmack	bitter, sauer
Thermische Wirkung	kühl
Organzuordnung	Leber, Milz
Dosierung	6—15 g

Funktionen

- Nährt das Leber-Blut
- Beruhigt aufsteigendes Leber-Yang
- Tonisiert das Yin
- Harmonisiert Nähr-Qi (Ying-Qi) und Abwehr-Qi (Wei-Qi)
- Beseitigt Schwitzen
- Reguliert die Menstruation

Anwendung bei

- Anämie (Blut-Mangel)
- Amenorrhoe (Ausbleiben der Monatsblutung)
- Dysmenorrhoe (Schmerzen zur Zeit der Monatsblutung), PMS (Prämenstruelles Syndrom: Schmerzen vor der Monatsblutung)
- Spasmen (Krämpfe)
- Spermatorrhoe (unabsichtliche nächtliche Samenergüsse)
- Spontanem Schwitzen und Nachtschweiß
- Cephalea (Kopfschmerzen)
- Myomen
- Endometriose (Erkrankung der Gebärmutterschleimhaut)

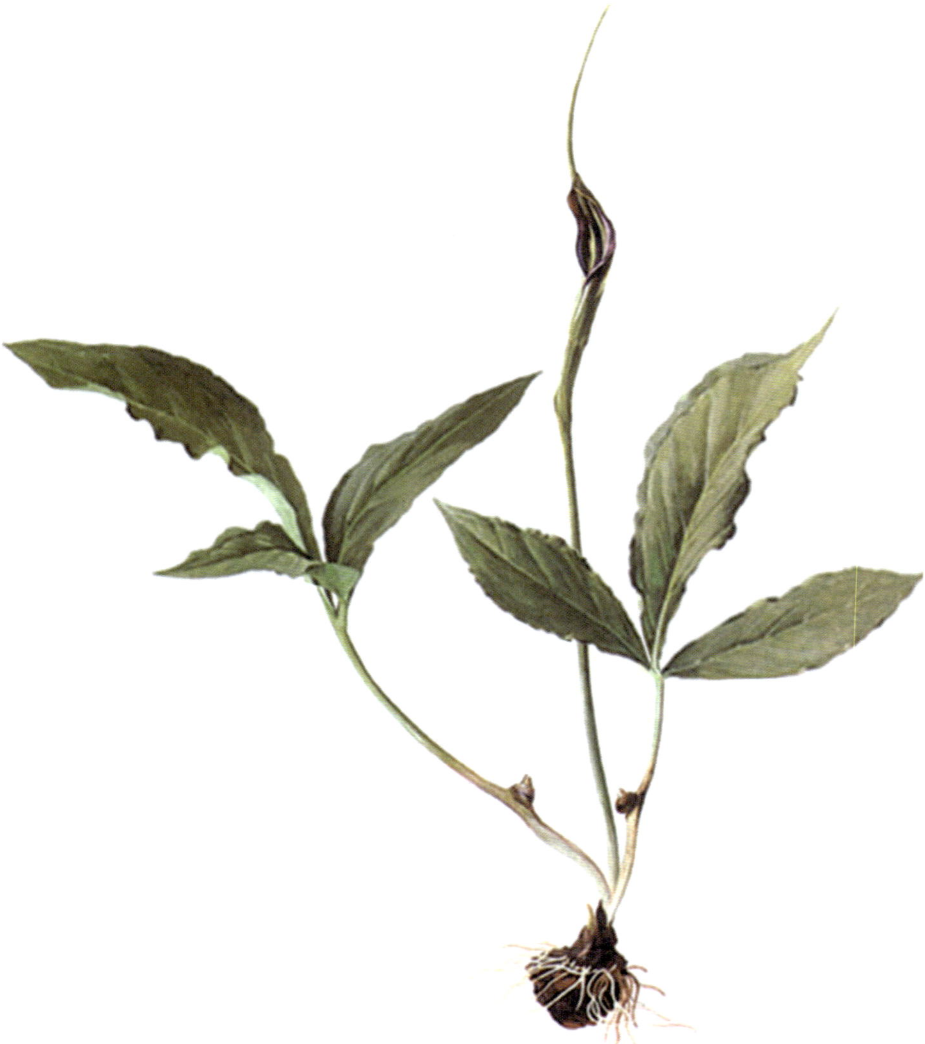

Pinellia ternata (Thunb.) Makino

Pinellie, Dreizählige

Pharmazeutischer Name	Pinelliae rhizoma (präp.)
Chinesischer Name	Banxia
Botanischer Name	Pinellia ternata (Thunb.) Makino, syn. Pinellia cochinchinensis (Blume): W. Wight
Englischer Name	Pinellia
Verwendete Teile	Wurzelstock (präpariert)
Geschmack	scharf
Thermische Wirkung	warm
Organzuordnung	Magen, Lunge
Dosierung	4,5—12 g

Funktionen

- Harmonisiert den Magen
- Wandelt Feuchtigkeit und Schleim um
- Senkt rebellierendes Magen-Qi ab
- Löst Knoten und Stagnationen auf

Anwendung bei

- Husten mit schleimigem Sputum
- Nausea (Brechreiz) und Erbrechen
- Völlegefühl, Appetitlosigkeit
- Depressionen

Anmerkung

- Roh ist Pinelliae rhizoma / Banxia toxisch
- In den Apotheken im deutschsprachigen Raum, die mit TCM-Kräutern handeln, ist nur die präparierte Form zu beziehen
- Fabanxia ist die präparierte Form
- Inkompatibel mit Aconiti radix lateralis / Fuzi
- Vorsicht bei trockenem Husten durch Yin-Mangel

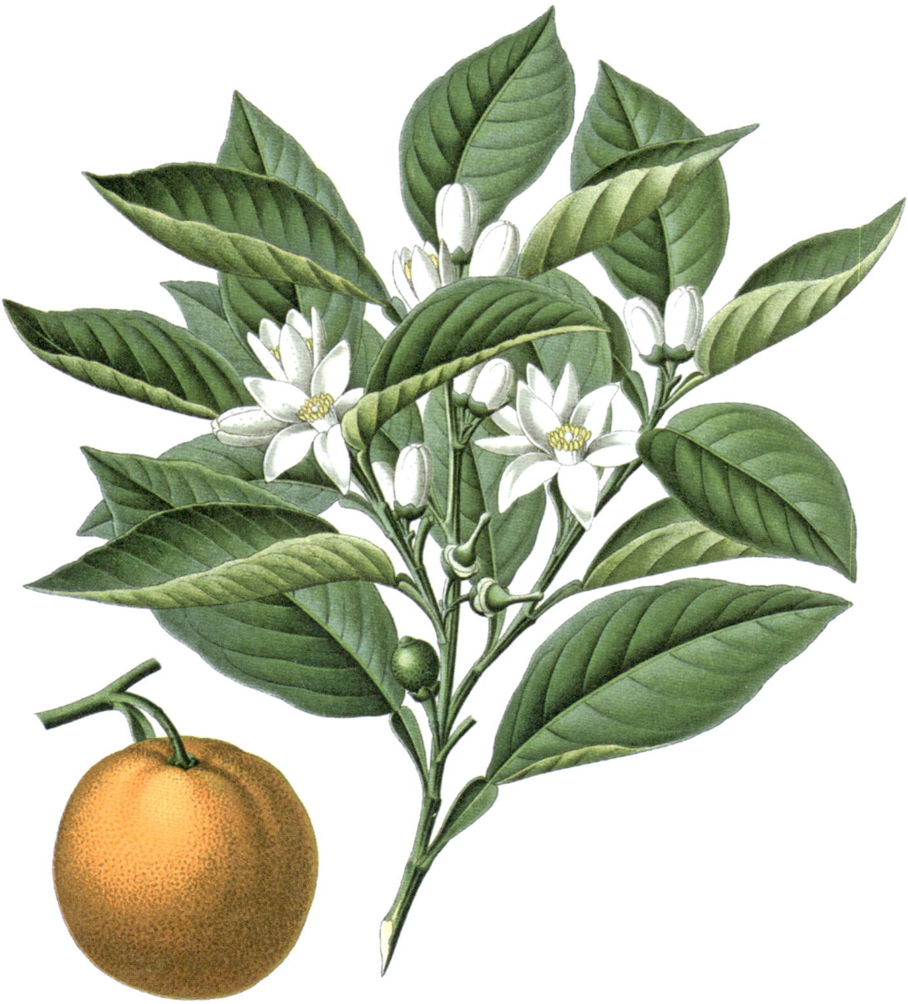

CITRUS AURANTIUM L.

Pomeranze

Pharmazeutischer Name	Citri aurantii flos
Botanischer Name	Citrus aurantium L.
Englischer Name	Orange flower
Verwendete Teile	Blüte
Geschmack	süß
Thermische Wirkung	neutral
Organzuordnung	Herz
Dosierung	1—6 g

Funktionen

- Beruhigt den Geist (Shen)

Anwendung bei

- Insomnia (Schlafprobleme)
- Unruhezuständen, Neurasthenie (nervöse Erschöpfung)
- Panikattacken
- Depression

Anmerkung

- Orangenblüten sind über die herkömmlichen Apotheken im deutschsprachigen Raum nicht zu beziehen, sind jedoch in diesem Buch als Beispiel für eine Vielzahl an Blüten, wie beispielsweise auch Rosmarinblüten, Lavendelblüten, Jasminblüten, etc. angeführt. Alle diese Blüten beruhigend den Geist (Shen).

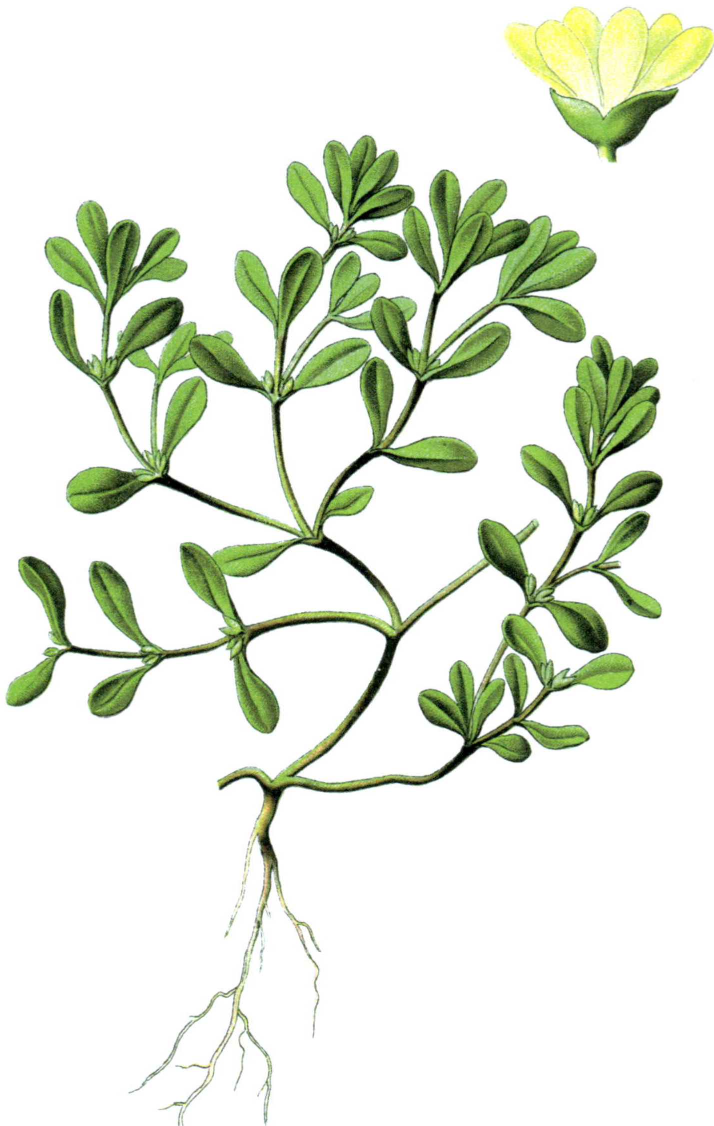

Portulaca oleracera L.

Portulak

Pharmazeutischer Name	Portulacae herba
Botanischer Name	Portulaca oleracera L.
Englischer Name	Purslane
Verwendete Teile	Kraut
Geschmack	leicht sauer, süß, salzig
Thermische Wirkung	kühl
Organzuordnung	Magen, Dickdarm
Dosierung	3—6 g

Funktionen

- Beruhigt Leber- und Magen-Feuer
- Klärt Hitze in der Blut- und Qi-Schicht
- Tonisiert das Yin
- Leitet Feuchte-Hitze in der Blase aus

Anwendung bei

- Obstipation (Verstopfung), Durst
- Trockenem Husten
- Plötzlichen Blutungen
- Ausschlägen
- Zystitis (Blasenentzündung), Urethritis (Entzündung des Harnleiters)
- Fluor vaginalis (Scheideninfektionen mit Ausfluss)
- Spermatorrhoe (unabsichtliche nächtliche Samenergüsse)
- Insektenstichen und Schlangenbissen

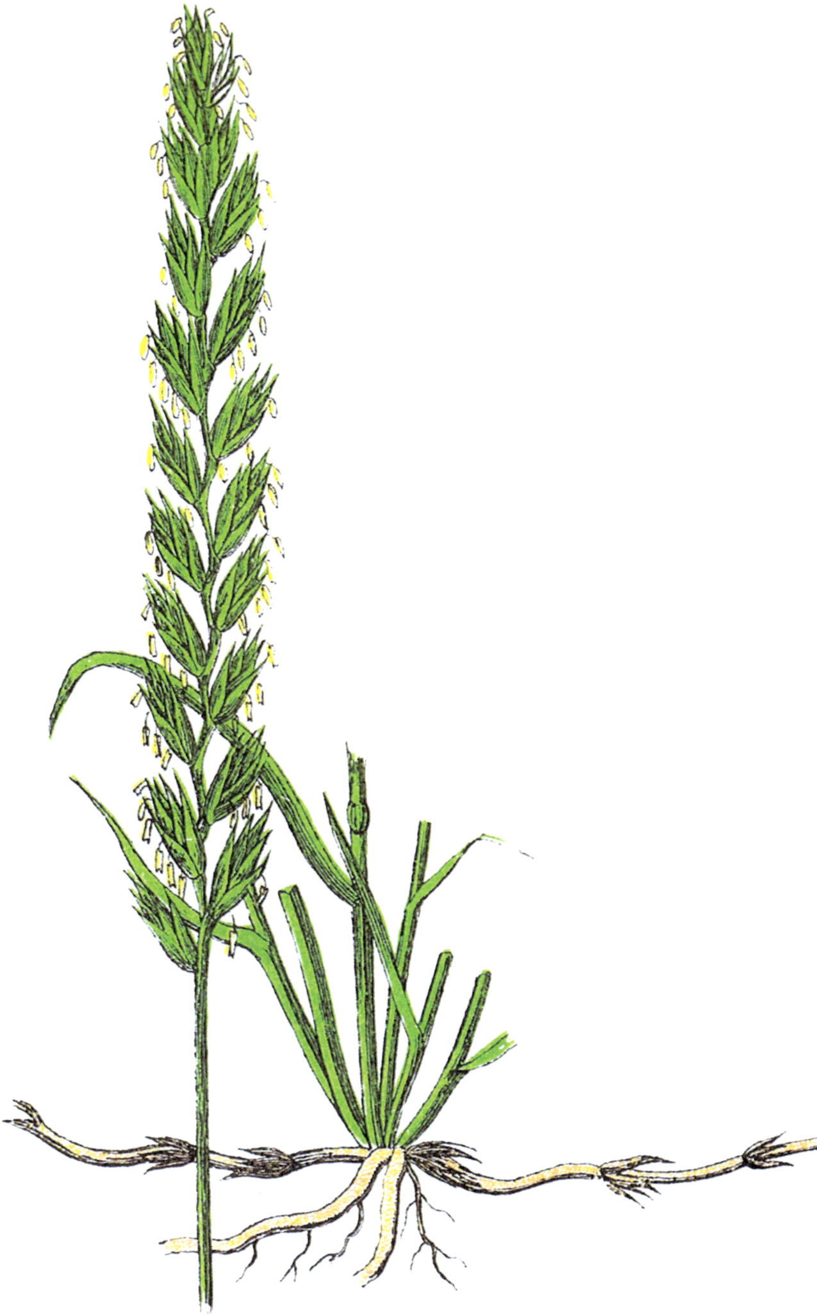

Elymus repens (L.)
Gould syn. Agropyron repens (L.) P.B.

Quecke, Acker-

Pharmazeutischer Name	Graminis rhizoma
Botanischer Name	Elymus repens (L.) Gould syn. Agropyron repens (L.) P.B.
Englischer Name	Couchgrass
Verwendete Teile	Wurzelstock
Geschmack	fad, süß, leicht salzig sowie bitter
Thermische Wirkung	kühl
Organzuordnung	Niere, Blase, Leber, Lunge, Milz
Dosierung	1—6 g

Funktionen

- Leitet Feuchte-Hitze aus dem Bereich des Unteren Erwärmers sowie der Leber aus
- Wirkt Toxischer-Hitze entgegen
- Nährt mild das Lungen-Yin sowie Milz-Qi

Anwendung bei

- Zystitis (Blasenentzündung), Urethritis (Entzündung des Harnleiters), Nephritis (Entzündung der Nieren), Prostatitis (Entzündung der Vorsteherdrüse)
- Nierensteinen
- Ödemen (abnorme Ansammlung von Flüssigkeit in Körpergeweben)
- Fettunverträglichkeit
- Ikterus (Gelbsucht), Cholezystolithiasis (Gallensteine)
- Diversen Hauterkrankungen
- Chronischem, trockenen Husten
- Müdigkeit

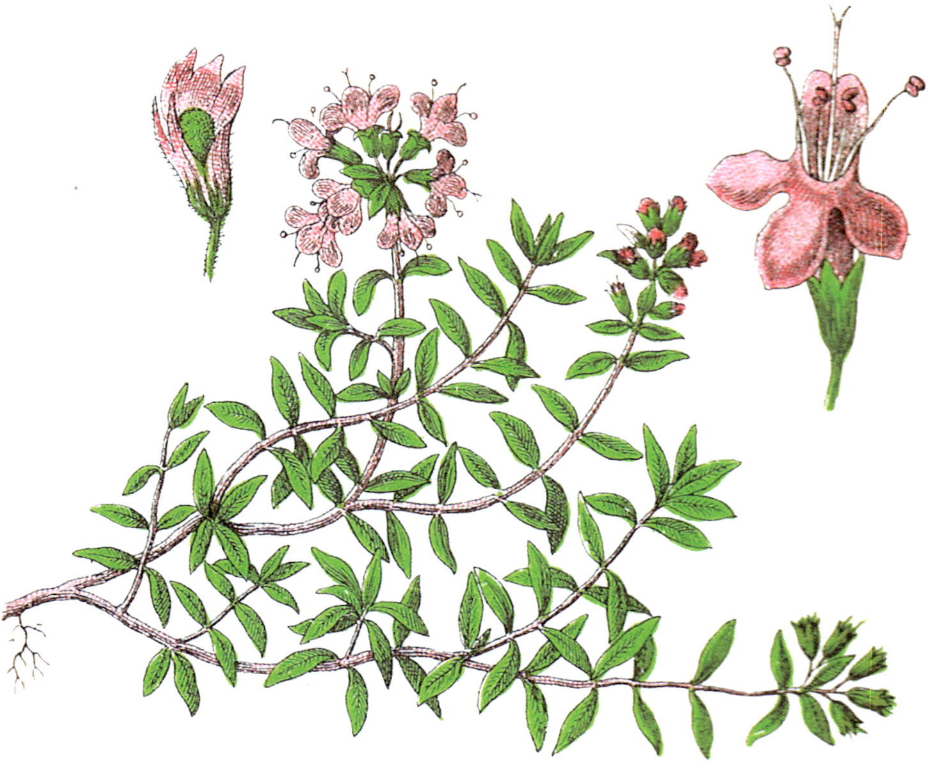

Thymus pulegioides L.

Quendel, Arznei-; Feld-Thymian

Pharmazeutischer Name	Serpylli herba
Botanischer Name	Thymus pulegioides L.
Englischer Name	Wild Thyme
Verwendete Teile	Kraut
Geschmack	scharf
Thermische Wirkung	warm
Organzuordnung	Lunge
Dosierung	1—6 g

Funktionen

- Tonisiert das Lungen-Qi
- Wirkt mild schweißtreibend und dem Pathogenen Faktor Wind entgegen
- Wirkt mild Qi- und Blut-Stagnationen entgegen

Anwendung bei

- Reizhusten, Bronchospasmus
- Asthma bronchiale (rezidivierend auftretende, krampfhafte Lungenerkrankung)
- Dyspnoe (Kurzatmigkeit)

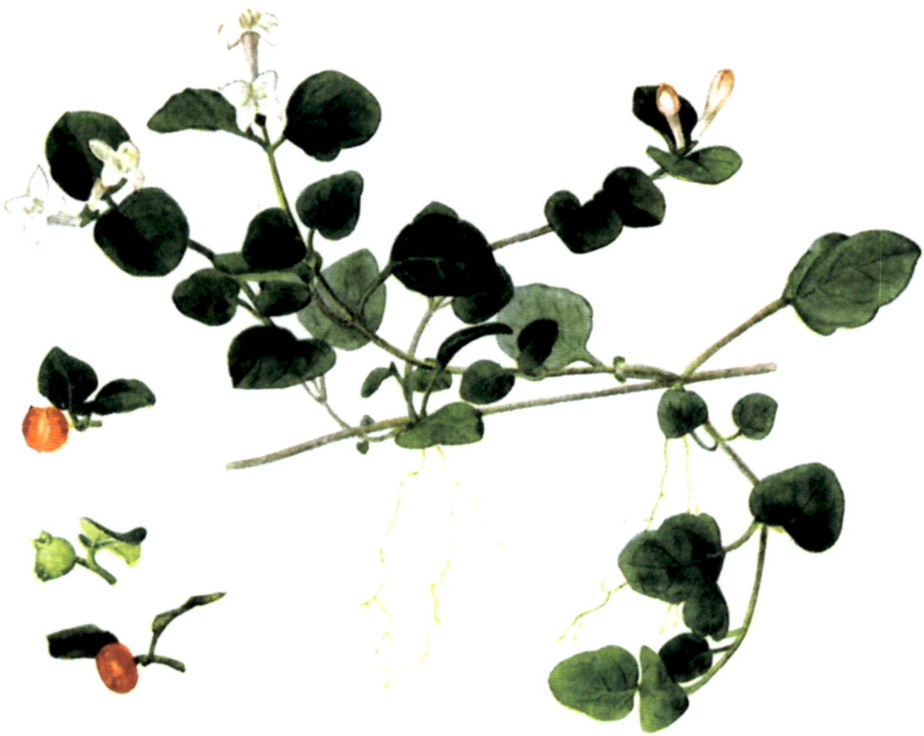

Mitchella repens L.

Rebhuhnbeere

Pharmazeutischer Name	Mitchellae herba
Botanischer Name	Mitchella repens L.
Englischer Name	Padridgeberry, Squaw Vine
Verwendete Teile	Kraut
Geschmack	bitter, adstringierend
Thermische Wirkung	kühl
Organzuordnung	Leber, Niere, Blase, Herz
Dosierung	3—6 g

Funktionen

- Wirkt harmonisierend in der Gravidität (Schwangerschaft), speziell in den letzten 3 Monaten
- Wirkt Blut-Stagnationen entgegen
- Fördert die Laktation
- Trocknet Feuchtigkeit
- Leitet Feuchtigkeits-Stagnationen aus, die durch einen Nieren-Yang-Mangel entstanden sind
- Tonisiert das Milz-Qi

Anwendung bei

- Verspäteter Monatsblutung
- Drohender Frühgeburt
- Morgendlicher Übelkeit
- Dysmenorrhoe (Schmerzen zur Zeit der Monatsblutung)
- PMS (Prämenstruelles Syndrom: Schmerzen vor der Monatsblutung)
- Palpitationen (Herzklopfen), Schmerzen im Herzbereich, Unruhe

... Anwendung bei

- Zystitis (Blasenentzündung), Dysurie (Schmerzen beim Wasserlassen), Urethritis (Entzündung des Harnleiters)
- Völlegefühl im Bauch, Meteorismus (Blähungen), Nausea (Brechreiz)
- Spasmen (Krämpfe) in der Nacht
- Problemen beim Stillen

Anmerkung

- Rebhuhnbeere unterstützt die Wehentätigkeit bzw. den Geburtsvorgang
- nicht in den ersten Monaten einer Gravidität (Schwangerschaft) verwenden

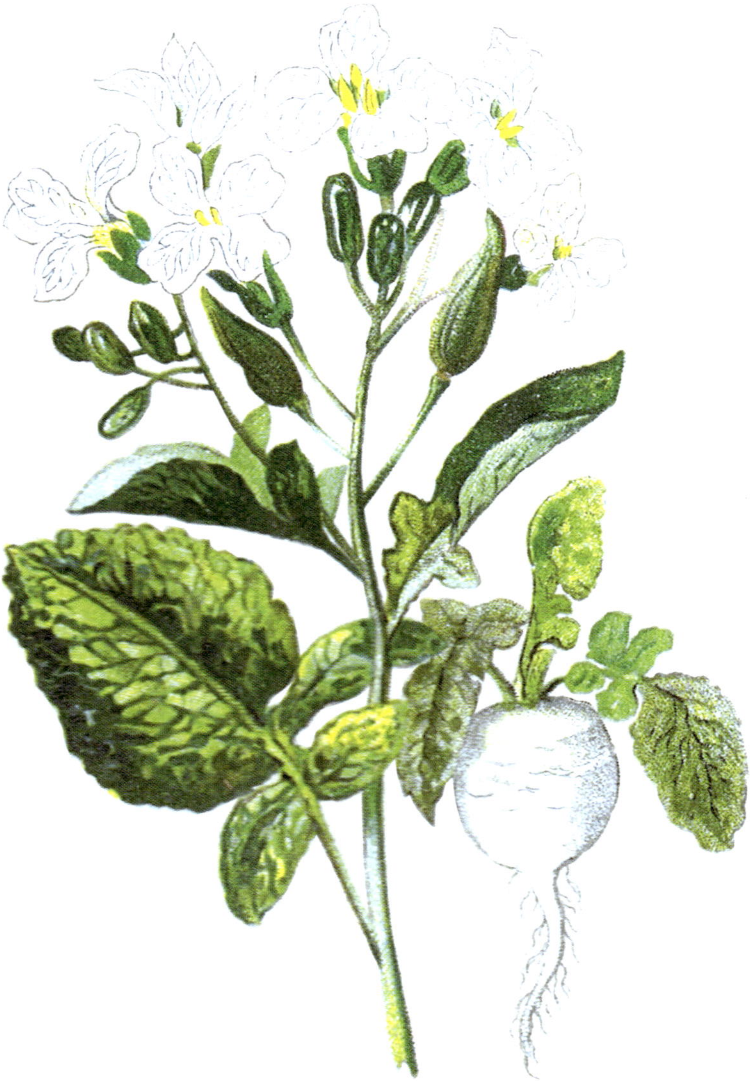

Raphanus sativus L.

Rettich, Garten-

Pharmazeutischer Name	Raphani semen
Chinesischer Name	Laifuzi
Botanischer Name	Raphanus sativus L.
Englischer Name	Black radish
Verwendete Teile	Samen
Geschmack	scharf, süß
Thermische Wirkung	leicht warm
Organzuordnung	Lunge, Magen, Milz
Dosierung	6—12 g

Funktionen

- Wirkt Feuchtigkeit in der Lunge entgegen
- Tonisiert das Gallenblasen-Yang
- Senkt bei einer Umkehrung des Magen-Qi das Magen-Qi ab
- Gegen Nahrungsmittel-Stagnation im mittleren Erwärmer
- Tonisiert mild das Milz-Qi

Anwendung bei

- Appetitlosigkeit, Völlegefühl
- Übelkeit, Nausea (Brechreiz), Erbrechen
- Obstipation (Verstopfung)
- Unentschlossenheit
- Chronischer Bronchitis (Erkrankung der Atmungsorgane mit Husten und Auswurf)
- Verminderter Darmperistaltik

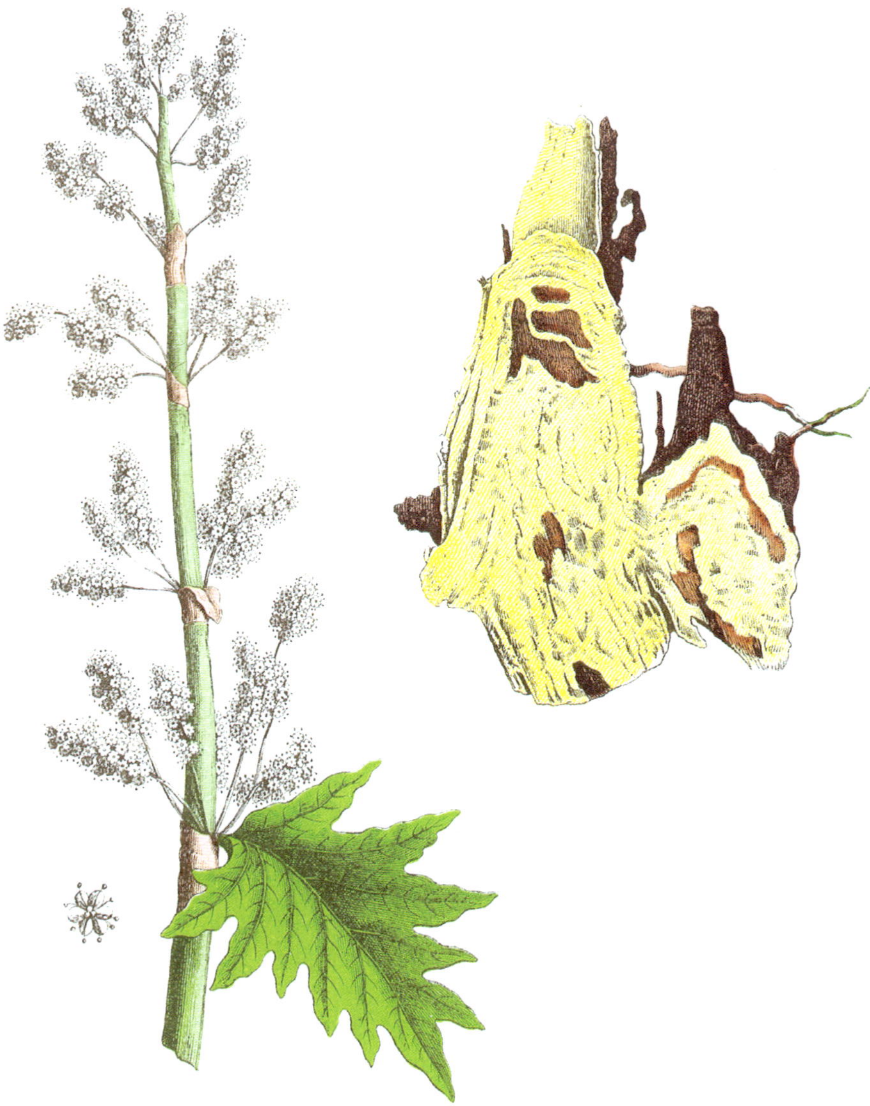

Rheum palmatum L.

Rhabarber, Medizinal-

Pharmazeutischer Name	Rhei radix
Chinesischer Name	Dahuang
Botanischer Name	Rheum palmatum L.
Englischer Name	Rhubarb
Verwendete Teile	Wurzel
Geschmack	bitter
Thermische Wirkung	kalt
Organzuordnung	Dickdarm, Magen, Leber
Dosierung	3—6—15 g (siehe Anmerkung)

Funktionen

- Leitet Feuchte-Hitze aus
- Klärt Hitze im Bereich des Yang-Ming
- Kühlt das Blut
- Wirkt mild Blut-Stagnationen entgegen

Anwendung bei

- Obstipation (Verstopfung)
- Infektionen mit hohem Fieber, starkem Schwitzen, starkem Durst, gelbem Zungenbelag
- Ikterus (Gelbsucht)
- Schmerzen im Urogenitalsystem
- Amenorrhoe (Ausbleiben der Monatsblutung)
- Tastbaren Massen im Abdomen
- Konjunctivitis (Bindehautentzündung)
- Dermatitis (Entzündung der Haut)

Anmerkung

- Nicht verwenden bei äußeren Erkrankungen, bei Qi- und Blut-Mangel und während einer Gravidität (Schwangerschaft)!

… Anmerkung

- Dosierung: Kleine Mengen haben mild tonisierende bzw. beruhigende Wirkung.
  Mittlere Mengen haben eine stagnationsauflösende Wirkung auf den Verdauungstrakt.
  Große Mengen wirken purgierend, kühlend und ausleitend.
- Je länger die Kochdauer, desto geringer ist die purgierende Wirkung.
- Sollte immer nur wenige Tage hindurch eingenommen werden.
- «Eine Hypokaliämie, die von lang anhaltendem Missbrauch von Laxantien herrührt, potenziert die Wirkung von Herzglykosiden und interagiert mit Antiarrhythmika, mit Arzneimitteln zur Wiederherstellung des Sinusrhythmus (z.B. Chinidin) und mit Arzneimitteln, die eine QT-Verlängerung induzieren. Die gleichzeitige Anwendung mit anderen Arzneimitteln, die eine Hypokaliämie auslösen (z.B. Diuretika, Kortikosteroide und Süßholzwurzel) können eine Elektrolytstörung verstärken.» (Pittner 2014: 4).

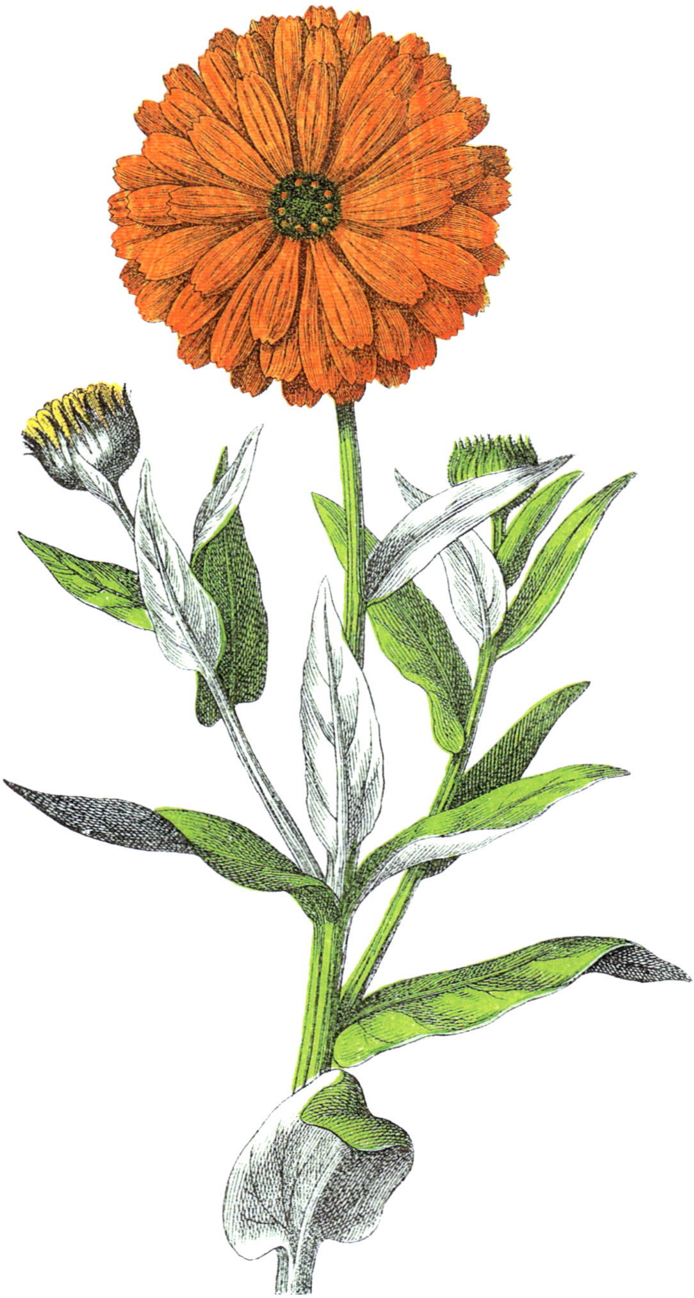

Calendula officinalis L.

Ringelblume

Pharmazeutischer Name Calendulae flos
Botanischer Name Calendula officinalis L.
Englischer Name Pot marigold

Verwendete Teile	Blüte
Geschmack	leicht bitter, süß, salzig
Thermische Wirkung	neutral
Organzuordnung	Leber, Herz
Dosierung	3—6 g

Funktionen

- Leitet Toxische-Hitze aus
- Wirkt mild Blut-Stagnationen entgegen
- Wirkt entzündungshemmend (wie Lonicera flos / Jinyinhua und Forsythiae fructus / Lianciao)
- Klärt Wind-Hitze
- Tonisiert das Herz-Yin
- Stoppt Blutungen
- Trocknet Feuchte-Hitze im Unteren Erwärmer
- Wirkt mild Leber-Qi-Stagnationen entgegen

Anwendung bei

- Wundheilungsstörungen
- Verletzungen mit Substanzverlust
- PMS (Prämenstruelles Syndrom: Schmerzen vor der Monatsblutung), Dysmenorrhoe (Schmerzen zur Zeit der Monatsblutung)
- Fluor vaginalis (Scheideninfektionen mit Ausfluss)
- Phlebitis (Venenentzündungen), Hämorrhoiden
- Ulcus duodeni (Zwölffingerdarmgeschwür)
- Palpitationen (Herzklopfen), Unruhe, Nachtschweiß
- Äußerlich bei Ulcus cruris (Hautdefekt im Beinbereich)
- Anfangsstadium von Infektionserkrankungen mit Schmerzen, Unruhe, aber ohne Fieber
- Sonnenbrand, Verbrennungen (äußerlich)

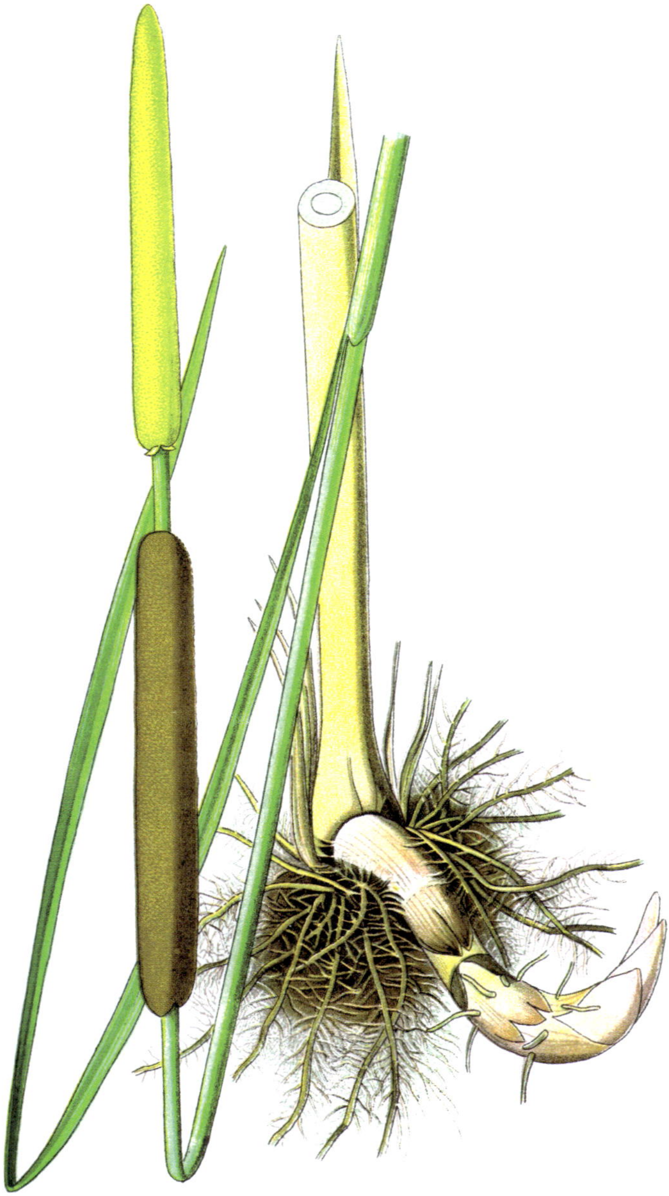

Typha angustifolia L.

Rohrkolben, Schmalblättriger

Pharmazeutischer Name	Pollen typhae
Chinesischer Name	Puhuang
Botanischer Name	Typha angustifolia L.
Englischer Name	Narrow-leaved cattail
Verwendete Teile	Blütenpollen
Geschmack	süß, scharf, leicht sauer
Thermische Wirkung	neutral
Organzuordnung	Leber, Milz, Herz
Dosierung	2—5 g

Funktionen

- Löst Blut-Stagnationen auf, bewegt das Blut
- Stoppt Blutungen (Bei Vorliegen einer Blut-Stagnation) (speziell in gerösteter Form)
- Tonisiert mild das Herz-Qi
- Regt die Diurese an

Anwendung bei

- Schmerzen post partum (nach der Geburt)
- Dysmenorrhoe (Schmerzen zur Zeit der Monatsblutung) mit klumpigem Blut, Hypermenorrhoe (zu starke Monatsblutung)
- Äußeren Verletzungen, Epistaxis (Nasenbluten)
- Myomen und Zysten in der Gebärmutter
- Agitation (Unruhezustände)

Anmerkung

- Zur äußerlichen Anwendung bei Verletzungen etc. empfiehlt sich das äußerliche Auftragen der Blütenpollen vermischt mit Honig.
- Vorsicht in der Gravidität!

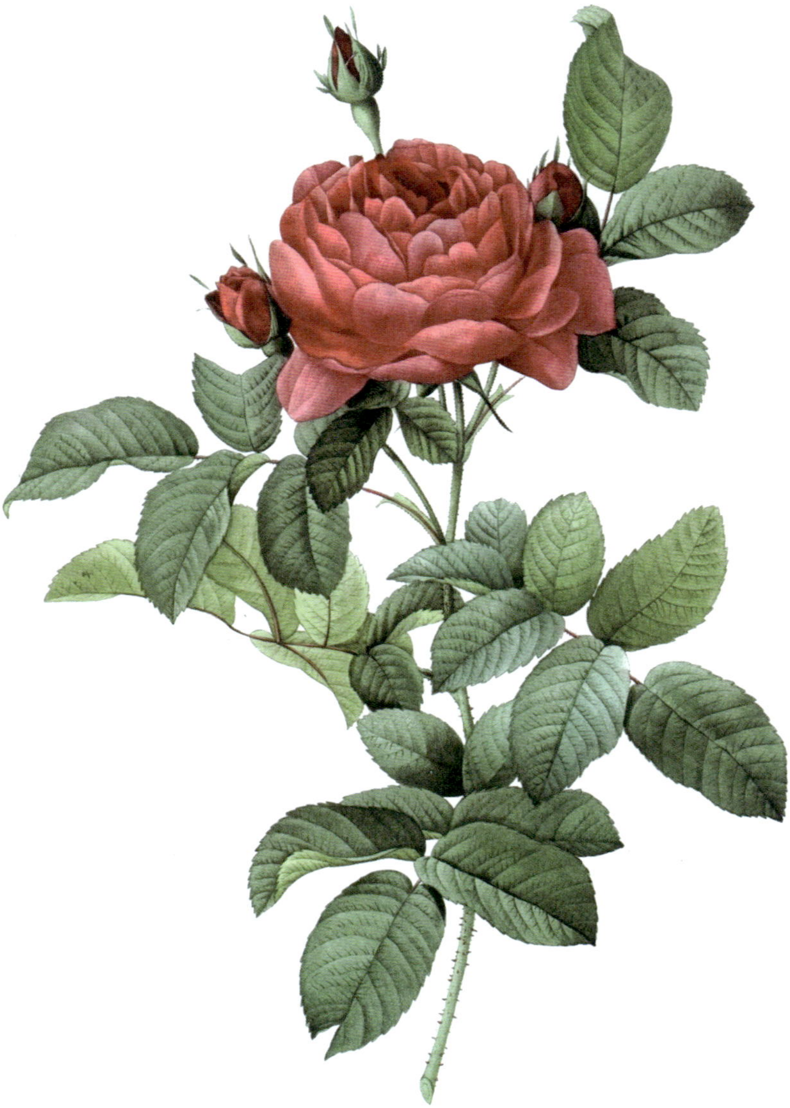

Rosa gallica L.

Rose, Essig-

Pharmazeutischer Name	Rosae flos
Botanischer Name	Rosa gallica L.
Englischer Name	Rose
Verwendete Teile	Blütenblätter
Geschmack	süß, adstringierend
Thermische Wirkung	kühl
Organzuordnung	Herz, Magen
Dosierung	3—6 g

Funktionen

- Kühlt Herz- und Magen-Feuer
- Beruhigt den Geist (Shen)
- Beruhigt aufsteigendes Leber-Yang
- Klärt Blut-Hitze
- Wirkt mild Leber-Qi-Stagnationen entgegen
- Wirkt dem Syndrom «Schleim verlegt die Herzkanäle» entgegen
- Wirkt leicht adstringierend

Anwendung bei

- Insomnia (Schlafprobleme)
- Angstzustände
- Depressionen
- Verwirrung, Anspannung
- Blutungen, die plötzlich oder zu stark auftreten
- Sterilität (Unfruchtbarkeit)
- Enuresis (nächtliches Wasserlassen)

Anmerkung

- Die weiße Rose ist kühler als die rote.
- Die frischen Blätter sind bewegender, die getrockneten adstringierender.

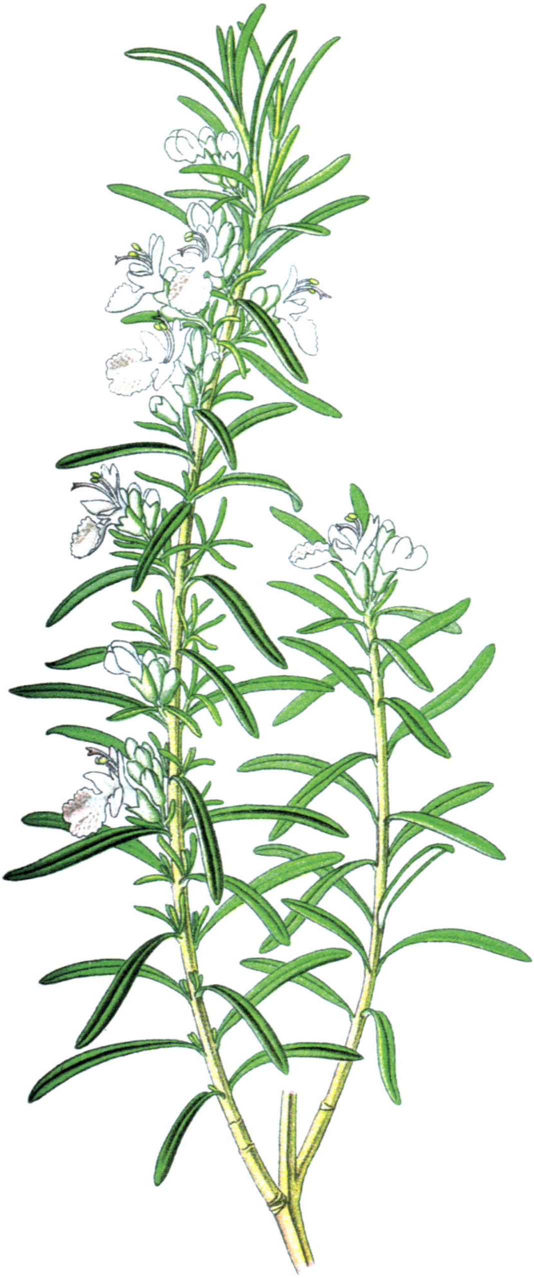

Rosmarinus officinalis L.

Rosmarin

Pharmazeutischer Name	Rosmarini folium
Botanischer Name	Rosmarinus officinalis L.
Englischer Name	Rosemary
Verwendete Teile	Blätter
Geschmack	leicht bitter, scharf
Thermische Wirkung	warm
Organzuordnung	Nieren, Milz, Gallenblase, Herz, Lunge
Dosierung	3—6 g

Funktionen

- Tonisiert das Nieren- und Milz-Qi
- Tonisiert das Nieren- und Milz-Yang
- Wirkt mild Leber-Qi-Stagnationen entgegen
- Leitet Wind-Kälte-Feuchtigkeits-Stagnation (Bi-Syndrom) aus
- Tonisiert das Herz-Blut
- Tonisiert das Herz- und Lungen-Qi
- Wirkt mild Blut-Stagnationen entgegen

Anwendung bei

- Amenorrhoe (Ausbleiben der Monatsblutung), Oligomenorrhoe (zu geringe Monatsblutung)
- Dysmenorrhoe (Schmerzen zur Zeit der Monatsblutung)
- Müdigkeit, Kältegefühl, Völlegefühl nach dem Essen

... Anwendung bei

- Akutem Rheuma und Neuralgien (Nervenschmerzen)
- Dyspnoe (Kurzatmigkeit), Palpitationen (Herzklopfen)
- Bronchitis (Erkrankung der Atmungsorgane mit Husten und Auswurf)
- Migräne (anfallsweise, seitliche Kopfschmerzen)
- Cholezystolithiasis (Gallensteine)
- Libidomangel
- Lumboischialgie (Schmerzen im Bereich der Lendenwirbelsäule)
- Angina pectoris (Durchblutungsstörung des Herzens mit Beklemmungsgefühl)
- Lindert Cephalea (Kopfschmerzen) bei Hypotonie (niederer Blutdruck)
- Beginn eines Infektes mit Müdigkeit, Schmerzen, Kälteabneigung
- Als Tonikum bei Schwächezuständen, Gedächtnisschwäche

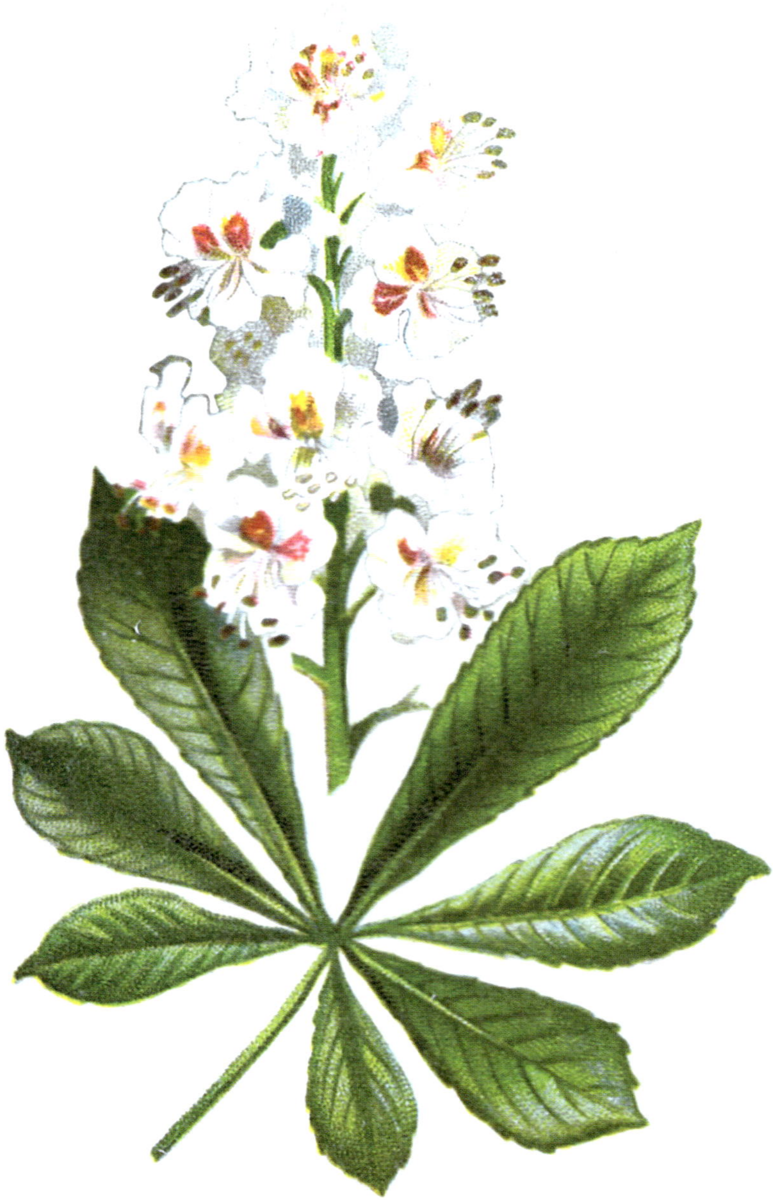

Aesculus hippocastanum L.

Rosskastanie, Gewöhnliche

Pharmazeutischer Name	Hippocastani semen, cortex
Botanischer Name	Aesculus hippocastanum L.
Englischer Name	Chestnut
Verwendete Teile	Samen, Rinde
Geschmack	bitter, adstringierend, scharf
Thermische Wirkung	kühl
Organzuordnung	Leber, Blutgefäße
Dosierung	3—6 g

Funktionen

- Wirkt mild Leber-Blut-Stagnationen entgegen (wie Rubiae radix / Qiancao)
- Leitet Feuchtigkeit aus
- Wirkt Leber-Qi-Stagnationen entgegen
- Wirkt dem Syndrom «Schleim verlegt die Herzkanäle» entgegen
- Stoppt Blutungen

Anwendung bei

- Thrombosen, Varizen (Krampfadern)
- Ödemen (Wasseransammlungen)
- Hämorrhoiden (krampfaderähnliche Erweiterung des Mastdarmschwellkörpers)
- Zwischenblutungen, verfrühten Monatsblutungen, Hypermenorrhoe (zu starke Monatsblutung)
- Gastroenteritis (Entzündung des Magen-Darmtraktes)
- Hyperurikämie (Erhöhung der Harnsäurewerte)
- Fieber

Anmerkung

- Die Samen wirken stärker blutbewegend, die Rinde mehr adstringierend und fiebersenkend!

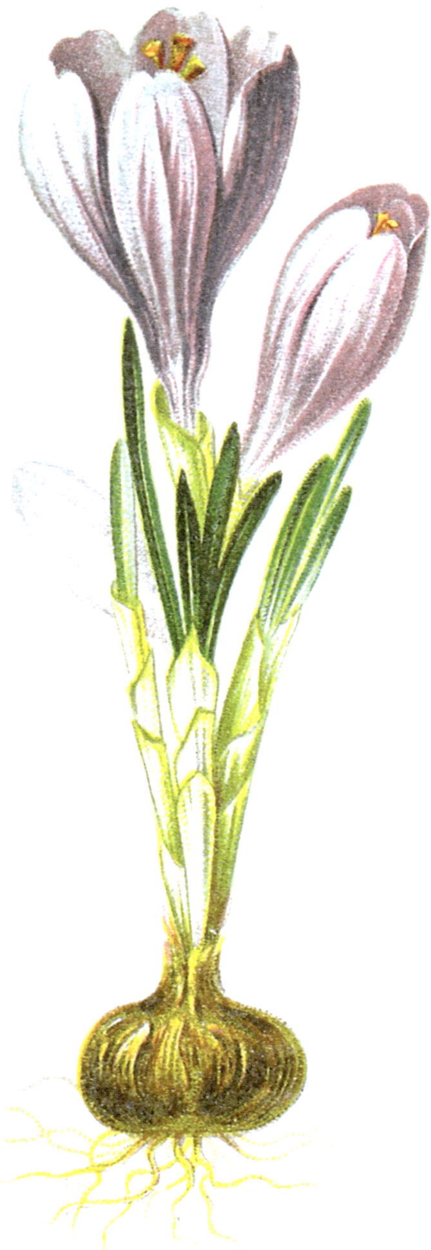

Crocus sativus L.

Safran

Pharmazeutischer Name	Croci stigma
Chinesischer Name	Xihonghua
Botanischer Name	Crocus sativus L.
Englischer Name	Saffron
Verwendete Teile	Narbenschenkel
Geschmack	scharf, süß, bitter
Thermische Wirkung	neutral
Organzuordnung	Milz, Herz, Leber, Niere
Dosierung	0,15—0,3 g

Funktionen

- Wirkt dem Syndrom «Schleim verlegt die Herzkanäle» entgegen
- Wirkt Blut-Stagnationen entgegen
- Beruhigt den Geist (Shen)
- Tonisiert mild das Blut
- Wirkt Leere-Hitze aufgrund eines Yin-Mangels entgegen
- Bewegt mild das Qi
- Wirkt Wind-Kälte-Feuchtigkeits-Stagnation (Bi-Syndrom) entgegen

Anwendung bei

- Depression
- Hysterie
- Neurosen und Psychosen
- Neurasthenie (nervöse Erschöpfung)
- Impotenz (Unfruchtbarkeit)
- Anämie (Blut-Mangel)
- Dysmenorrhoe (Schmerzen zur Zeit der Monatsblutung)
- Leberzirrhose
- Rheuma
- Neuralgien (Nervenschmerzen)

Anmerkung

- Nicht während einer Schwangerschaft einsetzen!

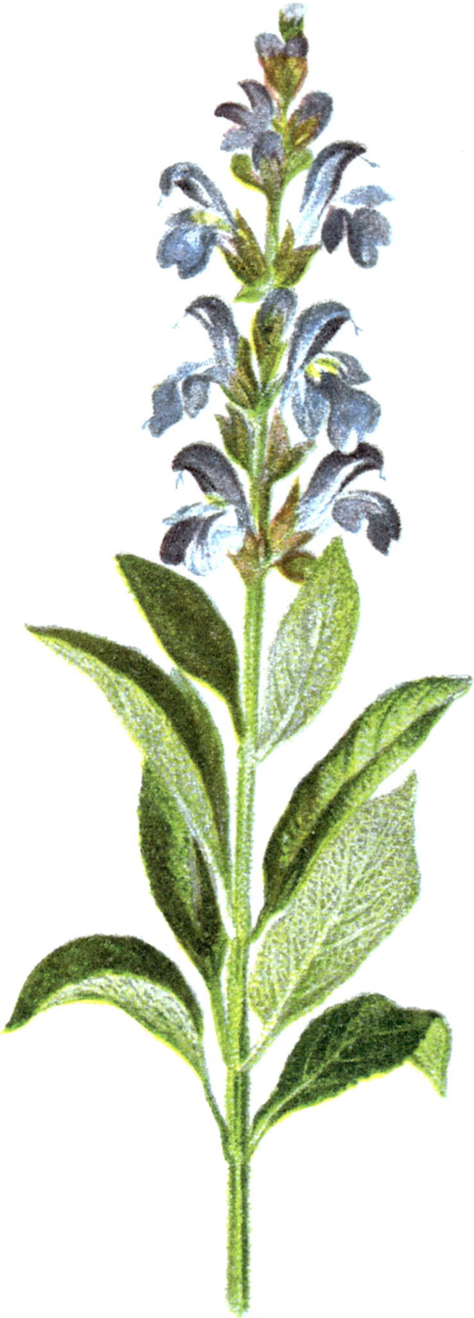

Salvia officinalis L.

Salbei

Pharmazeutischer Name	Salviae folium
Botanischer Name	Salvia officinalis L.
Englischer Name	Sage
Verwendete Teile	Blätter
Geschmack	scharf, bitter, adstringierend, aromatisch
Thermische Wirkung	kühl
Organzuordnung	Magen, Lunge
Dosierung	3—6 g

Funktionen

- Tonisiert mild das Milz-Qi und -Yang
- Leitet Feuchte-Kälte in Milz, Blase und Kopfbereich aus
- Leitet Feuchtigkeit in der Lunge aus
- Wirkt Qi-Stagnationen entgegen
- Reguliert das Öffnen und Schließen der Poren
- Vertreibt mild Äußere-Wind-Hitze

Anwendung bei

- Dyspnoe (Kurzatmigkeit)
- Nachtschweiß
- Müdigkeit, Diarrhoe (Durchfall), Appetitlosigkeit
- Sinusitis (Entzündung der Nasennebenhöhlen)
- Laryngitis (Halsentzündung)
- Als Gurgelmittel bei Stomatitis (Entzündung der Mundschleimhaut), Tonsillitis (Mandelentzündung)
- Fluor vaginalis (Scheideninfektionen mit Ausfluss), Zystitis (Blasenentzündung)
- Zu starker Milchsekretion

... Anwendung bei

- Asthma bronchiale (rezidivierend auftretende, krampfhafte Lungenerkrankung), Bronchitis (Erkrankung der Atmungsorgane mit Husten und Auswurf) mit weißem Schleim
- Dysmenorrhoe (Schmerzen zur Zeit der Monatsblutung), PMS (Prämenstruelles Syndrom: Schmerzen vor der Monatsblutung)

Anmerkung

- Vorsicht während einer Gravidität (Schwangerschaft), da das Kraut Gebärmutterkontraktionen hervorrufen kann!
- «Keine [Wechselwirkungen werden] berichtet. Die Einnahme von Zubereitungen aus Salbeiblättern könnte die Wirkung von Arzneimitteln beeinflussen, die über den GABA-Rezeptor wirken (z.B. Barbiturate, Benzodiazepine), selbst wenn diese klinisch nicht beobachtet worden ist. Daher wird die gleichzeitige Gabe mit derartigen Arzneimitteln nicht empfohlen.» (Pittner 2014: 6).

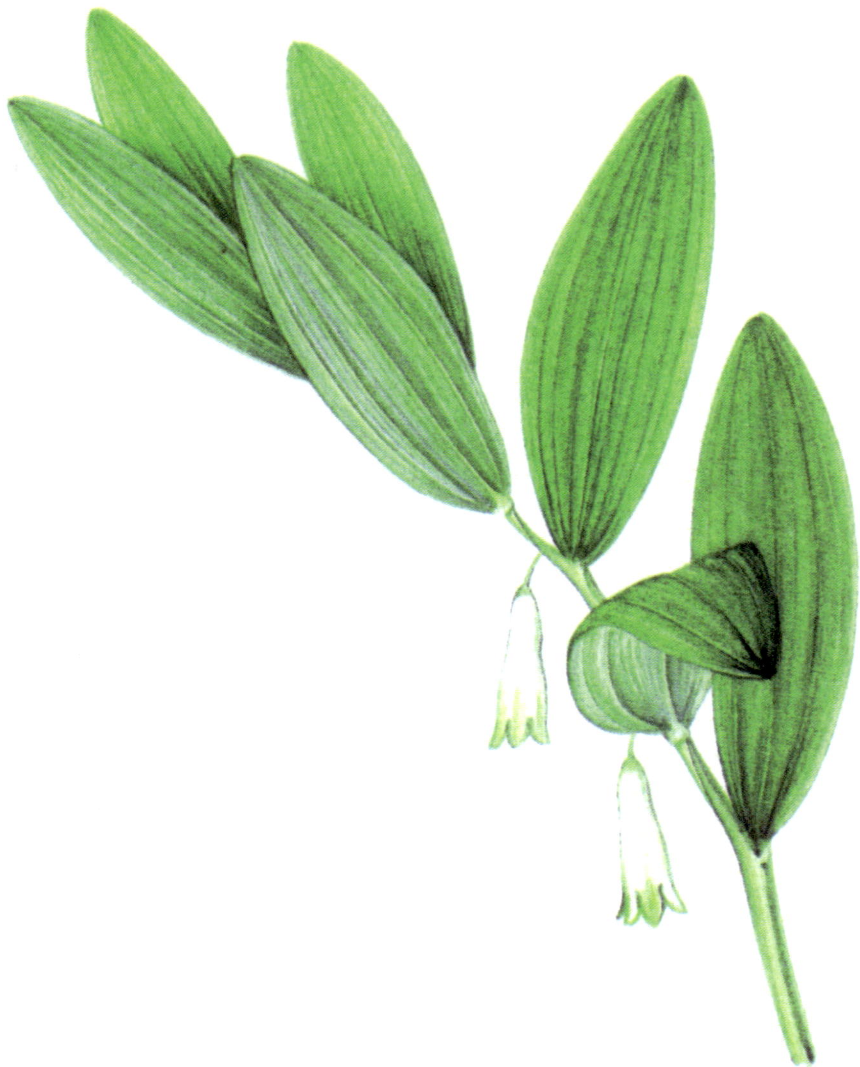

Polygonatum odoratum (Mill.) Druce

Salomonsiegel, Echtes

Pharmazeutischer Name	Polygonati odorati rhizoma
Chinesischer Name	Yuzhu
Botanischer Name	Polygonatum odoratum (Mill.) Druce
Englischer Name	Solomon's seal
Verwendete Teile	Wurzelstock
Geschmack	süß
Thermische Wirkung	leicht kühl
Organzuordnung	Lunge, Magen
Dosierung	3—9 g

Funktionen

- Nährt das Yin, speziell der Lunge
- Wirkt Leere-Hitze im Bereich des Magens entgegen
- Wirkt innerem Wind aufgrund eines Jinye- (Körpersäfte) Mangels entgegen
- Nährt Sehnen und Muskeln

Anwendung bei

- Husten
- Pertussis (Keuchhusten)
- TBC (Tuberkulose)
- Obstipation (Verstopfung)
- Spastik der Extremitäten (Krämpfe im Bereich der Gliedmaßen)
- Diabetes mellitus (Zuckerkrankheit)

Anmerkung

- Kontraindiziert bei Feuchtigkeit und Kälte im Bereich des Mittleren Erwärmers.

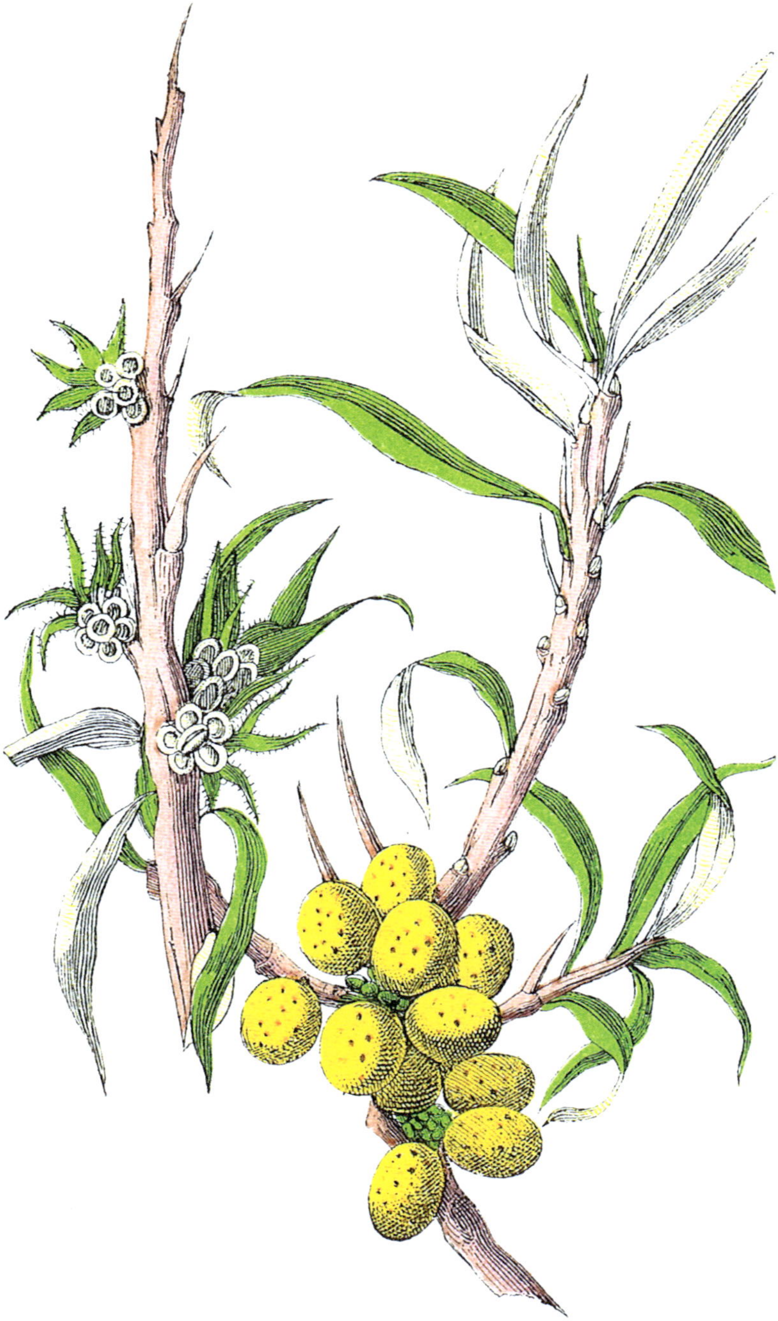

Hippophae rhamnoides L.

Sanddorn

Pharmazeutischer Name	Hippophae rhamnoides fructus
Botanischer Name	Hippophae rhamnoides L.
Englischer Name	Sea buckthorn
Verwendete Teile	Früchte
Geschmack	sauer
Thermische Wirkung	kühl
Organzuordnung	Leber, Lunge, Dickdarm, Niere
Dosierung	3—9 g

Funktionen

- Wirkt mild Leber-Qi-Stagnationen entgegen
- Senkt mild aufsteigendes Gallenblasen-Yang ab
- Leitet Toxische-Hitze aus
- Tonisiert das Wei-Qi (Abwehr-Qi)
- Nährt das Leber-Blut
- Tonisiert das Nieren-Yin

Anwendung bei

- Cephalea (Kopfschmerzen)
- Klimakterium (Wechselbeschwerden)
- Dermatosen (Hauterkrankungen)
- Gastritis (Entzündung der Magenschleimhaut)
- Hyperhidrosis (zu starkes Schwitzen)
- Infektanfälligkeit
- Anämie (Blut-Mangel)
- Skorbut
- Rachitis
- Konzentrationsschwächen
- Äußerlich zur Pflege von Haut und Schleimhaut

Anmerkung

- Sanddornfrüchte sind wegen des hohen Vitamin C Gehaltes bekannt.

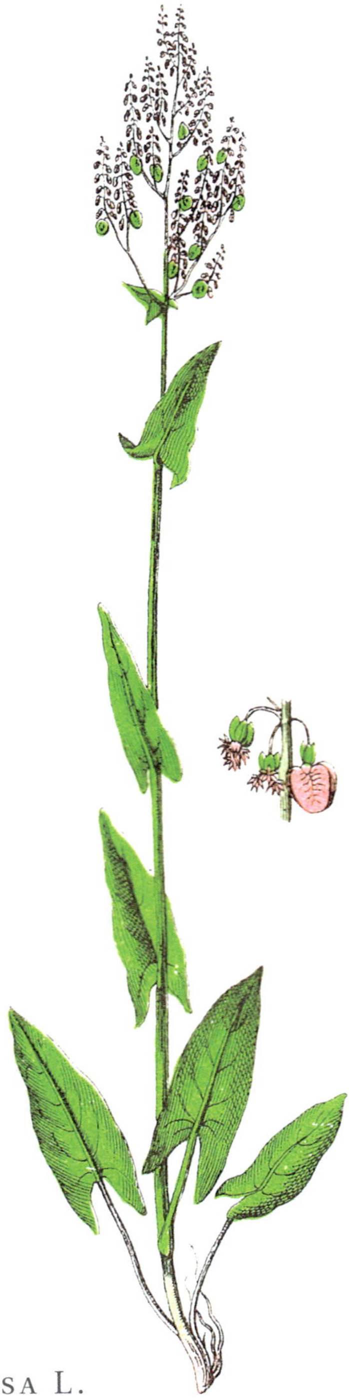

Rumex acetosa L.

Sauerampfer, Wiesen-

Pharmazeutischer Name	Rumicis herba, radix
Botanischer Name	Rumex acetosa L.
Englischer Name	Sorrel
Verwendete Teile	Kraut, Wurzel
Geschmack	bitter, adstringierend
Thermische Wirkung	kühl
Organzuordnung	Dickdarm, Niere
Dosierung	3—6 g

Funktionen

- Klärt Hitze und Toxische-Hitze
- Wirkt Leber-Blut-Stagnationen entgegen
- Nährt das Blut (Blätter)
- Leitet Feuchtigkeit aus
- Löst Qi-Stagnationen auf, speziell im Unteren Erwärmer

Anwendung bei

- Müdigkeit
- Chronischen Erkrankungen wie Rheuma, Arthritis (Gelenksentzündung)
- Chronischer Obstipation (Verstopfung)
- Zystitis (Blasenentzündung), Nephrolithiasis (Nierensteine)
- Trockener Haut, Abszessen (abgekapselte Eiteransammlung), Furunkeln
- PMS (Prämenstruelles Syndrom: Schmerzen vor der Monatsblutung)
- Geschwollenen Lymphknoten
- Anämie (Blut-Mangel), Amenorrhoe (Ausbleiben der Monatsblutung) bzw. wenig Menstruationsblut
- Anurie (Harnverhalten)

Anmerkung

- Sauerampfer enthält viel Vitamin C und kann zur Behandlung der Vitamin-C-Avitaminose verwendet werden (Skorbut, Neigung zu Blutungen)

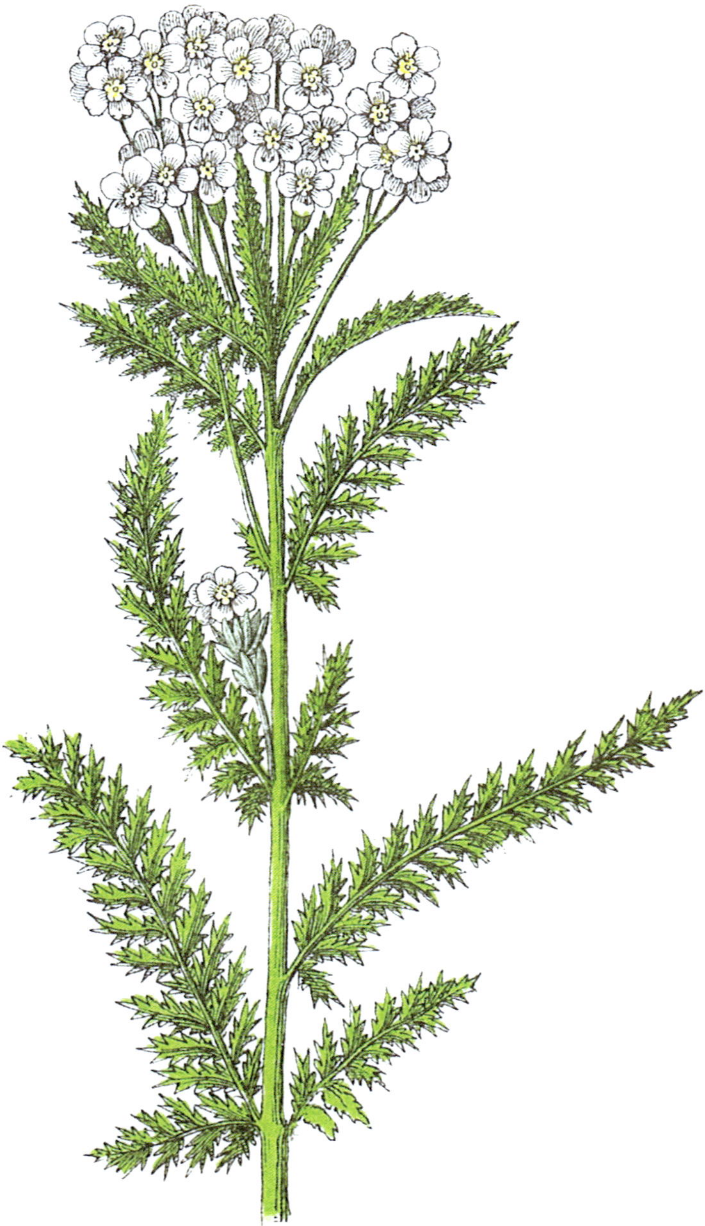

ACHILLEA MILLEFOLIUM L.

Schafgarbe, Gemeine

Pharmazeutischer Name	Millefolii herba
Botanischer Name	Achillea millefolium L.
Englischer Name	Milfoil, common yarrow
Verwendete Teile	Kraut
Geschmack	scharf, bitter, süß, leicht aromatisch
Thermische Wirkung	neutral bzw. leicht kühl
Organzuordnung	Leber, Milz, Blase, Herz
Dosierung	3—6 g

Funktionen

- Tonisiert das Milz- und Herz-Qi
- Wirkt Leber-Qi-Stagnationen entgegen
- Vertreibt äußere Wind-Kälte und -Hitze
- Beruhigt aufsteigendes Leber-Yang
- Leitet Feuchte-Hitze und Schleim aus
- Wirkt Blut-Stagnationen entgegen
- Stoppt mild Blutungen

Anwendung bei

- Verdauungsproblemen, Völlegefühl, Appetitlosigkeit
- Dysmenorrhoe (Schmerzen zur Zeit der Monatsblutung)
- Cholezystitis (Entzündung der Gallenblase)
- Flankenschmerzen, PMS (Prämenstruelles Syndrom: Schmerzen vor der Monatsblutung), Migräne (anfallsweise, seitliche Kopfschmerzen)
- Schüttelfrost
- Masern
- Cephalea (Kopfschmerzen), Augenschmerzen, Vertigo (Drehschwindel)
- Hypertonie (hoher Blutdruck)
- Hämorrhoidalblutungen, Thrombosen, Phlebitis (Venenentzündungen)
- Fluor vaginalis (Scheideninfektionen mit Ausfluss)
- Gastroenteritis (Entzündung des Magen-Darmtraktes)
- Wundheilungsstörungen

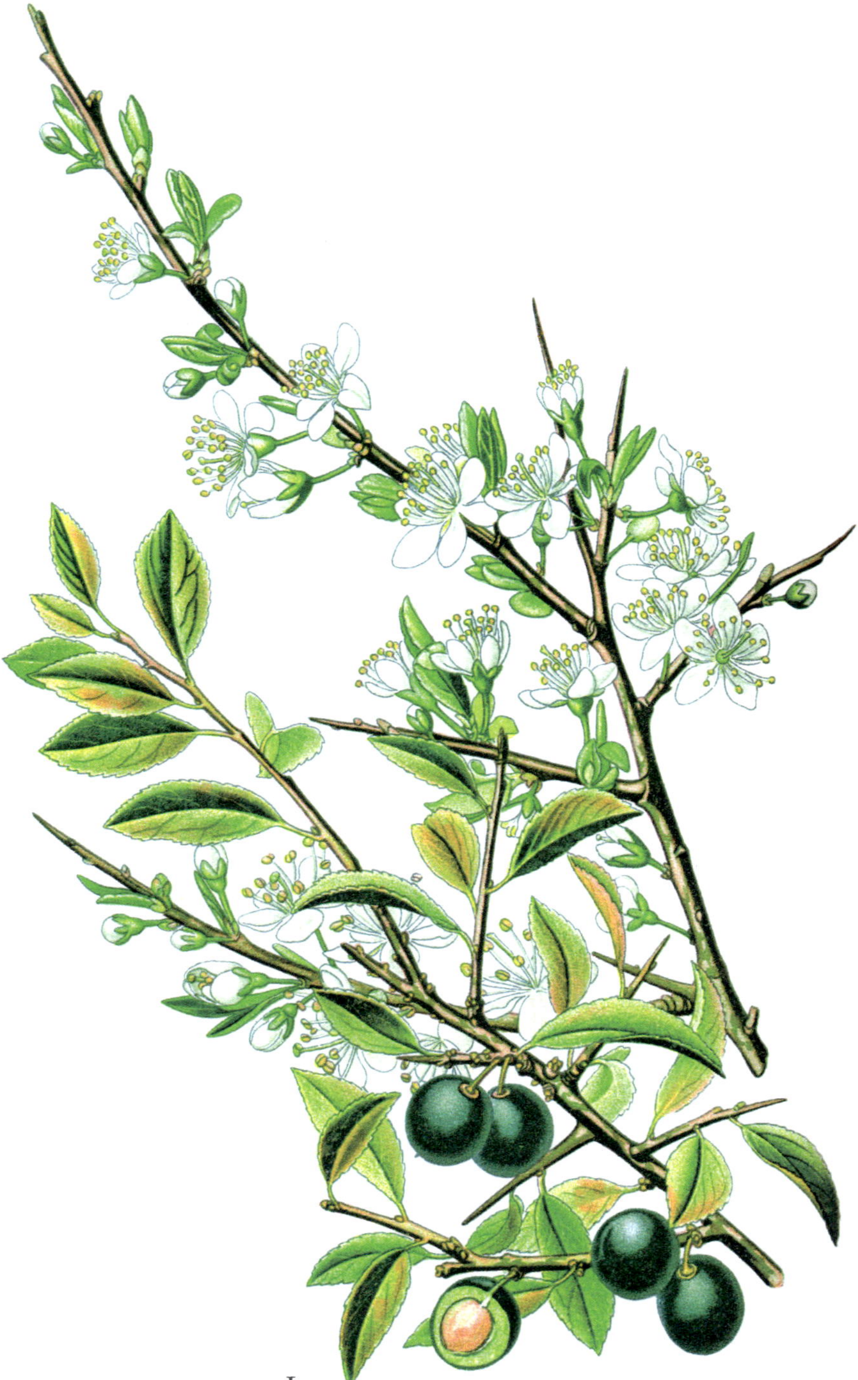

Prunus spinosa L.

Schlehdorn, Schlehe, Schwarzdorn

Pharmazeutischer Name	Pruni spinosae fructus
Botanischer Name	Prunus spinosa L.
Englischer Name	Blackthorn
Verwendete Teile	Früchte
Geschmack	zusammenziehend, süß
Thermische Wirkung	kühl
Organzuordnung	Niere, Leber, Dickdarm
Dosierung	1—6 g

Funktionen

- Nährt das Blut und Yin
- Wirkt befeuchtend im Bereich des Dickdarmes (leicht abführend)

Anwendung bei

- Anämie (Blut-Mangel)
- Wundheilungsstörungen
- Obstipation (Verstopfung)

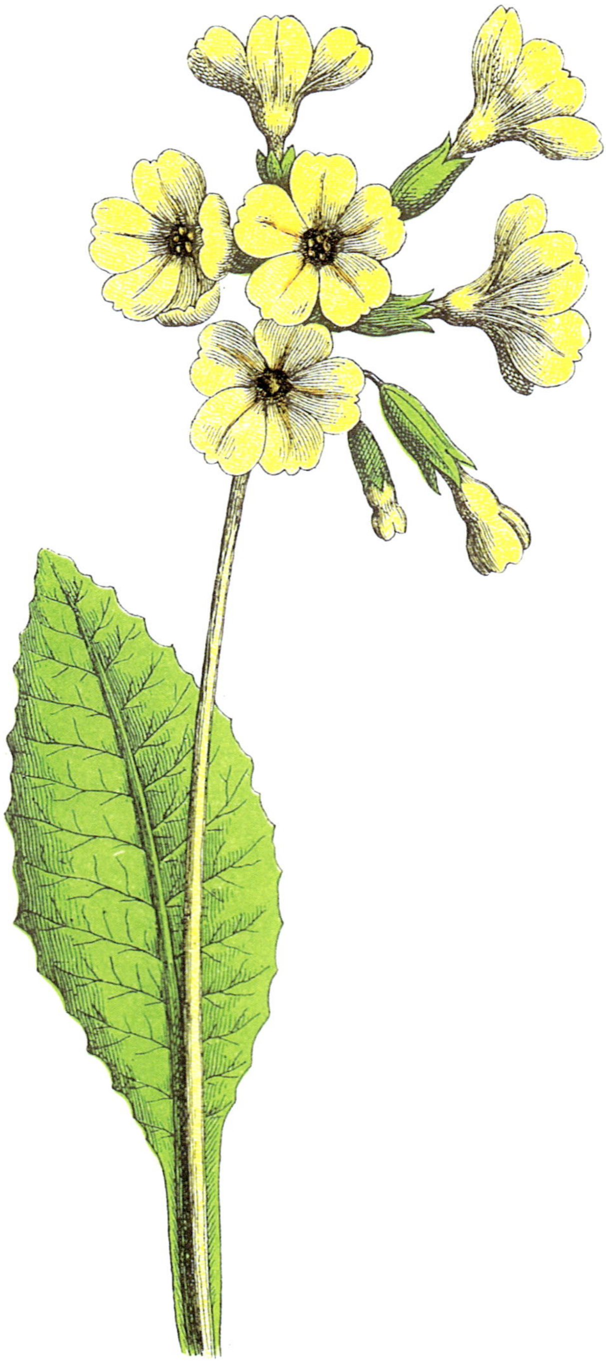

PRIMULA VERIS L.

Schlüsselblume, Echte

Pharmazeutischer Name	Primulae flos
Botanischer Name	Primula veris L., syn: Primula officinalis (L.) Hill.
Englischer Name	Cowslip
Verwendete Teile	Blüten
Geschmack	leicht süß
Thermische Wirkung	neutral
Organzuordnung	Herz
Dosierung	1—3 g

Funktionen

- Nährt das Herz-Qi
- Wirkt Qi-Stagnationen im Oberen Erwärmer entgegen
- Beruhigt Inneren-Wind, stoppt Krämpfe
- Klärt äußere Wind-Hitze
- Vertreibt Feuchte-Hitze im Kopfbereich (wie Viticis fructus / Manjingzi)

Anwendung bei

- Druckgefühl im Bereich des Thorax, Palpitationen (Herzklopfen)
- Insomnia (Schlafprobleme), Unruhezuständen, Neurasthenie (nervöse Erschöpfung)
- Spasmen (Krämpfe), speziell bei Kindern
- Sinusitis (Entzündung der Nasennebenhöhlen)
- Migräne (anfallsweise, seitliche Kopfschmerzen)
- Myokarditis (Entzündung des Herzmuskels)
- Chronischer Bronchitis (Erkrankung der Atmungsorgane mit Husten und Auswurf), Asthma bronchiale (rezidivierend auftretende, krampfhafte Lungenerkrankung)
- Fieber
- Cephalea (Kopfschmerzen), Muskelschmerzen

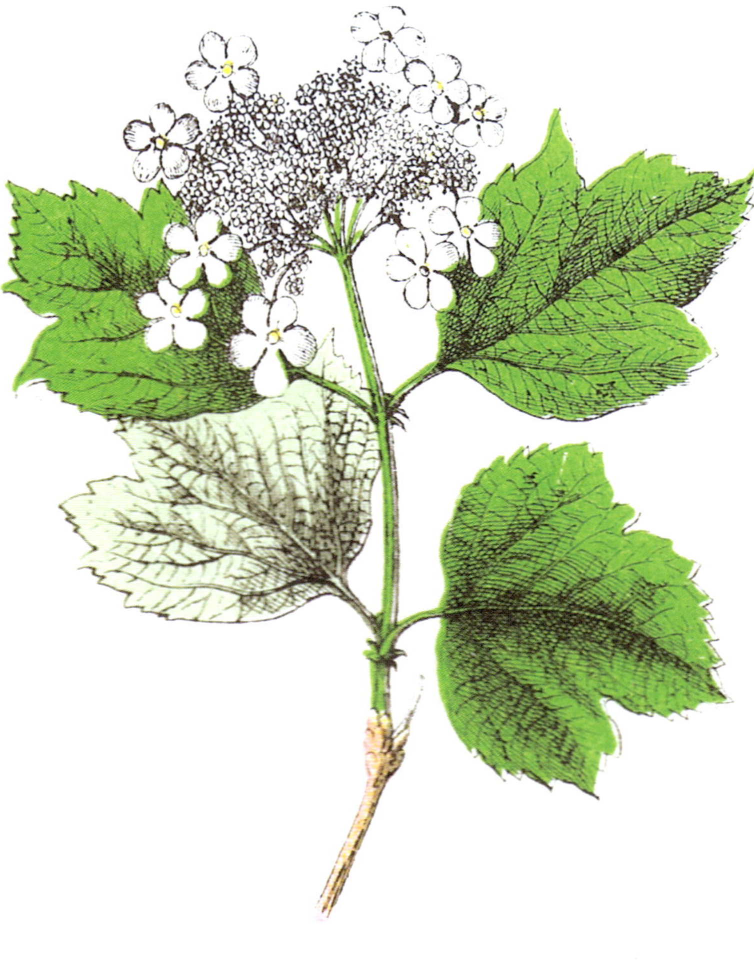

Viburnum lantana L.

Schneeball

Pharmazeutischer Name	Viburni cortex radicis
Botanischer Name	Viburnum lantana L., Viburnum opulus L.
Englischer Name	Wayfaring Tree, Guelder rose
Verwendete Teile	Rinde der Wurzel
Geschmack	bitter, adstringierend
Thermische Wirkung	kühl
Organzuordnung	Leber, Milz, Lunge
Dosierung	1—3 g

Funktionen

- Kühlt Hitze in der Blut (Xue)- und Nähr (Ying)-Schicht
- Wirkt Blut-Stagnationen entgegen
- Klärt Feuchte-Hitze in der Lunge
- Wirkt Leber-Qi-Stagnationen entgegen
- Klärt Feuchte-Hitze in Leber und Milz
- Wirkt mild Innerem-Wind entgegen

Anwendung bei

- Plötzlichen Blutungen, Unruhezuständen
- Dysmenorrhoe (Schmerzen zur Zeit der Monatsblutung)
- Nausea (Brechreiz), Völlegefühl, seitlichen Cephalea (Kopfschmerzen)
- Reizbarkeit
- Husten mit gelbem Auswurf
- Spasmen (Krämpfe)

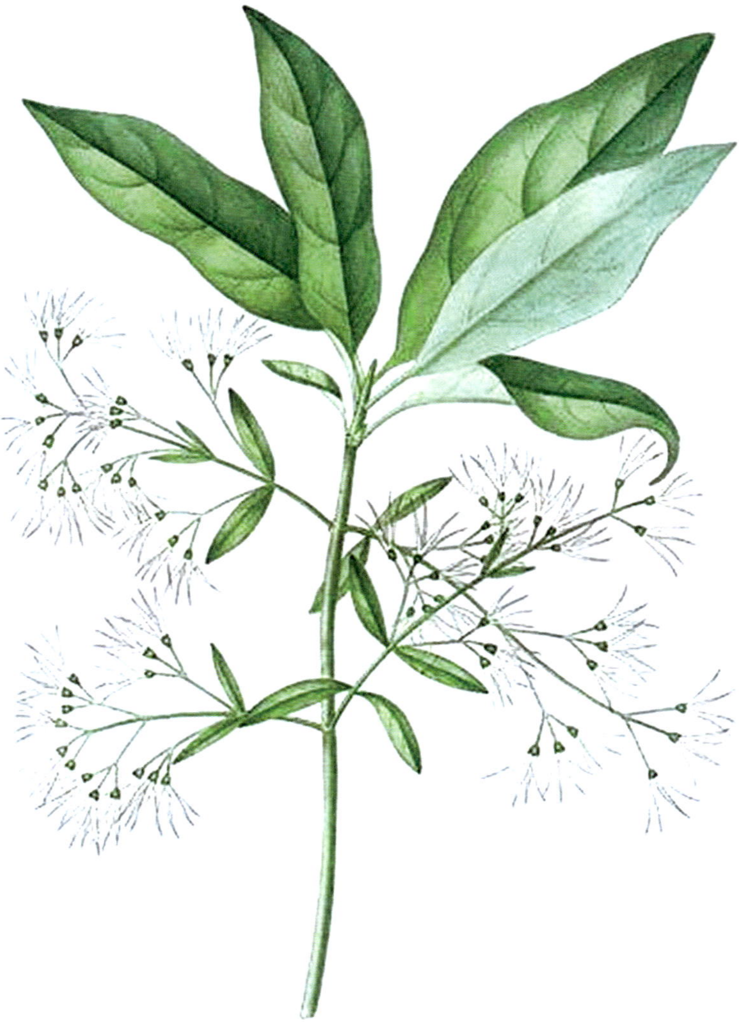

Chionanthus virginicus L.

Schneeflockenstrauch, Virginischer

Pharmazeutischer Name	Chionanthus cortex radicis
Botanischer Name	Chionanthus virginicus L.
Englischer Name	Fringe tree
Verwendete Teile	Rinde der Wurzel
Geschmack	bitter, leicht adstringierend
Thermische Wirkung	kühl
Organzuordnung	Leber, Gallenblase, Milz
Dosierung	1—3 g

Funktionen

- Wirkt Leber-Qi-Stagnationen entgegen
- Klärt Feuchte-Hitze in Leber und Milz (wie Scutellariae radix / Huangqin)
- Kühlt Leber-Feuer
- Klärt Fieber im Shao-Yang-Stadium (z. B. Malaria)

Anwendung bei

- Flankenschmerzen, Müdigkeit
- Obstipation (Verstopfung)
- Cholezystolithiasis (Gallensteine), Hepatitis (Entzündung der Leber), beginnender Leberzirrhose
- Cephalea (Kopfschmerzen), Hitze im Kopfbereich
- Wechselnd starkem Fieber, in Abwechslung mit Schüttelfrost
- Ikterus (Gelbsucht)
- Diabetes mellitus (Zuckerkrankheit)
- Malaria

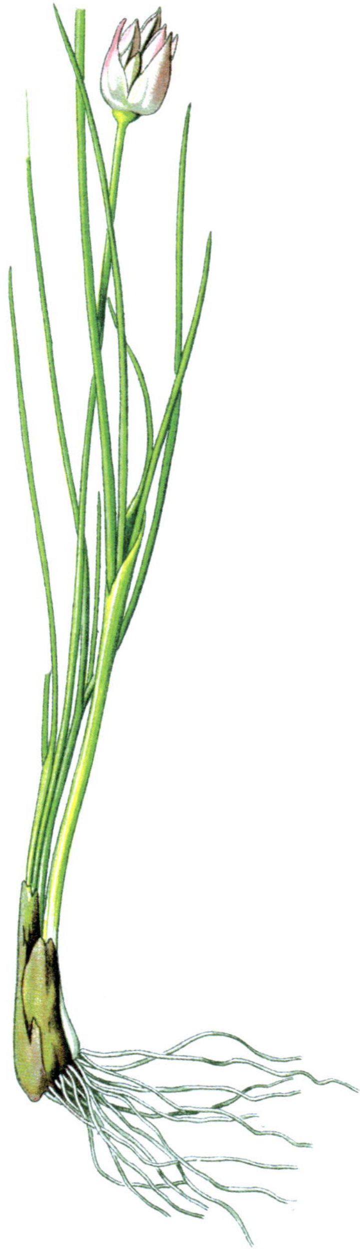

Allium schoenoprasum L.

Schnittlauch

Pharmazeutischer Name	Allii schoenoprasi herba
Botanischer Name	Allium schoenoprasum L.
Englischer Name	Chives
Verwendete Teile	Kraut
Geschmack	scharf
Thermische Wirkung	warm
Organzuordnung	Nieren
Dosierung	3—6 g

Funktionen

- Tonisiert das Nieren-Yang
- Wirkt schweißtreibend
- Wirkt Blut-Stagnationen entgegen

Anwendung bei

- Libidomangel, Unfruchtbarkeit
- Kältegefühl
- Lumboischialgie (Schmerzen im Bereich der Lendenwirbelsäule)

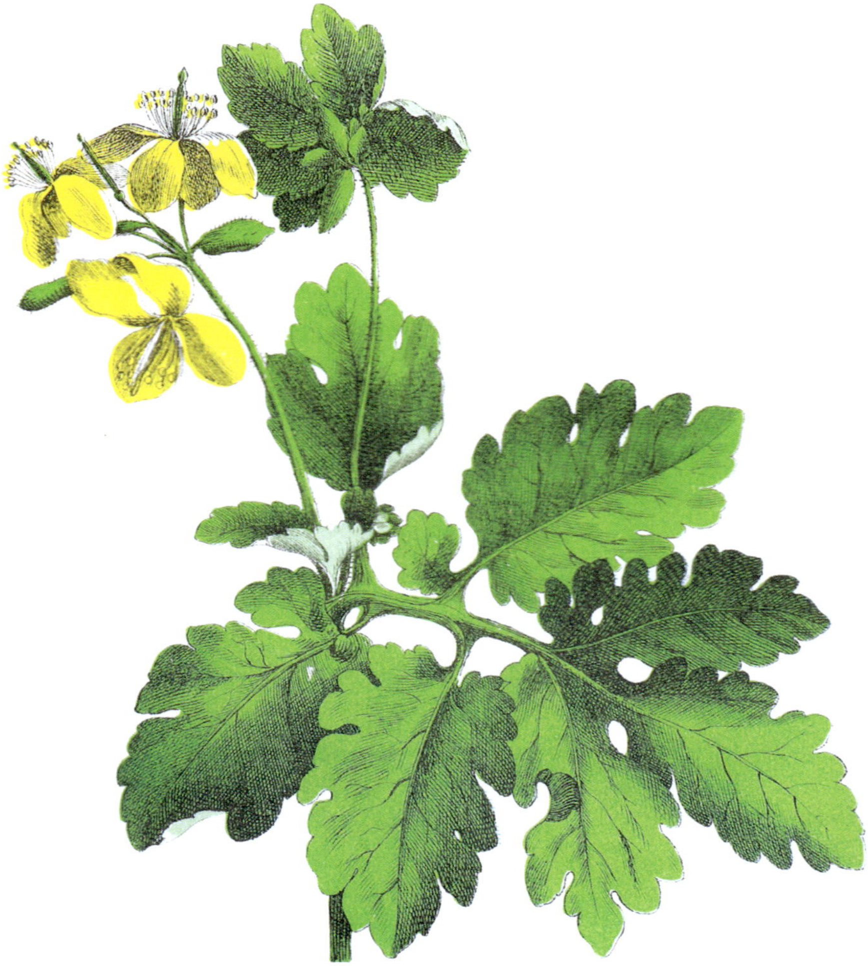

CHELIDONIUM MAJUS L.

Schöllkraut

Pharmazeutischer Name	Chelidonii herba
Botanischer Name	Chelidonium majus L.
Englischer Name	Greater Celandine
Verwendete Teile	Kraut
Geschmack	bitter, scharf, toxisch
Thermische Wirkung	kühl
Organzuordnung	Leber, Gallenblase, Dickdarm
Dosierung	0,5—1,5 g

Funktionen

- Leitet Feuchte-Hitze aus
- Wirkt Qi-Stagnationen entgegen
- Senkt aufsteigendes Gallenblasen-Yang ab

Anwendung bei

- Hepatitis (Entzündung der Leber)
- Ikterus (Gelbsucht)
- Ekzemen (Entzündungen der Haut)
- Dermatosen (Hauterkrankungen)
- In der Krebstherapie als Adjuvant
- Asthma bronchiale (rezidivierend auftretende, krampfhafte Lungenerkrankung)
- Bronchitis (Erkrankung der Atmungsorgane mit Husten und Auswurf)
- Cholangitis (Entzündung der Gallengänge), Cholezystolithiasis (Gallensteine), Cholezystitis (Entzündung der Gallenblase)
- Hypertonie (hoher Blutdruck)
- Warzen (äußerlich)

Anmerkung

- Schöllkraut enthält mehrere Alkaloide und ist streng genommen zu den Giftpflanzen zu zählen. Aus diesem Grund nur kurzzeitige Anwendung durch erfahrene Therapeuten.
- In der Literatur beschriebene Vergiftungserscheinungen sind: Brennen im Mund, Übelkeit und Erbrechen, blutige Durchfälle, Hämaturie sowie Benommenheit.

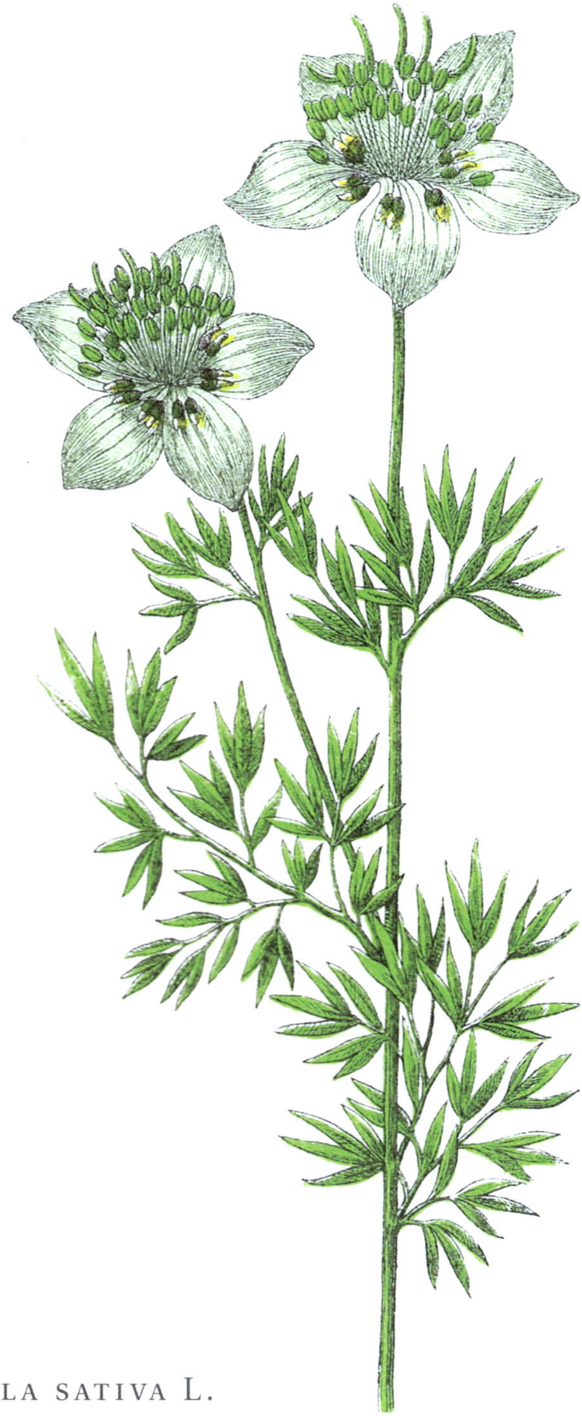

NIGELLA SATIVA L.

Schwarzkümmel, Echter

Pharmazeutischer Name	Nigellae semen
Botanischer Name	Nigella sativa L.
Englischer Name	Black cumin, Fennel flower, Nutmeg flower, Black caraway
Verwendete Teile	Samen
Geschmack	scharf
Thermische Wirkung	warm
Organzuordnung	Milz, Magen
Dosierung	1—6 g

Funktionen

- Leitet Feuchtigkeit aus
- Wirkt dem Pathogenen Faktor Wind entgegen
- Wirkt Qi- und Blut-Stagnationen entgegen
- Tonisiert mild das Yang

Anwendung bei

- Appetitlosigkeit
- Dyspepsie (Schwäche des Verdauungstraktes)
- Hypothyreose (Unterfunktion der Schilddrüse)
- Adipositas (Übergewicht)

Anmerkung

- Reines Schwarzkümmelöl wird in der Naturheilkunde bei Allergien, Neurodermitis, Psoriasis (Schuppenflechte), zur Regulierung des Immunsystems etc. eingesetzt.

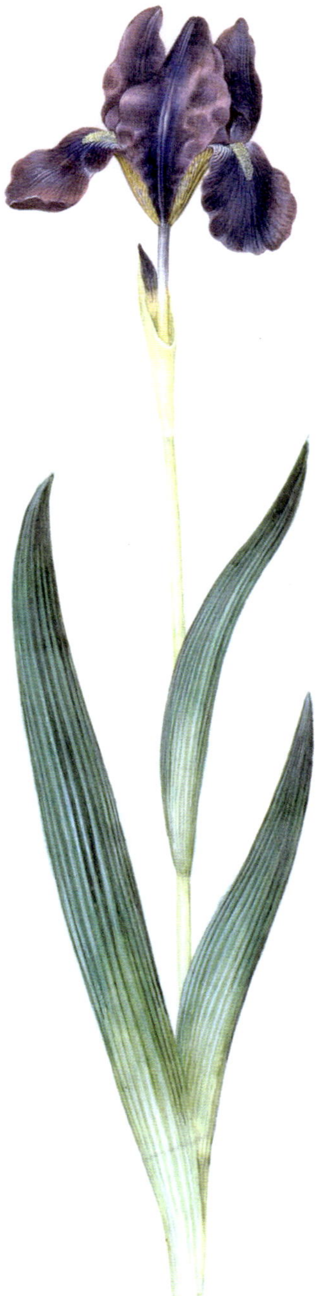

Iris germanica L.

Schwertlilie

Pharmazeutischer Name	Iridis rhizoma
Botanischer Name	Iris germanica L.
Englischer Name	Blue flag
Verwendete Teile	Wurzelstock
Geschmack	leicht bitter, scharf, süß
Thermische Wirkung	kühl
Organzuordnung	Leber, Magen, Milz, Dickdarm, Lunge
Dosierung	3—6 g

Funktionen

- Wirkt Leber-Qi-Stagnationen entgegen
- Leitet Feuchte-Hitze in Leber und Gallenblase aus
- Leitet Feuchte-Hitze in der Blase aus
- Leitet Feuchtigkeit in der Lunge aus
- Löst Schwellungen und Verhärtungen auf

Anwendung bei

- Migräne (anfallsweise, seitliche Kopfschmerzen), die mit Erbrechen einhergehen
- Obstipation (Verstopfung), dunklem Harn, Nausea (Brechreiz)
- Dysmenorrhoe (Schmerzen zur Zeit der Monatsblutung)
- Bitterem Mundgeschmack, Flankenschmerzen
- Hepatitis (Entzündung der Leber), Cholezystitis (Entzündung der Gallenblase)
- Zystitis (Blasenentzündung)
- Hypertonie (hoher Blutdruck)
- Diabetes mellitus (Zuckerkrankheit)
- Neuralgien (Nervenschmerzen)
- Abszessen (abgekapselte Eiteransammlung), geschwollenen Lymphknoten
- Chronische Dermatitis (Entzündung der Haut)

Anmerkung

- Nicht während eine Gravidiät (Schwangerschaft) verschreiben!

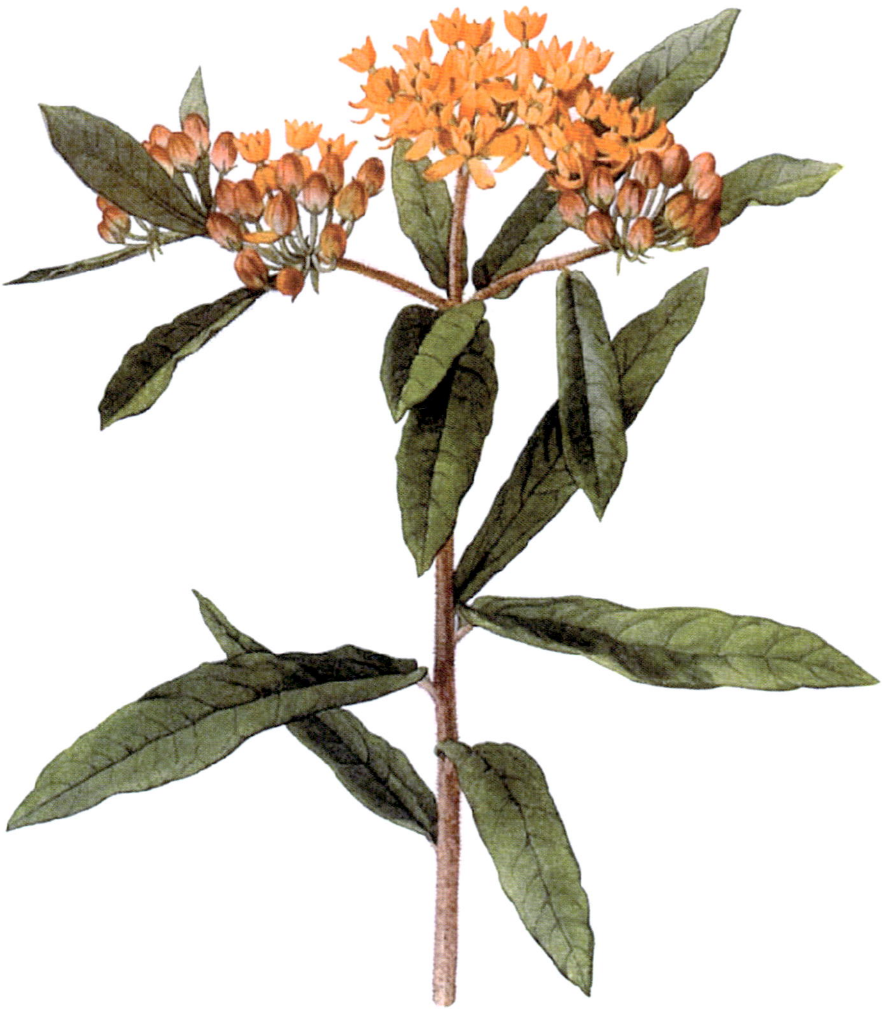

Asclepias tuberosa L.

Seidenpflanze, Knollige

Pharmazeutischer Name	Asclepiadis radix
Botanischer Name	Asclepias tuberosa L.
Englischer Name	Pleurisy root
Verwendete Teile	Wurzel
Geschmack	bitter, leicht scharf
Thermische Wirkung	kühl
Organzuordnung	Lunge, Milz
Dosierung	1—3 g

Funktionen

- Klärt Schleim-Hitze in der Lunge (wie Peucedani radix / Qianhu)
- Klärt Hitze, leitet Toxische-Hitze aus
- Wirkt Qi-Stagnationen entgegen
- Vertreibt äußere Wind-Hitze
- Tonisiert das Milz-Qi

Anwendung bei

- Cephalea (Kopfschmerzen), Fieber
- Husten mit trockenem oder schwer lösbarem Sputum, Lungenentzündung
- Interkostalneuralgie (Entzündung der Zwischenrippengelenke)
- Pleuritis (Brustfellentzündung)
- Müdigkeit, Appetitlosigkeit, Diarrhoe (Durchfall)
- Nephritis (Entzündung der Nieren)
- Beginn eines Infektes mit Schmerzen, Reizbarkeit, Fieber

Anmerkung

- Nicht während einer Gravidität (Schwangerschaft) verschreiben!

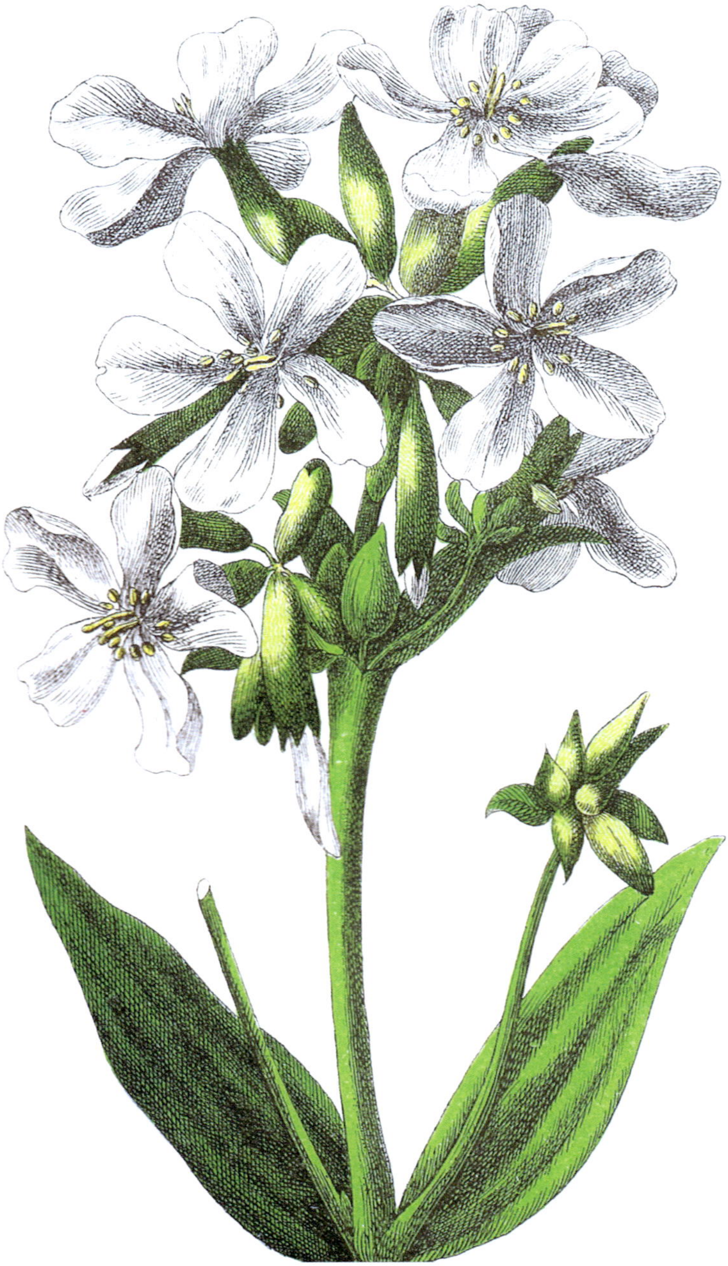

SAPONARIA OFFICINALIS L.

Seifenkraut, Gewöhnliches

Pharmazeutischer Name	Saponariae radix
Botanischer Name	Saponaria officinalis L.
Englischer Name	Soapwort
Verwendete Teile	Wurzel
Geschmack	leicht scharf, bitter
Thermische Wirkung	neutral
Organzuordnung	Lunge, Blase
Dosierung	1—3 g

Funktionen

- Tonisiert das Lungen-Yin
- Wirkt schweißtreibend
- Wirkt diuretisch
- Leitet Toxische-Hitze aus
- Wirkt Schleim-Stagnationen in der Lunge entgegen

Anwendung bei

- Chronischer Bronchitis (Erkrankung der Atmungsorgane mit Husten und Auswurf)
- Rhinitis (Schnupfen)
- Trockenem Husten bzw. Husten mit festgesetztem Schleim
- Rheuma, Hyperurikämie (Erhöhung der Harnsäurewerte)
- Arthritis (Gelenksentzündung)
- Nässenden Dermatosen (Hauterkrankungen) (hier werden die Blätter zerdrückt und aufgelegt)

Anmerkung

- Nur bei chronischen Zuständen mit schwer löslichem Schleim verwenden!
- Kurz aufkochen und sofort verwenden.
- Potentiell giftig!

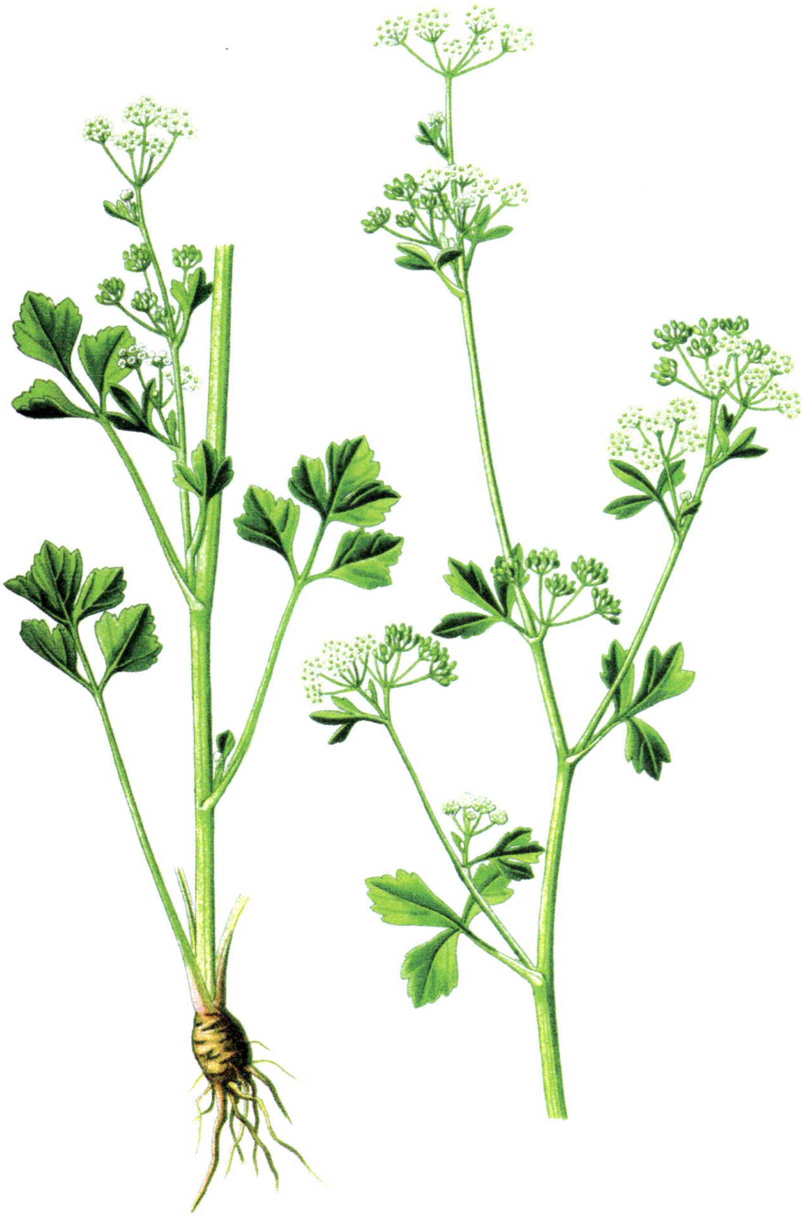

APIUM GRAVEOLENS L.

Sellerie, Echte

Pharmazeutischer Name	Apii fructus
Botanischer Name	Apium graveolens L.
Englischer Name	Celery
Verwendete Teile	Früchte
Geschmack	scharf, aromatisch, leicht bitter
Thermische Wirkung	neutral
Organzuordnung	Niere, Blase, Leber, Milz, Dickdarm
Dosierung	3—6 g

Funktionen

- Leitet Feuchtigkeit aus
- Regt die Diurese an
- Wirkt Schleim-Kälte, speziell im Bereich der Lunge entgegen
- Tonisiert mild das Milz-Qi
- Wirkt mild Blut-Stagnationen entgegen
- Wirkt mild Wind-Feuchtigkeit und -Kälte (Bi-Syndrom) entgegen

Anwendung bei

- Anurie (Harnverhalten)
- Nephrolithiasis (Nierensteine)
- Rheuma, Arthritis (Gelenksentzündung)
- Impotenz
- Chronischen Dermatosen (Hauterkrankungen)
- Stärkt Mütter nach Geburten und verstärkt die Milchproduktion
- Appetitlosigkeit, Meteorismus (Blähungen), Druckgefühl im Bauch
- Dysmenorrhoe (Schmerzen zur Zeit der Monatsblutung)
- Erschöpfung, Müdigkeit

Anmerkung

- Auf Grund der uterusstimulierenden Eigenschaft nicht während einer Gravidität (Schwangerschaft) verabreichen!

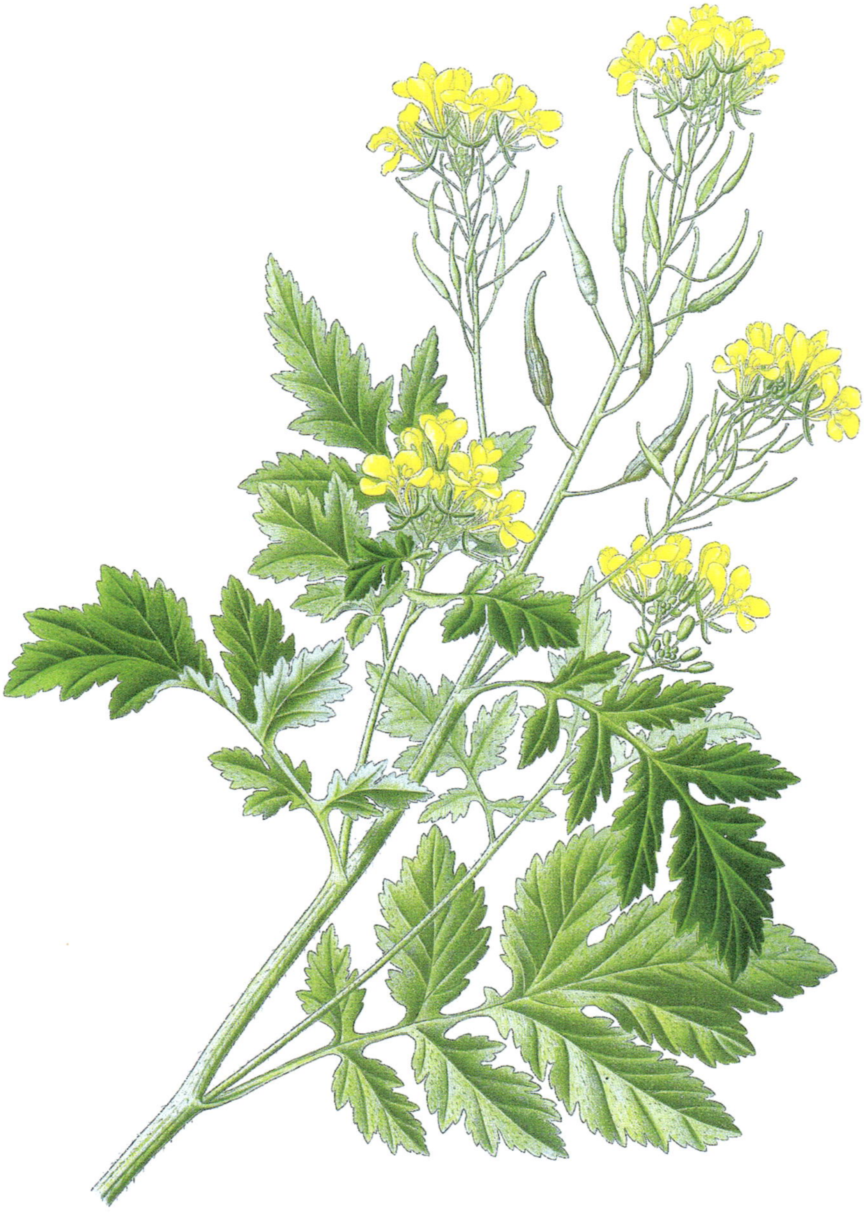

SINAPIS ALBA L.

Senf, Weißer

Pharmazeutischer Name	Erucae semen
Botanischer Name	Sinapis alba L.
Englischer Name	White mustard
Verwendete Teile	Samen
Geschmack	scharf
Thermische Wirkung	warm
Organzuordnung	Lunge, Milz
Dosierung	3—6 g

Funktionen

- Wirkt Schleim-Stagnationen in der Lunge entgegen
- Tonisiert das Lungen-Yang
- Wirkt mild diuretisch
- Wirkt Nahrungsmittel-Stagnationen entgegen

Anwendung bei

- Dyspnoe (Kurzatmigkeit)
- Asthma bronchiale (rezidivierend auftretende, krampfhafte Lungenerkrankung)
- Bronchitis (Erkrankung der Atmungsorgane mit Husten und Auswurf) mit weißem Sputum
- Pneumonie (Lungenentzündung)
- Pleuritis (Brustfellentzündung)

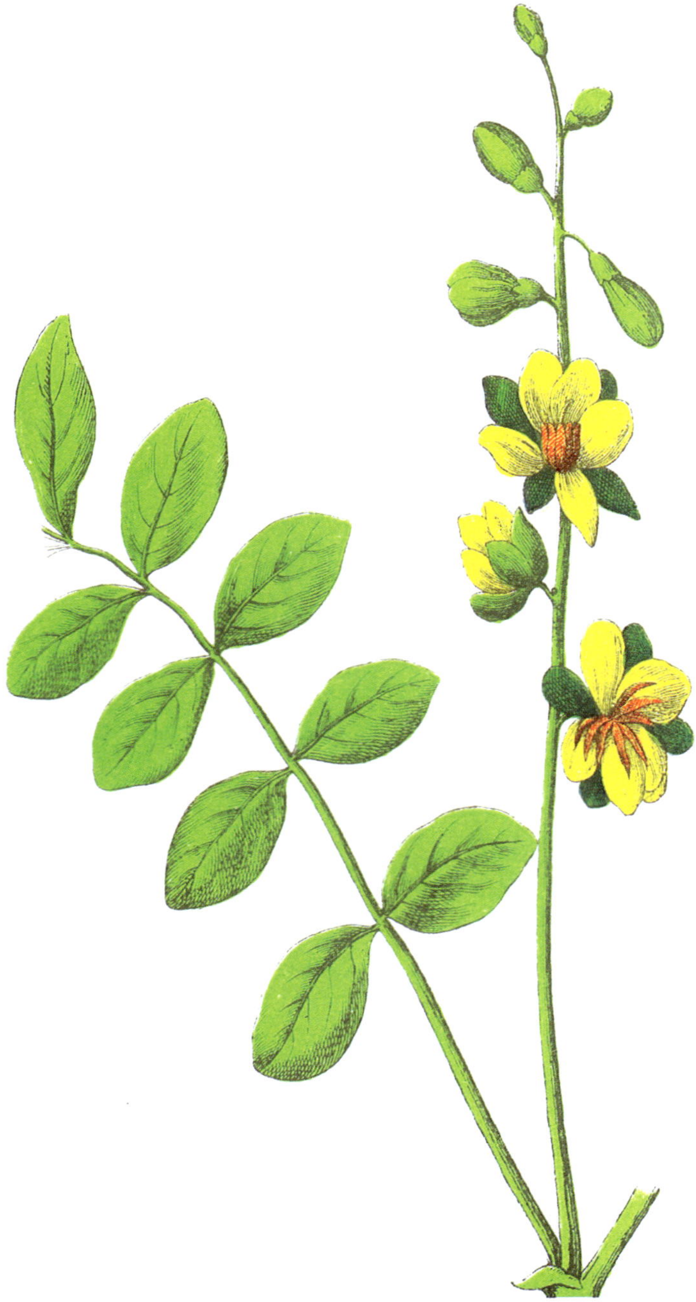

SENNA ALEXANDRINA MILL.

Senna, Alexandriner-

Pharmazeutischer Name	Sennae folium
Chinesischer Name	Fanxieye
Botanischer Name	Senna alexandrina Mill., syn. Cassia senna L., Cassia angustifolia Vahl
Englischer Name	Senna
Verwendete Teile	Blätter
Geschmack	bitter, süß
Thermische Wirkung	kalt
Organzuordnung	Dickdarm
Dosierung	3—9 g

Funktionen

- Leitet Toxische-Hitze aus
- Leitet Feuchte-Hitze aus
- Wirkt stark absenkend
- Wirkt Stagnationen entgegen

Anwendung bei

- Obstipation (Verstopfung)
- Hämorrhoiden (krampfaderähnliche Erweiterung des Mastdarmschwellkörpers)

Anmerkung

- Sollte immer nur wenige Tage hindurch eingenommen werden.
- Kontraindiziert während einer Gravidität (Schwangerschaft) und beim Stillen.
- Nicht für geschwächte Patienten und nicht bei chronischer Obstipation (Verstopfung) verschreiben!
- Dosierung: 3—9 Gramm (nicht höher), da es sonst zu Krämpfen kommen kann.

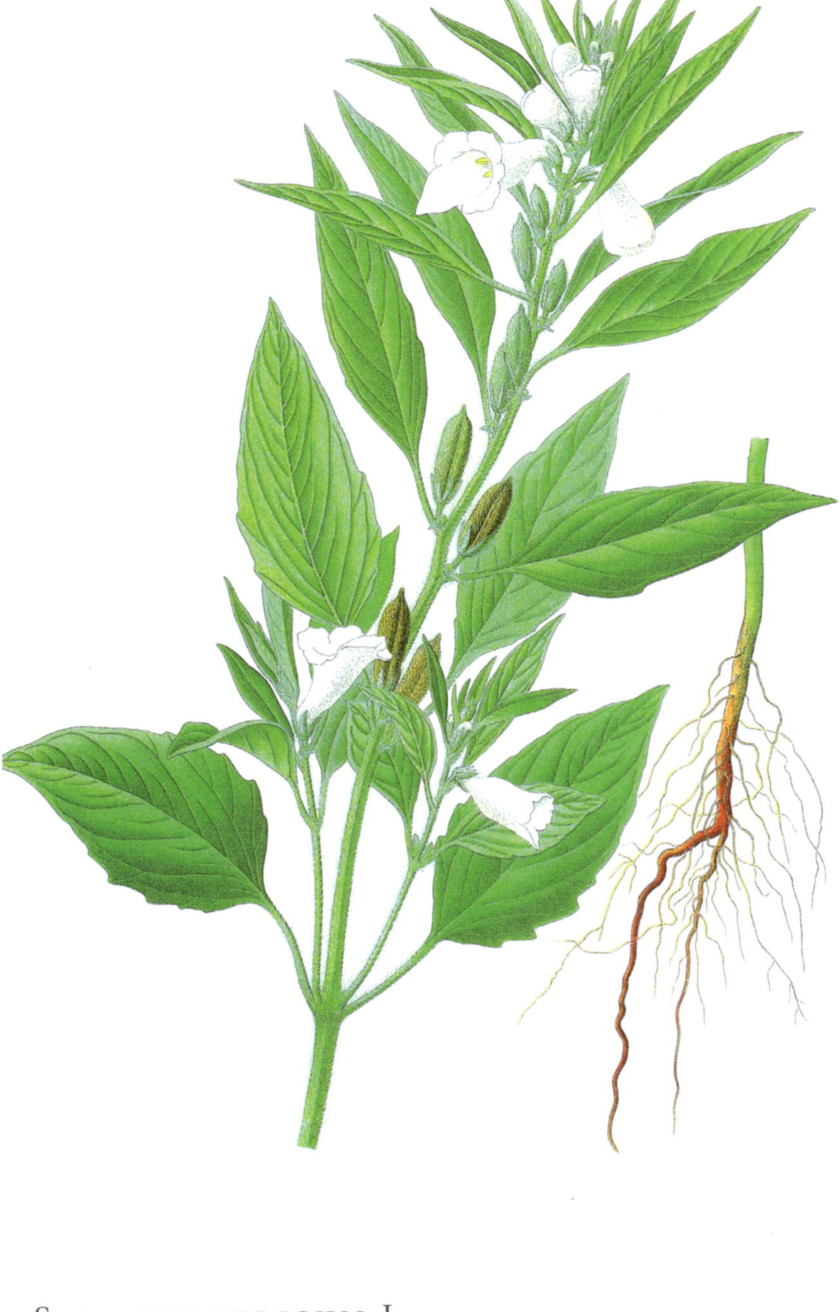

Sesamum indicum L.

Sesam

Pharmazeutischer Name	Sesami indici semen
Chinesischer Name	Heizhima
Botanischer Name	Sesamum indicum L.
Englischer Name	Sesame
Verwendete Teile	Samen
Geschmack	süß
Thermische Wirkung	neutral
Organzuordnung	Niere, Leber, Dickdarm
Dosierung	6—15 g

Funktionen

- Nährt das Leber- und Nieren-Yin
- Tonisiert das Blut
- Wirkt Innerem-Wind entgegen
- Wirkt Trockenheit im Bereich des Darmes entgegen

Anwendung bei

- Vertigo (Drehschwindel)
- Tinnitus (Ohrensausen)
- Anämie (Blut-Mangel)
- Cephalea (Kopfschmerzen)
- Obstipation (Verstopfung)

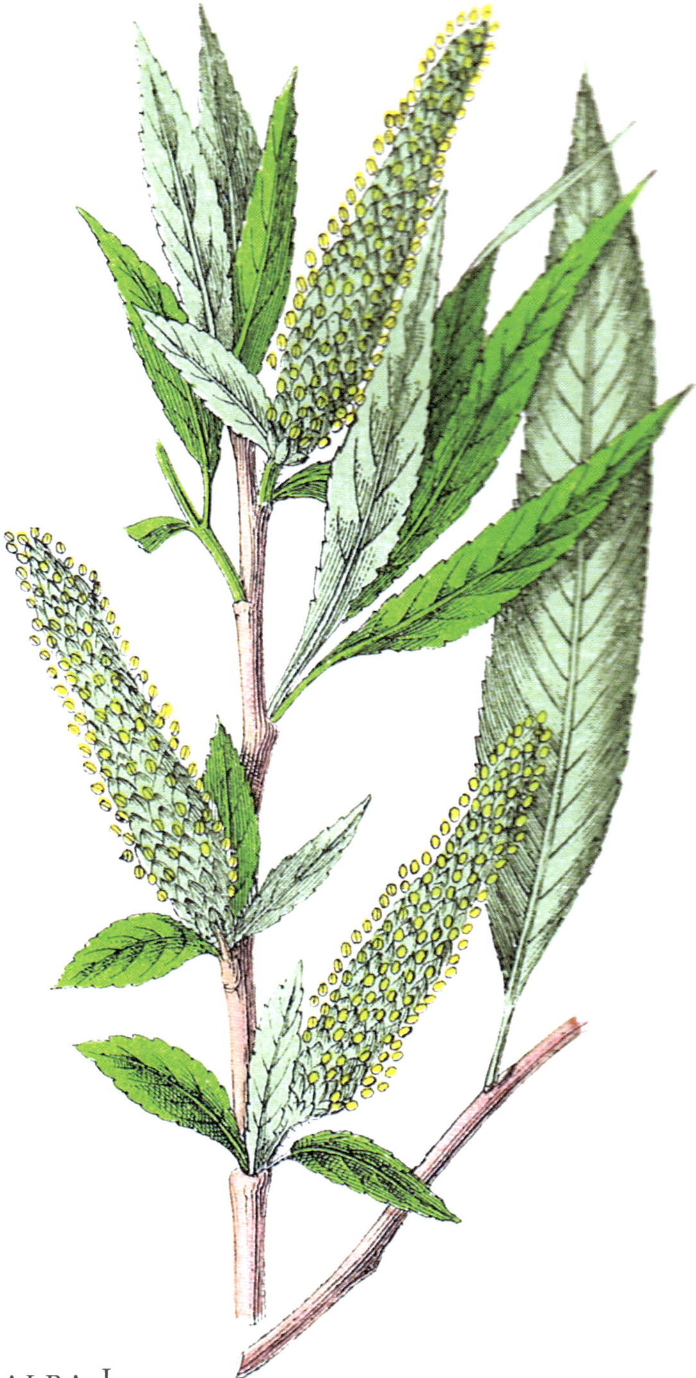

Salix alba L.

Silber-Weide

Pharmazeutischer Name	Salicis cortex
Botanischer Name	Salix alba L.
Englischer Name	Willow
Verwendete Teile	Rinde
Geschmack	bitter, adstringierend
Thermische Wirkung	kühl
Organzuordnung	Blase, Leber, Magen
Dosierung	3—6 g

Funktionen

- Klärt Leere-Hitze auf Grund eines Yin-Mangels (entspricht Phellodendri cortex / Huangbai)
- Wirkt schmerzstillend
- Stoppt Blutungen
- Nährt das Nieren- und Herz-Yin
- Klärt Feuchte-Hitze im Unteren Erwärmer

Anwendung bei

- Fieber
- Rheuma, Arthritis (Gelenksentzündung)
- Einschlafproblemen, Palpitationen (Herzklopfen), Unruhe- und Hitzegefühl
- Spermatorrhoe (unabsichtlicher Samenerguss)
- Schmerzen, speziell im Kopfbereich
- Diarrhoe (Durchfall)

Anmerkung

- «Weidenrinde kann die Wirkung von Antikoagulantien (z.B. Cumarin-Derivaten) verstärken.» (Pittner 2014: 6).

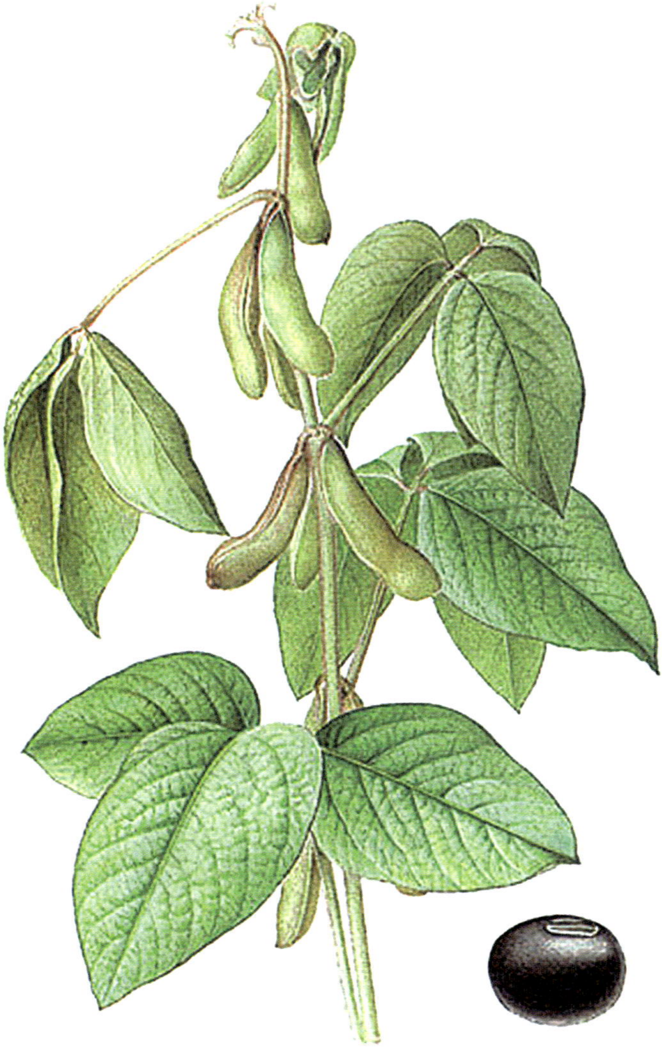

Glycine max (L.) Merr.

Sojabohne

Pharmazeutischer Name	Sojae semen germinatum
Chinesischer Name	Doujuan
Botanischer Name	Glycine max (L.) Merr.
Englischer Name	Soybean sprout
Verwendete Teile	Sprossen
Geschmack	süß
Thermische Wirkung	neutral
Organzuordnung	Magen, Milz
Dosierung	3—12 g

Funktionen

- Klärt Feuchte-Hitze bei Infekten

Anwendung bei

- Grippalem Infekt im Sommer mit Schweregefühl, Gelenksschmerzen, geringer Schweißabsonderung und einem dicken, feuchten Zungenbelag
- Sonnenstich

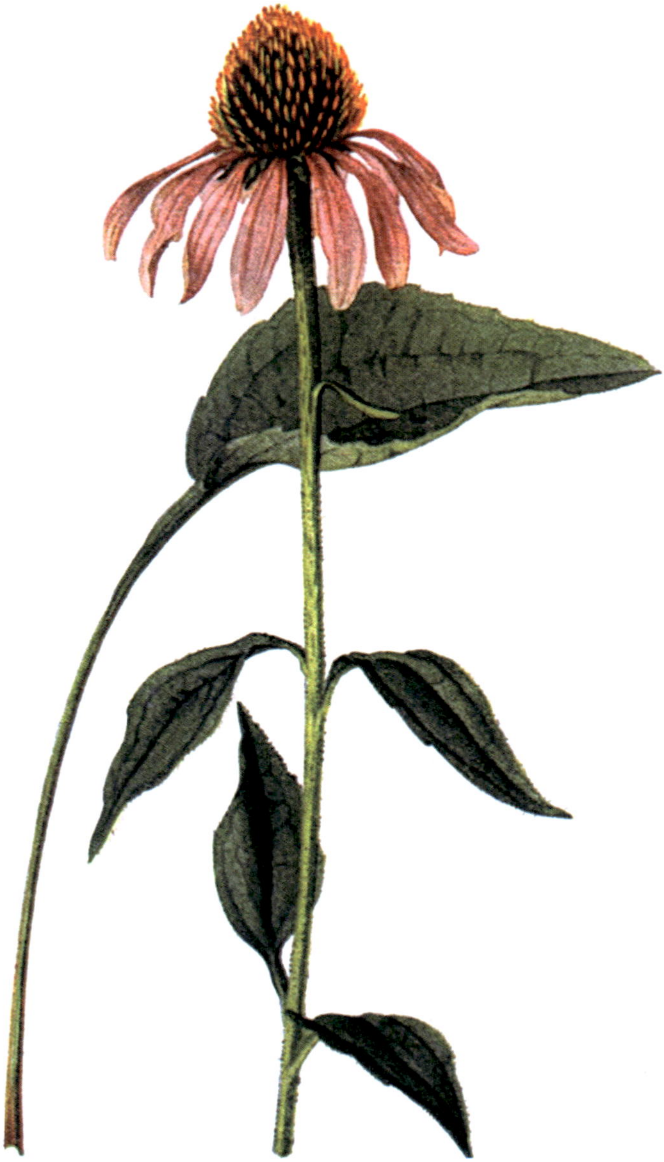

Echinaceae purpurea (L.) moench

Sonnenhut

Pharmazeutischer Name	Echinaceae radix
Botanischer Name	Echinaceae purpurea (L.) Moench, Echinacea pallida (Nutt.) Nutt., Echinacea angustifolia DC.
Englischer Name	Coneflower
Verwendete Teile	Wurzel
Geschmack	scharf, salzig
Thermische Wirkung	kühl
Organzuordnung	Lunge, Magen, Blase
Dosierung	3—6 g

Funktionen

- Klärt Hitze bzw. Wind-Hitze
- Wirkt Toxischer-Hitze entgegen
- Wirkt mild schweißtreibend
- Tonisiert mild das Milz-Qi
- Leitet Toxische-Hitze im Bereich der Haut aus

Anwendung bei

- Infekten (bakteriell und viral), speziell im Anfangsstadium
- unterstützt das Abklingen des Hautausschlages bei Kinderkrankheiten (wie z.B. Mumps, Masern, Scharlach, Röteln)
- Schwäche des Immunsystems
- Wundheilungsstörungen
- Diffuse Schmerzen und Schwellungen
- Appetitlosigkeit, Völlegefühl
- Äußerlich bei Verbrennungen ersten bis zweiten Grades

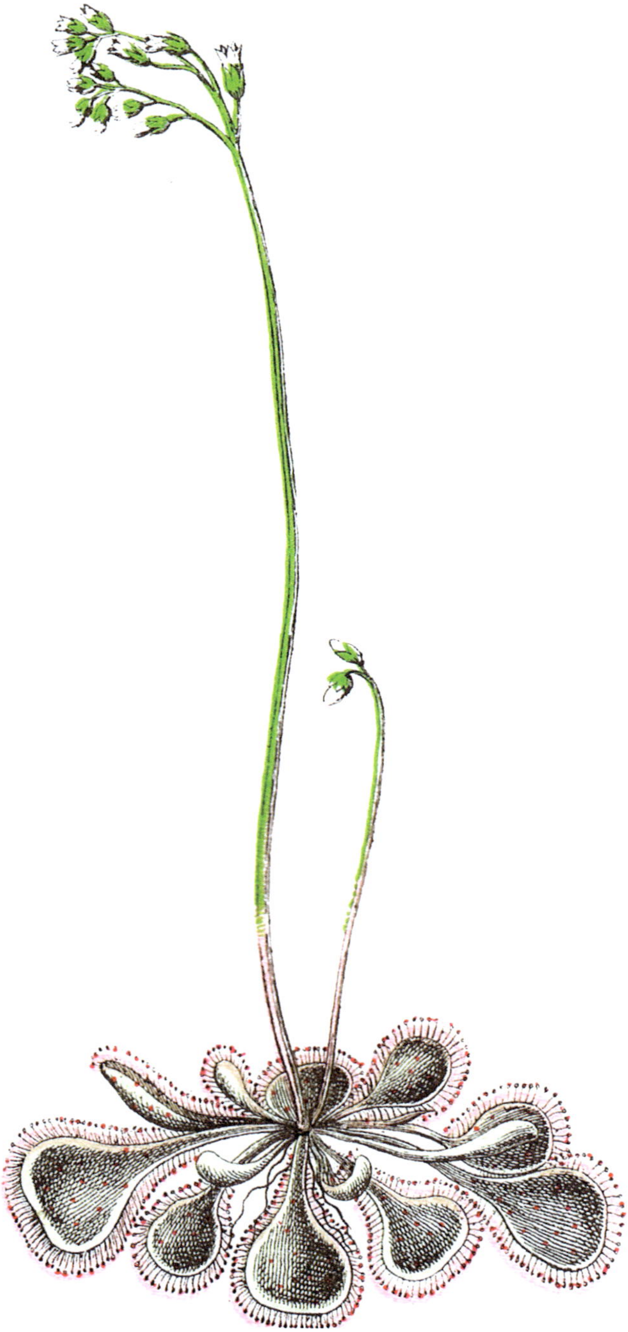

Drosera rotundifolia L.

Sonnentau, Rundblättriger

Pharmazeutischer Name	Droserae herba
Botanischer Name	Drosera rotundifolia L.
Englischer Name	Sundew
Verwendete Teile	Kraut
Geschmack	salzig, bitter
Thermische Wirkung	warm
Organzuordnung	Lunge
Dosierung	2—5 g

Funktionen

- Leitet Toxische-Hitze aus
- Senkt das Lungen-Qi ab
- Wirkt Qi-Stagnationen entgegen

Anwendung bei

- Bronchitis (Erkrankung der Atmungsorgane mit Husten und Auswurf)
- Keuchhusten, bei dem der Patient unruhig und nervös ist
- Asthma bronchiale (rezidivierend auftretende, krampfhafte Lungenerkrankung)
- Meteorismus (Blähungen)
- Erbrechen

LEIDER KEINE ABBILDUNG

SPIRULINA

Spirulina

Pharmazeutischer Name	Microalgae
Herkunft	Cyanobakterien (früher Blaualgen)
	Spirulina Turpin ex Gomont
Englischer Name	Spirulina
Verwendete Teile	ganze Teile
Geschmack	leicht süß, salzig, bitter
Thermische Wirkung	neutral bis kühl
Organzuordnung	Niere, Herz, Milz, Leber, alle Meridiane
Dosierung	3—9 g

Funktionen

- Klärt Toxische-Hitze, weicht Schwellungen, Ablagerungen usw. auf
- Tonisiert mild das Milz-Qi
- Tonisiert mild das Herz-Blut
- Wirkt mild Leber-Qi-Stagnationen entgegen

Anwendung bei

- Müdigkeit, Blässe, Palpitationen (Herzklopfen), Unruhegefühl
- Dermatitis (Entzündung der Haut)
- Frühzeitigem Ergrauen der Haare
- Arthritis (Gelenksentzündung), Rheuma
- Hypercholesterinämie und Hypertriglyceridämie (erhöhte Blutfettwerte),
- Hypertonie (hoher Blutdruck)
- Hepatitis (Entzündung der Leber)
- Allergien wie z. B. Heuschnupfen, Asthma bronchiale (rezidivierend auftretende, krampfhafte Lungenerkrankung), Dermatosen (Hauterkrankungen)

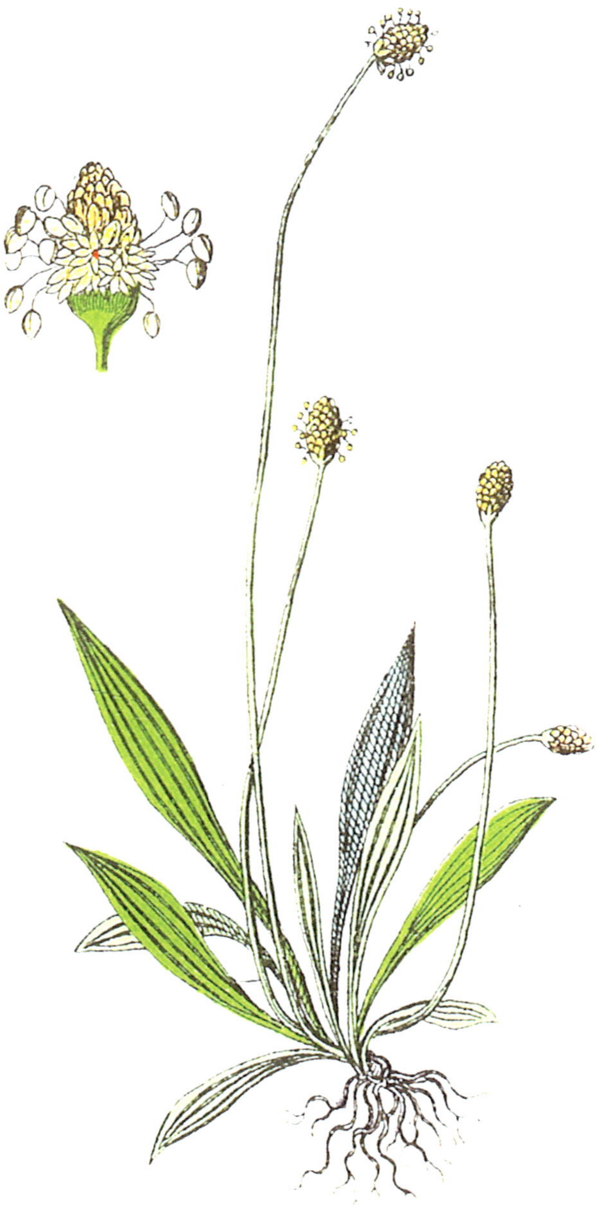

PLANTAGO LANCEOLATA L.

Spitzwegerich

Pharmazeutischer Name	Plantaginis folium
Botanischer Name	Plantago lanceolata L.
Englischer Name	Ribwort, plantain
Verwendete Teile	Blätter
Geschmack	adstringierend, salzig, bitter
Thermische Wirkung	kühl
Organzuordnung	Lunge, Dickdarm, Blase, Niere
Dosierung	3—9 g

Funktionen

- Leitet Feuchte-Hitze in Blase, Lunge und Dickdarm aus (wie Hottuyniae herba / Yuxingcao)
- Wirkt mild Blut-Stagnationen entgegen
- Wirkt Schleim-Stagnationen in der Lunge entgegen
- Klärt die Augen
- Leitet Hitze in der Blut-Schicht aus

Anwendung bei

- Schmerzhafter Diarrhoe (Durchfall)
- Chronischer Bronchitis (Erkrankung der Atmungsorgane mit Husten und Auswurf) mit gelbem, zähflüssigem Schleim
- Lungenabszessen
- Dysmenorrhoe (Schmerzen zur Zeit der Monatsblutung)
- Hämorrhoiden (krampfaderähnliche Erweiterung des Mastdarmschwellkörpers)
- Zahnschmerzen
- Zystitis (Blasenentzündung)

Anmerkung

- Äußerlich angewendet können die frischen Blätter zum Beenden von Blutungen sowie zur Regeneration des Gewebes engesetzt werden.

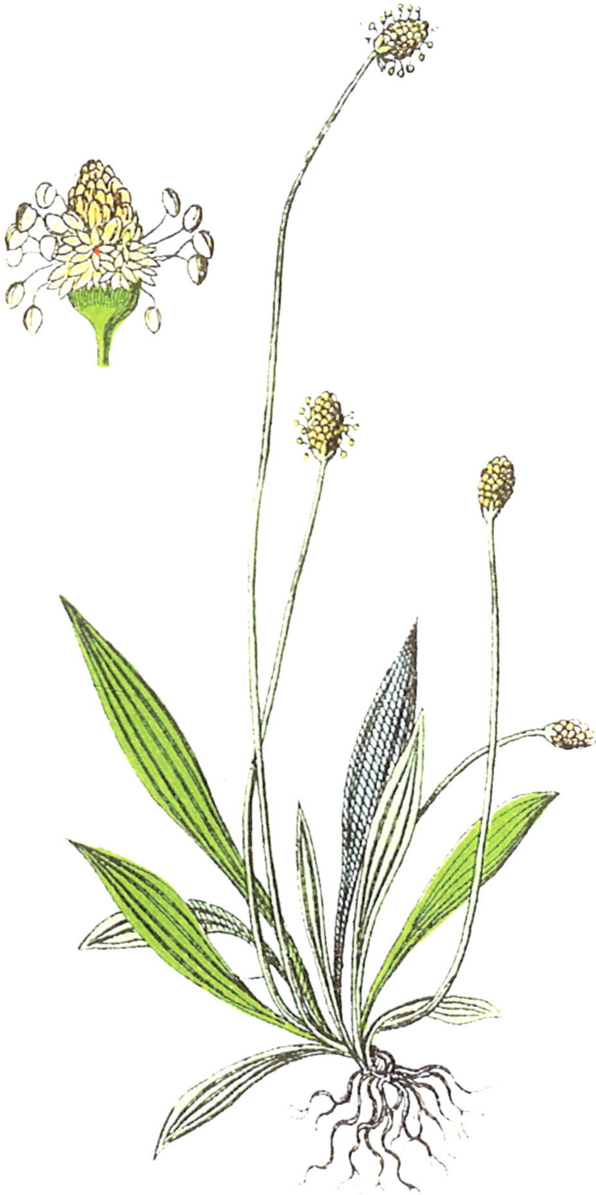

Plantago lanceolata L.

Spitzwegerich

(Samen werden in der chinesischen Medizin verwendet)

Pharmazeutischer Name	Plantaginis semen
Chinesischer Name	Cheqianzi
Botanischer Name	Plantago lanceolata L.
Englischer Name	Ribwort (plantain) seeds
Verwendete Teile	Samen
Geschmack	süß
Thermische Wirkung	kühl
Organzuordnung	Blase, Leber, Niere, Lunge
Dosierung	3—6 g

Funktionen

- Leitet Feuchte-Hitze aus
- Klärt Hitze
- Klärt die Augen
- Vertreibt Schleim und stoppt Hustenreiz

Anwendung bei

- Zystitis (Blasenentzündung) mit dunklem Harn
- Ekzemen (Entzündungen der Haut)
- Chronischer Bronchitis (Erkrankung der Atmungsorgane mit Husten und Auswurf)
- Konjunctivitis (Bindehautentzündung)
- Ödemen (Wasseransammlungen)

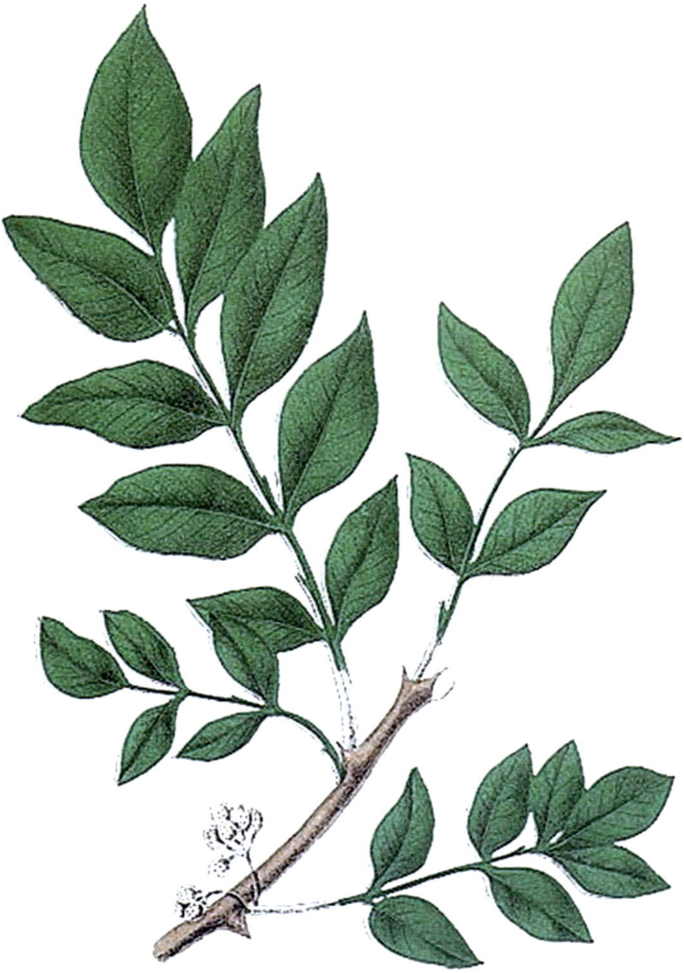

ZANTHOXYLUM AMERICANUM MILL.

Stachelesche, Amerikanische; Zahnwehholz

Pharmazeutischer Name	Zanthoxyli cortex
Botanischer Name	Zanthoxylum americanum Mill.
Englischer Name	Common Pricklyash
Verwendete Teile	Rinde
Geschmack	scharf, aromatisch, bitter
Thermische Wirkung	heiß
Organzuordnung	Herz, Milz, Magen, Dickdarm
Dosierung	1—3 g

Funktionen

- Wirkt Innerer-Kälte entgegen
- Wirkt Qi- und Blut-Stagnationen entgegen
- Vertreibt äußere Wind-Feuchtigkeit und -Kälte (Bi-Syndrom)
- Wirkt Feuchte-Kälte im Bereich des Dickdarmes entgegen
- Wirkt Qi-Stagnationen im Bereich des Verdauungstraktes entgegen (karminative Wirkung)

Anwendung bei

- Kreislaufbeschwerden
- Allgemeine Schwäche
- PAVK (Periphere arterielle Durchblutungsstörungen)
- Rheuma
- Darmkoliken
- Meteorismus (Blähungen)
- Dyspepsie (Schwäche des Verdauungstraktes)

Anmerkung

- In Europa war das eschenblättrige Gelbholz weitgehend unbekannt, bevor das Wissen um seine Verwendung aus Amerika zu uns gekommen ist.

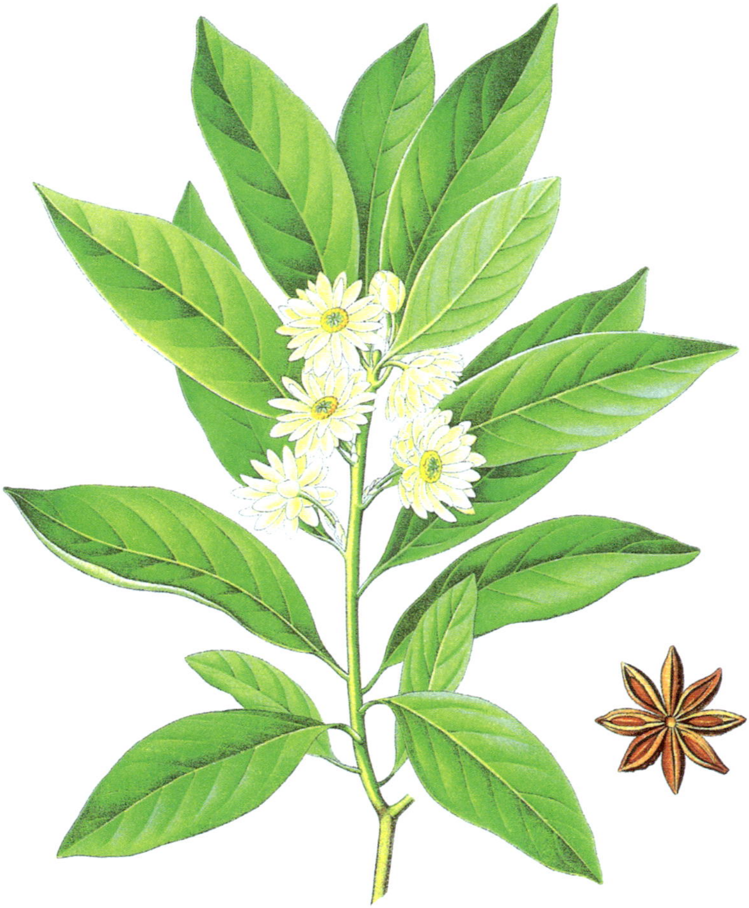

Illicium verum Hook. f.

Sternanis, Echter

Pharmazeutischer Name	Anisi stellati fructus
Botanischer Name	Illicium verum Hook. F.
Englischer Name	Star anise
Verwendete Teile	Samen
Geschmack	scharf
Thermische Wirkung	warm
Organzuordnung	Nieren, Milz, Magen
Dosierung	3—6 g

Funktionen

- Tonisiert das Nieren-Yang
- Wärmt den Mittleren Erwärmer
- Leitet Feuchte-Kälte im Unteren Erwärmer aus

Anwendung bei

- Libidomangel, Impotenz
- Appetitlosigkeit, Meteorismus (Blähungen), Völlegefühl nach dem Essen, Nausea (Brechreiz)
- Reizblase, Zystitis (Blasenentzündung)
- Rheuma
- Lumboischialgie (Schmerzen im Bereich der Lendenwirbelsäule)
- Hernien (Eingeweidebruch)

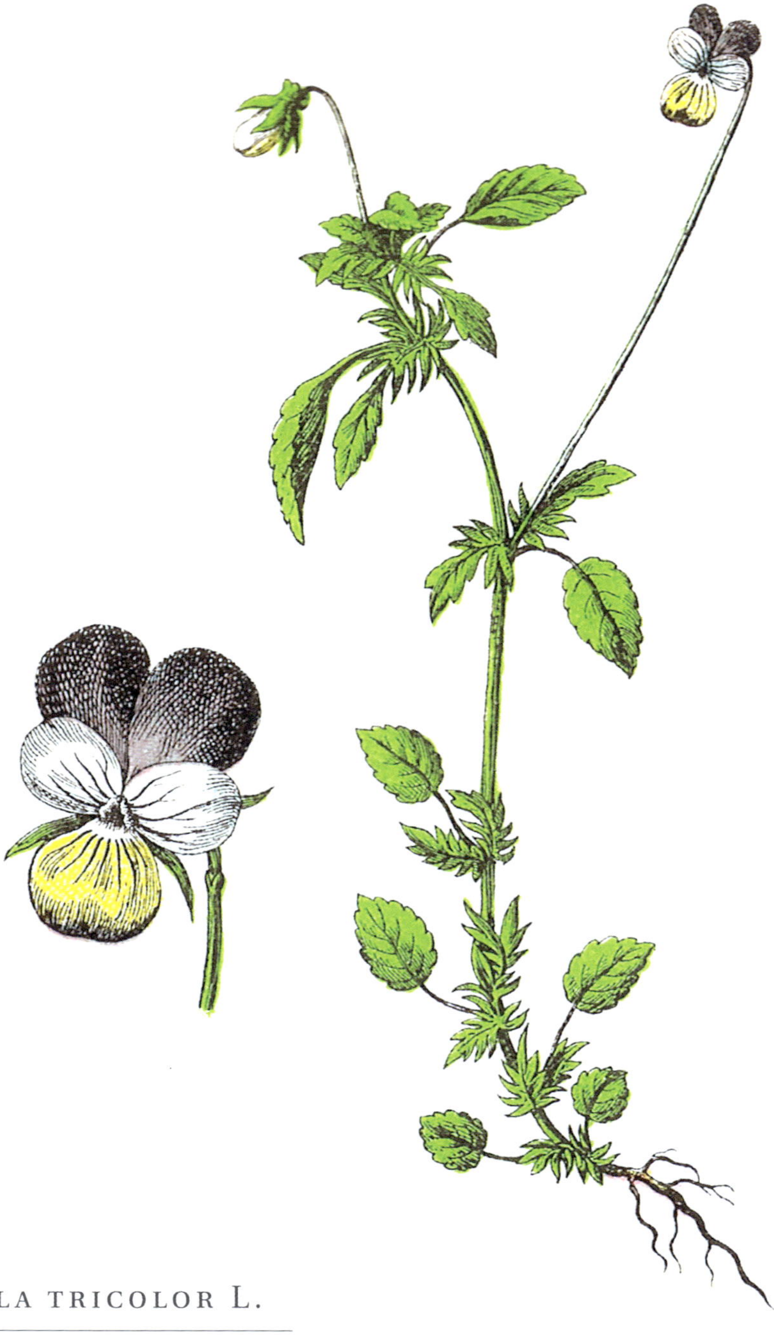

Viola tricolor L.

Stiefmütterchen, Wildes

Pharmazeutischer Name	Violae tricoloris herba
Chinesischer Name	Zihuadiding
Botanischer Name	Viola tricolor L.
Englischer Name	Wild pansy
Verwendete Teile	Kraut
Geschmack	scharf, bitter
Thermische Wirkung	leicht kalt
Organzuordnung	Herz, Lunge, Blase
Dosierung	9—15 g

Funktionen

- Leitet Hitze und Toxische-Hitze aus (speziell im Bereich des Halses)
- Wirkt Blut-Hitze entgegen
- Wirkt mild diuretisch

Anwendung bei

- Mumps, Masern, Scharlach
- Dermatitis (Entzündung der Haut)
- Akne, speziell am Kopf und Nacken
- Herpes zoster (Gürtelrose)
- Cephalea (Kopfschmerzen)
- Rheuma
- Akutem Ikterus (Gelbsucht)
- Konjunctivitis (Bindehautentzündung)

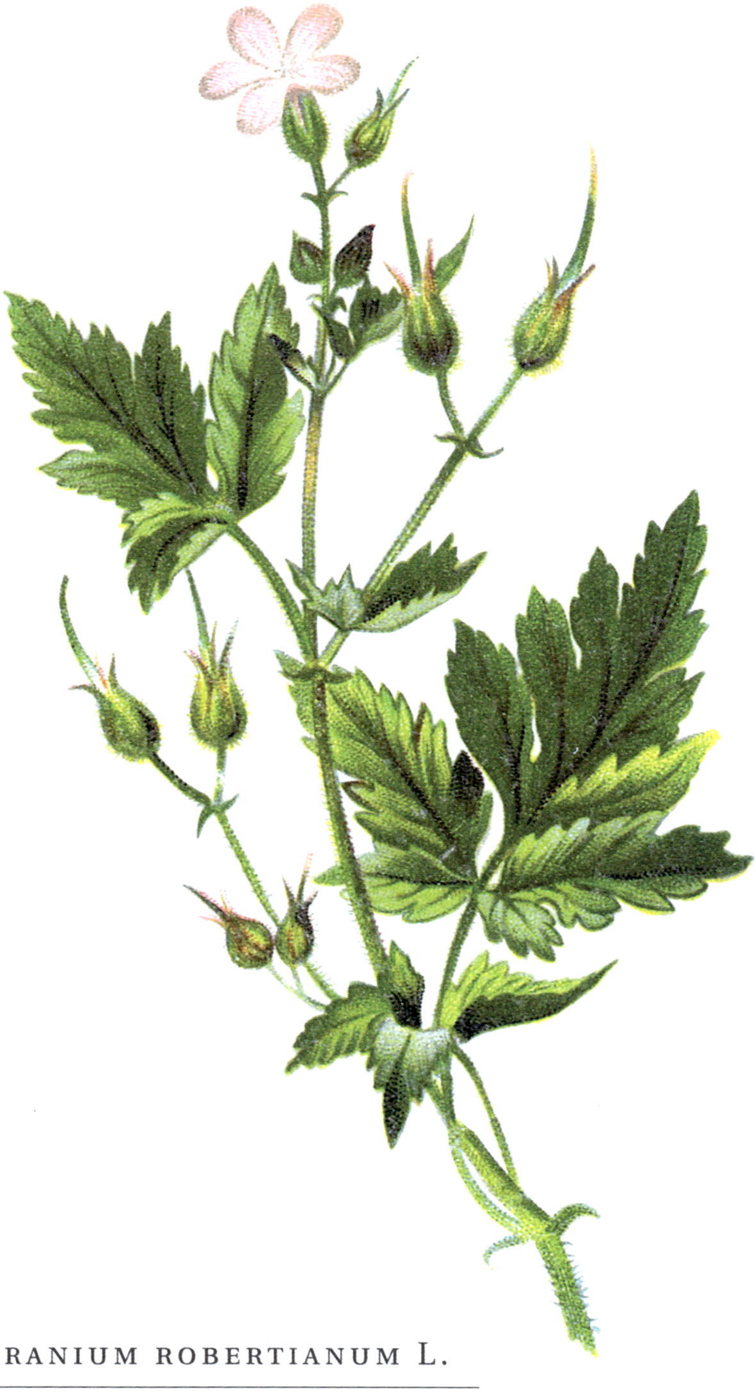

Geranium robertianum L.

Storchschnabel, Stinkender; Ruprechtskraut

Pharmazeutischer Name	Geranii herba
Botanischer Name	Geranium robertianum L.
Englischer Name	Herb Robert, Cranesbill
Verwendete Teile	Kraut
Geschmack	adstringierend, leicht bitter, scharf, süß
Thermische Wirkung	neutral
Organzuordnung	Magen, Dickdarm, Leber, Blase
Dosierung	3—6 g

Funktionen

- Leitet Feuchtigkeit in Blase und Dickdarm aus
- Wirkt adstringierend
- Leitet Toxische-Hitze im Körper aus
- Wirkt Leber-Qi-Stagnationen entgegen
- Tonisiert das Milz-Qi
- Leitet Feuchtigkeits-Stagnationen aus
- Löst Lin (Verhärtungen und Steine) auf

Anwendung bei

- Diarrhoe (Durchfall), Appetitlosigkeit, Müdigkeit
- Fluor vaginalis (Scheideninfektionen mit Ausfluss)
- Depression, Reizbarkeit, Ikterus (Gelbsucht), Flankenschmerzen
- Blutungen
- Nachtschweiß, starkem Durst
- Gastroenteritis (Entzündung des Magen-Darmtraktes)
- Ödemen (Wasseransammlungen)
- Nephrolithiasis (Nierensteine)
- Wundheilungsstörungen

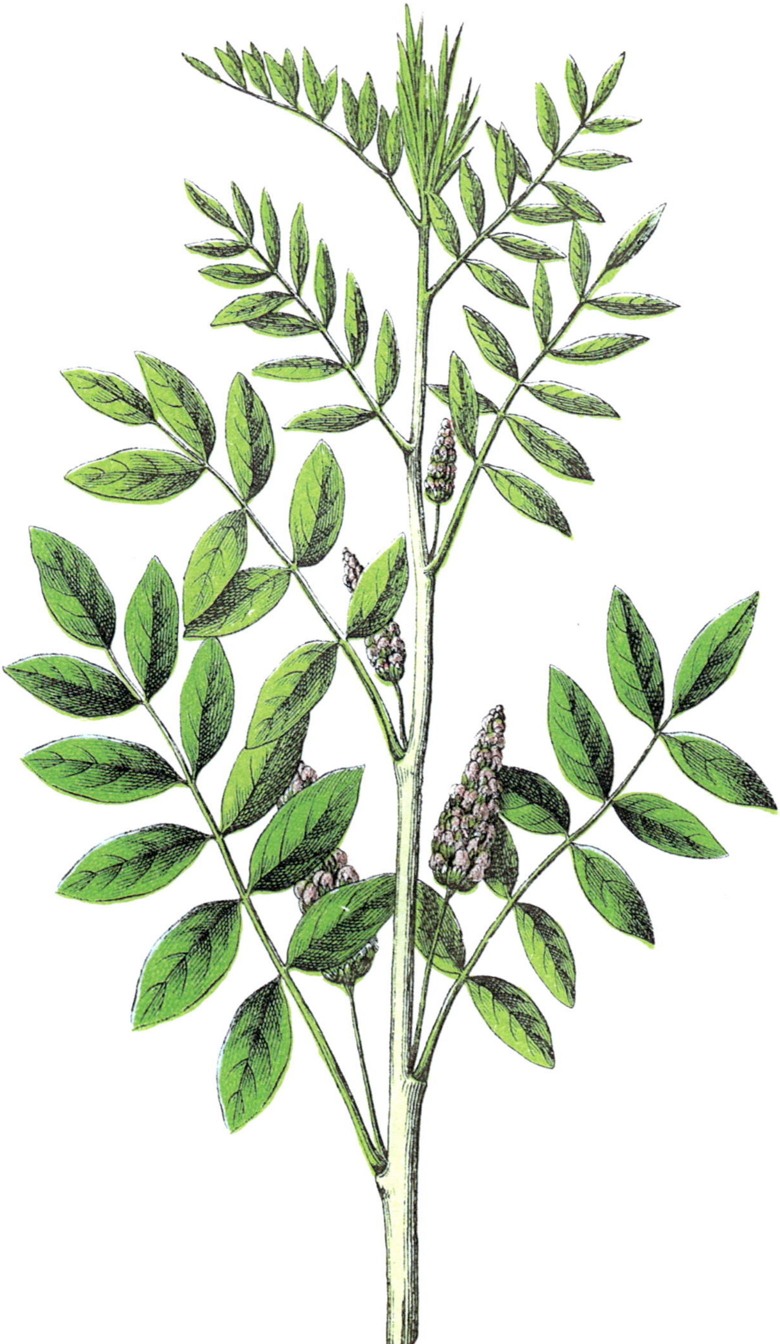

GLYCYRRHIZA GLABRA L.

Süßholz (Unpräpariert)

Pharmazeutischer Name	Glycyrrhizae radix
Chinesischer Name	Gancao
Botanischer Name	Glycyrrhiza glabra L.
Englischer Name	Licorice, liquorice
Verwendete Teile	Wurzel, unpräpariert
Geschmack	süß
Thermische Wirkung	neutral
Organzuordnung	Milz, Lunger, Herz, Magen, (alle zwölf Meridiane)
Dosierung	3—12 g; geröstet (Zhi) oder roh, je nach Indikation

Funktionen

- Tonisiert das Milz-Qi
- Befeuchtet die Lungen
- Beseitigt Husten
- Klärt Hitze und Toxische-Hitze
- Beseitigt Schleim
- Lindert Schmerzen und Spasmen
- Harmonisiert den Charakter anderer Kräuter

Anwendung bei

- Müdigkeit, Dyspnoe (Kurzatmigkeit), Diarrhoe (Durchfall)
- Krämpfen in den Beinen
- Gastritis (Entzündung der Magenschleimhaut) mit Übersäuerung
- Unruhe, Schlafproblemen
- Husten und Bronchitis (Erkrankung der Atmungsorgane mit Husten und Auswurf) sowohl mit gelbem als auch mit weißem Schleim

... Anwendung bei

- Keuchhusten, Heiserkeit bei Laryngitis (Halsentzündung)
- TBC (Tuberkulose)

Anmerkung

- Nicht zu lange und zu hoch dosieren, da es sonst zu hohem Blutdruck und Ödemen (Wasseransammlungen) kommen kann!
- «Süßholzwurzel kann der Wirkung von verschriebenen Antihypertensiva entgegenwirken. Nicht gleichzeitig mit Diuretika, Herzglykosiden, Kortikosteroiden, Kontaktlaxantien oder anderen Arzneimitteln anwenden, die eine Elektrolytstörung verstärken können.» (Pittner 2014: 5).

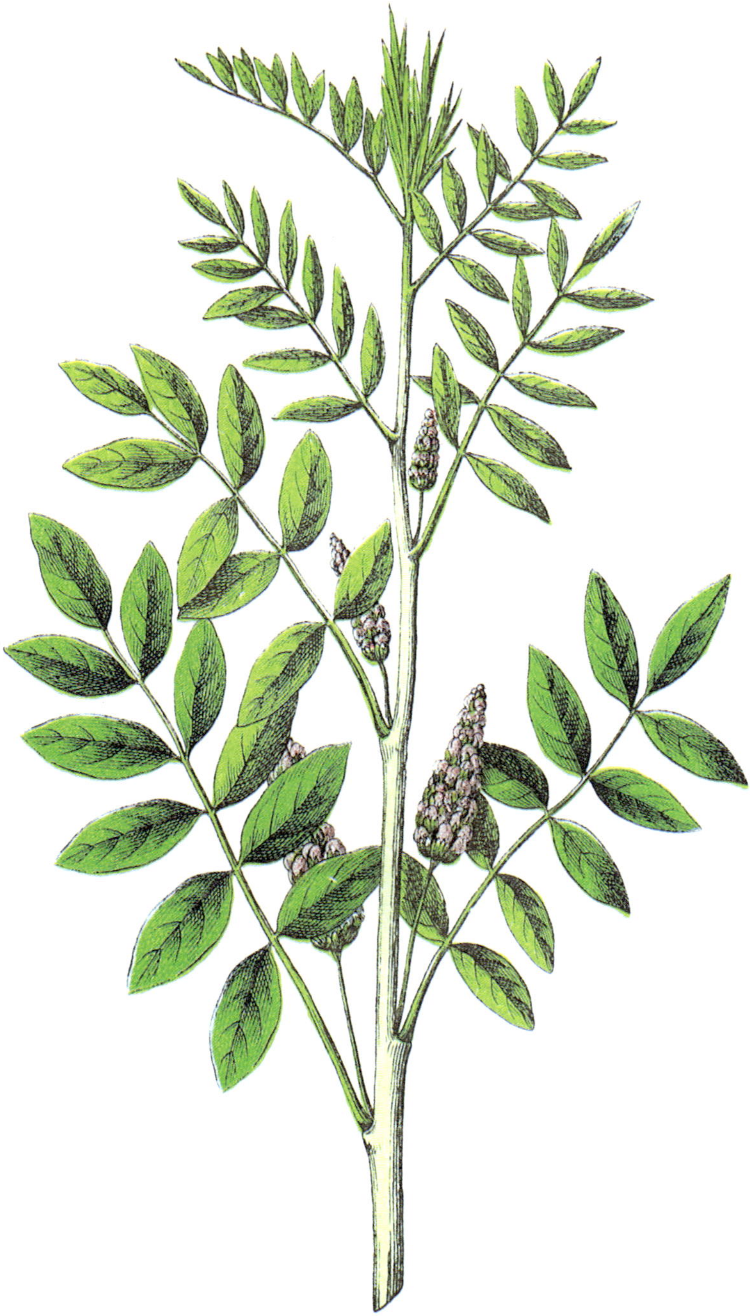

Glycyrrhiza glabra L.

Süßholz (Geröstet)

Pharmazeutischer Name	Liquiritiae radix
Chinesischer Name	Gancao
Botanischer Name	Glycyrrhiza glabra L.
Englischer Name	Licorice, liquorice
Verwendete Teile	Wurzel, geröstet
Geschmack	süß
Thermische Wirkung	neutral (roh), warm (geröstet)
Organzuordnung	Alle 12 Meridiane, besonders Milz, Lunge, Herz, Magen
Dosierung	3—12 g

Funktionen

- Tonisiert das Milz-Qi
- Klärt Hitze und Toxische-Hitze
- Beseitigt Schleim
- Harmonisiert den Charakter anderer Kräuter

Anwendung bei

- Gastritis (Entzündung der Magenschleimhaut)
- Appetitlosigkeit
- Dyspnoe (Kurzatmigkeit)
- Palpitationen (Herzklopfen)
- Husten
- Schmerzen
- Spasmen (Krämpfe)
- Diverse Entzündungen (hoch dosiert)

Anmerkung

- Geröstetes Süßholz ist thermisch wärmer und weniger befeuchtend als die nicht geröstete Wurzel.
- Kontraindiziert bei Vorliegen von Feuchtigkeit und Schleim.
- Süßholz besitzt bei höherer Dosierung eine Wirkung ähnlich wie Cortison.

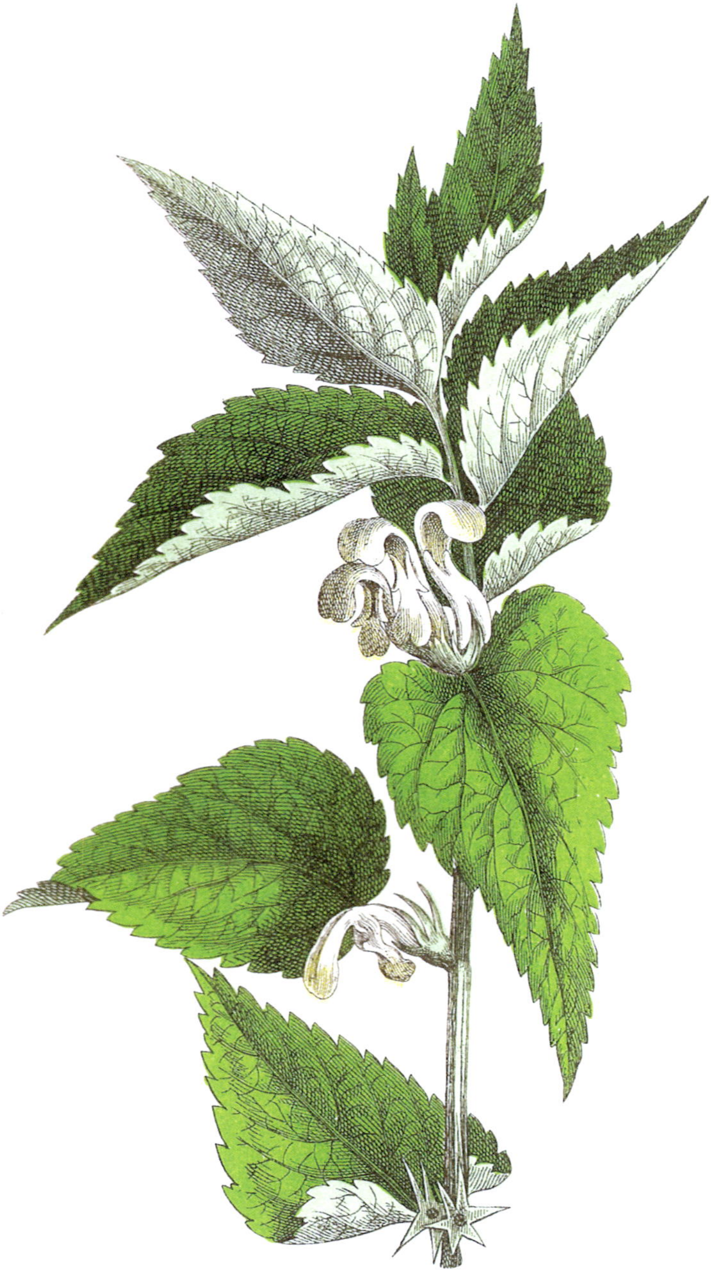

Lamium album L.

Taubnessel, Weiße

Pharmazeutischer Name	Lamii albi flos, herba
Botanischer Name	Lamium album L.
Englischer Name	White dead nettle
Verwendete Teile	Blüten, Kraut
Geschmack	leicht bitter (Kraut), süß (Blüten)
Thermische Wirkung	leicht warm
Organzuordnung	Blase, Herz, Milz, Magen
Dosierung	3—6 g

Funktionen

- Leitet Feuchte-Kälte im Bereich der Blase aus
- Wirkt Schleim-Stagnationen entgegen
- Beruhigt den Geist (Shen)
- Tonisiert mild das Milz-Qi

Anwendung bei

- Fluor vaginalis (Scheideninfektionen mit Ausfluss)
- Dysmenorrhoe (Schmerzen zur Zeit der Monatsblutung)
- Adnexitis (Entzündung der Eileiter und Eierstöcke)
- Amenorrhoe (Ausbleiben der Monatsblutung)
- Prostatitis (Entzündung der Vorsteherdrüse)
- Prostatahypertrophie (Vergrößerung der Vorsteherdrüse)
- Nephritis (Entzündung der Nieren)
- Zystitis (Blasenentzündung)
- Insomnia (Schlafprobleme)
- Lymphadenitis (Entzündung der Lymphbahnen)

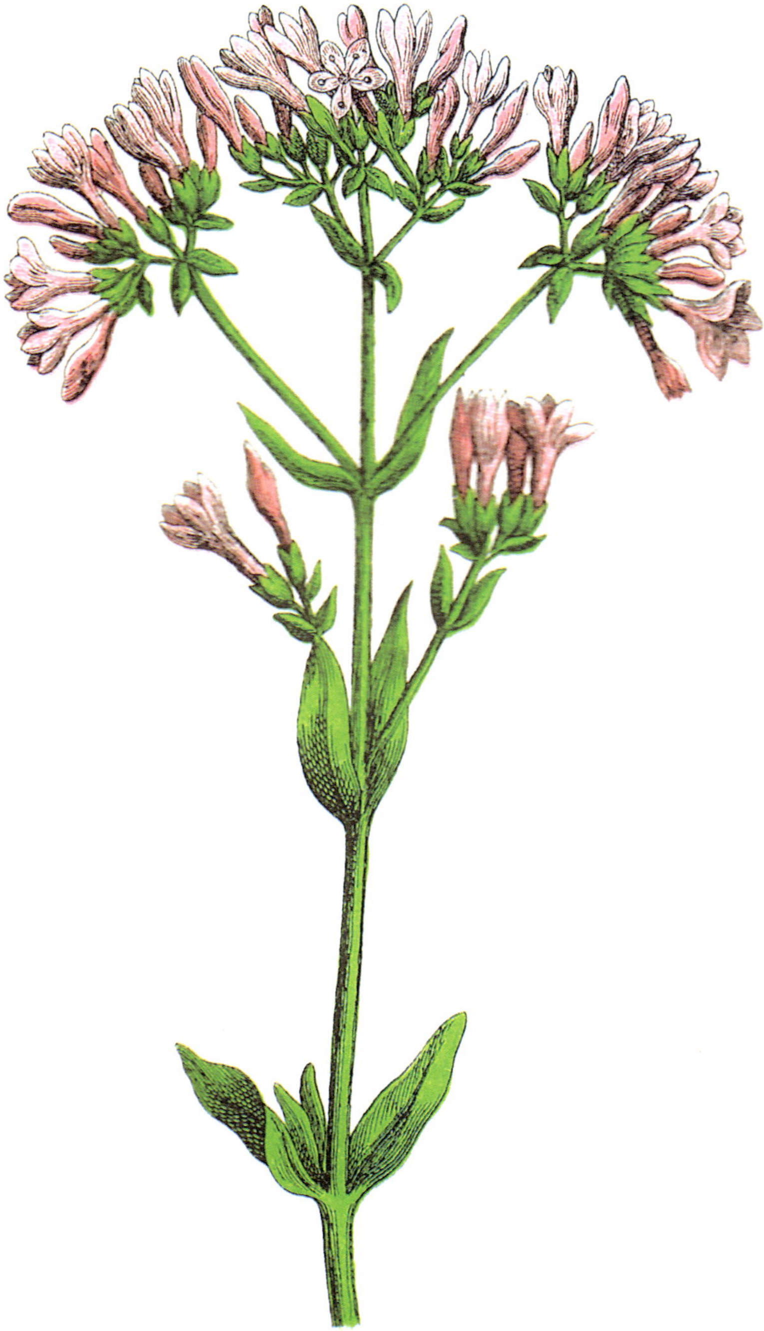

Centaurium erythraea Rafn.

Tausendguldenkraut, Echtes

Pharmazeutischer Name	Centauri herba
Botanischer Name	Centaurium erythraea Rafn., syn: Erythraea centaurium L., Centaurium umbellatum Gilib.
Englischer Name	Centaury
Verwendete Teile	Kraut
Geschmack	bitter
Thermische Wirkung	kalt
Organzuordnung	Magen, Gallenblase, Leber
Dosierung	3—6 g

Funktionen

- Senkt aufsteigendes Gallenblasen-Yang ab
- Leitet Hitze im Bereich des Yang-Ming aus
- Leitet Feuchte-Hitze in der Leber aus
- Wirkt Leber-Qi-Stagnation entgegen
- Tonisiert das Milz-Qi (in geringer Dosierung)

Anwendung bei

- Übelkeit und Nausea (Brechreiz)
- Dyspepsie (Schwäche des Verdauungstraktes)
- Fieber
- Dermatitis (Entzündung der Haut)
- Nausea (Brechreiz), Ikterus (Gelbsucht)
- Mastitis (Brustdrüsenentzündung), Abszessen (abgekapselte Eiteransammlung), Konjunctivitis (Bindehautentzündung)
- Dysmenorrhoe (Schmerzen zur Zeit der Monatsblutung)
- PMS (Prämenstruelles Syndrom: Schmerzen vor der Monatsblutung)
- Appetitlosigkeit, Müdigkeit, Völlegefühl, Meteorismus (Blähungen)
- Reizbarkeit

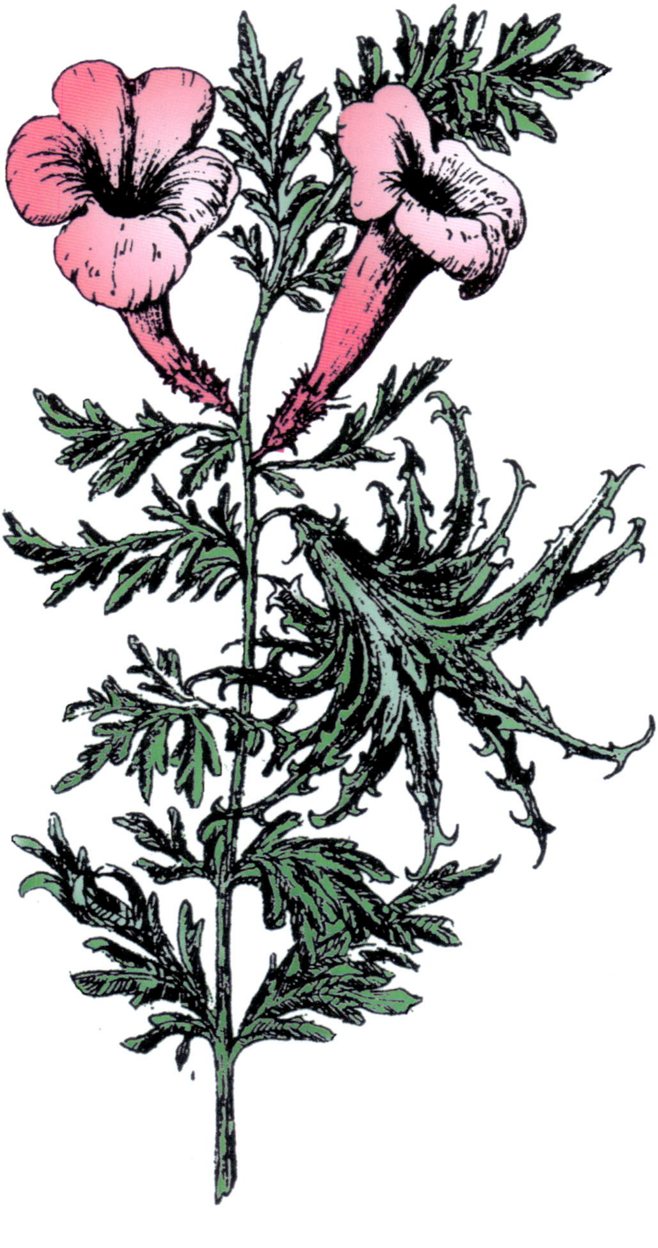

HARPAGOPHYTUM PROCUMBENS DC, EX MEISN.

Teufelskralle, Afrikanische

Pharmazeutischer Name	Harpagophyti radix
Botanischer Name	Harpagophytum procumbens DC, ex Meisn.
Englischer Name	Devil's Claw
Verwendete Teile	Wurzel
Geschmack	bitter
Thermische Wirkung	kühl
Organzuordnung	Leber, Gallenblase, Blase, Milz, Magen
Dosierung	1,5—4,5 g

Funktionen

- Wirkt Wind-Kälte-Feuchtigkeits-Stagnation (Bi-Syndrom) entgegen
- Leitet Feuchte-Hitze im Bereich von Blase und Gallenblase aus
- Tonisiert mild das Milz-Qi

Anwendung bei

- Arthritis (Gelenksentzündung), speziell im Bereich der kleinen Gelenke
- Rheuma
- Gicht
- Myalgien (Schmerzen und Verhärtungen der Muskulatur)
- Lumboischialgie (Schmerzen im Bereich der Lendenwirbelsäule)
- Degenerative Erkrankungen des Bewegungsapparates
- Dyspepsie (Schwäche des Verdauungstraktes)
- Appetitlosigkeit

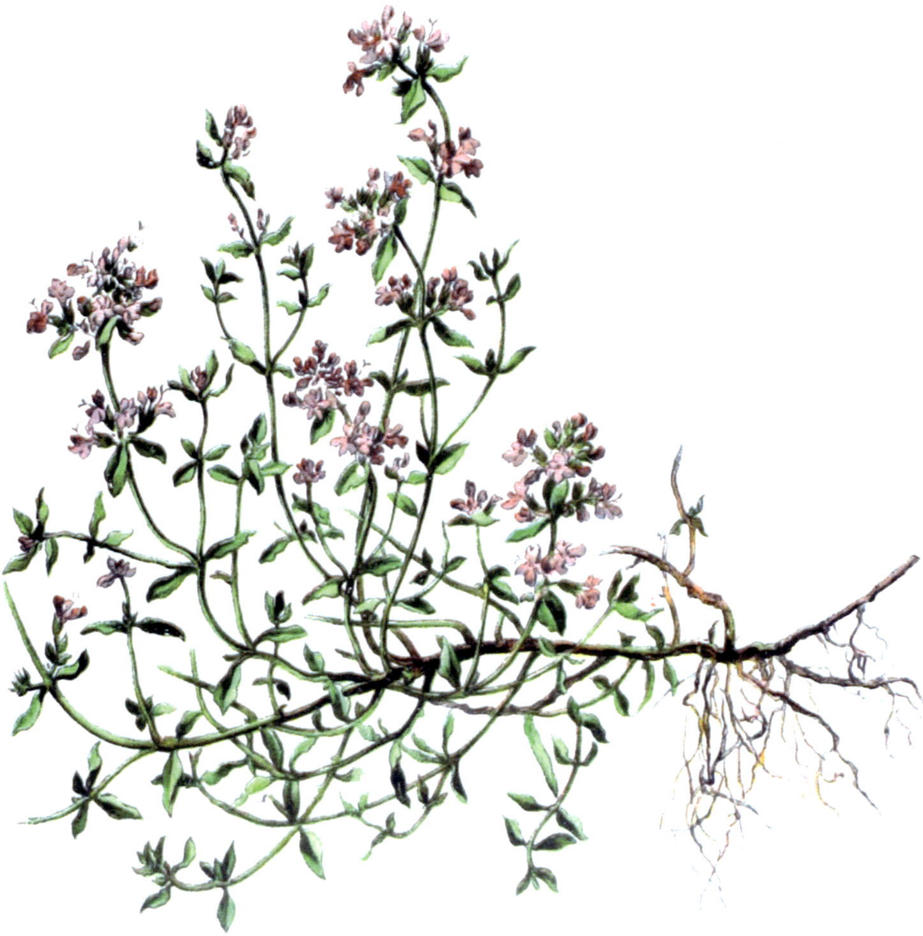

Thymus vulgaris L.

Thymian

Pharmazeutischer Name	Thymi herba
Botanischer Name	Thymus vulgaris L.
Englischer Name	Thyme
Verwendete Teile	Kraut
Geschmack	bitter, aromatisch
Thermische Wirkung	warm
Organzuordnung	Niere, Lunge, Magen
Dosierung	3—6 g

Funktionen

- Tonisiert das Nieren-Yang
- Senkt das Lungen-Qi ab
- Stärkt das Wei-Qi
- Senkt das Magen-Qi ab
- Tonisiert das Magen-Yang
- Wirkt als Expektorans
- Wirkt Schleim-Kälte-Stagnation im Unteren Erwärmer entgegen
- Vertreibt äußere Wind-Kälte
- Tonisiert das Herz-Qi

Anwendung bei

- Müdigkeit, Dyspnoe (Kurzatmigkeit), Blässe
- Appetitlosigkeit, Diarrhoe (Durchfall), Meteorismus (Blähungen)
- Gastritis (Entzündung der Magenschleimhaut)
- Trockenem, schmerzhaftem Husten mit schwer lösbarem Schleim, Pilzerkrankungen der Lunge

… Anwendung bei

- Laryngitis (Halsentzündung)
- Sinusitis (Entzündung der Nasennebenhöhlen)
- Fluor vaginalis (Scheideninfektionen mit Ausfluss), weiß
- Amenorrhoe (Ausbleiben der Monatsblutung), Dysmenorrhoe (Schmerzen zur Zeit der Monatsblutung)
- Insomnia (Schlafprobleme)
- Libidomangel
- Beginn eines Infektes mit Schüttelfrost, Muskelschmerzen, Müdigkeit
- Infektanfälligkeit
- Asthma bronchiale (rezidivierend auftretende, krampfhafte Lungenerkrankung) bei Kindern

Anmerkung

- Vorsicht in der Gravidität (Schwangerschaft), da es die Gebärmutter stimuliert!

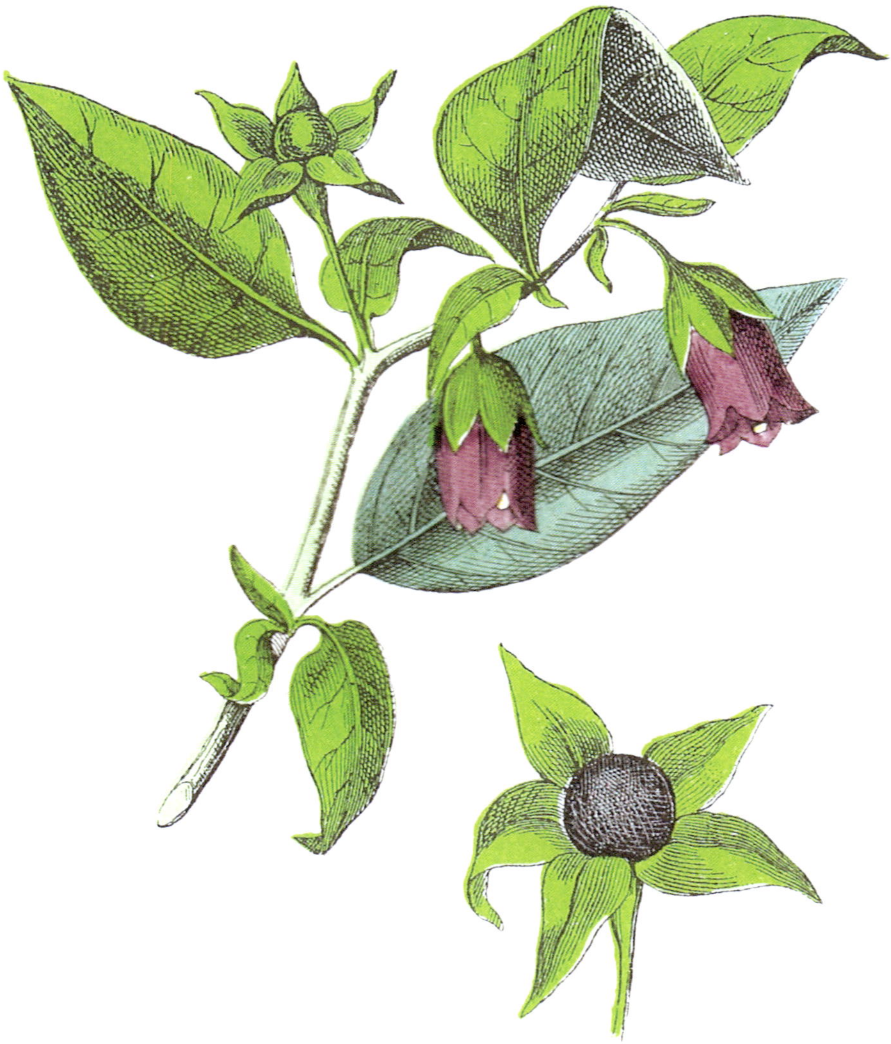

ATROPA BELLADONNA L.

Tollkirsche, Schwarze

Pharmazeutischer Name	Belladonnae folium
Botanischer Name	Atropa belladonna L.
Englischer Name	Deadly Nightshade
Verwendete Teile	Blätter, gelegentlich auch das ganze Kraut
Geschmack	bitter
Thermische Wirkung	warm, toxisch
Organzuordnung	Leber
Dosierung	Diese Pflanze ist hochgiftig und darf niemals ohne ärztlichen Rat angewendet werden! Aufgrund der Toxizität von Tollkirsche wird hier keine Dosisempfehlung gegeben.

Funktionen

- Wirkt Innerem-Wind entgegen

Anwendung bei

- Koliken (krampfartige Schmerzen)
- Asthma bronchiale (rezidivierend auftretende, krampfhafte Lungenerkrankung)
- Nervosität
- Schmerzen bei fieberhaften Infekten
- Zur Entspannung der glatten Muskulatur
- Cholangitis (Entzündung der Gallengänge)
- Cholezystolithiasis (Gallensteine)

Anmerkung

- Vergiftungserscheinungen äußern sich in Trockenheit im Mund, Kratzen im Hals mit Schluckbeschwerden, Durst, Erbrechen, Kopfschmerzen und Schwindel. Wahnvorstellungen mit Tobsuchtsanfällen und Krämpfe folgen, bis nach 3 bis 15 Stunden der Tod eintreten kann.
- Erste Anzeichen einer Vergiftung sind große, erweiterte Pupillen.
- 100 mg Atropin können für Erwachsene bereits tödlich sein; diese sind je nach Atropingehalt in 5 bis 50 g der Rohdroge enthalten.
- Behandlung der Vergiftung: Magenentleerung, temperatursenkende Maßnahmen mit nassen Tüchern, bei Atemnot Sauerstoffbeatmung, als Gegenmittel Physostigminsalze parenteral, bei Krämpfen Diazepam.

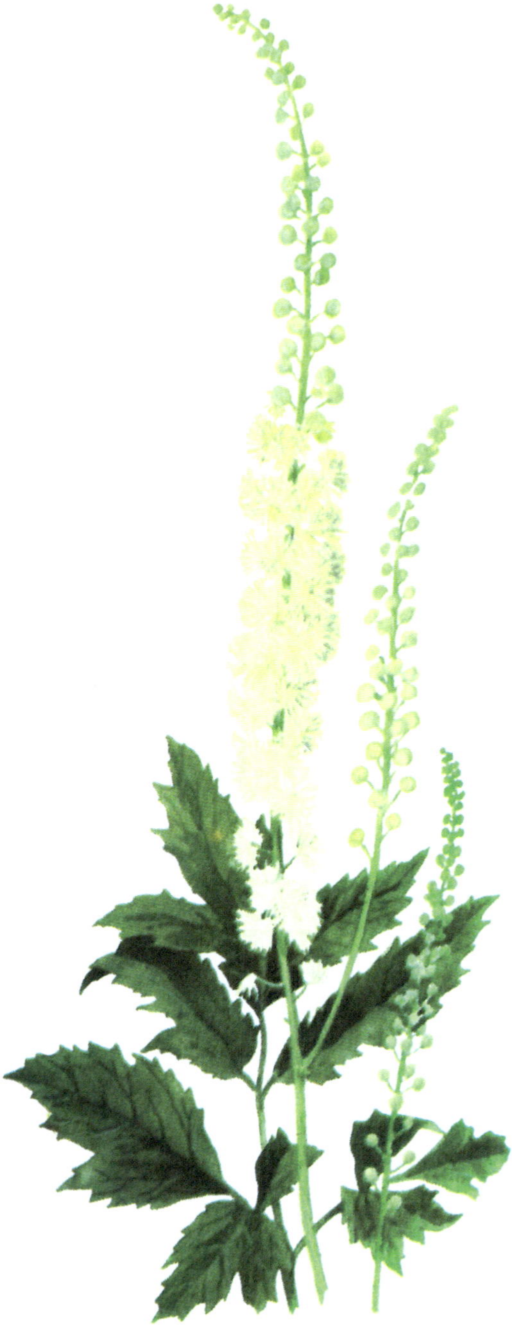

ACTAEA RACEMOSA L.

Trauben-Silberkerze

Pharmazeutischer Name	Cimicifugae radix cum rhizoma
Botanischer Name	Actaea racemosa L. syn. Cimicifuga racemosa (L.) Nutt.
Englischer Name	Black Cohosh
Verwendete Teile	Wurzel und Wurzelstock
Geschmack	scharf, leicht bitter und süß
Thermische Wirkung	kühl
Organzuordnung	Niere, Leber
Dosierung	1—4,5 g

Funktionen

- Wirkt Stagnationen im Bereich der Muskelleitbahnen entgegen
- Wirkt Wind, Feuchtigkeit und Hitze im Bereich der Muskulatur entgegen
- Senkt aufsteigendes Gallenblasen-Yang ab
- Tonisiert mild das Nieren- und Leber-Yin
- Wirkt Leere-Hitze entgegen
- Besitzt eine regulierende Wirkung auf die Kontraktion der Gebärmutter

Anwendung bei

- Wechselbeschwerden
- Rheuma
- Myalgien (Schmerzen und Verhärtungen der Muskulatur)
- Fieber
- Cephalea (Kopfschmerzen)
- Neuralgien (Nervenschmerzen)
- Arthritis (Gelenksentzündung)
- Epilepsie (Krampfanfälle)
- Hysterie

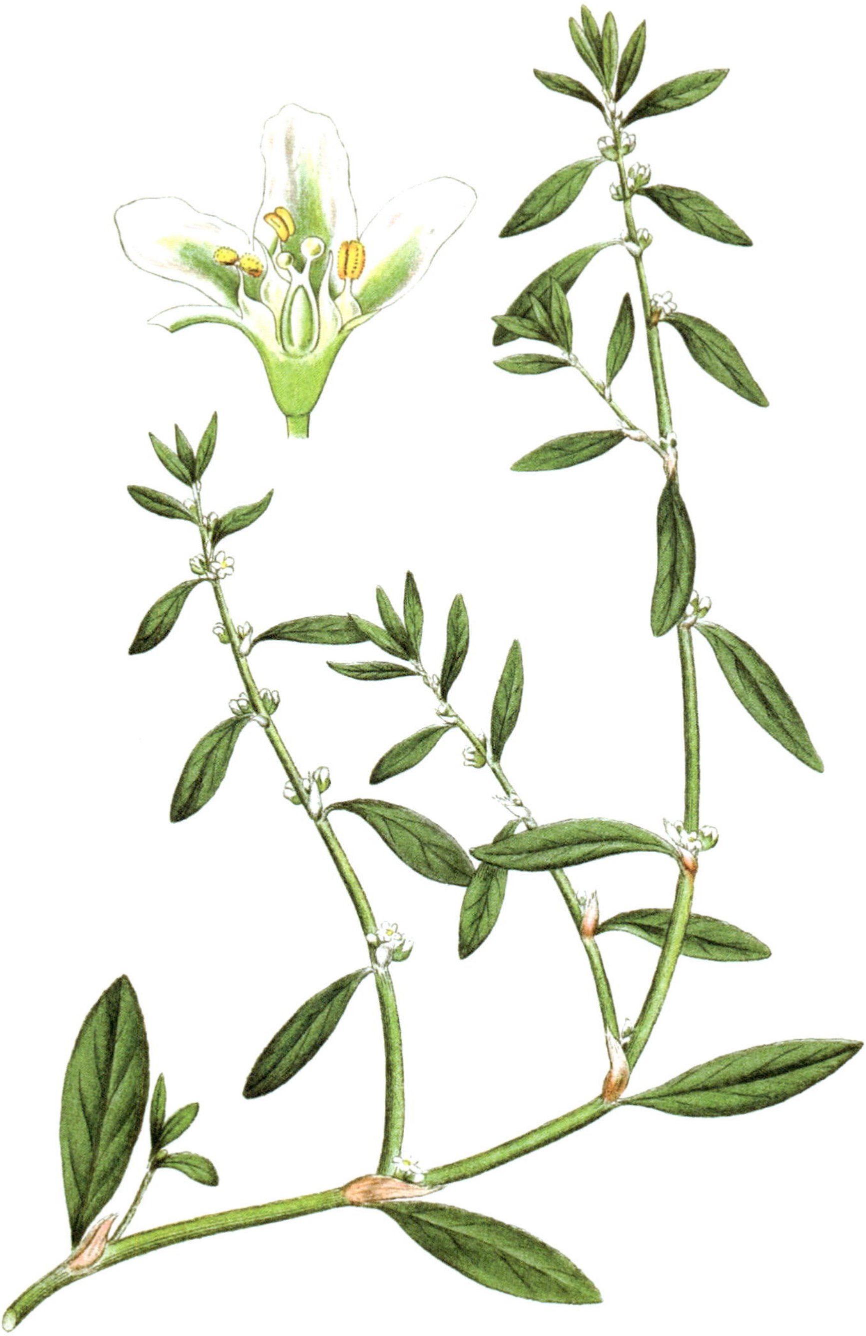

Polygonum aviculare L.

Vogelknöterich, Gewöhnlicher-

Pharmazeutischer Name	Polygoni avicularis herba
Botanischer Name	Polygonum aviculare L.
Englischer Name	Common Knotgrass, Birdweed, Pigweed, Lowgrass
Verwendete Teile	Kraut
Geschmack	bitter, leicht sauer
Thermische Wirkung	kühl
Organzuordnung	Blase, Niere
Dosierung	1—6 g

Funktionen

- Leitet Feuchtigkeit über die Diurese aus
- Wirkt Feuchter-Hitze entgegen
- Leitet Wind-Kälte-Feuchtigkeits-Stagnation (Bi-Syndrom) aus

Anwendung bei

- Nierensteinen
- Ödemen (abnorme Ansammlung von Flüssigkeit in Körpergeweben)
- Zystitis (Blasenentzündung), Urethritis (Entzündung des Harnleiters), Pyelonephritis (Nierenbeckenentzündung)
- Colitis (Entzündung des Darmes)
- Diversen Hauterkrankungen
- Gicht
- Rheuma

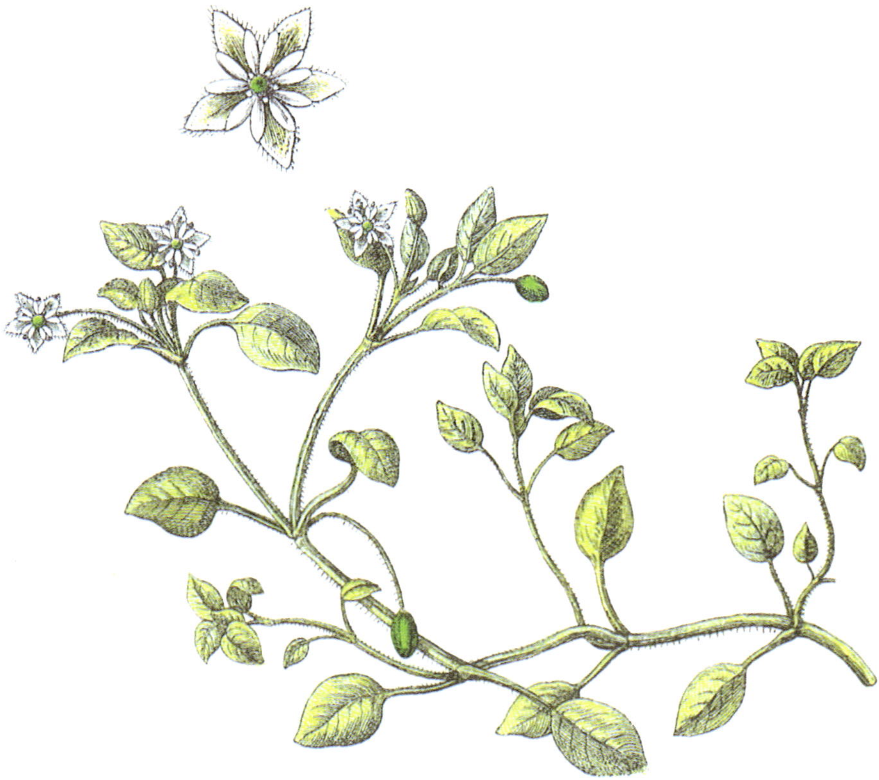

STELLARIA MEDIA (L.) VILL.

Vogelmiere, Gewöhnliche

Pharmazeutischer Name	Stellariae mediae herba
Botanischer Name	Stellaria media (L.) Vill.
Englischer Name	Chickweed
Verwendete Teile	Kraut
Geschmack	leicht süß, salzig
Thermische Wirkung	kühl
Organzuordnung	Magen, Dickdarm, Herz, Lunge
Dosierung	6—9 g

Funktionen

- Tonisiert das Magen-, Herz- und Lungen-Yin
- Klärt Hitze
- Wirkt trockener Hitze im Dickdarm entgegen
- Leitet Feuchte-Hitze aus (speziell im Bereich der Haut)
- Tonisiert das Blut

Anwendung bei

- Starkem Hunger und Durst
- Obstipation (Verstopfung)
- Palpitationen (Herzklopfen), Unruhe
- Trockenem Husten, Fieber am Nachmittag, TBC (Tuberkulose), Keuchhusten
- Akne, Furunkeln
- Konjunctivitis (Bindehautentzündung), Zystitis (Blasenentzündung), Dermatitis (Entzündung der Haut)
- Rheuma
- Müdigkeit, Anämie (Blut-Mangel)

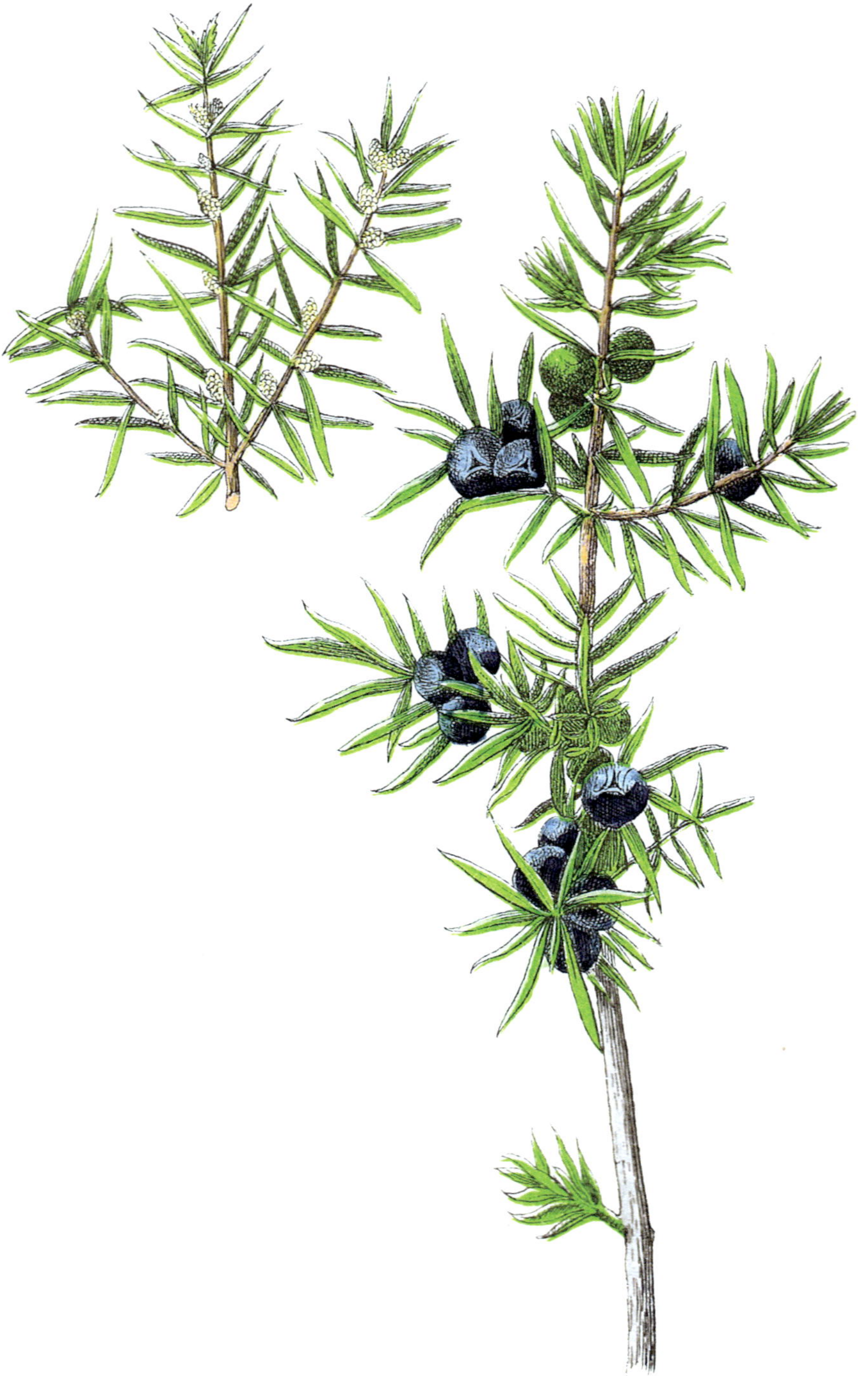

Juniperus communis L.

Wacholder, Gemeiner

Pharmazeutischer Name	Juniperi fructus
Botanischer Name	Juniperus communis L.
Englischer Name	Juniper
Verwendete Teile	Beeren
Geschmack	leicht scharf, bitter, süß, aromatisch
Thermische Wirkung	warm
Organzuordnung	Magen, Dickdarm, Nieren, Blase
Dosierung	3—6 g

Funktionen

- Tonisiert das Nieren-Yang
- Leitet Feuchtigkeit aus
- Wirkt äußerer Wind-Kälte-Feuchtigkeit (Bi-Syndrom) entgegen
- Tonisiert das Milz-Yang
- Vertreibt Feuchtigkeit
- Vertreibt Kälte und Schmerzen (wie Linderae radix / Wuyao)
- Kann Uteruskontraktionen auslösen

Anwendung bei

- Anurie (Harnverhalten)
- Rheuma, Hyperurikämie (Erhöhung der Harnsäurewerte)
- Pyelonephritis (Entzündung des Nierenbeckens), chronischer Zystitis (Blasenentzündung)
- Müdigkeit, Schwäche
- Kältegefühl
- Reizblase
- Fluor vaginalis (Scheideninfektionen mit Ausfluss), weiß
- Amenorrhoe (Ausbleiben der Monatsblutung), Dysmenorrhoe (Schmerzen zur Zeit der Monatsblutung)
- Ekzemen (Entzündungen der Haut)
- Infektanfälligkeit

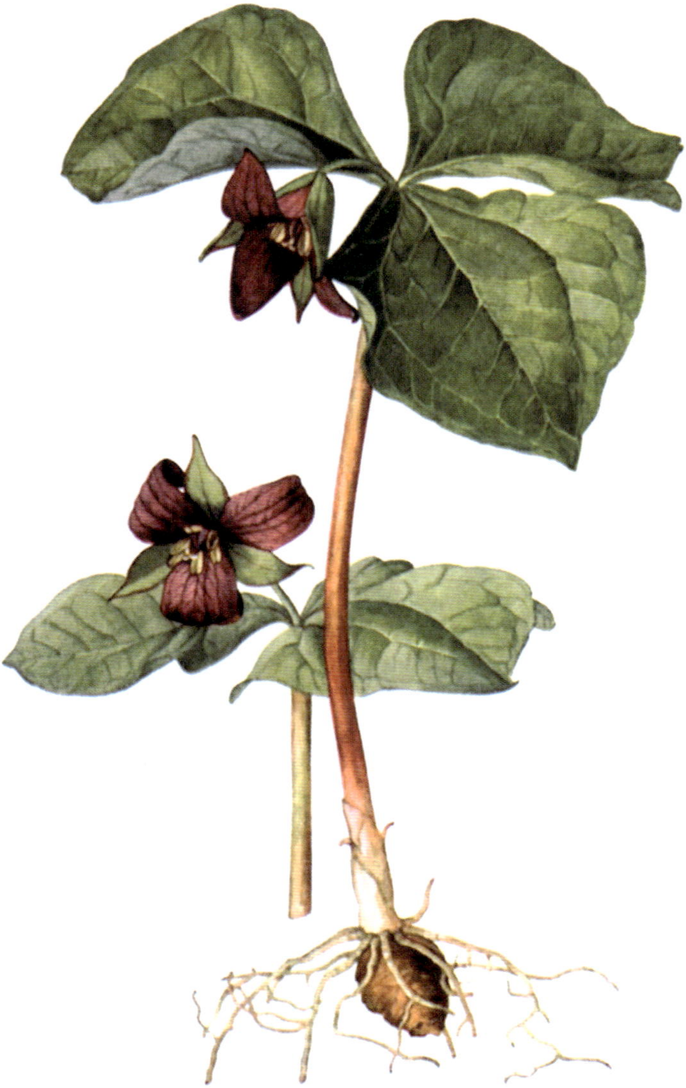

Trillium erectum L.

Waldlilie, Aufrechte

Pharmazeutischer Name	Trillii rhizoma
Botanischer Name	Trillium erectum L.
Englischer Name	Birth root, Wake-robin
Verwendete Teile	Wurzelstock
Geschmack	sauer, leicht scharf, süß
Thermische Wirkung	neutral
Organzuordnung	Lunge, Leber
Dosierung	3—6 g

Funktionen

- Leitet Feuchte-Kälte in der Blase aus
- Leitet Feuchte-Hitze in der Lunge aus
- Tonisiert das Milz-Qi
- Hebt das Qi
- Stoppt Blutungen

Anwendung bei

- Lumboischialgie (Schmerzen im Bereich der Lendenwirbelsäule)
- Chronischem Fluor vaginalis (Scheideninfektionen mit Ausfluss), auch äußerlich
- Hypermenorrhoe (zu starke Monatsblutung)
- Hämaturie (Blut im Urin), Meläna (Teerstuhl)
- Schnittwunden
- Uterusprolaps (Gebärmuttervorfall, Gebärmuttersenkung)
- Asthma bronchiale (rezidivierend auftretende, krampfhafte Lungenerkrankung), chronischer Bronchitis (Erkrankung der Atmungsorgane mit Husten und Auswurf)
- Während einer Geburt und post partum (nach der Geburt)

Anmerkung

- In den letzten zwei Wochen einer Gravidität (Schwangerschaft) zur Geburtseinleitung

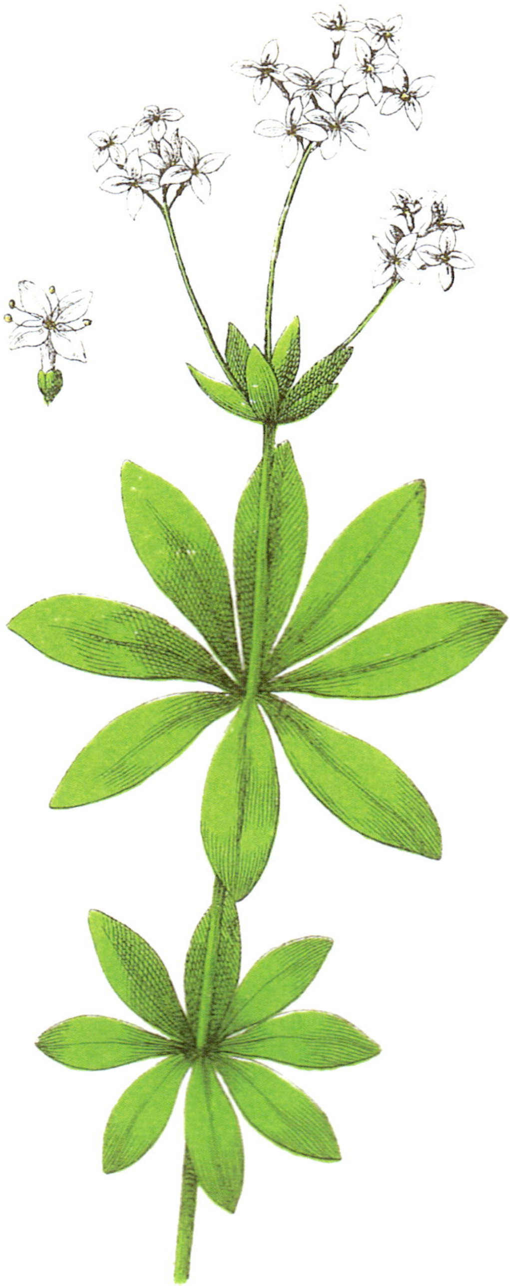

Galium odoratum (L.) Scop.
syn. Asperula odorata L.

Waldmeister

Pharmazeutischer Name	Asperulae odoratae herba
Botanischer Name	Galium odoratum (L.) Scop. syn. Asperula odorata L.
Englischer Name	Woodruff
Verwendete Teile	Kraut
Geschmack	scharf
Thermische Wirkung	kühl
Organzuordnung	Leber, Gallenblase, Herz
Dosierung	1—3 g

Funktionen

- Wirkt Qi- und Blut-Stagnationen entgegen
- Wirkt Hitze-kühlend
- Wirkt Feuchtigkeit und Schleim entgegen
- Beruhigt den Geist (Shen)

Anwendung bei

- Venenproblemen
- Cephalea (Kopfschmerzen)
- Milden Krämpfen
- Ikterus (Gelbsucht)
- Diversen Hauterkrankungen, die mit Hitze einhergehen
- Ödemen (abnorme Ansammlung von Flüssigkeit in Körpergeweben)
- Nierensteinen
- Palpitationen (Herzklopfen)
- Insomnia (Schlafprobleme)

Anmerkung

- In höheren Dosierungen kann Waldmeister zu Brechreiz und Erbrechen, Cephalea (Kopfschmerzen) sowie Vertigo (Drehschwindel) führen.
- Kontraindiziert in der Gravidität (Schwangerschaft).

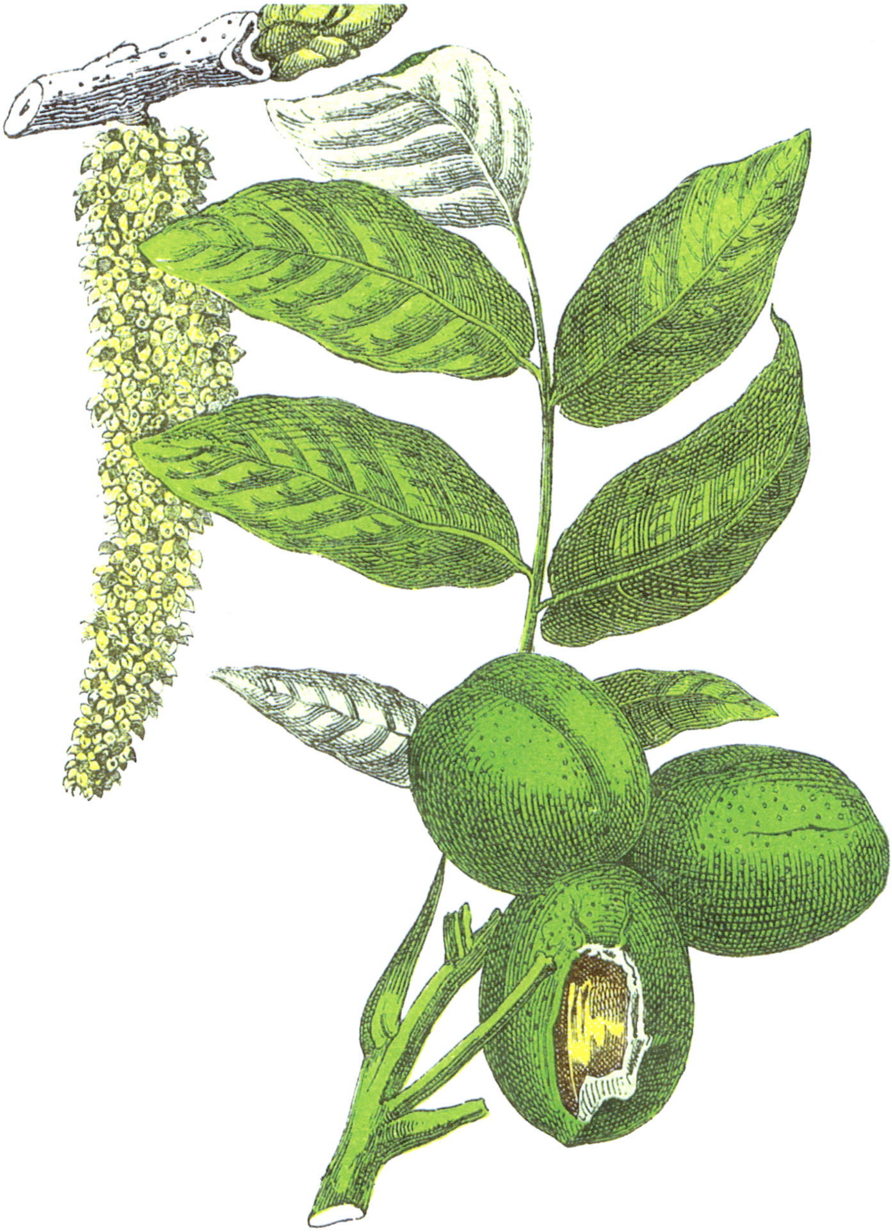

JUGLANS REGIA L.

Walnuss, Echte

Pharmazeutischer Name	Juglandis folium, fructus cortex
Botanischer Name	Juglans regia L.
Englischer Name	Walnut
Verwendete Teile	Blätter, Nussschale
Geschmack	adstringierend, leicht bitter, scharf
Thermische Wirkung	leicht warm
Organzuordnung	Magen, Dickdarm
Dosierung	3—6 g

Funktionen

- Vertreibt Feuchte-Kälte im Dickdarm
- Wirkt adstringierend
- Tonisiert das Milz-Qi
- Tonisiert das Milz-Yang
- Wirkt Stagnationen entgegen
- Leitet Toxische-Hitze aus

Anwendung bei

- Weichem Stuhl
- Müdigkeit, Appetitlosigkeit
- Profusen Schweißausbrüchen
- Uterusprolaps (Gebärmuttervorfall, Gebärmuttersenkung)
- Koliken (krampfhafte Schmerzen) des Magen-Darmtraktes
- Chronischen Entzündungen im Urogenitaltrakt
- Fluor vaginalis (Scheideninfektionen mit Ausfluss), weiß
- Dermatitis (Entzündung der Haut), Akne
- Varizen (Krampfadern)

Anmerkung

- Die Blätter sind eher wärmend und krampflösend und werden bei Milz-Yang-Mangel und Stagnationen im Verdauungstrakt verwendet.
- Die Schalen sind eher kühlend und wirken entzündungshemmend.

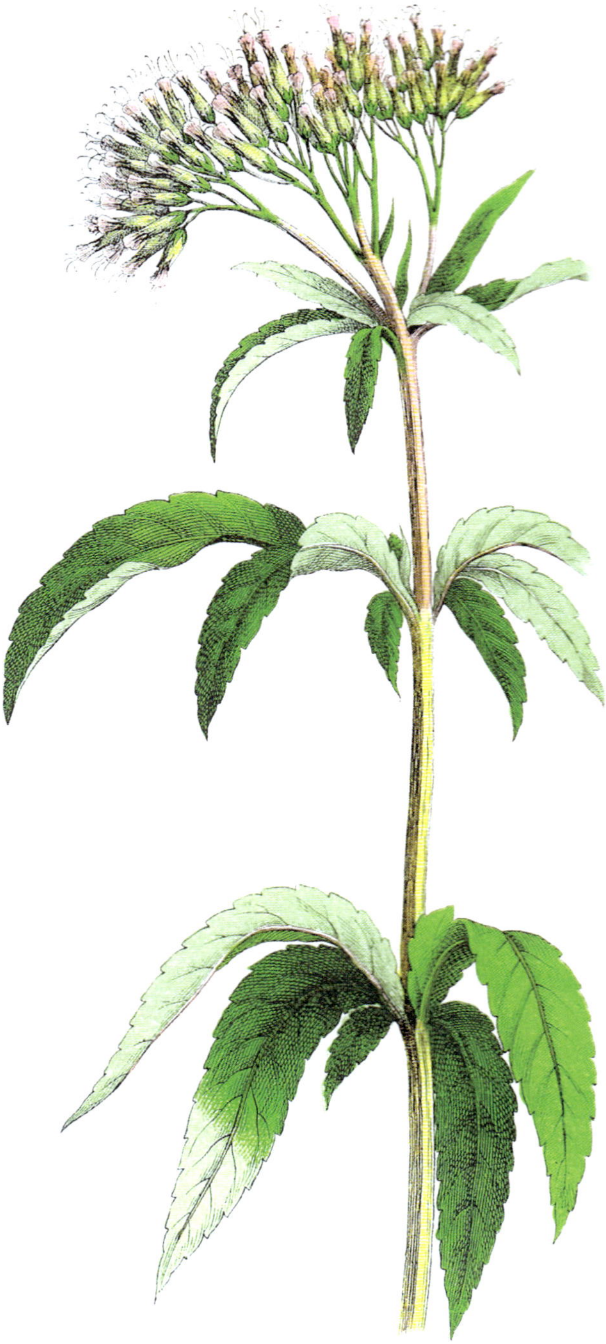

Eupatorium cannabinum L.

Wasserdost, Gewöhnlicher; Kunigundenkraut

Pharmazeutischer Name	Eupatorii cannabini herba
Chinesischer Name	Peilan
Botanischer Name	Eupatorium cannabinum L.
Englischer Name	Hemp agrimony
Verwendete Teile	Kraut
Geschmack	scharf, leicht bitter
Thermische Wirkung	neutral
Organzuordnung	Milz, Magen, Lunge
Dosierung	3—6 g

Funktionen

- Leitet Feuchtigkeit aus
- Vertreibt Feuchtigkeit, die den Mittleren Erwärmer blockiert
- Klärt äußere Feuchte-Hitze
- Kühlt Leber-Feuer
- Tonisiert das Milz-Qi
- Wirkt Blut-Hitze entgegen

Anwendung bei

- Völlegefühl, kein Appetit, Nausea (Brechreiz)
- Chronischer Bronchitis (Erkrankung der Atmungsorgane mit Husten und Auswurf), chronischer Pneumonie (Lungenentzündung)
- Ödemen (Wasseransammlungen)
- Sommergrippe
- Müdigkeit, Diarrhoe (Durchfall)
- Cephalea (Kopfschmerzen)

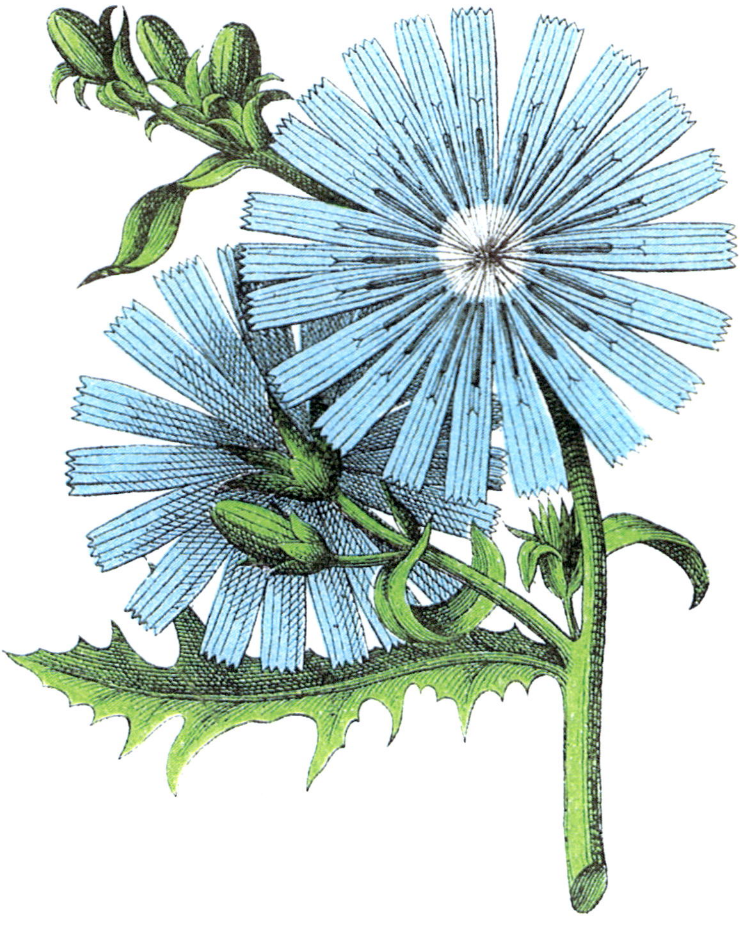

CICHORIUM INTYBUS L.

Wegwarte, Gewöhnliche

Pharmazeutischer Name	Cichorii radix
Botanischer Name	Cichorium intybus L.
Englischer Name	Chicory
Verwendete Teile	Wurzel
Geschmack	bitter, leicht süß
Thermische Wirkung	kühl
Organzuordnung	Leber, Gallenblase, Milz, Magen, Dickdarm
Dosierung	1—6 g

Funktionen

- Leitet Feuchte-Hitze aus
- Kühlt mild Leber- und Magen-Feuer
- Wirkt Qi-Stagnationen entgegen
- Wirkt Feuchtigkeits-Stagnationen entgegen

Anwendung bei

- Ikterus (Gelbsucht), Hepatitis (Entzündung der Leber)
- Cholezystitis (Entzündung der Gallenblase), Cholezystolithiasis (Gallensteine)
- Fieber
- Cephalea (Kopfschmerzen)
- Übelkeit und Völlegefühl
- Adipositas (Übergewicht)
- Appetitlosigkeit, Dyspepsie (Schwäche des Verdauungstraktes)
- Hypercholesterinämie und Hypertriglyceridämie (erhöhte Blutfettwerte)
- Hyperurikämie (Erhöhung der Harnsäurewerte), Gicht
- Diarrhoe (Durchfall)

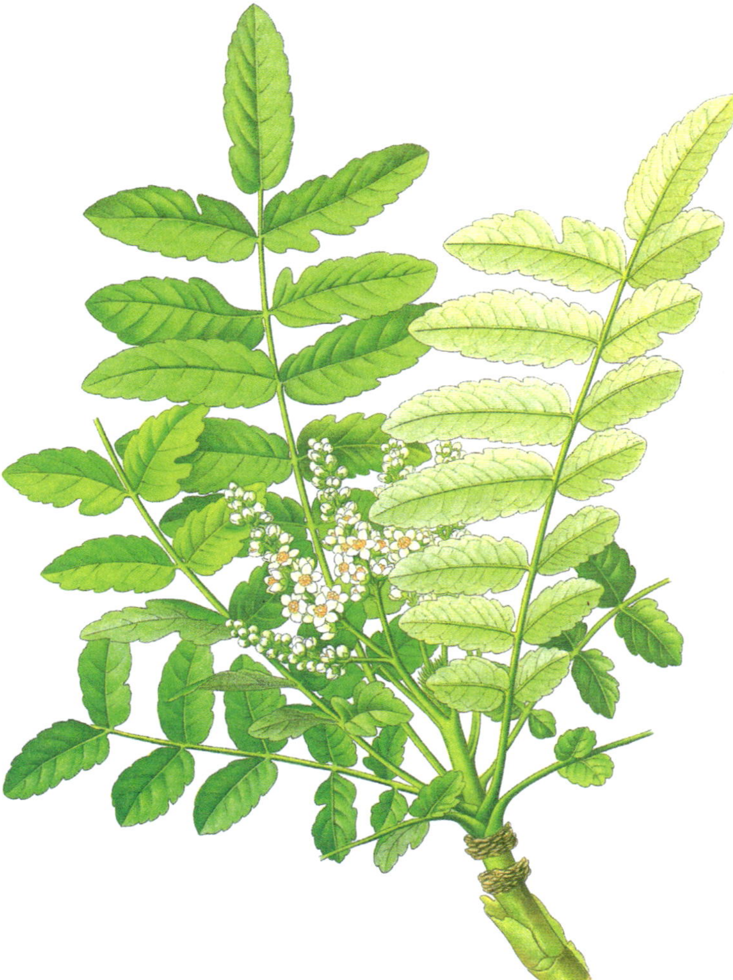

BOSWELLIA SACRA FLUECK

Weihrauch, Somalischer

Pharmazeutischer Name	Olibanum
Chinesischer Name	Ruxiang
Botanischer Name	Boswellia sacra Flueck, syn. Boswellia carteri Birdw.
Englischer Name	Incense tree, Frankincense (Harz)
Verwendete Teile	Harz
Geschmack	scharf, bitter
Thermische Wirkung	warm
Organzuordnung	Herz, Leber, Milz
Dosierung	3—9 g

Funktionen

- Wirkt Blut-Stagnationen entgegen und fördert die Qi-Zirkulation
- Aktiviert die Meridiane
- Wirkt abschwellend und wundheilungsfördernd (topisch)
- Wirkt dem Syndrom «Schleim verlegt die Herzkanäle» entgegen
- Klärt den Inhalt des Hun

Anwendung bei

- Schmerzen
- Rheuma
- Chronische Tendovaginitis (Sehnenscheidenentzündung)
- Sterilität (Unfruchtbarkeit)
- Abszessen (abgekapselte Eiteransammlung)
- Chronische Dermatitis (Entzündungen der Haut)
- Endometriose (Erkrankung der Gebärmutterschleimhaut)
- Myom (gutartige Geschwulst der Gebärmuttermuskulatur)
- Depression
- Krebstherapie (adjuvant)

Anmerkung

- Kontraindiziert in der Gravidität (Schwangerschaft)!

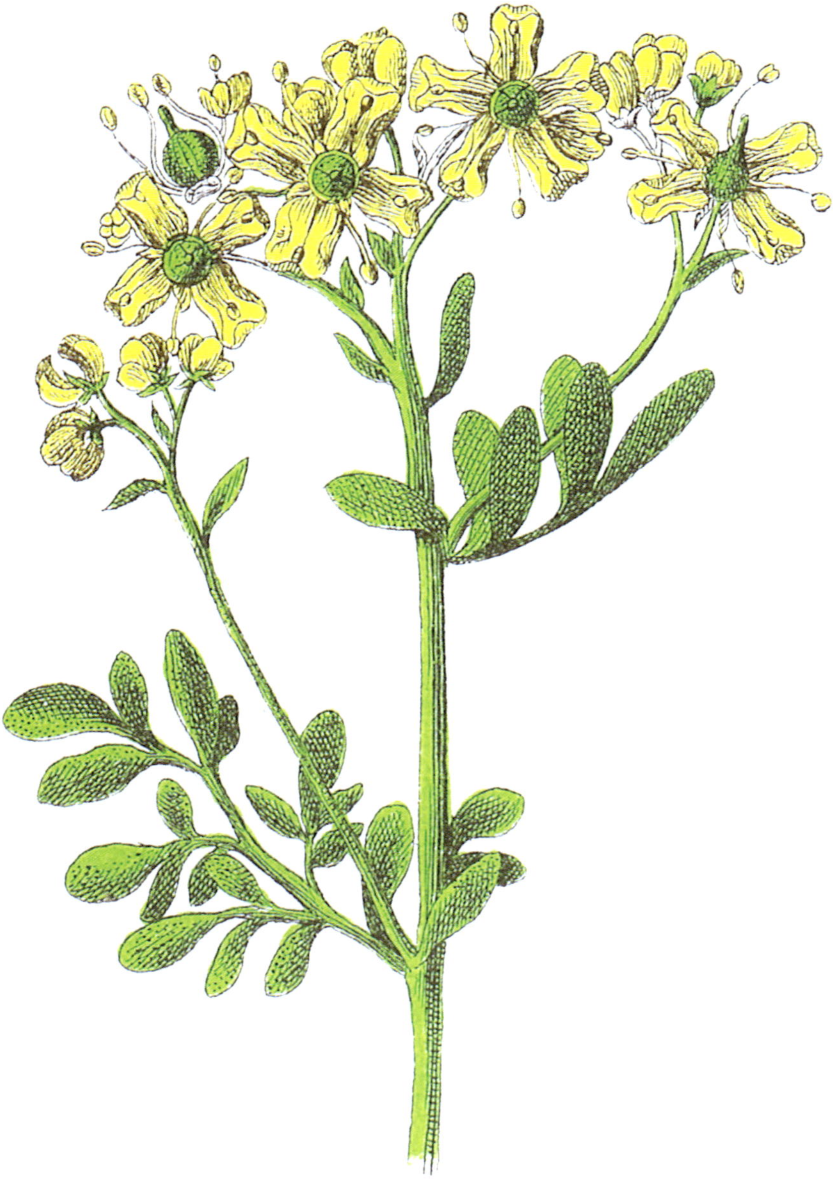

Ruta graveolens L.

Weinraute

Pharmazeutischer Name	Rutae herba
Botanischer Name	Ruta graveolens L.
Englischer Name	Rue
Verwendete Teile	Kraut
Geschmack	scharf, bitter
Thermische Wirkung	warm
Organzuordnung	Leber, Nieren, Lunge, Dickdarm
Dosierung	3—9 g

Funktionen

- Wirkt Leber-Qi-Stagnation entgegen
- Tonisiert das Milz-Qi und -Yang
- Leitet Feuchtigkeit und Schleim in Lunge und Dickdarm aus
- Tonisiert das Wei-Qi
- Beruhigt Inneren-Wind
- Stimuliert die Gebärmutter

Anwendung bei

- Dysmenorrhoe (Schmerzen zur Zeit der Monatsblutung), Amenorrhoe (Ausbleiben der Monatsblutung)
- Obstipation (Verstopfung)
- Spasmen (Krämpfe), Tremor (Zittern)
- Asthma bronchiale (rezidivierend auftretende, krampfhafte Lungenerkrankung)
- Sehschwäche durch Muskelübermüdung und Überanstrengung
- Müdigkeit
- Äußerlich bei Rheuma, Hyperurikämie (Erhöhung der Harnsäurewerte) sowie bei Verletzungen (Knochenbrüche)

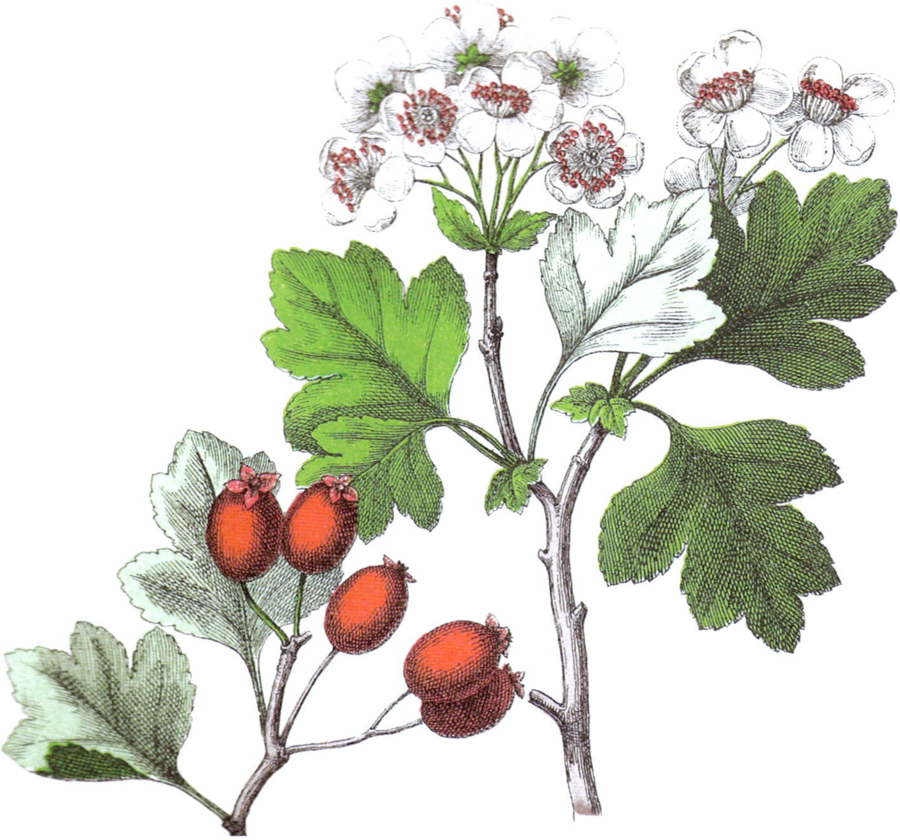

Crataegus monogyna Jaqu.

Weißdorn

Pharmazeutischer Name	Crataegi fructus
Chinesischer Name	Shanzha
Botanischer Name	Crataegus monogyna Jaqu., Crataegus laevigata (Poir.) DC
Englischer Name	Hawthorn
Verwendete Teile	Früchte
Geschmack	süß, sauer
Thermische Wirkung	leicht warm
Organzuordnung	Leber, Lunge, Milz, Magen, Herz
Dosierung	3—12 g

Funktionen

- Tonisiert das Herz-Qi
- Nährt das Nieren- und Herz-Yin
- Nährt das Herz-Blut und Milz-Qi
- Hilft bei Nahrungsmittel-Stagnationen im Mittleren Erwärmer
- Wirkt Blut-Stagnationen entgegen, speziell post partum (nach der Geburt)

Anwendung bei

- Hypertonie (hoher Blutdruck), Angina pectoris (Durchblutungsstörung des Herzens mit Beklemmungsgefühl), Myokarditis (Entzündung des Herzmuskels)
- Arteriosklerose
- Hypercholesterinämie und Hypertriglyceridämie (erhöhte Blutfettwerte)
- Müdigkeit, Palpitationen (Herzklopfen), spontanen Schweißausbrüchen
- Diarrhoe (Durchfall), Appetitlosigkeit
- Durchschlafstörungen, Unruhe
- Schmerzen post partum (nach der Geburt),
- Dysmenorrhoe (Schmerzen zur Zeit der Monatsblutung)

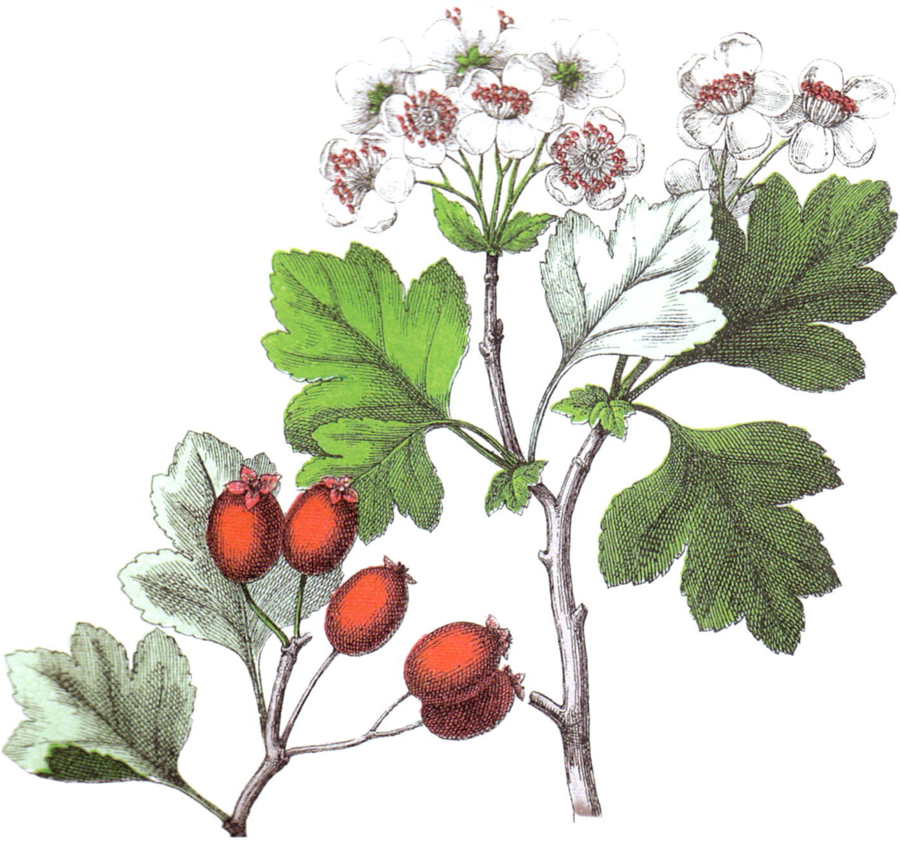

Crataegus monogyna Jaqu.

Weißdorn

Pharmazeutischer Name	Crataegi flos
Botanischer Name	Crataegus monogyna Jaqu., Crataegus laevigata (Poir.) DC
Englischer Name	Common hawthorn
Verwendete Teile	Blüten
Geschmack	neutral, leicht bitter, süß
Thermische Wirkung	kühl
Organzuordnung	Herz, Niere
Dosierung	3—9 g

Funktionen

- Beruhigt den Geist (Shen)
- Wirkt Herz-Feuer entgegen
- Beruhigt mild Inneren-Wind aufgrund eines Nieren-Yin-Mangels
- Wirkt dem Syndrom «Schleim-Hitze verlegt die Herzkanäle» entgegen

Anwendung bei

- Palpitationen (Herzklopfen)
- Vorhofflimmern
- Agitation (Unruhezustände)
- Aphten (Defekte der Mundschleimhaut)
- Insomnia (Schlafprobleme)
- Panikattacken
- Enuresis (nächtliches Wasserlassen)
- Tremor (Zittern)
- Spasmen (Krämpfe)

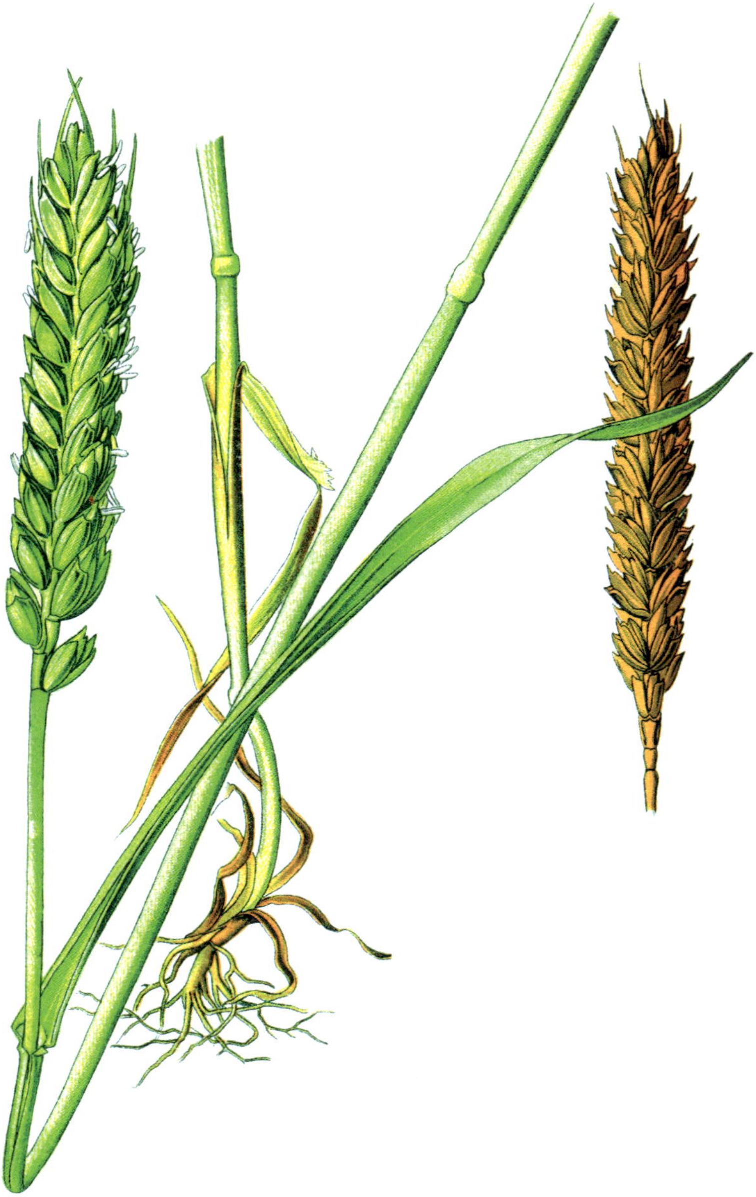

Triticum aestivum L.

Weizen

Pharmazeutischer Name	Tritici aestivi, Keimlinge
Botanischer Name	Triticum aestivum L.
Englischer Name	Wheat grass
Verwendete Teile	Grüne Keimlinge
Geschmack	süß, leicht bitter, adstringierend
Thermische Wirkung	neutral
Organzuordnung	Leber, Milz
Dosierung	3—9 g

Funktionen

- Wirkt Herz-Feuer entgegen
- Wirkt Leber-Qi-Stagnation entgegen
- Tonisiert das Blut
- Tonisiert mild das Milz-Qi
- Wirkt mild Toxischer-Hitze entgegen

Anwendung bei

- Einschlafproblemen, Unruhe, Nachtschweiß
- Müdigkeit, Blässe, brüchigen Fingernägeln
- Appetitlosigkeit, Gastritis (Entzündung der Magenschleimhaut)
- Malabsorbtionssyndrom (der Verdauungstrakt besitzt eine Resorbtionsschwäche, die zu Mangelerscheinungen führt)
- Sinusitis (Entzündung der Nasennebenhöhlen), Rhinitis (Schnupfen)
- Druckgefühl im Bauch
- Abwechslung von Obstipation (Verstopfung) und Diarrhoe (Durchfall)

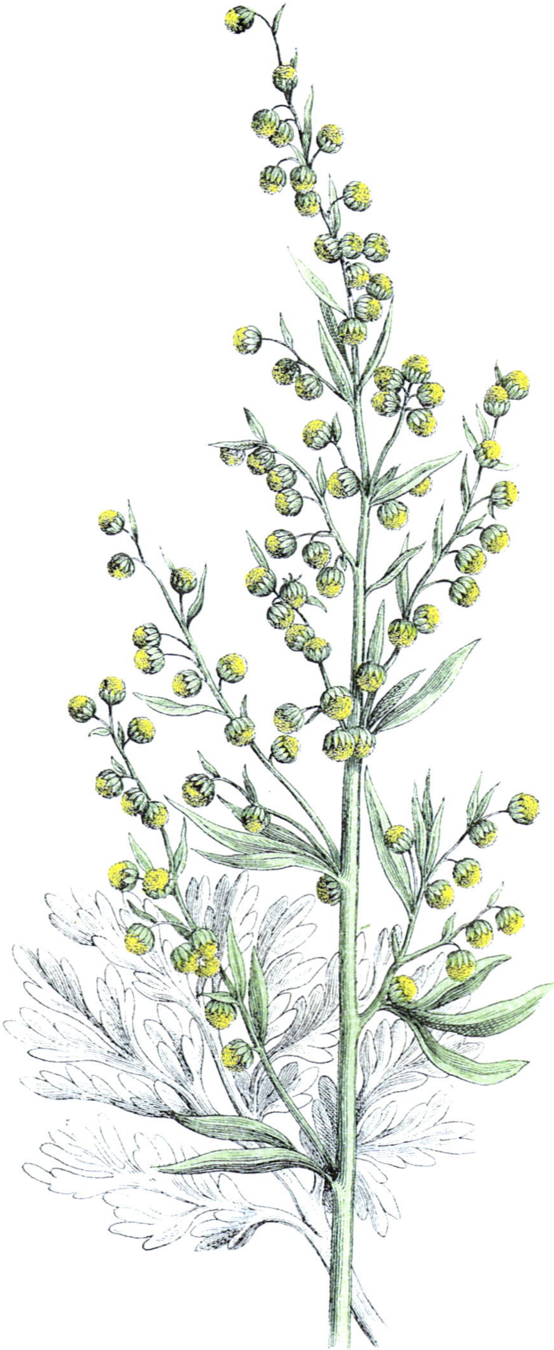

Artemisia absinthium L.

Wermut, Echter

Pharmazeutischer Name	Absinthii herba
Botanischer Name	Artemisia absinthium L.
Englischer Name	Wormwood
Verwendete Teile	Kraut
Geschmack	bitter, leicht scharf
Thermische Wirkung	warm
Organzuordnung	Magen, Leber, Dickdarm
Dosierung	0,5—3 g

Funktionen

- Wirkt Leber-Qi-Stagnationen entgegen
- Tonisiert das Milz-Qi und -Yang
- Leitet Feuchte-Kälte aus
- Tonisiert das Nieren-Yang

Anwendung bei

- Müdigkeit
- Nausea (Brechreiz)
- Bitterem Mundgeschmack
- Appetitlosigkeit
- Mundgeruch
- Meteorismus (Blähungen), Völlegefühl
- Dyspepsie (Schwäche des Verdauungstraktes)
- Dysmenorrhoe (Schmerzen zur Zeit der Monatsblutung)

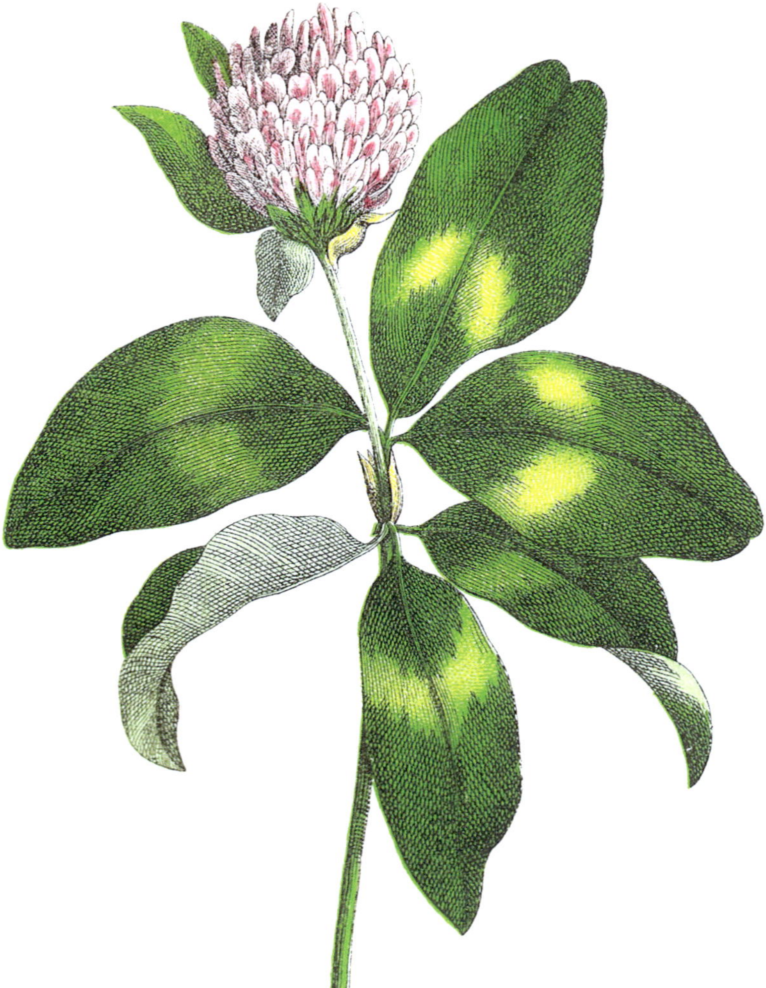

Trifolium pratense L.

Wiesen-Klee, Rot-Klee

Pharmazeutischer Name	Trifolii pratensis flos
Botanischer Name	Trifolium pratense L.
Englischer Name	Red Clover
Verwendete Teile	Blüten
Geschmack	süß
Thermische Wirkung	kühl
Organzuordnung	Lunge, Blase
Dosierung	3—9 g

Funktionen

- Tonisiert das Lungen-Yin
- Tonisiert das Blut
- Wirkt Qi-Stagnation entgegen
- Leitet Feuchte-Hitze in der Blase aus
- Hilft gegen Schwellungen und Knoten
- Leitet Feuchte-Hitze in der Haut und Toxische-Hitze aus

Anwendung bei

- Müdigkeit
- Arteriosklerose, Nephrolithiasis (Nierensteine)
- Tumoren der Brust und den Eierstöcken
- Trockenem Husten, trockenem Mund, Halsschmerzen
- Arthritis (Gelenksentzündung)
- Dermatitis (Entzündung der Haut), Zystitis (Blasenentzündung)
- Trockener Haut
- Chronischer Obstipation (Verstopfung)
- Amenorrhoe (Ausbleiben der Monatsblutung)
- Rheuma, Hyperurikämie (Erhöhung der Harnsäurewerte)

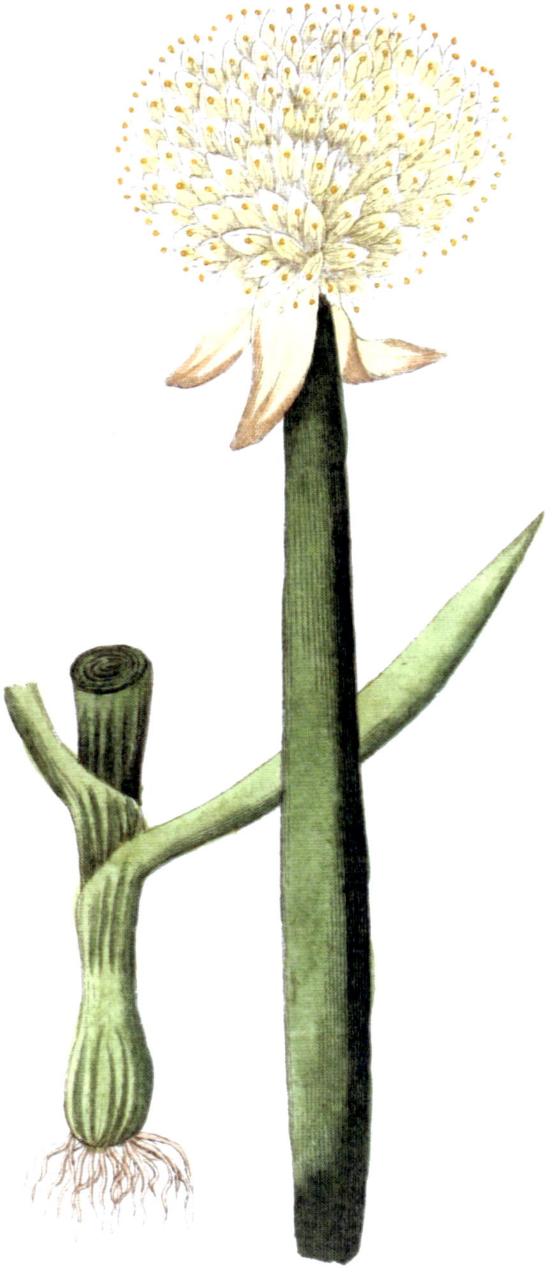

Allium fistulosum L.

Winterzwiebel

Pharmazeutischer Name	Allii fistulosi bulbus
Chinesischer Name	Congbai
Botanischer Name	Allium fistulosum L.
Englischer Name	Welsh onion
Verwendete Teile	Zwiebel
Geschmack	scharf
Thermische Wirkung	warm
Organzuordnung	Lunge, Magen
Dosierung	3—12 g

Funktionen

- Vertreibt äußere Wind-Kälte
- Wirkt Innerer-Kälte entgegen
- Leitet Toxische-Hitze aus
- Löst Verhärtungen auf

Anwendung bei

- Beginn eines grippalen Infektes
- Fieber
- Sinusitis (Entzündung der Nasennebenhöhlen)
- Schmerzen, speziell im Bauchbereich
- Abszessen (abgekapselte Eiteransammlung)

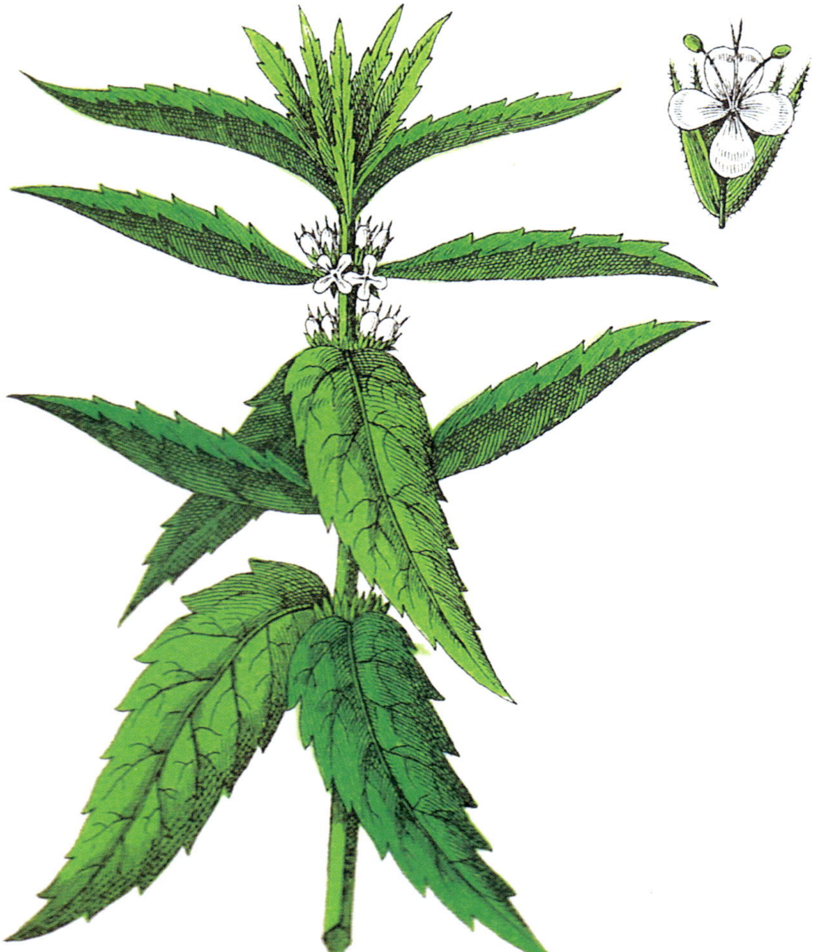

Lycopus europaeus L.

Wolfstrapp, Wolfsfuß, Gewöhnlicher-

Pharmazeutischer Name	Lycopi herba
Botanischer Name	Lycopus europaeus L.
Englischer Name	Gipsywort, Bugleweed, European Bugleweed
Verwendete Teile	Kraut
Geschmack	bitter
Thermische Wirkung	kühl
Organzuordnung	Herz, Leber
Dosierung	1—3 g

Funktionen

- Wirkt aufsteigendem Yang entgegen
- Beruhigt Herz-Feuer
- Wirkt Blut-Hitze entgegen

Anwendung bei

- Insomnia (Schlafprobleme)
- Hyperthyreose (Überfunktion der Schilddrüse)
- Neurasthenie (nervöse Erschöpfung)

Anwendung bei

- Wolfstrapp hat eine prolaktinsenkende Wirkung

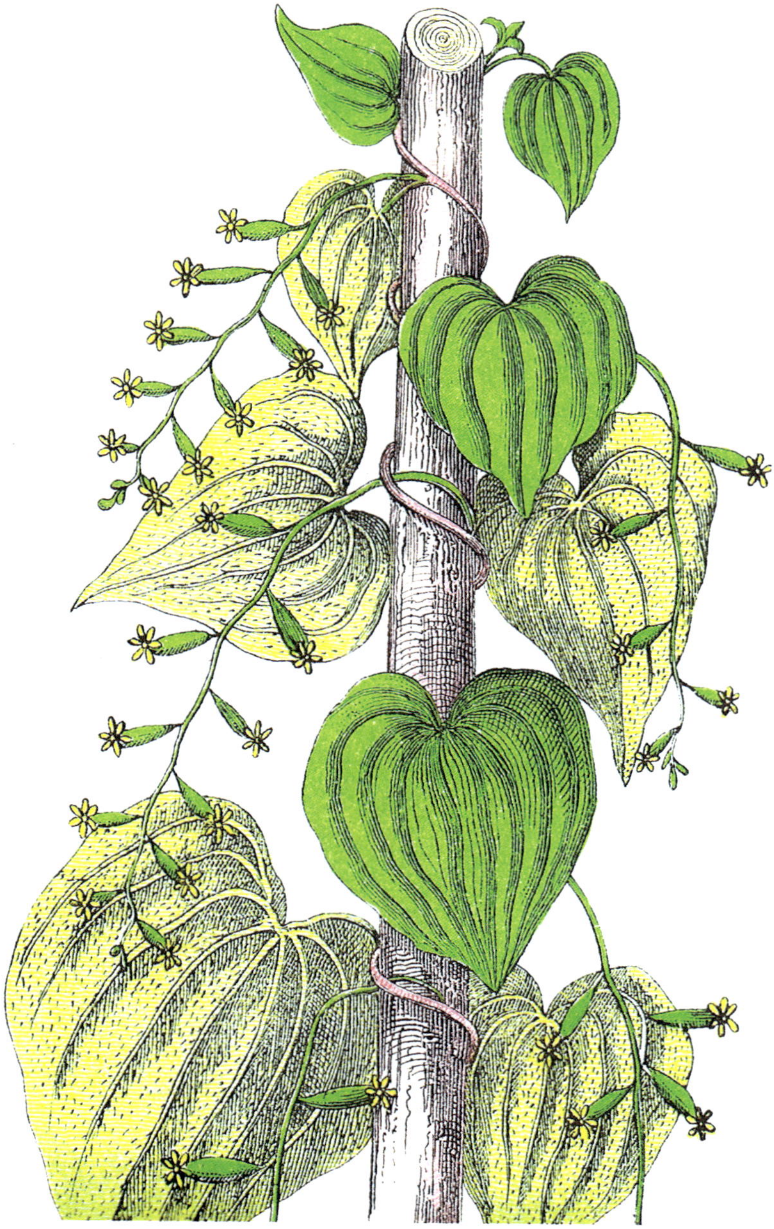

Dioscorea villosa L.

Yams, Wilde

Pharmazeutischer Name	Dioscoreae rhizoma
Chinesischer Name	Shanyao
Botanischer Name	Dioscorea villosa L.
Englischer Name	Wild Yams
Verwendete Teile	Wurzelstock
Geschmack	süß
Thermische Wirkung	neutral
Organzuordnung	Niere, Lunge, Milz
Dosierung	3—12 g

Funktionen

- Tonisiert das Milz-Qi
- Tonisiert das Lungen- und Nieren-Qi
- Hilft das Nieren-Qi zu bewahren

Anwendung bei

- Diarrhoe (Durchfall)
- Dyspepsie (Schwäche des Verdauungstraktes)
- Dyspnoe (Kurzatmigkeit)
- Asthma bronchiale (rezidivierend auftretende, krampfhafte Lungenerkrankung)
- Spermatorrhoe (unabsichtliche nächtliche Samenergüsse)
- Leukorrhoe (Ausfluss)
- Inkontinenz (Unfähigkeit, den Harn zu halten)

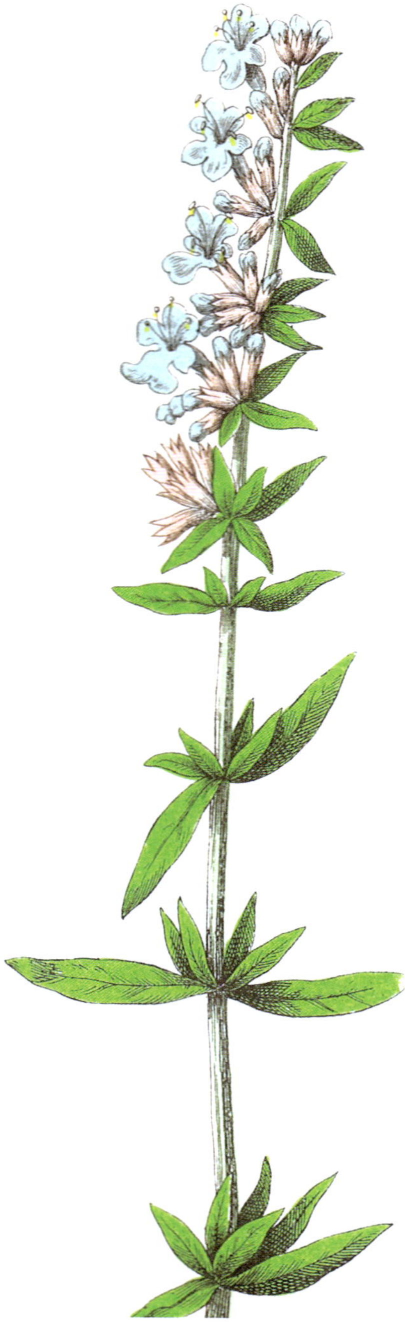

Hyssopus officinalis L.

Ysop

Pharmazeutischer Name	Hyssopi herba
Botanischer Name	Hyssopus officinalis L.
Englischer Name	Hyssop
Verwendete Teile	Kraut
Geschmack	scharf, leicht bitter, leicht aromatisch
Thermische Wirkung	warm
Organzuordnung	Lunge, Dickdarm, Nieren
Dosierung	3—6 g

Funktionen

- Wirkt Feuchte-Kälte in der Lunge entgegen
- Fördert das Aushusten von festgesetztem Schleim (wie Platycodi radix / Jiegeng)
- Öffnet den Thorax
- Vertreibt Wind-Kälte
- Tonisiert mild das Lungen-Qi
- Tonisiert mild das Milz-Yang

Anwendung bei

- Husten mit weißem Schleim
- Druckgefühl im Bereich des Thorax
- Chronischer Bronchitis (Erkrankung der Atmungsorgane mit Husten und Auswurf) und Asthma bronchiale (rezidivierend auftretende, krampfhafte Lungenerkrankung)
- Beginn eines Infektes mit Kälteabneigung und Schüttelfrost
- Schwäche, Appetitlosigkeit
- Fluor vaginalis (Scheideninfektionen mit Ausfluss), weiß
- Dysmenorrhoe (Schmerzen zur Zeit der Monatsblutung)

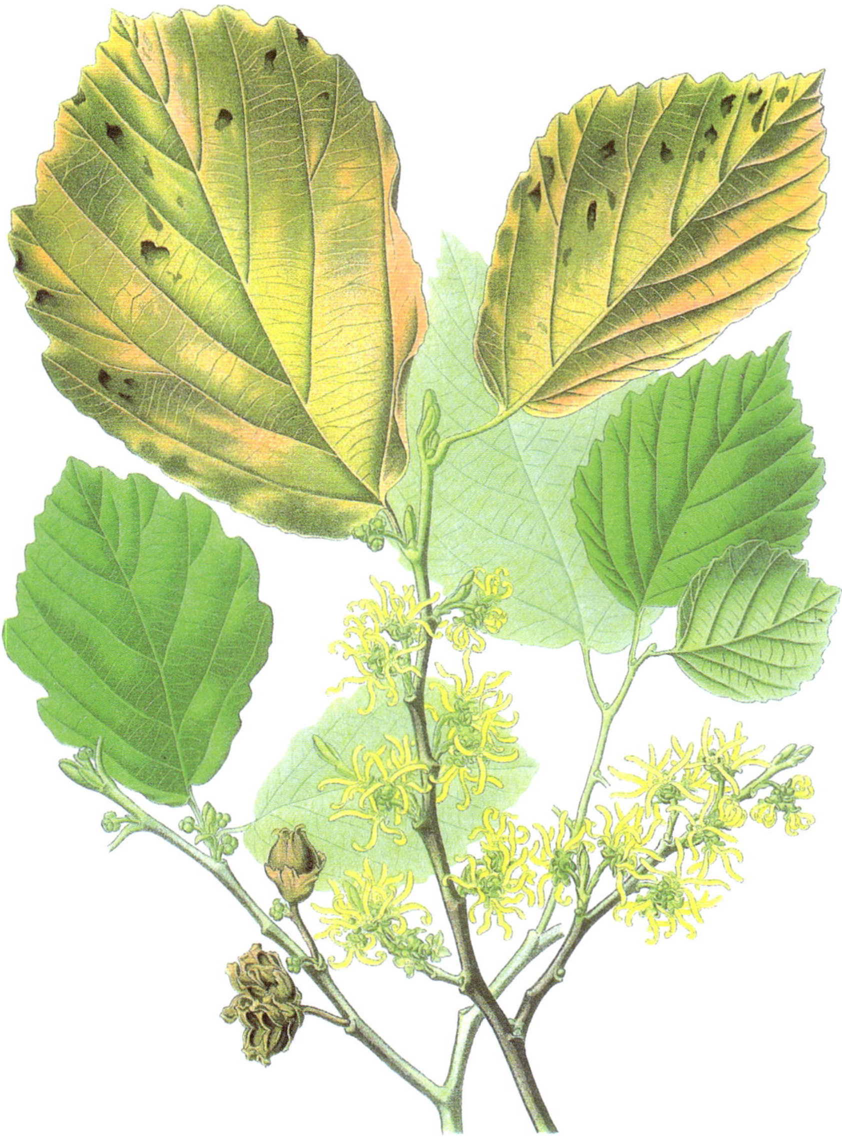

Hamamelis virginiana L.

Zaubernuss, Virginische

Pharmazeutischer Name	Hamamelidis cortex oder folium
Botanischer Name	Hamamelis virginiana L.
Englischer Name	Witch Hazel
Verwendete Teile	Rinde oder Blätter
Geschmack	leicht bitter, adstringierend
Thermische Wirkung	kühl (Rinde), leicht warm (Blätter)
Organzuordnung	Milz, Herz, Lunge, Dickdarm
Dosierung	3—6 g

Funktionen

- Wirkt dem Syndrom «die Milz kann das Blut nicht halten» entgegen
- Wirkt dem Absinken des Milz-Qi entgegen

Anwendung bei

- Diarrhoe (Durchfall)
- Hämorrhoiden (krampfaderähnliche Erweiterung des Mastdarmschwellkörpers)
- Varizen (Krampfadern)
- Uterusprolaps (Gebärmuttervorfall, Gebärmuttersenkung)
- Gastroptose (Magensenkung)

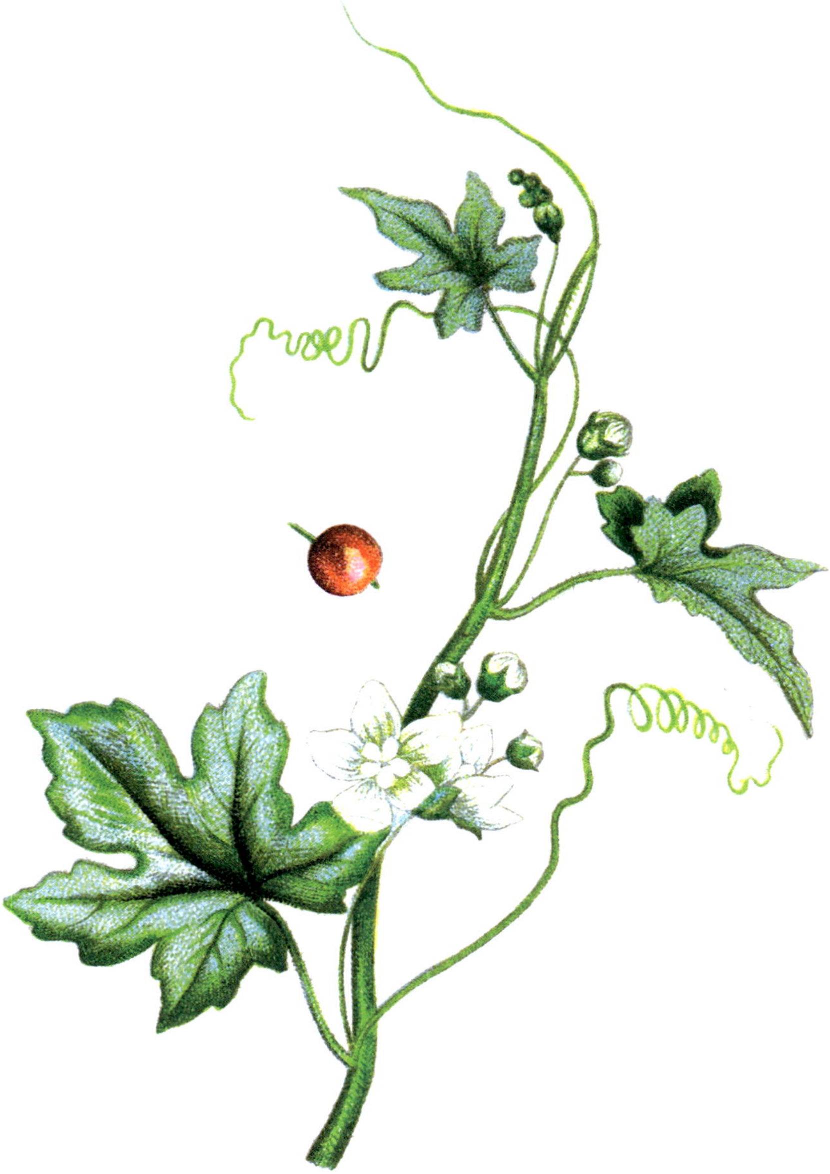

Bryonia alba L.

Zaunrübe, Weiße

Pharmazeutischer Name	Bryoniae radix
Botanischer Name	Bryonia alba L.
Englischer Name	White Bryony Wild hops
Verwendete Teile	Wurzel
Geschmack	bitter
Thermische Wirkung	warm
Organzuordnung	Lunge, Milz
Dosierung	0,125 g

Funktionen

- Leitet Feuchte-Kälte im Unteren Erwärmer aus
- Wirkt Schleim-Kälte-Ansammlungen in der Lunge entgegen
- Tonisiert das Lungen- und Milz-Yang
- Vertreibt äußere Wind-Feuchtigkeit und -Kälte (Bi-Syndrom)

Anwendung bei

- Ödemen (Wasseransammlungen), Aszites (Flüssigkeitsansammlung im Bauchraum)
- Chronischer Diarrhoe (Durchfall)
- Pneumonie (Lungenentzündung) mit Pleuraerguss
- Husten (Chronische Bronchitis (Erkrankung der Atmungsorgane mit Husten und Auswurf) mit weißem Sputum, Asthma bronchiale (rezidivierend auftretende, krampfhafte Lungenerkrankung))
- Rheuma

Anmerkung

- Diese Pflanze ist toxisch und darf nur bei Kältesymptomen verwendet werden!
- Die Tagesdosis beträgt 0,125 Gramm.
- Zaunrübe wird vor allem in der Homöopathie verwendet.

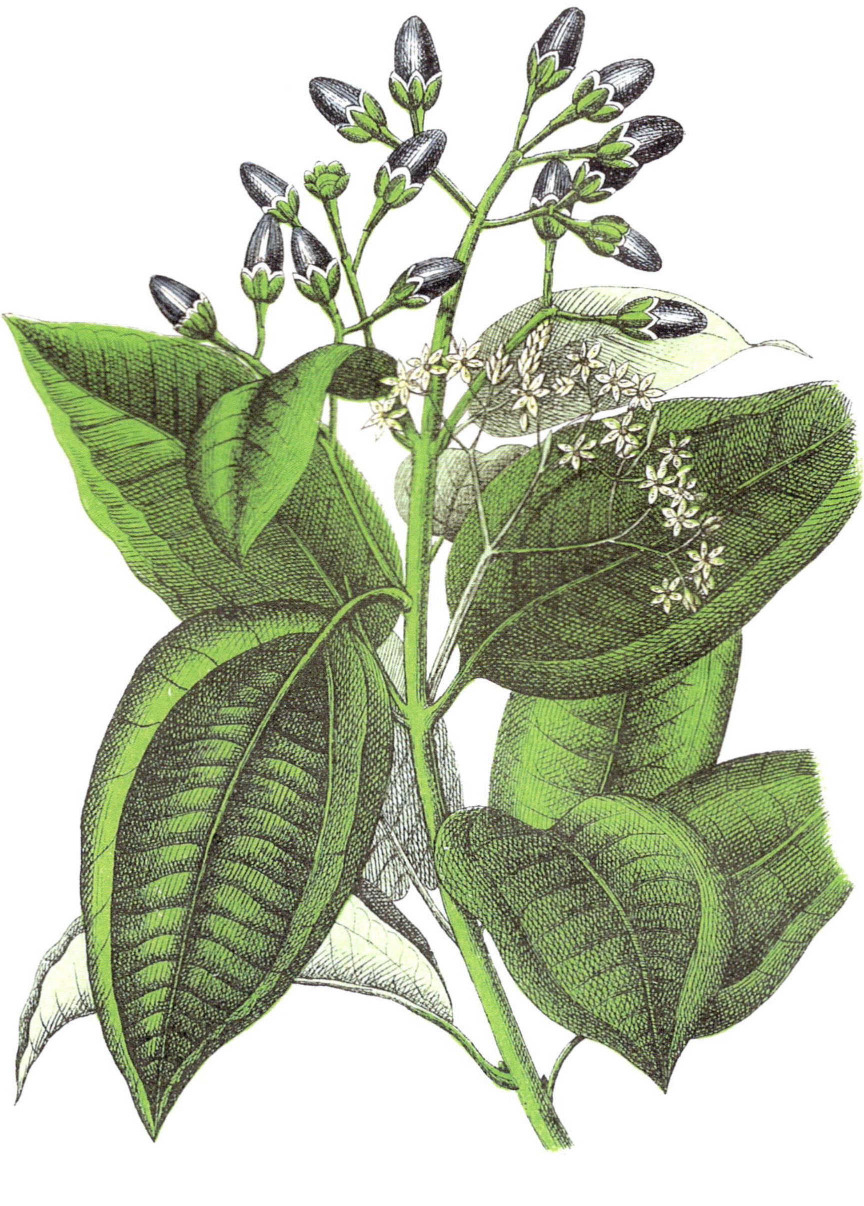

Cinnamomum verum J. Presl.

Zimtbaum, Ceylon-

Pharmazeutischer Name	Cinnamomi cortex
Chinesischer Name	Rougui
Botanischer Name	Cinnamomum verum J. Presl., syn. Cinnamomum zeylanicum Nees.
Englischer Name	Cinnamon
Verwendete Teile	Rinde
Geschmack	süß, bitter
Thermische Wirkung	heiß
Organzuordnung	Herz, Nieren, Milz, Leber
Dosierung	2—5 g

Funktionen

- Tonisiert das Nieren-Yang
- Wärmt die Meridiane
- Wirkt Qi- und Blut-Stagnationen auf Grund von Kälte entgegen
- Hilft beim Aufbau von Qi und Blut
- Hilft bei echter Kälte und falscher Hitze

Anwendung bei

- Kälteabneigung, kalten Extremitäten
- Impotenz, Libidomangel
- Appetitlosigkeit
- Diarrhoe (Durchfall) mit Resten unverdauter Nahrungsmittel
- Schwellungen, Abszessen (abgekapselte Eiteransammlung)
- Hypothyreose (Unterfunktion der Schilddrüse)
- Ovarialzysten (Eierstockzysten)
- Rheuma

Anmerkung

- Vorsicht während einer Gravidität (Schwangerschaft) wegen einer Gefahr der Frühgeburt!
- Nicht bei einem Yin-Mangel wegen einer Gefahr der Leere-Hitze verschreiben!

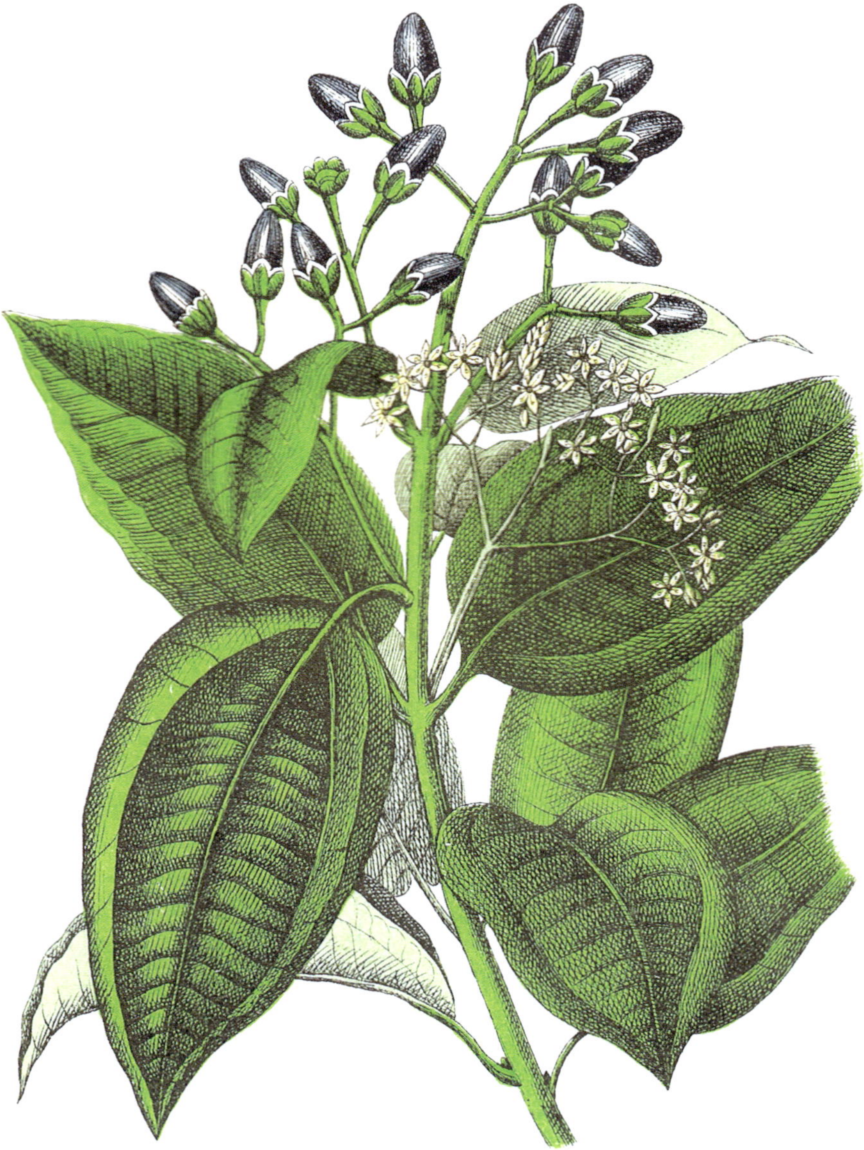

Cinnamomum verum J. Presl.

Zimtbaum, Ceylon-

Pharmazeutischer Name	Cinnamomi ramulus
Chinesischer Name	Guizhi
Botanischer Name	Cinnamomum verum J. Presl., syn. Cinnamomum zeylanicum Nees.
Englischer Name	Cinnamon
Verwendete Teile	Zweige
Geschmack	scharf, süß
Thermische Wirkung	warm
Organzuordnung	Herz, Lunge, Blase
Dosierung	2—4 g

Funktionen

- Wärmt die Meridiane
- Wirkt Wind-Kälte-Feuchtigkeits-Stagnation (Bi-Syndrom) in den Gelenken entgegen
- Wärmt und erleichtert den Fluss des Yang-Qi im Körper
- Wirkt Blut-Stagnation entgegen

Anwendung bei

- Infekten im Anfangsstadium mit leichtem Schwitzen
- Gelenksschmerzen, speziell der Schulter
- Dysmenorrhoe (Schmerzen zur Zeit der Monatsblutung) aufgrund der Kombination von Feuchte-Kälte und Leber-Qi-Stagnation

Anmerkung

- Im Unterschied zur Zimtrinde wirken die Zimtzweige mehr an der Oberfläche des Körpers

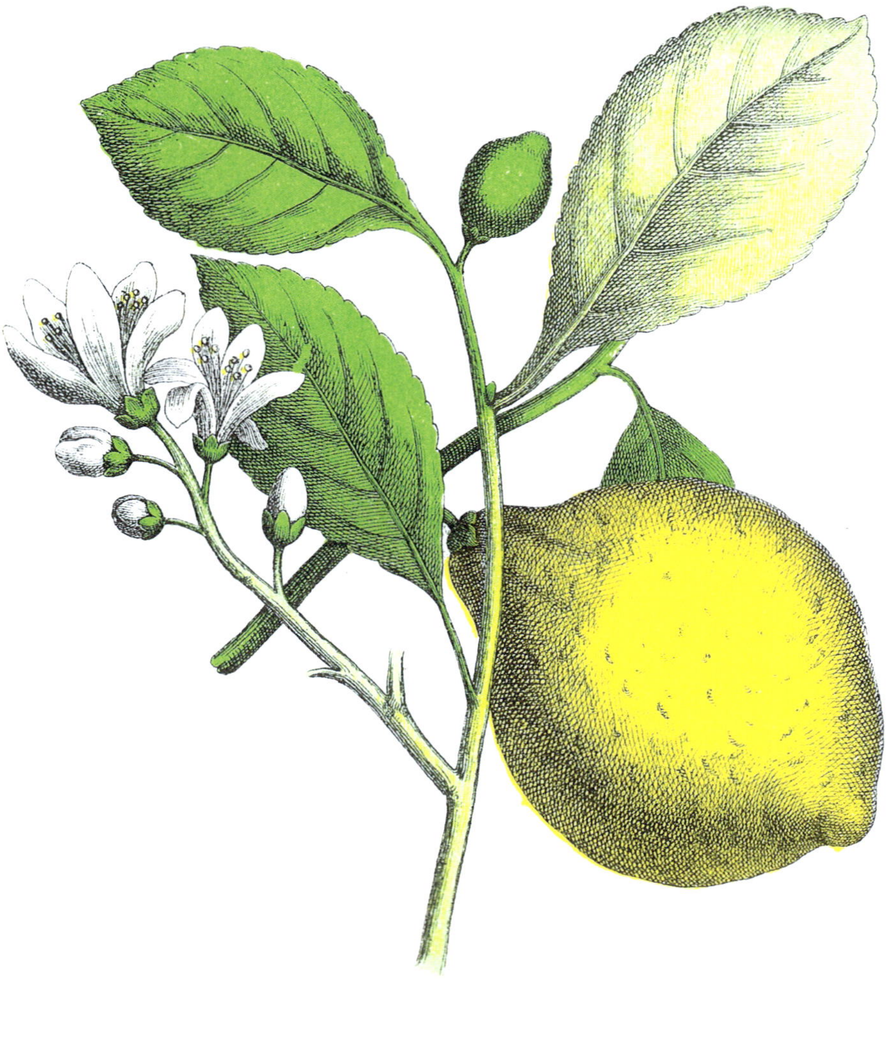

Citrus limon (L.) Burm. f.

Zitrone

Pharmazeutischer Name	Citri pericarpium
Botanischer Name	Citrus limon (L.) Burm. f.
Englischer Name	Lemon
Verwendete Teile	Schale
Geschmack	sauer, leicht bitter
Thermische Wirkung	kühl
Organzuordnung	Magen, Dickdarm, Leber, Gallenblase
Dosierung	2—6 g

Funktionen

- Wirkt Blut-Hitze entgegen
- Wirkt Feuchte-Hitze in der Leber entgegen
- Kühlt Magen-Feuer
- Tonisiert mild das Milz-Qi (in geringer Dosierung)
- Wirkt Schleim-Stagnation entgegen

Anwendung bei

- Furunkeln, Abszessen (abgekapselte Eiteransammlung)
- Infektionserkrankungen
- Cephalea (Kopfschmerzen), Hypertonie (hoher Blutdruck)
- Müdigkeit, Appetitlosigkeit
- Nausea (Brechreiz) und Erbrechen
- Hypercholesterinämie und Hypertriglyceridämie (erhöhte Blutfettwerte)
- Zellulitis (Bindegewebsschwäche)
- Varikositas
- Knotenbildungen in Brust und Schilddrüse

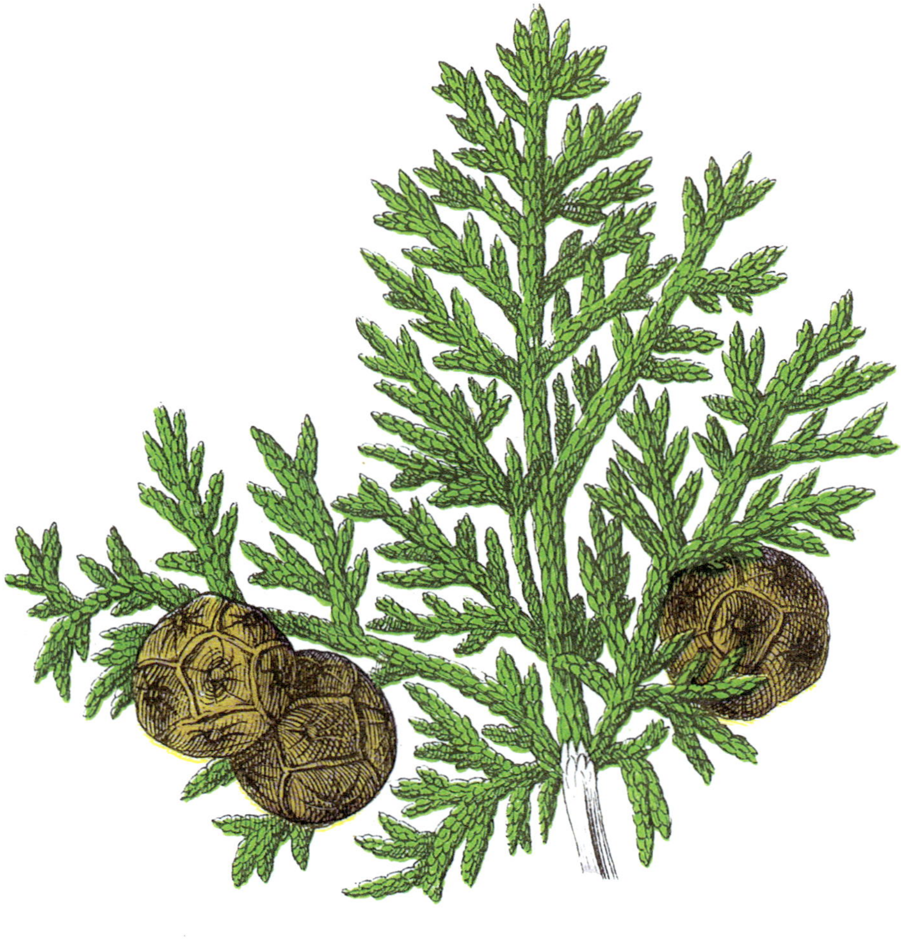

CUPRESSUS SEMPERVIRENS L.

Zypresse, Trauer-

Pharmazeutischer Name	Cupressi fructus
Botanischer Name	Cupressus sempervirens L.
Englischer Name	Cypress
Verwendete Teile	Früchte
Geschmack	bitter, leicht süß, sauer
Thermische Wirkung	warm
Organzuordnung	Leber, Niere, Blase, Lunge, Magen
Dosierung	3—8 g

Funktionen

- Wirkt Qi-Stagnation, speziell im Bereich der Lunge und im Unteren Erwärmer, entgegen
- Wirkt Blut-Stagnation entgegen
- Tonisiert das Yang
- Leitet Feuchte-Kälte aus
- Wirkt Schleim-Stagnationen entgegen

Anwendung bei

- Ovarialzysten (Eierstockzysten), Uterusmyomen
- PMS (Prämenstruelles Syndrom: Schmerzen vor der Monatsblutung)
- Hypermenorrhoe (zu starke Monatsblutung) sowie Zwischenblutungen
- Dysmenorrhoe (Schmerzen zur Zeit der Monatsblutung)
- Furunkeln, Abszessen (abgekapselte Eiteransammlung)
- Durchblutungsstörungen

VIII. REZEPTUREN FÜR SYNDROME DER TCM

In diesem Abschnitt des Buches finden Sie Rezepturen aus westlichen Kräutern für verschiedene Syndrome der TCM. Die Rezepturen sind nach ihrer Wirkung in 20 Gruppen angeordnet und werden folgendermaßen beschrieben: Nach der Auflistung der einzelnen Kräuter mit entsprechender Tagesdosis in Gramm pro Tag folgen Wirkung, Indikation und entsprechende westliche Krankheitsbilder sowie der Zungen- und Pulsbefund stichwortartig. Um das Verständnis zu vertiefen, werden sowohl Aufbau der jeweiligen Rezeptur als auch die Wirkungen der einzelnen Kräuter erläutert. Für manche Syndrome ist nur eine Rezeptur angeführt, während bei anderen Syndromen bis zu vier verschiedene Rezepturen detailliert beschrieben werden.

1. Rezeptur gegen äußere Wind-Kälte

Es werden in der TCM verschiedene «Pathogene Faktoren» beschrieben, die zu einer Störung des Körpers führen können. Zu diesen zählen: Wind, Kälte, Hitze, Feuchtigkeit, Trockenheit und Feuchte-Hitze. Diese verschiedenen Faktoren treten selten alleine, sondern meistens in Kombination mit dem ersten der oben angeführten «Pathogenen Faktoren», nämlich Wind, auf. Dieser Wind dient als Bote, der die «Pathogenen Faktoren» in den Bereich des Körpers eindringen lässt.

Wenn eine Kombination von Wind und Kälte vorliegt, so stehen die Symptome Fieber und Schüttelfrost im Vordergrund, wobei der Schüttelfrost überwiegt. Zusätzlich können Kopfschmerzen sowie Schmerzen im Bereich des gesamten Körpers, speziell im Bereich des Nackens (hier befinden sich die so genannten «Windtore», in die der Wind eindringen kann) auftreten. Da es sich um ein relativ oberflächliches Krankheitsbild handelt, gibt es keine weitere Veränderung des Körpers. Typisch für Wind-Kälte-Krankheitsbilder ist ein weißer Zungenbelag. Bei der Pulstastung wird ein oberflächlicher (fu) und straffer (jin) Puls gefunden.

Es gibt verschiedene Krankheitsbilder, die der Kombination Wind-Kälte zugeordnet werden, aber bei all diesen Beschwerden werden Rezepturen eingesetzt, die die «Pathogenen Faktoren» durch schweißtreibende Maßnahmen vertreiben.

Es gibt ein klassisches Werk, das sich ausschließlich mit Wind-Kälte-Krankheitsbildern beschäftigt, es heisst «Shang han lun» und wurde in der Han-Dynastie ca. im Jahr 220 n.Chr. von Zhang Zhong-Jing verfasst. In diesem Text beschreibt der Autor sehr ausführlich den Verlauf von Wind-Kälte Krankheitsbildern. Er beschreibt die typischen Veränderungen mit Hilfe 300 verschiedener Fallbeispiele.

- Rhz. Zingiberis frischer Ingwer 5 g Kaiserkraut
- Ram. Cinnamomi Zimtrinde 6 g Ministerkraut
- Rdx. Glycyrrhizae Süßholz 3 g Botschaftskraut
- Rdx. Paeonia rubra Rote Pfingstrosenwurzel 4 g Polizeikraut

Wirkung:

- Vertreibt äußere Wind-Kälte
- Schweißtreibend

Indikation:

- Fieber und Schüttelfrost, ohne dass der Patient schwitzt
- Kopfschmerzen
- Schmerzen des gesamten Körpers
- Dyspnoe (Kurzatmigkeit)

Entsprechende westliche Krankheitsbilder:
- Beginn eines grippalen Infektes
- Akute Bronchitis (Erkrankung der Atmungsorgane)
- Asthma bronchiale (rezidivierend auftretende, krampfhafte Lungenerkrankung)
- Akute Tonsillitis (Mandelentzündung)
- Akute Pneumonie (Lungenentzündung)

- Zunge: dünner, weißer Zungenbelag; der Zungenkörper weist keine pathologischen Veränderungen auf.
- Puls: oberflächlich (fu) und straff (jin).

Beschreibung der Rezeptur aus westlichen Kräutern:

Als Kaiserkraut der Rezeptur dient der scharfe, thermisch warme frische Ingwer (Rhz. Zingiberis). Dieses Kraut kann als Kaiserkraut eingesetzt werden, da es stark schweißtreibend wirkt bzw. das Lungen-Qi verteilt. Frischer Ingwer (Rhz. Zingiberis) wirkt im Unterschied zum getrockneten Ingwer mehr an der Körperoberfläche. (Der getrocknete Ingwer kann verwendet werden, um das Yang des Körpers zu tonisieren.) Das Ministerkraut der Rezeptur, Zimtzweige (Ram. Cinnamomi), wirkt ebenfalls die Körperoberfläche öffnend. Kaiserkraut und Ministerkraut unterstützen sich gegenseitig in ihrer schweißtreibenden Wirkung. Die rote Pfingstrosenwurzel (Rdx. Paeonia rubra) befindet sich als Polizeikraut in dieser Rezeptur. Aufgabe der roten Pfingstrosenwurzel (Rdx. Paeonia rubra) ist es, das Blut zu tonisieren. Durch die Anwendung eines Blut tonisierenden Krautes soll verhindert werden, dass es zu einer Entwicklung eines Blut-Mangels kommt, wenn der Patient übermäßig stark schwitzt. Das Botschaftskraut Süßholz (Rdx. Glycyrrhizae) wirkt harmonisierend auf die Wirkung der anderen Kräuter der Rezeptur. Gleichzeitig mildert es die schweißtreibende Wirkung des frischen Ingwers (Rhz. Zingiberis).

2. Rezepturen gegen äußere Wind-Hitze

Krankheitsbilder, die durch die äußeren «Pathogenen Faktoren» Wind-Hitze verursacht werden, weisen folgende Merkmale auf: Fieber, Schweißausbrüche, eine leichte Abneigung gegenüber Wind, ein diskretes Auftreten von Schüttelfrost, Kopfschmerzen, Durst sowie Halsschmerzen. Zusätzlich können Rötung der Augen sowie Husten auftreten.

Bei der Zungenuntersuchung ist ein weißer bzw. leicht gelber Zungenbelag charakteristisch (dies deutet darauf hin, dass die Hitze noch nicht tief in den Körper eingedrungen ist; erst in diesem Fall wird der Zungenbelag wirklich gelb).

Der Puls ist oberflächlich (fu) und schnell (shuo).

Auch für Krankheitsbilder, die durch Wind-Hitze verursacht werden, gibt es ein klassisches Werk, das bis heute am Lehrplan eines jeden TCM-

Studenten steht: Dieses Werk trägt den Titel «Besprechung der warmen Krankheiten» und wurde im Jahr 1746 n. Chr. (zur Zeit der Qing-Dynastie) von Ji Tian-Shi verfasst. Der chinesische Name dieses Buches lautet «Wen-Re Lun». Darin beschreibt der Autor akute fieberhafte Erkrankungen in einer 4-Phasen-Sequenz (Wei, Qi, Ying, Xue).

- Hb. Menthae Pfefferminze 7 g Kaiserkraut
- Fl. Tiliae Lindenblüten 8 g Kaiserkraut
- Fl. Chrysanthemi Chrysanthemenblüten 6 g Ministerkraut
- Rdx. Echinacea Sonnenhut 4 g Ministerkraut
- Fol. Plantaginis Spitzwegerich 2 g Ministerkraut
- Hb. Pulmonariae Lungenkraut 3 g Polizeikraut

Wirkung:
- Befreit die Oberfläche
- Vertreibt Wind-Hitze
- Schweißtreibend
- Bewegt das Lungen-Qi
- Hustenreiz stillend

Indikation:
- Leichtes Fieber
- Husten
- Wenig Durst

Entsprechende westliche Krankheitsbilder:
- Grippaler Infekt
- Akute Bronchitis (Erkrankung der Atmungsorgane)
- Akute Tonsillitis (Mandelentzündung)
- Akute Konjunctivitis (Bindehautentzündung)

- Zunge: dünner, weißer oder etwas gelblicher Belag; normaler Zungenkörper (da der Infekt sich noch oberflächlich befindet!).
- Puls: oberflächlich (fu), schnell (shuo).

Beschreibung der Rezeptur aus westlichen Kräutern:

Pfefferminze (Hb. Menthae) und Lindenblüten (Fl. Tiliae) sind die Kaiserkräuter dieser Rezeptur. Beide sind scharf, thermisch kühlend und können eingesetzt werden, um äußere Wind-Hitze zu vertreiben. Lindenblüten (Fl. Tiliae) wirken Fieber senkend, Geist beruhigend sowie Schleim-Hitze im Bereich der Lunge entgegenwirkend. Sie sind damit in ihrer Wirkung ähnlich wie Folium Mori (Sangye). Pfefferminze (Hb. Menthae) hat neben der Wind-Hitze vertreibenden Eigenschaft folgende Funktionen: Dieses Kraut wirkt klärend im Augen- und Kopfbereich, befreit blockiertes Leber-Qi und bringt Infektionserkrankungen speziell im Anfangsstadium schnell an die Oberfläche. Dadurch wird der Heilungsprozess von Infektionserkrankungen wie beispielsweise Masern und Röteln beschleunigt. Zusätzlich kann Pfefferminze (Hb. Menthae) eingesetzt werden, um dem Dekokt einen angenehmen Geschmack zu verleihen.

Die folgenden 3 Kräuter dienen als Ministerkräuter:

Chrysanthemenblüten (Fl. Chrysanthemi) unterstützen die Wind-Hitze vertreibende Wirkung. Zusätzlich besitzen Chrysanthemenblüten (Fl. Chrysanthemi) einen starken Bezug zur Leber. Sie wirken klärend im Augenbereich und wirken einem aufsteigenden Leber-Yang entgegen.

Sonnenhut (Rdx. Echinaceae) ist vom Geschmack her scharf und salzig, thermisch kühl. Diese Pflanze kann eingesetzt werden, um Infektionserkrankungen auf Grund von Hitze entgegenzuwirken. Sonnenhut (Rdx. Echinaceae) wird im deutschsprachigen Raum häufig eingesetzt, um das Immunsystem zu stärken. Dabei sollte jedoch Folgendes bedacht werden: Sonnenhut (Rdx. Echinaceae) ist thermisch kühl und sollte aus diesem Grund nicht von Patienten mit einem Nieren-Yang-Mangel längere Zeit eingenommen werden. Wer es wirklich prophylaktisch einsetzen möchte, sollte unter keinem Kälte-Syndrom leiden!

Spitzwegerich (Fol. Plantaginis) und Lungenkraut (Hb. Pulmonariae) besitzen beide einen starken Bezug zur Lunge. Diese Kräuter werden eingesetzt, wenn Hitze in den Lungenbereich eingedrungen ist. Spitzwegerich (Fol. Plantaginis) besitzt eine Lungen entschleimende und Blut-Stagnations auflösende Wirkung. Zusätzlich kühlt Spitzwegerich (Fol. Plantaginis) Hitze im Bereich der Blutschicht. Lungenkraut (Hb. Pulmonariae) wirkt einerseits schweißtreibend, nährt aber andererseits das Lungen-Yin. Aus diesem Grund ist Lungenkraut (Hb. Pulmonariae) das Polizeikraut der Rezeptur, welches verhindert, dass die Körpersäfte zu stark verletzt werden.

- Hb. Menthae Pfefferminze 7 g Kaiserkraut + Botschaftskraut
- Fl. Tiliae Lindenblüten 8 g Kaiserkraut + Botschaftskraut
- Hb. Pulmonariae Lungenkraut 5 g Ministerkraut
- Fl. Sambuci Holunderblüten 3 g Ministerkraut
- Fol. Melissae Melisse 4 g Ministerkraut
- Hb. Violae tricolores wildes Stiefmütterchen 4 g Polizeikraut
- Rdx. Glycyrrhizae Süßholz 2 g Polizeikraut

Wirkung:
- Befreit aufgrund seiner scharfen und kühlenden Natur die Oberfläche
- Beseitigt Wind-Hitze
- Leitet Toxine aus

Indikation:
- Fieber

- Fehlender oder nur leichter Schüttelfrost
- Husten
- Kopfschmerzen
- Durst
- Halsschmerzen

Entsprechende westliche Krankheitsbilder:
- Grippale Infekte
- Masern
- Akute Bronchitis (Erkrankung der Atmungsorgane)
- Parotitis (Entzündung der Ohrspeicheldrüse)
- Akute Endometritis (Entzündung der Gebärmutterschleimhaut)
- Beginn einer Meningitis (Gehirnhautentzündung)

- Zunge: dünner, weißer oder gelblicher Belag.
- Puls: oberflächlich (fu), schnell (shuo).

Beschreibung der Rezeptur aus westlichen Kräutern:

Pfefferminze (Hb. Menthae) und Lindenblüten (Fl. Tiliae) sind beide scharf-kühl und befreien damit die Oberfläche, wenn der äußere «Pathogene Faktor» Wind-Hitze in den Körper eingedrungen ist. Bei diesen Kräutern handelt es sich somit um die Kaiserkräuter der Rezeptur. Als eines der Ministerkräuter dient Lungenkraut (Hb. Pulmonariae). Diese Pflanze hat ebenfalls eine schweißtreibende Wirkung, nährt jedoch gleichzeitig das Lungen-Yin und kühlt Leere-Hitze. Diese Wirkung wird durch die bittere, leicht adstringierend wirkende, thermisch kalte Melisse (Fol. Melissae) unterstützt. Dieses Ministerkraut hat neben der Wind-Hitze vertreibende auch eine krampflösende, Qi-Stagnation auflösende sowie Leber-Yang und Herz-Feuer beruhigende Wirkung. Pfefferminze (Hb. Menthae) und Lindenblüten (Fl. Tiliae) sind, da sie ihre Wirkung an der Oberfläche des Körpers entfalten, die Botschaftskräuter der Rezeptur.

Holunderblüten (Fl. Sambuci) wirken ebenfalls schweißtreibend. Zusätzlich können sie gegen äußere Wind-Hitze eingesetzt werden. Damit wirken sie – ähnlich wie das chinesische Kraut Fr. Arctii (Niubangzi) in der klassischen TCM-Rezeptur – als Ministerkraut. Zusätzlich klären sie Leere-Hitze und trocknen Feuchtigkeit und Schleim. Stiefmütterchen (Hb. Violae tricolores) sind der Rezeptur als Polizeikraut beigefügt, um toxische Hitze auszuleiten bzw. um vorzubeugen, dass sich keine toxische Hitze im Blut entwickeln kann. Die Kombination von Lungenkraut (Hb. Pulmonariae) mit dem Polizeikraut Süßholz (Rdx. Glycyrrhizae) kann eingesetzt werden, um Halsweh sowie Durst entgegenzuwirken. Diese beiden Kräuter wirken damit ähnlich wie die Kombination von Süßholz (Rdx. Glycyrrhizae) mit dem chinesischen Kraut Rdx. Platycodi (Jiegeng).

3. Rezeptur, die Hitze in der Qi-Schicht ausleitet

Hierbei handelt es sich um eine Rezeptur, die den «Pathogenen Faktoren» Wind und Hitze im dem Bereich der Qi-Schicht entgegenwirkt. Innerhalb des 4-Schichten-Systems ist die so genannte Qi-Schicht die zweite. Charakteristische Beschwerden sind: hohes Fieber, starkes Schwitzen, Unruhezustände sowie starker Durst. Bei der Betrachtung der Zunge fällt ein gelber Zungenbelag auf. Der Puls ist oberflächlich (fu), voll (shi) und schnell (shuo).

Ähnliche Beschwerden werden innerhalb des 6-Schichten-Systems des «Shang han lun» bei einem Krankheitsbild, das sich innerhalb der Yang-Ming-Schichte befindet, gefunden.

Beschwerden innerhalb der Qi-Schicht können auch auftreten, wenn ein fieberhafter Infekt nicht vollständig auskuriert wurde und Restbestände der Hitze im Körper bestehen bleiben. In diesem Fall führt diese verborgene Hitze zu einer Verletzung des Qi und des Yin. Charakteristische Symptome sind dabei: Reizbarkeit, Fieber, Schwitzen und ein Gefühl der Hitze im Bereich des Brustkorbes. Unruhezustände und Durst müssen immer vorhanden sein, wenn von einem Krankheitsbild innerhalb der Qi-Schicht die Rede ist. Sollten Unruhezustände und Durst nicht vorhanden sein, befindet sich der «Pathogene Erreger» entweder in einer höheren oder einer tieferen Schichte des Körpers.

- Ctx. Cinchonae Chinarinde 4 g Kaiserkraut
- Fl. Verbasci kleine Königskerze 3 g Ministerkraut
- Hb. Menthae Pfefferminze 7 g Ministerkraut
- Hb. Equiseti Ackerschachtelhalm 12 g Polizeikraut
- Hb. Galeopsidis ockergelber Hohlzahn 8 g Polizeikraut

Wirkung:
- Beseitigt Hitze aus Qi-Schicht
- Unterstützt die Bildung von Körperflüssigkeiten
- Wirkt gegen Durst
- Yang-Ming Stadium eines Infektes
- Kühlt Magen-Feuer

Indikation:
- Hohes Fieber
- Profuse Schweißausbrüche
- Abneigung gegenüber Hitze
- Rötung des Kopfes
- Starker Durst
- Innere Unruhe

Zusätzlich möglich:
- Kopfschmerzen
- Zahnschmerzen
- Nasenbluten

Entsprechende westliche Krankheitsbilder:
- Meningitis (Gehirnhautentzündung)
- Enzephalitis (Entzündung im Bereich des Gehirns)
- Pneumonie (Lungenentzündung)
- Diabetes mellitus (Zuckerkrankheit)
- Sonnenstich
- Epistaxis (Nasenbluten)

- Zunge: roter Zungenkörper, gelber Belag.
- Puls: schnell (shuo).

Beschreibung der Rezeptur aus westlichen Kräutern:

Chinarinde (Ctx. Cinchonae) ist ein bitteres, leicht scharfes, thermisch kühles Kraut, das als Kaiserkraut eingesetzt werden kann, um Hitze zu kühlen und Feuer auszuleiten. Es ist gut geeignet, um Hitze aus der Qi-Schicht auszuleiten. Zusätzlich kühlt dieses Kraut das Blut, beruhigt Herz-Feuer und ist deswegen für die Behandlungen von Krankheitsbildern wie beispielsweise Sonnenstich, aber theoretisch auch bei Meningoenzephalitis indiziert.

Das Ministerkraut, die Kleine Königskerze (Fl. Verbasci), ist ein bitteres, süßes, thermisch kühles Kraut, das das Lungen-Yin nährt und die Hitze aus dem Bereich der Lungen ausleitet. Es unterstützt die Chinarinde (Ctx. Cinchonae) darin, Hitze aus der Qi-Schicht auszuleiten. Pfefferminze (Hb. Menthae) ist der Rezeptur als weiteres Ministerkraut hinzugefügt, um eingedrungene Wind-Hitze auszuleiten und den Bereich des Kopfes zu klären. Weiters wirkt es einer Leber-Qi-Stagnation entgegen und gibt dem Dekokt einen angenehmen Geschmack. Ackerschachtelhalm (Hb. Equiseti) und ockergelber Hohlzahn (Hb. Galeopsidis) sind in dieser Rezeptur die Polizeikräuter. Beide Kräuter sind thermisch kühl und können dazu beitragen, dass die Hitze reduziert wird. Sie tonisieren das Yin und schützen damit vor einem weiteren Verlust an Körpersäften (Jinye). In diesem Fall sollte Ackerschachtelhalm (Hb. Equiseti) erst am Schluss der Rezeptur hinzugefügt werden, da Ackerschachtelhalm (Hb. Equiseti) diuretisch (harntreibend) wirkt, wenn er längere Zeit (länger als 2 – 3 Minuten) in heißem Wasser gekocht wird. Sollte sich wirklich eine massive Hitze im Bereich der Qi-Schichte befinden, so empfiehlt es sich, der Rezeptur zusätzlich Mineralien beizufügen. Hierzu können Eierschalen, aber auch Kalzium- oder Magnesiumpräparate verwendet werden.

4. Rezeptur, die Hitze aus den Organen ausleitet

Wenn sich ein Überschuss an Hitze in einem der Organe befindet, manifestieren sich charakteristische Krankheitsbilder. Obwohl als Ursache für derartige Krankheitsbilder oft «Pathogene Faktoren» vorhanden sind, wird doch von Hitze in einem spezifischen Organ gesprochen. Dabei gibt es für jedes der Organe entsprechende, charakteristische Symptome.

Wenn diese Hitze aus einem der Organe ausgeleitet werden soll, so sind die entsprechenden Kräuter sehr unterschiedlich, je nachdem, in welchem Organ sich die Hitze befindet. Die folgende Rezeptur leitet Hitze aus dem Bereich der Leber aus.

- Rdx. Taraxaci Löwenzahnwurzel 7 g Kaiserkraut
- Hb. Urticae Brennnesselblätter 8 g Ministerkraut
- Hb. Equiseti Ackerschachtelhalm 8 g Ministerkraut
- Hb. Solidaginis virgaureae Goldrutenkraut 3 g Ministerkraut
- Rdx. Gentianae Enzianwurzel 5 g Ministerkraut
- Fr. Cardui mariae Mariendistel 6 g Polizeikraut
- Rdx. Paeonia alba Weiße Pfingstrosenwurzel 4 g Polizeikraut

Wirkung:
- Leitet Hitze in Leber und Gallenblase aus
- Beseitigt Feuchte-Hitze aus dem UE

Indikation:
- Schmerzen unter dem Rippenbogen
- Kopfschmerzen
- Rötung der Augen
- Vertigo (Drehschwindel)
- Bitterer Mundgeschmack
- Reizbarkeit
- Juckreiz der Genitalien
- Übelriechender Ausfluss
- Gefühl der Hitze im Unterleib
- Erschwertes oder schmerzhaftes Wasserlassen
- Bei Frauen ein zu frühes Einsetzen der Monatsblutung
- Verlust des Gehörsinns

Entsprechende westliche Krankheitsbilder:
- Migräne (anfallsweise, seitliche Kopfschmerzen)
- Interkostalneuralgie (Entzündung der Zwischenrippengelenke)
- Konjunctivitis (Bindehautentzündung)
- Herpes zoster (Gürtelrose)

- Hepatitis (Entzündung der Leber)
- Prostatitis (Entzündung der Vorsteherdrüse)
- Hypercholesterinämie und Hypertriglyceridämie (erhöhte Blutfettwerte)
- Arterielle Hypertonie (hoher Blutdruck)
- Fluor vaginalis (Scheideninfektionen mit Ausfluss)
- Cholezystitis (Entzündung der Gallenblase)
- Cholangitis (Entzündung der Gallengänge)
- Herpes labialis (Fieberblasen)
- Herpes genitalis (Virusinfektion im Genitalbereich)

- Zunge: roter Zungenkörper; dicker, gelber Belag.
- Puls: gespannt (xian), schnell (shuo).

Beschreibung der Rezeptur aus westlichen Kräutern:

Das Kaiserkraut dieser Rezeptur ist die Löwenzahnwurzel (Rdx. Taraxaci). Bei diesem Kraut handelt es sich um ein bitteres, leicht süßes, thermisch kaltes Kraut, das speziell auf Leber und Magen wirkt. Es kann eingesetzt werden, um Feuchte-Hitze aus dem Bereich der Leber auszuleiten und Toxische-Hitze zu kühlen. Unterstützt wird die Löwenzahnwurzel (Rdx. Taraxaci) in ihrer Feuchte-Hitze ausleitenden Wirkung durch die Ministerkräuter Enzianwurzel (Rdx. Gentianae), Goldrutenkraut (Hb. Solidaginis virgaureae), Brennnesselblätter (Hb. Urticae) sowie Ackerschachtelhalm (Hb. Equiseti). Enzianwurzel (Rdx. Gentianae) ist ebenfalls bitter-kalt und leitet Feuchte-Hitze aus dem Bereich der Leber und Gallenblase aus. Ähnlich wirken Brennnesselblätter (Hb. Urticae) sowie das Goldrutenkraut (Hb. Solidaginis virgaureae). Dieses wirkt zusätzlich speziell im Bereich des Unteren Erwärmers krampflösend. Goldrute (Hb. Solidaginis virgaureae) leitet in Kombination mit Ackerschachtelhalm (Hb. Equiseti) die Feuchtigkeit über die Diurese (den Harn) aus. In diesem Fall wird die harntreibende, Feuchte-Hitze ausleitende Wirkung des Ackerschachtelhalms (Hb. Equiseti) erzielt, indem der Ackerschachtelhalm (Hb. Equiseti) 2 – 3 Minuten gekocht wird. Die bitteren, thermisch kalten Mariendistelsamen (Fr. Cardui mariae) besitzen eine Feuchte-Hitze ausleitende Wirkung, tonisieren aber gleichzeitig das Leber-Yin. Aus diesem Grund sind Mariendistelsamen (Fr. Cardui mariae) als Polizeikraut hervorragend geeignet, um Feuchte-Hitze aus dem Bereich der Leber auszuleiten, ohne das Yin zu verletzen. Es empfiehlt sich, Mariendistelsamen (Fr. Cardui mariae) mit Hilfe eines Mörsers vor der Zubereitung der Rezeptur zu zerkleinern. Das zweite Polizeikraut dieser Rezeptur ist die weiße Pfingstrosenwurzel (Rdx. Paeoniae alba). Diese ist bitter, leicht sauer und thermisch kühl. Sie tonisiert das Leber-Blut und -Yin und wird prophylaktisch der Rezeptur hinzugefügt, um das Blut sowie das Yin vor einem Mangelzustand zu bewahren.

5. Rezepturen, die Toxische-Hitze ausleiten

Entsprechende Rezepturen leiten überschüssige Hitze aus dem Bereich des Dreifachen Erwärmers aus. Sie sind bei folgenden Symptomen indiziert: Fieber, Reizbarkeit, Brechreiz oder Brechen, Hautrötungen, Nasenbluten sowie bei verschiedenen Arten von Entzündungen. Der Begriff der «Toxischen-Hitze» unterscheidet sich vom Begriff der Hitze durch das Auftreten von Eiter sowie einem allgemeinen Krankheitsgefühl des Patienten. Oft tritt «Toxische-Hitze» in Kombination mit folgenden Merkmalen auf: Rötung, Schwellung, Schmerzen sowie ein Krankheitsgefühl.

Der chinesische Begriff der Toxischen-Hitze lautet «Re Du». Dieser Begriff kann sich auf mehrere Dinge beziehen: auf eine Krankheitsursache, die pathologischen Mechanismen einer Krankheit oder die Toxizität – also die Giftigkeit – einer Substanz. In diesem Abschnitt des Buches wird der Begriff der «Toxischen-Hitze» mit den Krankheitsursachen bzw. den klinischen Syndromen, nicht jedoch mit der Toxizität einer Substanz in Zusammenhang gebracht. In der Chinesischen Medizin besteht eine Differenzierung zwischen Yin- und Yang- «Toxischer-Hitze».

Es gibt kaum einen Teilbereich innerhalb der Phytotherapie, in dem die chinesischen Kräuter derart gut durch westliche Kräuter ersetzt werden können. Diese westlichen Kräuter wie beispielsweise: Rhabarberwurzel, Enzianwurzel, Löwenzahnwurzel, Stiefmütterchen, Tausendguldenkraut, Augentrost, Bärentraubenblätter, etc., können mit gutem Gewissen an Stelle der oben angeführten chinesischen Kräuter eingesetzt werden.

Alle bitter-kalten Kräuter verletzen das Yang-Qi und dürfen nur eingesetzt werden, wenn entsprechende Hitze-Symptome vorliegen! Wenn sie ohne entsprechende Indikation eingenommen werden, verletzen sie das Milz-Yang. Solange der Zungenkörper jedoch rot ist, die Zunge einen gelben Belag aufweist, der Patient nicht müde ist und keinen Durchfall entwickelt, können diese Kräuter mit gutem Gewissen eingesetzt werden. Erst wenn der Patient müde wird, Durchfall mit Resten unverdauter Nahrungsmittel entwickelt, der Zungenbelag weiß und der Zungenkörper blass wird, sollten alle oben angeführten Kräuter nur mehr in Kombination mit wärmenden Kräutern verschrieben werden.

- Hb. Fumariae Erdrauch 5 g Kaiserkraut
- Hb. Urticae Brennnessel 5 g Ministerkraut
- Rdx. Gentianae Enzianwurzel 3 g Ministerkraut
- Hb. Violae tricolores Stiefmütterchen 8 g Ministerkraut
- Rdx. Taraxaci Löwenzahnwurzel 7 g Ministerkraut
- Hb. Equiseti Ackerschachtelhalm 8 g Polizeikraut

Wirkung:
- Leitet Hitze aus
- Leitet Toxische-Hitze aus

Indikation:
- Hohes Fieber
- Gefühl der inneren Unruhe
- Trockener Mund
- Sprechen sinnloser Worte
- Schlafprobleme
- Dunkler Urin
- Nasenbluten
- Entzündliche Hautprobleme
- Blutiges Erbrechen

Entsprechende westliche Krankheitsbilder:
- Sepsis (Blutvergiftung)
- Bakterielle Dysenterie (Entzündung des Darmes)
- Pneumonie (Lungenentzündung)
- Akute Zystitis (Blasenentzündung)
- Eitrige Akne vulgaris
- Enzephalitis (Entzündung im Bereich des Gehirns)
- Epistaxis (Nasenbluten)
- Mastitis (Brustdrüsenentzündung)
- Hämatemesis (Blutiges Erbrechen)

- Zunge: roter Zungenkörper, gelber Zungenbelag.
- Puls: schnell (shuo), voll (shi).

Beschreibung der Rezeptur aus westlichen Kräutern:

Diese Rezeptur enthält fast ausschließlich bitter-kalte Kräuter. Das Kaiserkraut Erdrauch (Hb. Fumariae) leitet Feuchte-Hitze aus der Gallenblase sowie aus Milz und Magen aus. Des Weiteren kühlt dieses Kraut das Blut, wirkt Leber-Qi-Stagnationen entgegen und reinigt die Haut bzw. Schleimhäute. Erdrauch (Hb. Fumariae) wird eine spezielle Wirkung auf die Haut im oberen Teil des Magenmeridians zugeschrieben, also im Bereich des Gesichtes und des Decolletés. Bei den folgenden Kräutern handelt es sich um Ministerkräuter. Brennnessel (Hb. Urticae) leitet Feuchtigkeit und Hitze aus dem Bereich des Unteren Erwärmers, aber auch aus dem Bereich der Lunge aus.

Zusätzlich wirkt es einer Leber-Qi-Stagnation entgegen und leitet Toxische-Hitze aus. Das nächste bitter-kalte Kraut, Enzianwurzel (Rdx. Gentianae), wirkt Feuchte-Hitze im Bereich von Leber und Galle, aber auch von Blase und Dickdarm entgegen. Stiefmütterchen (Hb. Violae tricolores) kühlt Hitze und leitet Toxische-Hitze aus. Es ist ein diuretisch wirksames, entzündungshemmendes Kraut, das Toxischer-Hitze erfolgreich entgegen wirken kann.

Speziell bei entzündlichen Hautproblemen sind Stiefmütterchen (Hb. Violae tricolores) indiziert. Löwenzahnwurzel (Rdx. Taraxaci) wirkt auf den Bereich von Leber und Magen. Auch dieses Kraut kühlt Toxische-Hitze und leitet Feuchte-Hitze aus. Zusätzlich beruhigt es aufsteigendes Leber-Yang und tonisiert in kleinen Dosierungen das Milz-Qi. Immer, wenn Abszesse (abgekapselte Eiteransammlung)und Knoten vorliegen, sollte auf Löwenzahn (Hb. Taraxaci) zurückgegriffen werden, aber natürlich immer nur, wenn diese aufgrund von Hitze entstehen. Bei Krankheitsbildern mit chronischen Abszessen (abgekapselte Eiteransammlung)sollte das Qi des Patienten tonisiert werden!

Der Ackerschachtelhalm (Hb. Equiseti) ist das Polizeikraut der Rezeptur. Dieses Kraut nur kurz mit heißem Wasser überbrühen, um das Yin zu tonisieren und damit dem Entstehen einer Toxischen-Hitze entgegenwirken.

Zusammenfassend kann festgehalten werden, dass diese Rezeptur bitterkalte Kräuter enthält, die in verschiedenen Körperregionen wirken. Erdrauch (Hb. Fumariae) wirkt im Bereich des Oberen Erwärmers, Brennnessel (Hb. Urticae) wirken im Bereich des Mittleren Erwärmers, Enzianwurzel (Rdx. Gentianae) und Löwenzahnwurzel (Rdx. Taraxaci) wirken im Bereich des Unteren Erwärmers. Somit ist diese Rezeptur geeignet, um Feuchte-Hitze und Toxische-Hitze aus dem Körper auszuleiten. Auch in diesem Fall gilt, dass die Kräuter nicht mehr indiziert sind, wenn das Yang des Patienten verletzt ist. Dies äußert sich beispielsweise darin, dass der Stuhl breiig und der Urin hell geworden ist. Wenn das Yang des Patienten geschwächt ist, sollten der Rezeptur zusätzlich wärmende, Yang tonisierende Kräuter hinzugefügt werden.

- Hb. Fumariae Erdrauch 5 g Kaiserkraut
- Hb. Violae tricolores Stiefmütterchen 8 g Ministerkraut
- Rdx. Taraxaci Löwenzahnwurzel 7 g Ministerkraut
- Fl. Chrysanthemi Chrysanthemenblüten 2 g Ministerkraut
- Rdx. Bardanae Klettenwurzel 2 g Ministerkraut
- Fr. Cardui mariae Mariendistel 6 g Polizeikraut

Wirkung:
- Leitet Feuchte-Hitze aus
- Leitet Toxische-Hitze aus
- Kühlt das Blut
- Reduziert Schwellungen

Indikation:
- Hitzegefühl
- Furunkel
- Akne vulgaris mit lokaler Rötung des Gewebes
- Schwellung und Rötung des Gewebes
- Schmerzen in Kombination mit Fieber
- Schüttelfrost

Entsprechende westliche Krankheitsbilder:
- Mastitis (Brustdrüsenentzündung)
- Furunkel
- Akne vulgaris
- Appendizitis (Entzündung des Wurmfortsatzes)
- Akute Phyelonephritis (Nierenbeckenentzündung)
- Konjunctivitis (Bindehautentzündung)
- Akute Zystitis (Blasenentzündung)
- Urtikaria (Nesselsucht)

- Zunge: roter Zungenkörper; gelber Zungenbelag, eventuell rote Papillen.
- Puls: schnell (shuo), gleitend (hua).

Beschreibung der Rezeptur aus westlichen Kräutern:

Die beiden Kräuter Erdrauch (Hb. Fumariae) und Stiefmütterchen (Hb. Violae tricolores) eignen sich, um Feuchte-Hitze und Toxische-Hitze speziell aus dem Bereich der Haut auszuleiten. Beide kühlen zusätzlich das Blut. Das Kaiserkraut Erdrauch (Hb. Fumariae) löst darüber hinaus Leber-Qi-Stagnationen auf und leitet Feuchte-Hitze aus dem Bereich der Milz aus. Es kann immer dann verwendet werden, wenn Schwellungen im Bereich des Körpers aufgrund einer Feuchten-Hitze bestehen (beispielsweise bei entzündlichen, rheumatischen Prozessen sowie bei geschwollenen Lymphknoten).

Bei den folgenden Kräutern handelt es sich um Ministerkräuter:

Stiefmütterchen (Hb. Violae tricolores) hat einen scharfen, bitteren Geschmack und ist thermisch kühl. Es wirkt hauptsächlich an der Körperoberfläche und ist für diverse Hautprobleme, die aufgrund von Toxischer-Hitze im Blut bestehen, indiziert. Löwenzahnwurzel (Rdx. Taraxaci), ein Kraut, das Feuchte-Hitze aus dem Bereich der Leber ausleitet, kann zusätzlich eingesetzt werden, um Verhärtungen aufzulösen. Chrysanthemenblüten (Fl. Chrysanthemi) haben einen speziellen Bezug zu den Augen und leiten in diesem Bereich Feuchte-Hitze aus. Sie verstärken damit die Feuchte-Hitze ausleitende Wirkung des Löwenzahns (Rdx. Taraxaci). Klettenwurzel (Rdx. Bardanae) kühlt das Blut und leitet Feuchtigkeits-Stagnationen im Bereich des Dickdarms aus.

Das letzte Kraut der Rezeptur, Mariendistelsamen (Fr. Cardui mariae), ist der Rezeptur hinzugefügt, um Feuchte-Hitze sowie Toxische-Hitze auszuleiten, ohne das Leber-Yin zu verletzen. In diesem Fall dienen die Mariendistelsamen (Fr. Cardui mariae) als Polizeikraut. Wie bereits die vorhergehende Rezeptur enthält auch diese Rezeptur verschiedene bitter-kalte Kräuter, die sich in ihrer Toxische-Hitze ausleitenden Wirkung ergänzen bzw. verstärken.

- Rdx. et Rhz. Rhei Rhabarberwurzel 3 g Kaiserkraut
- Strobulus Lupuli Hopfen 2 g Ministerkraut
- Hb. Millefolii Schafgarbe 3 g Ministerkraut
- Rdx. Glycyrrhizae Süßholz 2 g Polizeikraut

Wirkung:
- Leitet Hitze aus
- Leitet Toxische-Hitze aus
- Trocknet Feuchtigkeit

Indikation:
- Fieber
- Gefühl der inneren Unruhe
- Reizbarkeit
- Rötung des Gesichtes
- Rote Augen
- Dunkler Urin
- Obstipation (Verstopfung)

In schweren Fällen:
- Sprechen sinnloser Worte
- Ikterus (Gelbsucht)
- Epistaxis (Nasenbluten)
- Blutiges Erbrechen
- Hautabszesse
- Schleimhautdefekte im Mundbereich

Entsprechende westliche Krankheitsbilder:
- Akute Gastroenteritis (Entzündung des Magen-Darmtraktes)
- Hepatitis (Entzündung der Leber)
- Cholezystitis (Entzündung der Gallenblase)
- Konjunctivitis (Bindehautentzündung)
- Stomatitis (Entzündung der Mundschleimhaut)
- Cephalea (Kopfschmerzen)
- Trigeminusneuralgie (Schmerzen im Bereich der Gesichtsnerven)
- Hämatemesis (Blutiges Erbrechen)
- TBC (Tuberkulose)

- Zunge: roter Zungenkörper; dicker, gelber Zungenbelag.
- Puls: schnell (shuo), gleitend (hua), voll (shi).

Beschreibung der Rezeptur aus westlichen Kräutern:

Bei dem Kaiserkraut der Rezeptur, Rhabarberwurzel (Rdx. et Rhz. Rhei), handelt es sich um ein bitter-kaltes Kraut, das Hitze und Toxische-Hitze ausleitet. Zusätzlich kühlt dieses Kraut das Blut und kann zur Behandlung von Unruhezuständen und Fieber aufgrund von Hitze eingesetzt werden. Die beiden Ministerkräuter Hopfen (Strobulus Lupuli) und Schafgarbe (Herbe Millefolii) leiten Hitze aus dem Bereich des Oberen und Mittleren Erwärmers aus. Hopfen (Strobulus Lupuli) ist ein bitteres, leicht adstringierendes und scharfes Kraut, das thermisch kühl ist und einen speziellen Bezug zu Herz, Leber, Nieren, aber auch Magen hat. Es klärt Hitze und beruhigt den Geist. Hopfen (Strobulus Lupuli) ist ein typisches Shao-Yin-Achsen-Kraut, da es Herz-Feuer klärt und das Nieren-Yin tonisiert. Immer, wenn Leere-Hitze in Kombination mit einem Gefühl der inneren Unruhe besteht, ist Hopfen (Strobulus Lupuli) indiziert. Aufgrund des bitteren Geschmacks sollte die Dosierung nie mehr als 2—3 Gramm pro Tag betragen.

Schafgarbe (Hb. Millefolii) ist ein bitteres, leicht süßes, thermisch neutrales Kraut, das Leber-Qi-Stagnationen auflöst und Feuchte-Hitze im Bereich der Leber und Galle entgegenwirkt. Gleichzeitig tonisiert es das Milz-Qi. Diese Milz-Qi tonisierende Wirkung wird durch die Zugabe von Süßholz (Rdx. Glycyrrhiziae) verstärkt. Die Kombination der beiden Kräuter wirkt einer inneren Unruhe und dem Gefühl der Reizbarkeit entgegen. Das Polizeikraut Süßholz (Rdx. Glycyrrhizae) ist – wie so oft – der Rezeptur beigemischt, um die Wirkungen der anderen Kräuter zu harmonisieren.

Wenn Hitze zu einer Verstopfung mit trockenem Stuhl führt, ist die Kombination von Süßholz (Rdx. Glycyrrhizae) mit Rhabarberwurzel (Rdx. et Rhz. Rhei) indiziert. Insgesamt leitet diese Rezeptur Hitze aus dem Bereich aller Drei Erwärmer aus, wobei der größte Anteil der Hitze über den Stuhlgang ausgeleitet wird.

6. Rezeptur, die Hitze nach unten ableitet

Diese Rezeptur kann zur Behandlung von Hitze, die sich im Bereich des Magens bzw. Verdauungstraktes befindet, eingesetzt werden. Typische Symptome sind: Fieber, Schmerzen im Bauchbereich, die durch Druck an Intensität zunehmen; Verstopfung, ein gelber Zungenbelag und ein voller (shi) Puls.

Diese Hitze wird nach unten geleitet. Laut TCM-Literatur sollte Verstopfung, die aufgrund eines inneren Überschusses besteht, durch eine abführende Behandlungsmethode behandelt werden. Innere Hitze sollte durch eine kühlende Behandlungsmethode behandelt werden.

- Rdx. et Rhz. Rhei Rhabarberwurzel 9 g Kaiserkraut
- Rdx. Bardanae Klettenwurzel 4 g Ministerkraut
- Hb. Menthae piperitae Pfefferminze 3 g Polizeikraut
- Peric. Citri ret. Mandarinenschalen 3 g Polizeikraut

Wirkung:
- Leitet Hitze kräftig nach unten aus

Indikation:
- Verstopfung
- Meteorismus (Blähungen)
- Völle- und Schweregefühl im Bereich des Bauches
- Schmerzen, die durch Druck zunehmen
- Härte des Bauches
- Fallweise erhöhte Körpertemperatur
- Schwitzen im Bereich der Handinnenflächen und Fußsohlen

Entsprechende westliche Krankheitsbilder:
- Obstipation (Verstopfung)
- Appendizitis (Entzündung des Wurmfortsatzes)
- Akute Cholezystitis (Entzündung der Gallenblase)
- Akute Cholangitis (Entzündung der Gallengänge)
- Wurmbefall des Darmes
- Akute Pankreatitis (Entzündung der Bauchspeicheldrüse)
- Akute Pneumonie (Lungenentzündung) bei Kindern

- Zunge: roter Zungenkörper; trockener, gelber oder sogar schwarzer Zungenbelag.
- Puls: tief (chen) und voll (shi).

Beschreibung der Rezeptur aus westlichen Kräutern:

Kaiserkraut dieser Rezeptur ist die bittere, thermisch kalte Rhabarberwurzel (Rdx. et Rhz. Rhei). Diese wirkt in der gegebenen Dosierung (9 Gramm pro Tag) Hitze nach unten ausleitend. Als Ministerkraut dient Klettenwurzel (Rdx. Bardanae). Diese kann ebenfalls eingesetzt werden, um Feuchte-Hitze aus dem Bereich des Yang-Ming (Magen und Dickdarm) auszuleiten. Die beiden Polizeikräuter Pfefferminze (Hb. Menthae piperitae) und Mandarinenschalen (Peric. Citri ret.) lösen Qi-Stagnationen auf und wirken damit einem eventuell vorhandenen Völlegefühl entgegen. Zusätzlich unterstützen sie die Wirkung der Rhabarberwurzel (Rdx. et Rhz. Rhei) und Klettenwurzel (Rdx. Bardanae) in der Stuhlgang fördernden Wirkung.

7. Rezepturen, die harmonisierend wirken

Der Begriff der «harmonisierenden» Methode, chinesisch «He Fa», geht auf die späte Han-Dynastie zurück. Ursprünglich wurde diese Bezeichnung für Krankheitsbilder im Bereich des Shao-Yang verwendet; heutzutage wird der Begriff der «harmonisierenden» Methode auch für die Behandlung von

Disharmonie-Mustern im Bereich der Leber und Milz, Gallenblase und Magen sowie Magen und Darm verwendet.

Weil Leber- und Gallenblasenbeschwerden oft zu Beschwerden im Bereich von Milz und Magen führen, wurde der Begriff der «harmonisierenden» Methode auch auf Rezepturen, die harmonisierend auf das Verhältnis von Holz und Erde einwirken, angewendet. Typische Symptome können sein: Fieber in Abwechslung mit Schüttelfrost (gleichzeitiges Auftreten von Fieber und Schüttelfrost ist ein Hinweis für ein Tai-Yang-Krankheitsbild; Fieber ohne Schüttelfrost wird bei Yang-Ming-Krankheitsbildern gefunden). Die Gallenblase ist jenes Organ, das mit einem Shao-Yang-Krankheitsbild am engsten verbunden ist. Bitterer Mundgeschmack, Trockenheit der Mundschleimhaut und ein Gefühl der Fülle bzw. Stagnation unter den Rippenbögen sind charakteristische Symptome, die der Gallenblase zugeordnet werden.

«Harmonisierende» Rezepturen sollten bei Vorliegen von äußeren «Pathogenen Faktoren» nicht angewendet werden, da sonst möglicherweise die «Pathogenen Faktoren» tiefer in den Körper eindringen können. Auch sollte daran gedacht werden, dass Fieber in Abwechslung mit Schüttelfrost nicht ausschließlich ein Shao-Yang Krankheitsbild sein muss. (Derartige Beschwerden können auch bei einem massiven Qi-Mangel oder bei einem Qi- und Blut-Mangel auftreten. Bei Vorliegen der beiden letztgenannten energetischen Muster würden «harmonisierende» Rezepturen zu einer Verstärkung der Beschwerdebilder führen!)

Natürlich ist es so, dass viele Krankheitsbilder im Bereich von Leber und Milz durch belastende, emotionale Faktoren verursacht werden. Diese sollten bei der Erstellung der Therapie mit berücksichtigt (und nicht nur chinesische Kräuter) verschrieben werden.

- Hb. Alchemillae Frauenmantel 3 g Kaiserkraut
- Hb. Millefolii Schafgarbe 3 g Ministerkraut
- Peric. Citri ret. Mandarinenschalen 3 g Ministerkraut
- Rdx. Paeoniae alba weiße Pfingstrosenwurzel 3 g Polizeikraut
- Hb. Menthae piperitae Pfefferminze 3 g Ministerkraut
- Rdx. Glycyrrhizae Süßholz 3 g Ministerkraut
- Fl. Rosae Rosenblüten 5 g Ministerkraut

Wirkung:
- Bewegt Leber-Qi
- Wirkt Blut-Stagnation entgegen
- Wirkt schmerzstillend

Indikation:
- Schmerzen im Hypochondrium (unter dem Rippenbogen)
- Fieber im Wechsel mit Schüttelfrost

- Kalte Finger und Zehen
- Manches Mal mit einem Gefühl der Reizbarkeit und Fülle im Bauchbereich
- Bitterer Mundgeschmack
- Appetitlosigkeit

Entsprechende westliche Krankheitsbilder:
- PMS (Prämenstruelles Syndrom: Schmerzen vor der Monatsblutung)
- Dysmenorrhoe (Schmerzen zur Zeit der Monatsblutung)
- Gastritis (Entzündung der Magenschleimhaut)
- Cholezystitis (Entzündung der Gallenblase)
- Cholelithiasis (Steine im Bereich der Gallengänge)
- Mastitis (Brustdrüsenentzündung)
- Ulcus duodeni (Zwölffingerdarmgeschwür)

- Zunge: roter Zungenkörper, gelber Zungenbelag.
- Puls: gespannt (xian).

Beschreibung der Rezeptur aus westlichen Kräutern:

Das Kaiserkraut Frauenmantel (Hb. Alchemillae) ist ein bitteres, thermisch kaltes Kraut. Dieses leitet Feuchte-Hitze aus und kühlt das Blut. Zusätzlich kann es Leber-Qi- und Blut-Stagnationen auflösen und damit Schmerz stillend wirken. Unterstützt wird Frauenmantel (Hb. Alchemillae) durch die Schafgarbe (Hb. Millefolii). Dieses Ministerkraut wirkt ebenfalls Leber-Qi-Stagnationen entgegen und tonisiert gleichzeitig das Milz-Qi. Zusätzlich löst es Blut-Stagnationen auf und leitet Feuchte-Hitze aus.

Die in der Rezeptur befindlichen Mandarinenschalen (Peric. Citri ret.) lösen Stagnationen im Bereich des Mittleren Erwärmers auf und unterstützen als Ministerkraut die transportierende und umwandelnde Funktion der Milz. Das Polizeikraut, die weiße Pfingstrosenwurzel (Rdx. Paeoniae alba), nährt das Leber-Blut sowie das Leber-Yin. Die weiße Pfingstrosenwurzel (Rdx. Paeoniae alba) wirkt – im Unterschied zu den ausleitenden Kräutern Frauenmantel (Hb. Alchemillae) und Schafgarbe (Hb. Millefolii) – bewahrend. Die Kombination der Kräuter Frauenmantel (Hb. Alchemillae), Schafgarbe (Hb. Millefolii) und Pfingstrosenwurzel (Rdx. Paeoniae alba) ist äußerst effektiv, um Leber-Qi-Stagnationen entgegenzuwirken, ohne das Leber-Yin zu verletzen.

Die weiteren Kräuter dienen in dieser Rezeptur als Ministerkräuter: Pfefferminze (Hb. Menthae piperitae) hat ebenfalls eine Leber-Qi-Stagnationen auflösende Wirkung. Süßholz (Rdx. Glycyrrhizae) wirkt wie immer harmonisierend auf die Wirkungen der anderen Kräuter der Rezeptur; zusätzlich wirkt es speziell in Kombination mit der weißen Pfingstrosenwurzel (Rdx. Paeoniae alba) schmerzstillend (bei krampfartigen, kolikartigen Schmerzen). Rosenblüten (Fl. Rosae) sind der Rezeptur hinzugefügt, da Rosenblüten (Fl. Rosae) nicht nur einer Leber-Qi-Stagnation entgegen wirken, sondern auch beruhigend auf ein aufsteigendes Leber-Yang sowie auf Herz-Feuer wirken.

Aus diesem Grund können Rosenblüten (Fl. Rosae) immer dann eingesetzt werden, wenn die psychische Komponente bei schmerzhaften Beschwerden im Vordergrund steht.

- Hb. Alchemillae Frauenmantel 3 g Kaiserkraut
- Hb. Millefolii Schafgarbe 3 g Ministerkraut
- Pericarp. Citri ret. viridiae unreife Mandarinenschalen 3 g Ministerkraut
- Rdx. et Rhz. Rhei Rhabarberwurzel 3 g Ministerkraut
- Rdx. Paeoniae alba weiße Pfingstrosenwurzel 3 g Polizeikraut
- Rhz. Zingiberis frischer Ingwer 3 g Botschaftskraut
- Fr. Jujubae Datteln 4 (Stück) Polizeikraut

Wirkung:
- Wirkt harmonisierend
- Vertreibt «Pathogene Faktoren» in der Shao-Yang Schicht
- Löst Verhärtungen, die durch Hitze entstanden sind, auf

Indikation:
- Fieber in Abwechslung mit Schüttelfrost
- Gefühl der Fülle im Bauchbereich und unter den Rippenbögen
- Brechreiz
- Rezidivierendes Erbrechen
- Lokales Druckgefühl oder Schmerzen im Bauchbereich
- Bitterer Mundgeschmack
- Durchfall, mit einem brennenden Gefühl beim Stuhlgang
- Schwäche der Darmperistaltik
- Leichtes Gefühl der inneren Unruhe

Entsprechende westliche Krankheitsbilder:
- Akute Gastroenteritis (Entzündung des Magen-Darmtraktes)
- Cholezystitis (Entzündung der Gallenblase)
- Cholezystolithiasis (Gallensteine)
- Akute Pankreatitis (Entzündung der Bauchspeicheldrüse)
- Virale Hepatitis (Entzündung der Leber)
- Peritonitis (Entzündung des Bauchfells)
- Migräne (anfallsweise, seitliche Kopfschmerzen)
- Trigeminusneuralgie (Schmerzen im Bereich der Gesichtsnerven)
- Malaria
- Interkostalneuralgie (Entzündung der Zwischenrippengelenke)
- Maligne Hypertonie (hoher Blutdruck, der zu Schädigungen führt)

- Zunge: gelber Zungenbelag.
- Puls: gespannt (xian) und voll (shi).

Beschreibung der Rezeptur aus westlichen Kräutern:

Als Kaiserkraut dient hier Frauenmantel (Hb. Alchemillae). Dieses leitet Hitze aus dem Bereich des Shao-Yang aus. Dabei wird es in der Hitze ausleitenden Funktion durch das Ministerkraut Schafgarbe (Hb. Millefolii) unterstützt. Als weiteres Ministerkraut dienen unreife Mandarinenschalen (Peric. Citri ret. viridae), die eingesetzt werden, um das Qi im Bereich des Mittleren Erwärmers zu bewegen, Qi-Stagnationen sowie Nahrungsmittel-Stagnationen aufzulösen und damit ein Völlegefühl im Bereich des Brustkorbes und des Abdomens zu vermindern. Die Kombination der unreifen Mandarinenschalen (Peric. Citri ret. viridae) mit Frauenmantel (Hb. Alchemillae) ist gut geeignet, um Qi-Stagnationen im Bereich des Mittleren Erwärmers aufzulösen.

Das nächste Ministerkraut, Rhabarberwurzel (Rdx. et Rhz. Rhei), leitet Hitze aus dem Bereich der Gallenblase und des Magens über den Darm aus und löst Blut-Stagnationen auf. Wenn es in Kombination mit unreifen Mandarinenschalen (Peric. Citri ret. viridae) eingesetzt wird, können diese beiden Kräuter Verhärtungen, die durch Hitze entstanden sind, auflösen.

Die weiße Pfingstrosenwurzel (Rdx. Paeoniae alba) nährt als Polizeikraut das Blut, reguliert den Leber-Qi-Fluss und wirkt Schmerzen und Verhärtungen in der Bauchregion entgegen. Die Kombination der Kräuter: unreife Mandarinenschalen (Peric. Citri ret. viridae), Rhabarberwurzel (Rdx. et Rhz. Rhei) und weiße Pfingstrosenwurzel (Rdx. Paeoniae alba) kann Schmerzen, die aufgrund einer Fülle im Bereich des Bauches bestehen, entgegenwirken.

Als Botschaftskraut dieser Rezeptur dient frischer Ingwer (Rhz. Zingiberis). Dieses ist scharf, thermisch warm und wirkt somit den bitter-kalten Kräutern entgegen. Zusätzlich kann Ingwer (Rhz. Zingiberis) eingesetzt werden, um Brechreiz und Erbrechen zu beenden. Die in der Rezeptur befindlichen Datteln (Fr. Jujubae) tonisieren einerseits als Polizeikraut das Milz-Qi, andererseits wirken sie in Kombination mit der weißen Pfingstrosenwurzel (Rdx. Paeoniae alba) Schmerzen in der Bauchregion entgegen. Zusätzlich wirkt die Kombination der weißen Pfingstrosenwurzel (Rdx. Paeoniae alba) mit Datteln (Fr. Jujubae) Yin nährend, wodurch das Yin vor einer Verletzung durch die pathogene Hitze geschützt wird. Die Kombination von frischem Ingwer (Rhz. Zingiberis) mit Datteln (Fr. Jujubae) reguliert das Abwehr- und Nähr-Qi und hilft somit, «Pathogene Faktoren» zu vertreiben.

- Hb. Millefolii Schafgarbe 3 g Kaiserkraut
- Hb. Alchemillae Frauenmantel 3 g Kaiserkraut
- Pericarp. Citri ret. viridae unreife Mandarinenschalen 3 g Ministerkraut
- Rdx. Paeoniae alba weiße Pfingstrosenwurzel 3 g Polizeikraut
- Rdx. Glycyrrhizae Süßholz 3 g Botschaftskraut

Wirkung:

- Wirkt harmonisierend
- Vertreibt «Pathogene Faktoren»

- Löst Leber-Qi-Stagnationen auf
- Reguliert die Milz

Indikation:
- Kalte Finger und Zehen
- Manches Mal mit einem Gefühl der Reizbarkeit und Fülle im Bauchbereich
- Schmerzen im Bauchbereich
- Bitterer Mundgeschmack
- Appetitlosigkeit

Entsprechende westliche Krankheitsbilder:
- Gastritis (Entzündung der Magenschleimhaut)
- Cholezystitis (Entzündung der Gallenblase)
- Cholelithiasis (Steine im Bereich der Gallengänge)
- Hepatitis (Entzündung der Leber)
- Mastitis (Brustdrüsenentzündung)
- Ulcus duodeni (Zwölffingerdarmgeschwür)

- Zunge: roter Zungenkörper, gelber Zungenbelag.
- Puls: gespannt (xian).

Beschreibung der Rezeptur aus westlichen Kräutern:

Die Kombination der Kaiserkräuter Schafgarbe (Hb. Millefolii) und Frauenmantel (Hb. Alchemillae) leitet Hitze aus und wirkt den Qi-Stagnationen entgegen. Unterstützt werden sie in ihrer Wirkung durch die unreifen Mandarinenschalen (Peric. Citri ret. viridae). Diese wirken als Ministerkraut Stagnationen im Bereich des Mittleren Erwärmers entgegen und unterstützen zusätzlich die transportierende und umwandelnde Funktion der Milz.

Als vereinfachte Regel gilt, dass unreife Schalen von Zitrusfrüchten einen stärkeren Bezug zum Holz-Element aufweisen als die reifen Schalen. Diese wiederum besitzen einen stärkeren Bezug zu Milz und Magen. Idealer Weise werden unreife Mandarinenschalen (Peric. Citri ret. viridae) dann eingesetzt, wenn die Diagnose lautet: eine Leber-Qi-Stagnation (Holz) verletzt die Milz (Erde). Die weiße Pfingstrosenwurzel (Rdx. Paeoniae alba) nährt als Polizeikraut das Leber-Blut und -Yin und wirkt im Gegensatz zu den ersten drei Kräutern bewahrend. Aus diesem Grund ist die Kombination von Schafgarbe (Hb. Millefolii), Frauenmantel (Hb. Alchemillae), unreifen Mandarinenschalen (Peric. Citri ret. viridae) sowie der weißen Pfingstrose (Rdx. Paeoniae alba) äußerst effektiv, um einer Leber-Qi-Stagnation entgegenzuwirken, ohne das Leber-Yin zu verletzen. In Kombination mit dem Botschaftskraut Süßholz (Rdx. Glycyrrhizae) wirkt die weiße Pfingstrosenwurzel (Rdx. Paeoniae alba) schmerzstillend und krampflösend. Wie immer wirkt sich Süßholz (Rdx. Glycyrrhizae) harmonisierend auf die Wirkung der verschiedenen Kräuter einer Rezeptur aus.

- Hb. Millefolii Schafgarbe 3 g Kaiserkraut
- Hb. Alchemillae Frauenmantel 3 g Ministerkraut
- Fr. Juniperi Wacholderbeeren 4 g Polizeikraut
- Fr. Carvi Kümmel 2 g Polizeikraut
- Hb. Menthae piperitae Pfefferminze 5 g Polizeikraut
- Peric. Citri ret. Mandarinenschalen 3 g Polizeikraut
- Rhz. Zingiberis frischer Ingwer 1 g Polizeikraut
- Rdx. Ginseng Ginseng 3 g Polizeikraut
- Rdx. Glycyrrhizae Süßholz 3 g Polizeikraut

Wirkung:
- Wirkt harmonisierend
- Vertreibt «Pathogene Faktoren» in der Shao-Yang Schicht
- Löst Leber-Qi-Stagnation auf

Indikation:
- Fieber in Abwechslung mit Schüttelfrost
- Trockene Mundschleimhaut
- Gefühl der Fülle im Bauchbereich und unter den Rippenbögen
- Brechreiz und Erbrechen
- Schmerzen im Bauchbereich
- Bitterer oder saurer Mundgeschmack
- Appetitlosigkeit

Entsprechende westliche Krankheitsbilder:
- Bronchitis (Erkrankung der Atmungsorgane mit Husten und Auswurf)
- Grippale Infekte
- Pneumonie (Lungenentzündung)
- TBC (Tuberkulose)
- Parotitis (Entzündung der Ohrspeicheldrüse)
- Ikterus (Gelbsucht)
- Malaria
- Akute, virale Hepatitis (Entzündung der Leber)
- Post partales (nachgeburtliches) Fieber
- Akute Phyelonephritis (Nierenbeckenentzündung)
- Cholezystitis (Entzündung der Gallenblase)
- Interkostalneuralgie (Entzündung der Zwischenrippengelenke)
- Lymphadenitis (Entzündung der Lymphbahnen)

- Zunge: dünner, weißer Zungenbelag.
- Puls: gespannt (xian).

Beschreibung der Rezeptur aus westlichen Kräutern:

Die Kombination des Kaiserkrautes Schafgarbe (Hb. Millefolii) mit dem

Ministerkraut Frauenmantel (Hb. Alchemillae) kann eingesetzt werden, um «Pathogene Faktoren» im Bereich des Shao-Yang auszuleiten. Beide Kräuter wirken einer Leber-Qi-Stagnation entgegen und leiten Feuchte-Hitze aus dem Bereich der Leber und Gallenblase aus. Da Schafgarbe (Hb. Millefolii) zusätzlich leicht schweißtreibend wirkt, kann sie eingesetzt werden, um äußere «Pathogene Faktoren» zu vertreiben. Die Polizeikräuter Wacholderbeeren (Fr. Juniperi), Kümmel (Fr. Carvi), Pfefferminze (Hb. Menthae piperitae) und Mandarinenschalen (Peric. Citri ret.) wirken im Bereich des Mittleren Erwärmers harmonisierend. Diese Kräuter wirken leicht wärmend und können eingesetzt werden, um Feuchtigkeit und Schleim auszuleiten. Die Kombination der soeben angeführten Kräuter mit Ingwer (Rhz. Zingiberis) leitet rebellierendes Qi nach unten und stoppt somit Brechreiz und Erbrechen. Ginseng (Rdx. Ginseng) und Süßholz (Rdx. Glycyrrhizae) sind der Rezeptur als Polizeikräuter hinzugefügt, um das Qi zu tonisieren. Damit soll das Eindringen eines «Pathogenen Faktors» in das Innere des Körpers verhindert werden. Zusätzlich verhindert Süßholz (Rdx. Glycyrrhizae), dass bitter-kalte und scharf-warme Kräuter das Qi verletzen.

- Hb. Millefolii Schafgarbe 4 g Kaiserkraut
- Hb. Hyperici Johanniskraut 3 g Ministerkraut
- Rdx. Paeoniae alba Weiße Pfingstrosenwurzel 8 g Ministerkraut
- Hb. Anserinae Gänsefingerkraut 2 g Ministerkraut
- Fl. Lavandulae Lavendelblüten 2 g Ministerkraut
- Fol. Rosmarini Rosmarin 3 g Ministerkraut
- Rdx. Glycyrrhizae Süßholz 2 g Polizeikraut
- Rhz. Zingiberis Ingwer 2 g Botschaftskraut
- Hb. Menthae piperitae Pfefferminze 2 g Botschaftskraut

Wirkung:
- Besänftigt die Leber
- Beseitigt Leber-Qi-Stagnation, speziell aufgrund eines Blut-Mangels
- Nährt das Blut
- Tonisiert das Milz-Qi

Indikation:
- Schmerzen unter den Rippenbögen
- Kopfschmerzen
- Vertigo (Drehschwindel)
- Appetitlosigkeit
- Bitterer Mundgeschmack
- Trockene Mundschleimhaut
- Unregelmäßige Monatsblutung
- Schmerzen und Spannungen im Bereich der weiblichen Brust

Entsprechende westliche Krankheitsbilder:
- Chronische Hepatitis (Entzündung der Leber)
- Chronische Gastritis (Entzündung der Magenschleimhaut)
- Anämie (Blut-Mangel)
- Klimakterium (Wechselbeschwerden)
- Knoten in der Brust
- Dysmenorrhoe (Schmerzen zur Zeit der Monatsblutung)

- Zunge: blassrot.
- Puls: gespannt (xian) und leer (xu).

Beschreibung der Rezeptur aus westlichen Kräutern:

Die beiden Kräuter Schafgarbe (Hb. Millefolii) und Johanniskraut (Hb. Hyperici) wirken einer Leber-Qi-Stagnation entgegen. Schafgarbe (Hb. Millefolii) dient als Kaiserkraut, Johanniskraut (Hb. Hyperici) als Ministerkraut. Da die westliche Angelikawurzel (Rdx. Angelicae archangelicae) – im Gegensatz zu der chinesischen Angelikawurzel (Rdx. Angelicae sinensis, chinesische Bezeichnung: Danggui) – nicht das Blut tonisiert, sondern eher das Milz-Qi und -Yang tonisiert, karminativ wirkt und Feuchte-Kälte aus dem Bereich des Dickdarmes ausleitet, kommt in dieser Rezeptur aus westlichen Kräutern eine relativ große Menge der weißen Pfingstrose (Rdx. Paeoniae Lactiflorae) zur Anwendung, um das Blut zu tonisieren. Darüber hinaus wirkt das Ministerkraut weiße Pfingstrosenwurzel (Rdx. Paeoniae Lactiflorae) sanft Qi-Stagnationen entgegen.

Gänsefinger (Hb. Anserinae) ist ein Kraut, das eine nach oben gerichtete Bewegungsrichtung aufweist. In Kombination mit den anderen Qi-Stagnation auflösenden Kräutern wird durch dieses Ministerkraut die Zirkulation des Qi zusätzlich unterstützt. Die Kombination der Ministerkräuter Lavendelblüten (Fl. Lavandulae) und Rosmarin (Fol. Rosmarini) kann eingesetzt werden, um Qi-Stagnationen im Bereich des Mittleren Erwärmers entgegenzuwirken. Das Polizeikraut Süßholz (Rdx. Glycyrrhizae) tonisiert einerseits das Milz-Qi, andererseits wirkt es in Kombination mit der weißen Pfingstrosenwurzel (Rdx. Paeoniae alba) krampfhaften Schmerzen in der Bauchregion entgegen.

Die Kombination von Süßholz (Rdx. Glycyrrhizae) mit dem Botschaftskraut frischer Ingwer (Rhz. Zingiberis recens) tonisiert effektiv das Milz-Qi. Es ist wichtig, das Milz-Qi zu stärken, denn dieses ist für die Blutproduktion verantwortlich.

Ingwer (Rhz. Zingiberis) wirkt harmonisierend im Bereich des Verdauungstraktes und der Entwicklung eines rebellierenden Qi entgegen. Ein weiteres Botschaftskraut, Pfefferminze (Hb. Menthae piperitae), wirkt, wenn es in einer entsprechenden niedrigen Dosierung angewendet wird, einer Qi-Stagnation entgegen. Darüber hinaus kühlt Pfefferminze (Hb. Menthae piperitae) jene Hitze, die aufgrund einer Stagnation entstehen kann.

8. Rezepturen, die die Diurese anregen und Feuchtigkeit ausleiten

Diese Rezepturen sind dann indiziert, wenn Feuchtigkeit zu einer Stagnation Anlass gibt und es dadurch zu einer Beeinträchtigung der Diurese (des Harnflusses) kommt. Sie sind bei folgenden Symptomen indiziert: Ödemen (Wasseransammlungen), Flüssigkeits-Stagnation im Bereich des Urogenitaltraktes, Schmerzen im Bereich des Urogenitaltraktes, Diarrhoe (Durchfall).

- Fol. Uvae ursi Bärentraube 3 g Kaiserkraut
- Hb. Equiseti Ackerschachtelhalm 7 g Ministerkraut
- Hb. Absinthii Wermut 1 g Ministerkraut
- Rdx. Angelicae archangelicae Engelwurz 4 g Polizeikraut
- Fr. Juniperi Wacholderbeeren 3 g Polizeikraut
- Fr. Foeniculi Fenchelsamen 2 g Polizeikraut
- Ram. Cinnamomi Zimtzweige 4 g Polizeikraut und Botschaftskraut

Wirkung:
- Regt die Diurese (Harnfluss) an
- Trocknet Feuchtigkeit
- Tonisiert das Milz-Qi
- Wärmt das Yang
- Unterstützt die umwandelnde Funktion des Qi

Indikation:
- Kopfschmerzen
- Fieber
- Reizbarkeit
- Großer Durst, jedoch mit Brechreiz nach der Flüssigkeitsaufnahme
- Probleme beim Wasserlassen
- Ödeme (Wasseransammlungen)
- Vertigo (Drehschwindel)
- Schweregefühl des Körpers
- Dyspnoe (Kurzatmigkeit)
- Diarrhoe (Durchfall)

Entsprechende westliche Krankheitsbilder:
- Chronische Nephritis (Entzündung der Nieren)
- Chronische Niereninsuffizienz (Nierenversagen)
- Herzinsuffizienz (Schwäche des Herzmuskels)
- Aszites (Flüssigkeitsansammlung im Bauchraum) bei einer Leberzirrhose
- Infektiöse Hepatitis (Entzündung der Leber)
- Morbus Meniere (eine Kombination aus Drehschwindel, Hörsturz, Ohrensausen)

- Gastroenteritis (Entzündung des Magen-Darmtraktes)
- Chronische Gastritis (Entzündung der Magenschleimhaut)
- Gastroptose (Magensenkung)

- Zunge: blasser Zungenkörper mit weißem Zungenbelag.
- Puls: oberflächlich (fu).

Beschreibung der Rezeptur aus westlichen Kräutern:

Als Kaiserkraut dieser Rezeptur dienen Bärentraubenblätter (Fol. Uvae ursi). Diese sind thermisch kühl und leiten Hitze bzw. Feuchte-Hitze aus dem Bereich des Unteren Erwärmers aus. In ihrer Diurese (Harnfluss) anregenden Wirkung werden Bärentraubenblätter (Fol. Uvae ursi) durch die Ministerkräuter Ackerschachtelhalm (Hb. Equiseti) sowie Wermut (Hb. Absinthii) unterstützt.

Ackerschachtelhalm (Hb. Equiseti) ist ebenfalls thermisch kühl und wirkt diuretisch, wenn er längere Zeit (länger als 2—3 Minuten) gekocht wird. Wermut (Hb. Absinthii) ist ein bitteres, thermisch warmes Kraut. Die Kombination der beiden Kräuter wird eher selten verwendet. Sie eignet sich jedoch hervorragend, um das Nieren-Yang zu tonisieren und somit Feuchte-Kälte auszuleiten. Zusätzlich kann durch Wermut (Hb. Absinthii) das Milz-Qi tonisiert und Leber-Qi-Stagnationen entgegengewirkt werden.

Angelikawurzel (Rdx. Angelicae archangelicae) ist ein scharfes, leicht bitteres, süßes, thermisch warmes Polizeikraut. Dieses tonisiert das Milz-Qi und -Yang, wirkt karminativ und kann Feuchte-Kälte ausleiten. Zusätzlich löst es Qi-Stagnationen im Bereich des Mittleren Erwärmers auf. Die der Rezeptur hinzugefügten Wacholderbeeren (Fr. Juniperi) sind vom Geschmack her leicht bitter, scharf und süß; thermisch warm. Sie tonisieren als Polizeikraut das Nieren- und Milz-Yang und wirken auf eine milde Art und Weise diuretisch. Die Milz hat laut TCM-Literatur eine Aversion gegen Feuchtigkeit. Aus diesem Grund sollte die Milz tonisiert werden, um Feuchtigkeit auszuleiten. Dazu befinden sich die Polizeikräuter Fenchelsamen (Fr. Feoniculi) und Zimtzweige (Ram. Cinnamomi) in dieser Rezeptur. Wenn Feuchtigkeit die Zirkulation der Körperflüssigkeiten beeinträchtigt, kann es dazu kommen, dass die Nieren- bzw. Blasenfunktion beeinträchtigt werden. In diesem Fall tonisieren Fenchelsamen (Fr. Foeniculi) und Zimtzweige (Ram. Cinnamomi) das so genannte «Nieren-Feuer». Damit unterstützen sie auch die Blase in ihrer Umwandlungs- und Harn ausleitenden Funktion. Andererseits tonisieren Fenchelsamen (Fr. Foeniculi) und Zimtzweige (Ram. Cinnamomi) auch das Milz-Qi. Dadurch wird die Diurese auf verschiedene Arten angeregt. Einerseits enthält die Rezeptur bittere Kräuter, die die Diurese anregen; dazu zählen Bärentraubenblätter (Fol. Uvae ursi). Andererseits befinden sich Milz-Qi tonisierende Kräuter in der Rezeptur, die dazu beitragen, dass Feuchtigkeit in kostbare Säfte (Yinye) umgewandelt wird; dazu gehören beispielsweise Engelwurz (Rdx. Angelicae archangelicae), Wacholderbeeren (Fr. Juniperi) sowie Fenchelsamen (Fr. Foeniculi). Zusätzlich befinden sich scharfe, thermisch warme Kräuter in der Rezeptur: neben den Fenchelsamen (Fr.

Foeniculi) beispielsweise Zimtzweige (Ram. Cinnamomi). Diese wärmen, setzen das Yang frei und regen als Botschaftskraut die Diurese (den Harnfluss) an.

- Fol. Uvae ursi Bärentraube 2 g Kaiserkraut und Botschaftskraut
- Ctx. Rhz. Zingiberis Das Äußere der Wurzel von frischem Ingwer 4 g Ministerkraut
- Peric. Citri ret. Mandarinenschalen 7 g Polizeikraut
- Fr. Zypressi Zypresse 3 g Ministerkraut
- Fol. Rosmarini Rosmarin 2 g Ministerkraut
- Sem. et Ctx. Hippocastani Rosskastanie 3 g Ministerkraut
- Hb. Absinthii Wermut 1 g Ministerkraut

Wirkung:
- Trocknet Feuchtigkeit
- Reduziert Ödeme (Wasseransammlungen)
- Tonisiert das Milz-Qi
- Wirkt regulierend

Indikation:
- Generelle Ödeme (Wasseransammlungen)
- Schweregefühl des Körpers
- Schweregefühl und Schmerzen im Bauchbereich
- Dyspnoe (Kurzatmigkeit)
- Probleme beim Wasserlassen

Entsprechende westliche Krankheitsbilder:
- Schwangerschafts-Ödeme (Wasseransammlungen)
- Ödeme (Wasseransammlungen) bei einem Protein (Eiweiß)-Mangel
- Aszites (Flüssigkeitsansammlung im Bauchraum) bei einer Leberzirrhose
- Herzinsuffizienz (Schwäche des Herzmuskels) mit Lungenödemen
- Urtikaria (Nesselsucht)
- Chronische Glomerulonephritis (Entzündung der Nieren)

- Zunge: feuchter, zäher Zungenbelag.
- Puls: tief (chen) oder verborgen (fu).

Beschreibung der Rezeptur aus westlichen Kräutern:

Diese Rezeptur aus westlichen Kräutern trocknet Feuchtigkeit, reduziert Ödeme und tonisiert das Milz-Qi. Diese Wirkung wird durch verschiedene Mechanismen erzielt: Bärentraubenblätter (Fol. Uvae ursi) wirken als Kaiser- und Botschaftskraut, das Feuchtigkeit aus dem Bereich der Blase ausleitet. Die Dosierung ist absichtlich niedrig gewählt, da das Qi des Patienten ansonsten verletzt werden würde.

Die Kombination des Ministerkrautes frischer Ingwer (Rhz. Zingiberis) mit dem Polizeikraut Mandarinenschalen (Peric. Citri ret.) tonisiert das Milz-Qi und regt damit die Umwandlung der Feuchtigkeit in Körpersäfte (Jinye) an. Zusätzlich wirken Mandarinenschalen (Peric. Citri ret.) einer Qi-Stagnation entgegen. Alle weiteren Kräuter dienen in dieser Rezeptur als Ministerkräuter – die hinzugefügte Zypresse (Fr. Zypressi) wirkt Feuchte-Kälte entgegen und bewegt Qi und Blut. Diese Wirkung wird speziell im Bereich der Lunge erzielt. Rosskastanien (Sem. et Ctx. Hippocastani) sind bitter, adstringierend, scharf, thermisch kühl. Um Feuchtigkeit auszuleiten, werden die Schalen der Rosskastanie (Ctx. Hippocastani) verwendet. Der leicht bittere, scharfe, thermisch warme Rosmarin (Fol. Rosmarini) unterstützt die Feuchtigkeit ausleitende Wirkung, indem er das Nieren-Yang tonisiert und Qi-Stagnationen im Bereich des Mittleren Erwärmers entgegenwirkt. Wermut (Hb. Absinthii), das bittere, leicht scharfe, thermisch warme Kraut, löst Qi-Stagnationen auf und tonisiert das Nieren-Yang. Dadurch regt es die Diurese (den Harnfluss) auf sehr effiziente Art und Weise an.

9. Rezepturen, die Feuchte-Hitze ausleiten

Feuchte-Hitze im Inneren des Körpers kann sich entwickeln, wenn es erstens zu einer Inversion der «Pathogenen Faktoren» Feuchtigkeit und Hitze von außen kommt; oder zweitens Feuchtigkeit sich im Inneren des Körpers in Feuchte-Hitze umwandelt.

Dazu kann es relativ schnell kommen, da die Feuchtigkeit zu einer Verlangsamung der Qi-Zirkulation führt. Diese Verlangsamung der Qi-Zirkulation kann Anlass zu einer Qi-Stagnation und somit zu Bildung von Hitze geben. Charakteristisch für Feuchtigkeitskrankheitsbilder ist, dass diese lange Zeit bestehen. Zahlreiche chronische Krankheitsbilder sind auf Feuchte-Hitze zurückzuführen. Derartige Erkrankungen sind schwieriger zu behandeln als Krankheitsbilder, bei denen lediglich Hitze vorliegt. Typische Symptome, die als Indiz für das Vorliegen von Feuchte-Hitze im Körpers gelten, sind: Fieber, das sich am Nachmittag verschlimmert; ein Schweregefühl des Körpers sowie ein dicker, feuchter, gelber Zungenbelag auf einem roten, breiten Zungenkörper. Obwohl Feuchtigkeit im Bereich aller drei Erwärmer gefunden werden kann, ist es doch typisch, dass sich Feuchte-Hitze (wie auch Feuchtigkeit alleine) im Bereich des Unteren Erwärmers ansammelt.

- Fol. Uvae ursi Bärentraubenblätter 7 g Kaiserkraut
- Hb. Solidaginis virgaureae Goldrute 6 g Ministerkraut
- Hb. et Rdx. Taraxaci Löwenzahnwurzel 3 g Ministerkraut
- Hb. Millefolii Schafgarbe 3 g Ministerkraut

- Hb. Equiseti Ackerschachtelhalm 6 g Ministerkraut
- Fol. Salviae Salbei 4 g Polizeikraut
- Rdx. et Rhz. Rhei Rhabarberwurzel 3 g Polizeikraut
- Fol. Plantaginis Spitzwegerich 2 g Polizeikraut
- Rdx. Glycyrrhizae Süßholz 2 g Botschaftskraut

Wirkung:
- Klärt Hitze
- Wirkt diuretisch (harntreibend)
- Leitet Feuchte-Hitze in der Blase aus

Indikation:
- Erschwertes, schmerzhaftes Wasserlassen
- Trüber, gelber Urin
- Trockenheit der Mundschleimhaut
- Durst
- Schmerzen im Unterbauch
- Möglicherweise Harnverhalten

Entsprechende westliche Krankheitsbilder:
- Dysurie (Schmerzen beim Wasserlassen)
- Zystitis (Blasenentzündung) mit gelbem, trübem Urin
- Urethritis (Entzündung des Harnleiters)
- Urinretention (Harnverhalten)
- Glomerulonephritis (Entzündung der Nieren)
- Akute Prostatitis (Entzündung der Vorsteherdrüse)
- Urolithiasis (Steine im harnableitenden System)

- Zunge: roter Zungenkörper, gelber Zungenbelag.
- Puls: gleitend (hua), schnell (shuo).

Beschreibung der Rezeptur aus westlichen Kräutern:

Kaiserkraut dieser Rezeptur sind Bärentraubenblätter (Fol. Uvae ursi), die einen speziellen Bezug zum Bereich des Unteren Erwärmers haben und Feuchte-Hitze ausleiten. Sie werden in ihrer diuretischen Wirkung durch die bittere, thermisch kalte Goldrute (Hb. Solidaginis virgaureae) unterstützt. Dieses Ministerkraut wirkt zusätzlich im Bereich des Unteren Erwärmers krampflösend. Auch das Ministerkraut Löwenzahn (Hb. et Rdx. Taraxaci) kühlt Hitze und leitet Feuchte-Hitze aus. Eventuelle vorhandene Qi-Stagnationen werden durch Schafgarbe (Hb. Millefolii), die zusätzlich Feuchte-Hitze ausleitet, aufgelöst. Ackerschachtelhalm (Hb. Equiseti) ist dieser Rezeptur als diuretisch wirksames Kraut hinzugefügt. In diesem Fall soll er längere Zeit (länger als 2—3 Minuten) in heißem Wasser zubereitet werden. Die Polizeikräuter Spitzwegerich (Fol. Plantaginis), Rhabarberwurzel (Rdx. et Rhz. Rhei) sowie Salbei (Fol. Salviae) haben folgende Wirkungen: Spitzwegerichblätter (Fol.

Plantaginis) haben neben der Feuchte-Hitze ausleitenden auch eine entschleimende Wirkung. Zusätzlich kühlen sie Hitze im Bereich des Blutes. Salbei (Fol. Salviae) mit seinem scharfen, bitteren und leicht adstringierenden Geschmack tonisiert sanft das Milz-Qi und -Yang und vertreibt auf diese Weise Feuchtigkeit. Zusätzlich bewegt Salbei (Fol. Salviae) das Qi und löst Qi-Stagnationen auf. Die Kombination der bisher aufgelisteten Kräuter leitet Feuchtigkeit über die Diurese aus. Die ebenfalls in der Rezeptur befindliche Rhabarberwurzel (Rdx. et Rhz. Rhei) leitet Hitze über den Stuhl aus. Das Botschaftskraut Süßholz (Rdx. Glycyrrhizae) wirkt harmonisierend auf die Wirkung der anderen Kräuter, zusätzlich wirkt es Schmerzen im Unterbauch entgegen. Auch eine Trockenheit der Schleimhäute sowie Durst kann durch Süßholz (Rdx. Glycyrrhizae) therapiert werden. In Kombination mit Ackerschachtelhalm (Hb. Equiseti) wirkt Süßholz (Rdx. Glycyrrhizae) Unruhezuständen entgegen.

- Fol. Uvae ursi Bärentraubenblätter 3 g Kaiserkraut
- Hb. Solidaginis virgaureae Goldrute 3 g Ministerkraut
- Hb. Absinthii Wermut 1 g Ministerkraut
- Fol. Plantaginis Spitzwegerich 2 g Ministerkraut
- Fr. Cardui mariae Mariendistel 8 g Ministerkraut
- Peric. Citri ret. Mandarinenschalen 7 g Polizeikraut

Wirkung:
- Kühlt Hitze
- Leitet Feuchte-Hitze aus dem Bereich des Unteren Erwärmers aus

Indikation:
- Erschwertes, schmerzhaftes Wasserlassen
- Trüber, gelber Urin
- Schmerzen im Unterbauch
- Gelber, intensiv riechender Ausfluss
- Schmerzen im LWS-Bereich
- Schmerzen im Bereich der unteren Extremitäten
- Geschwollene Beine
- Taubheit der Beine
- Schwäche der unteren Extremitäten

Entsprechende westliche Krankheitsbilder:
- Dysurie (Schmerzen beim Wasserlassen)
- Zystitis (Blasenentzündung)
- Vaginitis (Entzündung der Scheide)
- Cervicitis (Entzündung des Muttermundes der Gebärmutter)
- Candida albicans Befall im Bereich der Geschlechtsorgane
- Urolithiasis (Steine im harnableitenden System)
- Prostatitis (Entzündung der Vorsteherdrüse)

- Arthritis (Gelenksentzündung) der unteren Extremitäten
- Hepatitis (Entzündung der Leber)

- Zunge: dicker, gelber Belag im Bereich des Unteren Erwärmers.
- Puls: schnell (shuo), gleitend (hua).

Beschreibung der Rezeptur aus westlichen Kräutern:

Das Kaiserkraut dieser Rezeptur sind die thermisch kühlen Bärentraubenblätter (Fol. Uvae ursi). Diese leiten Feuchte-Hitze aus dem Unteren Erwärmer aus. Um diese Wirkung optimal entfalten zu können, sollte man eine Messerspitze Speisesoda, Natron, Basenpulver oder Ähnliches der Rezeptur hinzufügen, da Bärentraubenblätter (Fol. Uvae ursi) ihre entzündungshemmende Wirkung nur bei Vorliegen eines alkalischen Urins gut entfalten können. Die thermisch kalte, einen bitteren Geschmack aufweisende Goldrute (Hb. Solidaginis virgaurea) leitet ebenfalls Feuchte-Hitze aus dem Unteren Erwärmer aus. Zusätzlich besitzt sie eine spasmolytische (krampflösende) Wirkung und sollte aus diesem Grund immer dann verschrieben werden, wenn krampfhafte Schmerzen im Bereich des Unterbauches vorliegen. Das Ministerkraut Wermut (Hb. Absinthii) ist im Unterschied zu den beiden erstbeschriebenen Kräutern thermisch warm und kann eingesetzt werden, um Feuchtigkeit zu trocknen. Die Kombination dieser drei Kräuter leitet auf elegante Art und Weise Feuchte-Hitze aus dem Bereich des Unteren Erwärmers aus.

Die nächsten beiden Ministerkräuter Spitzwegerichblätter (Fol. Plantaginis) sowie Mariendistelsamen (Fr. Cardui mariae), leiten Feuchtigkeit und Schleim aus, ohne jedoch das Yin zu verletzen. Da Spitzwegerich (Fol. Plantaginis) zusätzlich Blut-Stagnationen entgegenwirkt, sind diese Kräuter auch bei Vorliegen einer chronischen Feuchtigkeits-Stagnation im Bereich des Unteren Erwärmers, die mit einem Taubheitsgefühl der unteren Extremitäten einher gehen kann, empfehlenswert. Das Polizeikraut Mandarinenschalen (Peric. Citri ret.) ist aus zweierlei Gründen der Rezeptur hinzugefügt: erstens stärken Mandarinenschalen (Peric. Citri ret.) das Milz-Qi und trocknen durch die scharfe, bittere, aromatische und thermisch warme Eigenschaft Feuchtigkeit; zweitens wirken sie einer Qi-Stagnation entgegen, indem sie den Qi-Fluss anregen. Da sie eine leicht absenkende Bewegungsrichtung haben, sind sie besonders empfehlenswert, um Feuchtigkeit und Schleim aus dem Bereich des Unteren Erwärmers auszuleiten.

- Hb. et Rdx. Taraxaci Löwenzahn 8 g Kaiserkraut
- Hb. Alchemillae Frauenmantel 5 g Ministerkraut
- Rdx. et Rhz. Rhei Rhabarberwurzel 5 g Polizeikraut

Wirkung:
- Kühlt Hitze

- Trocknet Feuchtigkeit
- Wirkt Gelbsucht entgegen

Indikation:
- Gelbsucht des gesamten Körpers
- Schweregefühl und Schmerzen im Bauchbereich
- Probleme beim Wasserlassen
- Durst; trotz des Durstes kann aber nur schluckweise getrunken werden

Entsprechende westliche Krankheitsbilder:
- Ikterus (Gelbsucht)
- Akute Hepatitis (Entzündung der Leber)
- Leberzirrhose
- Cholezystitis (Entzündung der Gallenblase)
- Cholelithiasis (Steine im Bereich der Gallengänge)
- Malaria
- Leukämie

- Zunge: dicker, feuchter, gelber Zungenbelag.
- Puls: schnell (shuo) und gleitend (hua).

Beschreibung der Rezeptur aus westlichen Kräutern:

Das bittere, leicht süße, thermisch kalte Kaiserkraut Löwenzahn (Hb. et Rdx. Taraxaci) ist hervorragend geeignet, um Feuchte-Hitze entgegenzuwirken. Löwenzahn (Hb. et Rdx. Taraxaci) eignet sich zur Behandlung der verschiedenen Arten von Gelbsucht; speziell effektiv ist er, wenn diese Gelbsucht aufgrund von Feuchte-Hitze besteht. Löwenzahn (Hb. et Rdx. Taraxaci) wird durch ein zusätzliches bitteres, thermisch kühles Kraut unterstützt, nämlich Frauenmantel (Hb. Alchemillae). Dieses Ministerkraut leitet Feuchte-Hitze über den Urin aus. Das letzte Kraut der Rezeptur, die Rhabarberwurzel (Rdx. et Rhz. Rhei), leitet Hitze über den Stuhl aus. Da das Polizeikraut Rhabarberwurzel (Rdx. et Rhz. Rhei) Hitze ausleitet und zusätzlich eine Blut-Stagnation auflösende Wirkung besitzt, eignet sie sich hervorragend, um einer Gelbsucht entgegenzuwirken. Da das Qi bei einer längeren Anwendung durch Rhabarberwurzel (Rdx. et Rhz. Rhei) relativ leicht verletzt werden kann, sollte die Dosierung der Rhabarberwurzel (Rdx. et Rhz. Rhei) reduziert werden, sobald der Stuhlgang des Patienten breiig geworden ist.

10. Rezeptur, die Wind-Feuchtigkeit ausleitet

Im folgenden Abschnitt wird eine Rezeptur beschrieben, die Wind-Feuchtigkeit, die von außen in den Körper eingedrungen ist, ausleitet. Entsprechende, charakteristische Symptome sind: Schmerzen und manches

Mal das Auftreten eines Taubheitsgefühles. In der Chinesischen Medizin wird in diesem Zusammenhang oft von einem «Bi-Syndrom» gesprochen. Die typischen Symptome und auch die Lokalisation der Schmerzen variieren in Abhängigkeit von der Eindringtiefe der drei «Pathogenen Faktoren»: Wind, Kälte und Feuchtigkeit.

Je nachdem, welcher der drei Faktoren überwiegt, sind die Symptome unterschiedlich: bei Überwiegen des «Pathogenen Faktors» Wind ist die Schmerzlokalisation starken Änderungen unterworfen; bei Überwiegen der Feuchtigkeit stehen ein Taubheitsgefühl sowie Schwellungen im Vordergrund; bei Überwiegen von Kälte sind es gut lokalisierbare, starke Schmerzen. Zusätzlich zu den Wind-Feuchtigkeit vertreibenden Kräutern enthält die Rezeptur Blut-bewegende Kräuter.

(In der TCM gibt es sinngemäß folgenden Spruch: «Wenn man den Wind behandeln möchte, sollte man zuerst das Blut behandeln; wenn das Blut frei zirkuliert, wird auch der Wind verschwinden!»)

- Rdx. Angelicae archangelicae Angelikawurzel 6 g Kaiserkraut
- Rhz. Zingiberis recens frischer Ingwer 4 g Ministerkraut
- Rdx. Levistici Liebstöckel 3 g Ministerkraut
- Fol. Juglandis Walnussblätter 9 g Polizeikraut
- Fr. Juniperi Wacholderbeeren 4 g Polizeikraut
- Fl. Arnicae Arnikablüten 4 g Polizeikraut
- Rdx. Harpagophytii Teufelskralle 5 g Polizeikraut
- Rdx. Paeoniae alba weiße Pfingstrose 3 g Polizeikraut
- Hb. Galeopsidis ockergelber Hohlzahn 5 g Polizeikraut
- Rdx. Glycyrrhizae Süßholz 2 g Botschaftskraut

Wirkung:
- Vertreibt Wind-Feuchtigkeit
- Löst schmerzhafte Stagnationen
- Tonisiert bei Qi-Mangel

Indikation:
- Schweregefühl und Schmerzen an gut lokalisierbaren Körperstellen (Speziell unterer Rücken und Beine)
- Allgemeines Schwächegefühl
- Steifheit der Extremitäten
- Abneigung gegenüber Kälte
- Wärme wird angenehm empfunden
- Dyspnoe (Kurzatmigkeit)
- Palpitationen (Herzklopfen)

Entsprechende westliche Krankheitsbilder:
- Osteoarthritis (Gelenks- und Knochenentzündung)

- Rheumatoide Arthritis (Gelenksentzündung)
- Chronischer Rückenschmerz
- Lumboischialgie (Schmerzen im Bereich der Lendenwirbelsäule)
- Poliomyelitis (Kinderlähmung) im Spätstadium

- Zunge: blasser Zungenkörper mit weißem Zungenbelag.
- Puls: dünn (xi), langsam (chi) und leer (xu).

Beschreibung der Rezeptur aus westlichen Kräutern:

Die westliche Angelikawurzel (Rdx. Angelicae archangelicae) ist ein scharfes, leicht bitteres, süßes, thermisch warmes Kaiserkraut. Es kann eingesetzt werden, um das Milz-Qi und -Yang zu tonisieren und Wind-Kälte-Feuchtigkeits-Stagnation (Bi-Syndrom) aufzulösen. In Kombination mit dem scharfen, thermisch heißen Ministerkraut Ingwer (Rhz. Zingiberis) wird seine Wind-Kälte vertreibende und schmerzstillende Wirkung verstärkt. Liebstöckel (Rdx. Levistici) ist der Rezeptur aufgrund seiner Feuchtigkeit vertreibenden und Stagnation lösenden Wirkung hinzugefügt. Liebstöckelwurzeln (Rdx. Levistici) vertreiben Feuchte-Kälte im Bereich des Unteren Erwärmers und wirken leicht diuretisch. Die nächsten beiden Kräuter sind beide thermisch wärmend. Sie dienen als Polizeikräuter. Walnussblätter (Fol. Juglandis) tonisieren das Milz-Yang, lösen Stagnationen im Bereich des Verdauungstraktes auf. Zusätzlich wirken sie krampflösend. Wacholderbeeren (Fr. Juniperi) können eingesetzt werden, um das Nieren-Qi und -Yang zu tonisieren, das Blut zu nähren und Feuchtigkeit über die Diurese auszuleiten. Arnikablüten (Fl. Arnicae) sind der Rezeptur als Polizeikraut hinzugefügt, da sie gleichzeitig das Herz-Yang tonisieren, entspannend und schmerzstillend wirken. Teufelskralle (Rdx. Harpagophytii) ist eines der wichtigsten Kräuter dieser Rezeptur. Dieses bittere, zusammenziehende, leicht scharfe, thermisch kühle Polizeikraut kühlt das Blut, wirkt krampflösend und tonisiert gleichzeitig das Milz-Qi. Teufelskralle (Rdx. Harpagophytii) wirkt entzündungshemmend und kann zur Behandlung von chronischen Gelenkserkrankungen eingesetzt werden.

Auch die folgenden beiden Kräuter dienen als Polizeikraut. Die weiße Pfingstrosenwurzel (Rdx. Paeoniae alba) hat die Aufgabe, das Blut zu nähren und gleichzeitig zu bewegen. Ockergelber Hohlzahn (Hb. Galeopsidis) dient in dieser Rezeptur als Yin-Tonic, das einen speziellen Bezug zum Unteren Erwärmer bzw. der Lendenwirbelsäule aufweist. Das Botschaftskraut Süßholz (Rdx. Glycyrrhizae) tonisiert den Bereich des Mittleren Erwärmers. Zusätzlich harmonisiert es die Wirkungen der anderen Kräuter dieser Rezeptur.

Zusammenfassend kann festgehalten werden, dass diese Rezeptur Wind-Feuchtigkeit vertreibt, schmerzhafte Stagnationen auflöst und gleichzeitig das Qi tonisiert. Sie ist immer dann indiziert, wenn ein Patient Schmerzen empfindet, speziell dann, wenn diese im Bereich des Rückens und der Beine vorliegen und in Kombination mit einem Schwächegefühl und einer Abneigung gegenüber Kälte einher gehen.

11. Rezepturen, die das Qi tonisieren

Der folgende Abschnitt des Buches ist den Qi-tonisierenden Rezepturen gewidmet. Dabei spielen vor allem zwei Organe eine Rolle: Milz und Lunge. Diese beiden Organe produzieren das nachgeburtliche Qi. Dieses wird über die Nahrung (Milz) oder aus der Luft (Lunge) aufgenommen.

Hauptmerkmale eines Qi-Mangels sind: Antriebslosigkeit und Müdigkeit sowie der Umstand, dass Anstrengung zu einer Verschlechterung des Befindens führt. Der Begriff «Anstrengung» bezieht sich in diesem Zusammenhang sowohl auf körperliche Betätigungen als auch auf psychische Belastungen. Menschen mit einem Qi-Mangel sind ruhebedürftig. Üblicherweise ist ein ausschließlicher Qi-Mangel kein schweres Krankheitsbild, da er relativ leicht zu beheben ist. Die Therapie eines Qi-Mangels dauert ungefähr eine Woche, wohingegen die Therapie eines Blut-Mangels drei bis vier Monate in Anspruch nimmt, die Therapie eines Yang-Mangels drei Jahre benötigt und die Therapie eines Yin-Mangels laut TCM-Literatur bis zu sieben Jahren dauern kann.

Milz und Magen, die im Bereich des Mittleren Erwärmers lokalisiert sind, sind für die Produktion und Transformation von Qi und Blut zuständig. Wenn die Milz geschwächt ist, resultiert daraus ein allgemeiner Qi-Mangel. Aus diesem Grund sollte bei einem Qi-Mangel – egal, welches Organ betroffen ist – die Milz gestärkt werden.

Typische Symptome eines Milz-Qi-Mangels sind: Müdigkeit, leichte Kurzatmigkeit, Appetitlosigkeit, weiche Stühle und ein leerer (xu) Puls.

Ein Lungen-Qi-Mangel äußert sich in chronischem Husten und einem allgemeinen Schwächegefühl, einer leisen Stimme und regelmäßigen Schweißausbrüchen, da die Lunge das Öffnen und Schließen der Poren kontrolliert. Die Lunge ist für die Verteilung des Qi im Körper zuständig; daher fühlen sich Patienten mit einem Lungen-Qi-Mangel schwach.

Einige der klassischen Qi-tonisierenden Kräuter sind nährend. Aus diesem Grund sollten den Rezepturen Kräuter hinzugefügt werden, die die Resorption fördern.

- Rhz. Cimicifugae Traubensilberkerze 4 g Kaiser- und Botschaftskraut
- Rdx. Ginseng Ginseng 3 g Ministerkraut
- Peric. Citri ret. Mandarinenschalen 5 g Ministerkraut
- Hb. Absinthii Wermut 1 g Ministerkraut
- Fr. Juniperi Wacholderbeeren 3 g Ministerkraut
- Hb. Alchemillae vulgaris Frauenmantel 3 g Ministerkraut
- Rdx. Glycyrrhizae Süßholz 2 g Ministerkraut
- Rdx. Paeoniae alba weiße Pfingstrose 3 g Polizeikraut

Wirkung:
- Unterstützt die Mitte des Mittleren-Erwärmers
- Stärkt das Qi

- Trägt das Yang empor und hebt das Abgesunkene

Indikation:
- Immer wiederkehrendes Fieber, das nach Anstrengungen steigt
- Plötzliche Schweißausbrüche
- Abneigung gegenüber Kälte
- Wärme wird angenehm empfunden
- Dyspnoe (Kurzatmigkeit)
- Das Verlangen, zusammengerollt zu liegen
- Schwäche der Extremitäten
- Blass-fahle Gesichtsfarbe
- Weiche oder wässrige Stühle

Entsprechende westliche Krankheitsbilder:
- Allgemeine Schwäche
- Chronische Bronchitis (Erkrankung der Atmungsorgane)
- Uterusprolaps (Gebärmuttervorfall, Gebärmuttersenkung)
- Analprolaps (Enddarmvorfall)
- Leukorrhoe (Ausfluss)
- Gastroptose (Magensenkung)
- Post partale (nachgeburtliche) Probleme
- Chronische Hepatitis (Entzündung der Leber)
- Anämie (Blut-Mangel)
- Leukopenie (zu wenig weiße Blutzellen)
- Chronische Nephritis (Entzündung der Nieren)

- Zunge: blasser Zungenkörper mit dünnem, weißem Belag.
- Puls: leer (xu).

Beschreibung der Rezeptur aus westlichen Kräutern:

Traubensilberkerze (Rhz. Cimicifuga) ist bitter, scharf und thermisch kühl. Dieses Kraut wird als Kaiser- und Botschaftskraut eingesetzt und hilft, abgesunkenes Yang-Qi empor zu heben. Die nächsten drei Kräuter: Ginseng (Rdx. Ginseng), Mandarinenschalen (Peric. Citri ret.) und Wermut (Hb. Absinthii) sind Ministerkräuter. Diese werden eingesetzt, um das Qi (speziell das Milz-Qi) zu tonisieren. Sowohl Mandarinenschalen (Peric. Citri ret.) als auch der Wermut (Hb. Absinthii) können eingesetzt werden, um einer Qi-Stagnation entgegenzuwirken. Durch diese Qi-Fluss regulierende Wirkung wird die empor hebende Wirkung der Traubensilberkerze (Rhz. Cimicifuga) unterstützt. Des Weiteren unterstützen Mandarinenschalen (Peric. Citri ret.) den Verdauungstrakt, der durch die tonisierenden Kräuter, wie beispielsweise Ginseng (Rdx. Ginseng), ansonsten möglicherweise überfordert sein würde. Die Kombination der Ministerkräuter Frauenmantel (Hb. Alchemillae vulgaris) und Süßholz (Rdx. Glycyrrhizae) tonisiert das Qi und löst gleichzeitig Leber-Qi-Stagnationen auf.

Süßholz (Rdx. Glycyrrhizae) ist ein harmonisierendes Kraut. Durch dieses Kraut wird das Qi des Mittleren Erwärmers tonisiert.

Das Polizeikraut, die weiße Pfingstrosenwurzel (Rdx. Paeoniae alba), tonisiert und bewegt das Blut. Durch diese Blut bewegende Wirkung wird das Qi unterstützt.

Die Kräuter dieser Rezeptur helfen, das Yang-Qi zu heben. Die Rezeptur ist sehr ausgeglichen und kann mit gutem Gewissen einen längeren Zeitraum hindurch eingenommen werden.

- Rdx. Ginseng Ginseng 3 g Kaiserkraut
- Hb. Verbasci kleine Königskerze 3 g Ministerkraut
- Hb. Thymi Thymian 7 g Ministerkraut
- Fl. Malvae Malvenblüten 5 g Ministerkraut
- Fr. Rubi idaei immaturus unreife Himbeeren 4 g Polizeikraut
- Fr. Juniperi Wacholderbeeren 3 g Polizeikraut
- Rdx. Glycyrrhizae Süßholz 2 g Polizeikraut

Wirkung:
- Stärkt das Qi
- Nährt die Körperflüssigkeiten (Jinye)
- Nährt bzw. erhält das Yin
- Stoppt massives Schwitzen

Indikation:
- Chronischer Husten mit wenig Sputum, das schwer abzuhusten ist
- Dyspnoe (Kurzatmigkeit)
- Plötzliche Schweißausbrüche
- Trockener Mund und Zunge
- Unrhythmische Herzschläge
- Zur Vorbeugung des Auftretens von Höhenkrankheit
- Zur Verbesserung der Sauerstoffaufnahme des Blutes (für Ausdauersportler)

Entsprechende westliche Krankheitsbilder:
- Allgemeine Schwäche
- Insomnia (Schlafprobleme)
- Chronische Bronchitis (Erkrankung der Atmungsorgane)
- TBC (Tuberkulose)
- Supraventikuläre Arrhythmie (Herzrhythmusstörung)
- Palpitationen (Herzklopfen)
- KHK / Koronare-Herz-Krankheit (Durchblutungsstörungen des Herzens)
- Hämorrhagischer oder kardiogener Schock (blutungs- oder herzbedingter Schock)

- Zunge: roter Zungenkörper mit dünnem, trockenem Belag.
- Puls: leer (xu) oder schnell (shuo), dünn (xi).

Beschreibung der Rezeptur aus westlichen Kräutern:

Als Kaiserkraut dieser Rezeptur dient Ginseng (Rdx. Ginseng). Da es kein entsprechendes westliches Kraut gibt, das eine ähnliche Wirkung wie Ginseng (Rdx. Ginseng) entfalten kann, kommt dieser auch in dieser Rezeptur aus westlichen Kräutern zur Anwendung. Ginseng (Rdx. Ginseng) tonisiert effizient das Quellen-Qi (Yuan-Qi), trägt zur Produktion der Körperflüssigkeiten (Jinye) bei und beruhigt den Geist (Shen). Immer, wenn das Quellen-Qi (Yuan-Qi) kräftig ist, ist auch das Lungen-Qi kräftig. Somit kann dieses das Öffnen und Schließen der Poren gut regulieren. Als Ministerkraut dient die kleine Königskerze (Hb. Verbasci). Dabei handelt es sich um ein bitteres, süßes, thermisch kühles Kraut, welches das Lungen-Yin nährt und Hitze im Bereich der Lunge klärt. Durch die Kombination der Kräuter Ginseng (Rdx. Ginseng) und kleine Königskerze (Hb. Verbasci) wird eine effiziente Produktion der Körperflüssigkeiten (Jinye) erreicht. Der bittere, thermisch warme Thymian (Hb. Thymi) tonisiert sowohl das Lungen-Qi als auch das Nieren-Yang. Des Weiteren tonisiert das Ministerkraut Thymian (Hb. Thymi) das Wei-Qi und kann als Expektoranz eingesetzt werden. Durch die Kombination der beiden Polizeikräuter Malvenblüten (Fl. Malvae) und unreife Himbeeren (Fr. Rubi idaei immaturus) wird ein Flüssigkeitsverlust vermindert. Wenn diese beiden Kräuter in Kombination mit Ginseng (Rdx. Ginseng) eingesetzt werden, so regenerieren diese drei Kräuter das verletzte Qi und Yin. Wacholderbeeren (Fr. Juniperi) sind der Rezeptur als Polizeikraut hinzugefügt, um das Nieren- und Milz-Yang zu tonisieren und Kälte zu vertreiben. Sie unterstützen die Qi tonisierende Wirkung von Ginseng (Rdx. Ginseng). Das Polizeikraut Süßholz (Rdx. Glycyrrhizae) wirkt, wie immer, harmonisierend auf die Wirkungen der anderen Kräuter der Rezeptur und kann zusätzlich eingesetzt werden, um Körperflüssigkeiten (Jinye) und Yin zu nähren.

- Rdx. Ginseng Ginseng 5 g Kaiserkraut
- Hb. Absinthii Wermut 1 g Polizeikraut
- Fr. Juniperi Wacholderfrüchte 3 g Ministerkraut
- Peric. Citri ret. Mandarinenschalen 5 g Ministerkraut
- Rdx. Glycyrrhizae Süßholz 3 g Botschaftskraut

Wirkung:
- Tonisiert das Qi
- Tonisiert die Milz

Indikation:
- Blasse Gesichtsfarbe
- Leise Stimme

- Appetitlosigkeit
- Allgemeine Müdigkeit und Kraftlosigkeit
- Weicher Stuhl
- Unverträglichkeit von Vollkornprodukten, frischem Brot und rohem Obst

Entsprechende westliche Krankheitsbilder:
- Chronische Gastritis (Entzündung der Magenschleimhaut)
- Druckgefühl in der Bauchregion nach dem Essen
- Meteorismus (Blähungen)
- Diabetes mellitus (Zuckerkrankheit)
- Leicht gelblicher Teint im Bereich des Gesichtes und der Handinnenflächen
- Zellulitis (Bindegewebsschwäche)
- Reizdarm
- Konzentrations- und Lernschwäche

- Zunge: blasser Zungenkörper.
- Puls: dünn (Xi).

Beschreibung der Rezeptur aus westlichen Kräutern:

Als Kaiserkraut dieser Rezeptur dient Ginseng (Rdx. Ginseng). Natürlich ist Ginseng (Rdx. Ginseng) kein «westliches» Kraut, doch ich habe mir erlaubt, ihn dennoch dieser Rezeptur hinzu zu fügen. Dies hat zwei Gründe: erstens gibt es kein «westliches» Kraut, das eine ähnliche Wirkung wie Ginseng (Rdx. Ginseng) entfalten kann. Die klassischen tonisierenden Kräuter, die in den letzten Jahrhunderten in Europa verwendet wurden, entfalten eine andere Wirkung als der chinesische Ginseng (Rdx. Ginseng). Dieser tonisiert das Quellen-Qi (Yuan-Qi); wohingegen die «tonisierenden» Kräuter der westlichen Länder zum großen Teil bitter und thermisch kalt waren. Diese Kräuter sind geeignet, um Feuchte-Hitze auszuleiten. Damit bringen sie Menschen, die unter Feuchte-Hitze leiden und sich aus diesem Grund geschwächt oder müde fühlen, eine Verbesserung. Keineswegs wirken diese Kräuter jedoch in ähnlicher Weise wie der chinesische Ginseng (Rdx. Ginseng)! Es ist unmöglich, diesen durch westliche Kräuter zu ersetzen. Der zweite Grund, warum Ginseng (Rdx. Ginseng) sich in dieser Rezeptur aus westliches Kräutern befindet, ist: Er ist relativ leicht in Apotheken, Reformhäusern etc. zu beziehen.

Zurück zur Beschreibung dieser Rezeptur. Ginseng (Rdx. Ginseng) besitzt einen süßen, leicht bitteren Geschmack und ist thermisch warm. Er wird eingesetzt, um das Milz-Qi zu tonisieren. Die Qi tonisierende Wirkung des Ginseng (Rdx. Ginseng) wird durch die beiden Kräuter Wermut (Hb. Absinthii) und Wacholderfrüchte (Fr. Juniperi) unterstützt. Bei Wermut (Hb. Absinthii) handelt es sich um ein bitteres, leicht scharfes, thermisch warmes Kraut, das effektiv das Qi tonisieren kann. Zusätzlich besitzt Wermut (Hb. Absinthii) eine Leber-Qi-Stagnation auflösende Wirkung. Aufgrund der Feuchtigkeit ausleitenden Wirkung ist Wermut (Hb. Absinthii) das Polizeikraut dieser Rezeptur.

Die als Ministerkraut eingesetzten Wacholderbeeren (Fr. Juniperi) wurden in zahlreichen europäischen Ländern während der letzten Jahrhunderte als Tonic eingenommen. Sie tonisieren das Nieren- und Milz-Yang und können verwendet werden, um Feuchtigkeit über die Diurese auszuleiten. Durch die Feuchtigkeit ausleitende Wirkung schützt Wermut (Hb. Absinthii) vor einer zu stark befeuchtenden (Neben-) Wirkung des Ginseng (Rdx. Ginseng). Mandarinenschalen (Peric. Citri ret.) sind der Rezeptur als weiteres Ministerkraut hinzugefügt, um das Milz-Qi zu tonisieren, ohne jedoch zu einer Stagnation zu führen. Sie dienen als Schutz vor einer Stagnation und Feuchtigkeit durch die nährenden Kräuter. Als Botschaftskraut dieser Rezeptur dient Süßholz (Rdx. Glycyrrhizae). Dieses wirkt tonisierend im Bereich des Mittleren Erwärmers. Des Weiteren harmonisiert es die Wirkungen der anderen Kräuter dieser Rezeptur.

12. Rezepturen, die das Blut tonisieren

Klassische Symptome eines Blut-Mangels sind: Gesichtsblässe, leichtes Vertigo (Drehschwindel), Schreckhaftigkeit, Trockenheit der Haut und Haare, brüchige Fingernägel, Anfälligkeit zu Tendovaginitis (Sehnenscheidenentzündung), lebhafte Träume, Nachtblindheit, Trockenheit des Stuhles sowie eine Monatsblutung mit wenig Blut.

In der Chinesischen Medizin wird zwischen einem Herz- und einem Leber-Blut-Mangel unterschieden. Bei einem Herz-Blut-Mangel stehen Symptome wie Schreckhaftigkeit, Palpitationen (Herzklopfen) sowie ein Gefühl der inneren Unruhe im Vordergrund; bei einem Leber-Blut-Mangel Symptome wie: Anfälligkeit zu Tendovaginitis (Sehnenscheidenentzündung), Neigung zu Spasmen (Krämpfen) sowie ein harter Muskeltonus. Bei allen Arten eines Blut-Mangels wird ein blasser Zungenkörper mit einem trockenen Zungenbelag gefunden. Der Puls ist dünn (xi).

Es gibt mehrere Ursachen für einen Blut-Mangel: Verletzungen, zu starke Monatsblutungen, zu starkes Schwitzen sowie ein Milz-Qi- und Nieren-Yang-Mangel. Diese führen zu einer verminderten Blutproduktion. Aus diesem Grund können ein übermäßiger Verzehr von Rohkost sowie die Einnahme von bitter-kalten Kräutern zu einem Blut-Mangel führen. Weitere Ursachen für einen Blut-Mangel können sein: eine Blut-Stagnation sowie Blut-Hitze.

Die drei Faktoren Blut-Mangel, Blut-Stagnation und Blut-Hitze stehen in engem Verhältnis zueinander. So kann beispielsweise ein Blut-Mangel relativ leicht zu einer Blut-Stagnation führen, etc. Natürlich ist es so, dass die Therapie eines Blut-Mangels den Ursachen entgegengesetzt sein sollte; beispielsweise sollte eine Blut-Stagnation behoben werden, wenn diese die Ursache für einen Blut-Mangel darstellt.

- Rdx. Paeoniae alba Weiße Pfingstrose 7 g Kaiserkraut
- Hb. Nasturtii Brunnenkresse 5 g Ministerkraut
- Hb. Anserinae Gänsefingerkraut 5 g Polizeikraut
- Hb. Urticae Brennnessel 5 g Ministerkraut
- Rdx. Glycyrrhizae Süßholz 3 g Polizeikraut
- Sem. Lini Leinsamen 5 g Ministerkraut

Wirkung:
- Tonisiert das Blut
- Reguliert die Leber

Indikation:
- Müdigkeit
- Blasse Gesichtsfarbe
- Blasse, trockene Lippen
- Spasmen (Krämpfe), da Muskeln und Sehnen nicht ausreichend versorgt werden
- Parästhesien (Missempfindungen)
- Sehnenscheidenprobleme wie zum Beispiel Tendovaginitis (Sehnenscheidenentzündung)
- Dünne, blasse und brüchige Finger- und Zehennägel
- Verstopfung mit einem trockenen Stuhl
- Trockenheit der Augen
- Gesichtsfeldausfälle
- Nachtblindheit
- Vertigo (Drehschwindel)
- Oberflächlicher Schlaf
- Lebhafte Träume oder sogar Alpträume
- Unregelmäßige, schmerzhafte oder zu schwache Monatsblutung, im Extremfall Amenorrhoe (Ausbleiben der Monatsblutung), welche nur bei ausreichend vorhandenem Leber-Blut zustande kommt!
- Gelegentlich Tremor (Zittern) der Extremitäten

Entsprechende westliche Krankheitsbilder:
- Anämie (Blut-Mangel)
- Dysmenorrhoe (Schmerzen zur Zeit der Monatsblutung)
- Amenorrhoe (Ausbleiben der Monatsblutung)
- Drohende Frühgeburt
- Post partale Schwäche (nach der Geburt)
- Urtikaria (Nesselsucht)
- Tendovaginitis (Sehnenscheidenentzündung)
- Tics (spontane Muskelkontraktionen)
- Vitamin B Mangel
- Myopie (Kurzsichtigkeit)

- Zunge: blasser Zungenkörper; Zungenbelag: dünn, trocken.
- Puls (mai): dünn (xi).

Beschreibung der Rezeptur aus westlichen Kräutern:

Ähnlich wie bei den Qi tonisierenden Kräutern verhält es sich bei den Blut tonisierenden Kräutern. Es ist äußerst schwierig (wenn überhaupt möglich), die chinesischen Blut tonisierenden Kräuter durch westliche Kräuter zu ersetzen. So ist es beispielsweise kaum möglich, die chinesische Angelikawurzel (Rdx. Angelicae Sinensis, chinesische Bezeichnung: Danggui) durch ein westliches Kraut zu ersetzen. Ähnlich verhält es sich bei der Rhemanniaewurzel (Rdx. Rhemanniae, chinesische Bezeichnung: Shudihuang). Ich darf aus diesem Grund an dieser Stelle darauf hinweisen, dass ein Blut-Mangel gut durch eine entsprechende diätetische Verhaltensweise behandelt werden kann.

Zum Aufbau dieser Rezeptur: Die weiße Pfingstrosenwurzel (Rdx. Paeoniae alba) ist ein Kaiserkraut, das das Leber-Blut tonisiert und gleichzeitig das Yin bewahrt bzw. nährt. Bei dem Ministerkraut Brunnenkresse (Hb. Nasturtii) handelt es sich um ein scharfes, leicht bitteres, thermisch warmes Kraut, das gleichzeitig das Leber-Blut aufbaut, Schleim-Kälte ausleitet und den Verdauungstrakt anregt. Die thermisch kühle Brennnessel (Hb. Urticae) nährt als Ministerkraut das Leber-Blut und löst Leber-Qi-Stagnationen auf. Sie dient auch als Schutz vor einer zu stark nährenden bzw. befeuchtenden Wirkung der Pfingstrosenwurzel (Rdx. Paeoniae alba), da Brennnessel (Hb. Urticae) eingesetzt werden kann, Feuchtigkeit aus dem Bereich des Unteren Erwärmers auszuleiten. Das adstringierende, leicht süße, bittere, thermisch kühle Gänsefingerkraut (Hb. Anserinae) tonisiert als Polizeikraut einerseits den Verdauungstrakt, andererseits besitzt es eine Blut kühlende und krampflösende Wirkung. Es ist wichtig, bei Vorliegen eines Blut-Mangels das Milz-Qi zu tonisieren, da bei einer Schwäche des Milz-Qi die Blutproduktion beeinträchtigt wird. Aus diesem Grund finden sich 3 Gramm Süßholz (Rdx. Glycyrrhizae) als Polizeikraut in der Rezeptur. Die süßen, leicht zusammenziehenden, thermisch warmen Leinsamen (Sem. Lini) wirken in ähnlicher Weise: sie stärken das Qi von Milz und Magen und nähren als Ministerkraut gleichzeitig das Blut. Sie sind indiziert, wenn aufgrund eines Blut-Mangels Verstopfung mit einem trockenen Stuhl vorliegt.

Zusammenfassend kann festgehalten werden, dass diese Rezeptur ausgewogen ist. Sie enthält sowohl thermisch kühle wie auch warme Kräuter. Neben den Leber-Blut tonisierenden Kräutern enthält sie auch Kräuter, die das Milz-Qi tonisieren. Aus diesem Grund kann diese Rezeptur über einen längeren Zeitraum hindurch eingenommen werden, obwohl ich an dieser Stelle noch einmal festhalten möchte, dass mit chinesischen Kräutern ein Blut-Mangel effektiver behoben werden kann als mit westlichen Kräutern.

- Rdx. Paeoniae alba weiße Pfingstrose 7 g Kaiserkraut
- Hb. Nasturtii Brunnenkresse 5 g Kaiserkraut
- Hb. Bursae pastoris Hirtentäschel 5 g Ministerkraut
- Ctx. Viburi wilder Schneeballbaumrinde 4 g Ministerkraut
- Hb. Anserinae Gänsefingerkraut 5 g Ministerkraut
- Peric. Aurantii Pomeranzenschale 6 g Ministerkraut
- Fr. Crataegus Weißdornfrüchte 4 g Ministerkraut

Wirkung:
- Nährt das Leber-Blut
- Löst Leber-Qi-Stagnationen auf
- Tonisiert die Milz
- Leitet Feuchtigkeit aus

Indikation:
- Blasse Gesichtsfarbe
- Schmerzen im Bauchbereich
- Immer wiederkehrende Spasmen (Krämpfe) im Bauchbereich
- Schwierigkeiten beim Wasserlassen
- Leichte Ödeme (Wasseransammlungen) im Beinbereich – auch in einer Schwangerschaft!
- Unregelmäßige, schmerzhafte Monatsblutung
- Zu schwache Monatsblutung
- Regelmäßige Totgeburten

Entsprechende westliche Krankheitsbilder:
- Anämie (Blut-Mangel)
- Dysmenorrhoe (Schmerzen zur Zeit der Monatsblutung)
- Amenorrhoe (Ausbleiben der Monatsblutung)
- Drohende Frühgeburt
- Regelmäßige Aborte (Totgeburten)
- Chronische Nephritis (Entzündung der Nieren)
- Vaginitis (Entzündung der Scheide)
- Cervicitis (Entzündung des Muttermundes der Gebärmutter)
- Adnexitis (Entzündung der Eileiter und Eierstöcke)
- Hepatomegalie (Vergrößerung der Leber)

- Zunge: blasser Zungenkörper; Zungenbelag: dünn, trocken.
- Puls (Mai): dünn (xi).

Beschreibung der Rezeptur aus westlichen Kräutern:

Als Kaiserkraut dieser Rezeptur dient die weiße Pfingstrosenwurzel (Rdx. Paeoniae alba). Diese tonisiert das Leber-Blut. Darüber hinaus hat sie eine Blut bewegende und Schmerz stillende Wirkung. Brunnenkresse (Hb.

Nasturtii) ist ein scharfes, leicht bitteres, thermisch warmes Kraut, das als zweites Kaiserkraut das Blut nährt und gleichzeitig den Verdauungstrakt anregt. Hirtentäschel (Hb. Bursae pastoris) hingegen ist thermisch kühl. Dieses Ministerkraut kann eingesetzt werden, um Blut-Stagnationen im Bereich des Unteren Erwärmers aufzulösen. Zusätzlich löst es Leber-Qi-Stagnationen auf und leitet Feuchte-Hitze aus. In Kombination mit den Blut tonisierenden Kräutern ist Hirtentäschel (Hb. Bursae pastoris) eines der besten Kräuter, um Blut-Stagnationen aufgrund des Blut-Mangels entgegenzuwirken. Alle weiteren Kräuter dieser Rezeptur dienen als Ministerkräuter: Die Rinde des Schneeballbaumes (Ctx. Viburi) ist thermisch warm. Sie wirkt Yang-tonisierend und kann zur Behandlung einer Dysmenorrhoe (Schmerzen zur Zeit der Monatsblutung) verschrieben werden. Diese Schmerz stillende, Krampf lösende Wirkung wird durch das adstringierende, leicht süß, bittere, thermisch kühle Gänsefingerkraut (Hb. Anserinae) unterstützt. Gleichzeitig tonisiert Gänsefingerkraut (Hb. Anserinae) das Milz-Qi. Pomeranzenschalen (Peric. Aurantii) und Weißdornfrüchte (Fr. Crataegus) tonisieren das Milz-Qi und können eingesetzt werden, um Feuchtigkeit auszuleiten. Es ist empfehlenswert, dieser Rezeptur aus westlichen Kräutern am Schluss einen Schuss Reiswein hinzuzufügen. Durch den Reiswein wird die Zirkulation des Leber-Qi unterstützt und die Diurese (der Harnfluss) angeregt. In diesem Fall dient Reiswein als «Botschaftskraut».

13. Rezeptur, die Qi und Blut tonisiert

Da Qi und Blut in enger Verbindung zueinander stehen, führt ein Mangel des einen oft zu einem Mangel des anderen. Die häufigste Ursache für einen Qi- und Blut-Mangel ist ein schwerer Blutverlust. Energetisch ist es häufig so, dass ein chronischer Milz-Qi-Mangel zu einer verminderten Produktion von Blut und Qi führt.

Typische Symptome sind: Dyspnoe (Kurzatmigkeit), Palpitationen (Herzklopfen); Müdigkeit, die oft in Kombination mit einem Gefühl der inneren Unruhe auftritt; Schlafprobleme, eine fahle Gesichtsfarbe, diskrete Kopfschmerzen, ein blasser Zungenkörper und ein dünner (xi) und leerer (xu) Puls.

Immer, wenn ein Blut-Mangel vorliegt, sollte sowohl das Qi als auch das Blut tonisiert werden. Wie immer gilt: die Therapie sollte den Krankheitsursachen entgegen gesetzt wirken – wenn Blutungen vorliegen, sollten die Blutungen gestoppt werden; wenn ein Milz-Qi-Mangel vorliegt, sollte das Milz-Qi tonisiert werden; wenn Feuchtigkeit die Produktion von Qi und Blut behindert, sollte die Feuchtigkeit ausgeleitet werden; wenn eine Qi-Stagnation zu einem Qi- und Blut-Mangel führt, sollte die Stagnation aufgehoben werden; wenn ein Yang-Mangel zu einem Qi- und Blut-Mangel führt, sollte das Yang tonisiert werden, etc.

- Rdx. Ginseng Ginseng 5 g Kaiserkraut
- Hb. Absinthii Wermut 1 g Ministerkraut
- Fr. Juniperi Wacholderfrüchte 3 g Ministerkraut
- Peric. Citri ret. Mandarinenschalen 5 g Ministerkraut
- Rdx. Paeoniae alba weiße Pfingstrose 7 g Ministerkraut
- Sem. Lini Leinsamen 5 g Ministerkraut
- Hb. Nasturtii Brunnenkresse 5 g Polizeikraut
- Rdx. Glycyrrhizae Süßholz 2 g Polizeikraut
- Rhz. Zingiberis frischer Ingwer 2 g Botschaftskraut

Wirkung:
- Tonisiert das Qi
- Tonisiert das Blut

Indikation:
- Blasse Gesichtsfarbe
- Herzklopfen in Kombination mit einem Gefühl der Angst
- Leise Stimme
- Appetitlosigkeit
- Dyspnoe (Kurzatmigkeit)
- Allgemeine Müdigkeit und Kraftlosigkeit
- Vertigo (Drehschwindel)
- Belastungen verschlimmern die Beschwerden
- Nachtröpfeln nach dem Wasserlassen
- Chronische Hauterkrankungen
- Nicht bzw. schlecht heilende Wunden

Entsprechende westliche Krankheitsbilder:
- Kachexie (allgemeine Schwäche und Gewichtsverlust)
- Chronische Gastritis (Entzündung der Magenschleimhaut)
- Diabetes mellitus (Zuckerkrankheit)
- Konzentrations- und Lernschwäche
- Anämie (Blut-Mangel)
- Leukopenie (zu wenig weiße Blutzellen)
- Amenorrhoe (Ausbleiben der Monatsblutung)
- Drohende Frühgeburt
- Post partale Schwäche (nach der Geburt)
- Als Unterstützung während einer Chemo- oder Strahlentherapie

- Zunge: blasser Zungenkörper, weißer Zungenbelag.
- Puls: dünn (Xi) oder leer (xu).

Beschreibung der Rezeptur aus westlichen Kräutern:

Das Kaiserkraut dieser Rezeptur Ginseng (Rdx. Ginseng) tonisiert das

Quellen-Qi (Yuan-Qi). Unterstützt wird Ginseng (Rdx. Ginseng) in seiner Qi-tonisierenden Wirkung durch die Ministerkräuter Wermut (Hb. Absinthii) und Wacholderbeeren (Fr. Juniperi). Als weiteres Ministerkraut befinden sich Mandarinenschalen (Peric. Citri ret.) in dieser Rezeptur. Diese tonisieren das Milz-Qi und unterstützen somit Ginseng (Rdx. Ginseng), das Qi von Milz und Lunge zu tonisieren. Zusätzlich können Mandarinenschalen (Peric. Citri ret.) Feuchtigkeit ausleiten und Qi-Stagnationen im Bereich des Mittleren Erwärmers entgegenwirken. Die weiße Pfingstrosenwurzel (Rdx. Paeoniae alba), ein weiteres Ministerkraut dieser Rezeptur, tonisiert das Blut. Unterstützt wird die Blut tonisierende Wirkung durch die süßen, adstringierenden, thermisch warmen Leinsamen (Sem. Lini). Diese stärken als Ministerkraut das Qi von Milz und Magen, heben das Yang und nähren darüber hinaus das Blut. Das scharfe, leicht bittere, thermisch warme Polizeikraut Brunnenkresse (Hb. Nasturtii) nährt das Blut und unterstützt zusätzlich den Verdauungstrakt. Süßholz (Rdx. Glycyrrhizae) tonisiert das Qi und wirkt als Polizeikraut harmonisierend im Bereich des Mittleren Erwärmers. Als Botschaftskraut dieser Rezeptur dient Ingwer (Rhz. Zingiberis). Dieser reguliert die Resorptionsfunktion von Milz und Magen. Dies ist wichtig, um die Resorption der anderen Kräuter dieser Rezeptur zu unterstützen. Eine weitere Funktion des Botschaftskrautes Ingwer (Rhz. Zingiberis) ist folgende: Ingwer (Rhz. Zingiberis) reguliert das Verhältnis zwischen Abwehr-(Wei-) und Nähr-(Ying)-Qi. Durch diese Regulierung wird die Regeneration des Patienten nach schweren, erschöpfenden Erkrankungen unterstützt.

14. Rezepturen, die das Yin nähren

Diese Rezepturen kommen bei einem Yin-Mangel zur Anwendung. Yin steht hier unter anderem für die Substanz des Körpers. Ein Yin-Mangel entwickelt sich nicht über Nacht. Dementsprechend nimmt die Therapie eines Yin-Mangels lange Zeit in Anspruch. In der klassischen Literatur wird angegeben, dass die Therapie eines Yin-Mangels bis zu sieben Jahre benötigt.

Dann ist jedoch die Konstitution eines Patienten wirklich geändert. Nichtsdestotrotz – sowohl der Therapeut als auch der Patient benötigen sicherlich Geduld. Es gibt verschiedene Ursachen eines Yin-Mangels:

Verlust von Körpersäften durch starkes Schwitzen, Blutverluste, Erbrechen, Durchfall, Geburten, Stillen, bei Männern zu häufiges Ejakulieren, übermäßige Einnahme scharf-heißer Nahrungsmittel sowie Kräuter, Schlafmangel, etc.

Typisch für einen Yin-Mangel sind folgende Symptome: Nachtschweiß, Verschlimmerung der Beschwerden ab siebzehn Uhr, «Hitze der Fünf Herzen» (Handinnenflächen, Fußsohlen und Brustkorbbereich), Durst, körperliche Auszehrung, Trockenheit der Schleimhäute, Verschlimmerung durch Bewegung sowie ein Gefühl der inneren Unruhe.

Bei einem Lungen-Yin-Mangel steht die Trockenheit der Schleimhäute im Vordergrund. Bei einem Magen-Yin-Mangel werden die Nahrungsmittel nicht gut verwertet, die Patienten leiden an einem ständigen Hunger- und Durstgefühl und können nicht zunehmen. Wenn die Ursachen eines Yin-Mangels lange Zeit bestehen, so kann dies zu einer Erschöpfung des Leber- und Nieren-Yin führen. Typische Symptome sind in diesem Fall: Rückenschmerzen im unteren Rückenbereich, Drehschwindel, Reizbarkeit, «Hitze im Bereich der fünf Herzen», Nachtschweiß, Schlaflosigkeit und spontane Samenergüsse bei Männern.

Bei der Zungendiagnostik kann folgendes gesehen werden: Je stärker der Yin-Mangel ist, desto mehr nimmt die Substanz des Zungenbelags und des Zungenkörpers ab. So wird am Anfang der Zungenbelag dünner und verschwindet mit der Zeit vollständig. Auch der Zungenkörper wird schmäler und entwickelt Risse. Die Zungenfarbe wird rot, so dass bei einem starken Yin-Mangel ein roter, rissiger Zungenkörper ohne Zungenbelag gefunden wird. Der Puls bei einem Menschen mit Yin-Mangel ist schnell (shuo), oberflächlich (fu) und dünn (xi).

Kräuter, die das Yin tonisieren, sind im Allgemeinen stark nährend. Die meisten der Yin-tonisierenden Rezepturen enthalten Kräuter, die die Zirkulation der Körperflüssigkeit und das Qi anregen, um zu verhindern, dass die nährenden, teilweise auch befeuchtenden Kräuter Anlass zu einer Stagnation geben können. Je schwächer das Qi von Milz und Magen ist, desto mehr Qi-bewegende und aromatische Kräuter sollten einer Rezeptur zugefügt werden. Sollte ein «Pathogener Erreger» durch eine lange Zeit bestehende Erkrankung zu einem Yin-Mangel geführt haben, so ist es wichtig, dass der «Pathogene Erreger» aus dem Körper ausgeleitet wird, bevor mit dem Yin-Aufbau begonnen wird.

An diese Stelle möchte ich noch einmal darauf hinweisen, dass die Therapie eines Yin-Mangels längere Zeit benötigt. Wichtig ist, dass die Ursache des Yin-Mangels behoben wird. Oft sind Änderungen des Verhaltens der Menschen, die einen Yin-Mangel haben, von entscheidender Bedeutung. Yin steht in diesem Zusammenhang für Genuss, Ernte, Geduld, Annehmen können, etc.

Interessant ist, dass es keinen Menschen gibt, der einen reinen Yin-Mangel aufweist. So gut wie immer bestehen zusätzlich verborgene Feuchtigkeits- bzw. Schleimsymptome. Aus diesem Grund sollten Yin-tonisierende Rezepturen je nach Bedarf abgewandelt bzw. ergänzt werden.

- Strobulus Lupuli Hopfen 2 g Kaiserkraut
- Hb. Equiseti Ackerschachtelhalm 10 g Ministerkraut
- Hb. Stellariae media Vogelmiere 5 g Ministerkraut
- Hb. Galeopsidis ockergelber Hohlzahn 5 g Ministerkraut
- Hb. Agrimoniae Odermennig 2 g Polizeikraut
- Fol. Melissae Melisse 3 g Polizeikraut

Wirkung:
- Nährt das Yin
- Leitet (Leere)-Hitze abwärts

Indikation:
- «Brennende» Knochenschmerzen
- Fieber am Nachmittag
- Dünner, ausgezehrter Körper
- unabsichtlicher nächtlicher Samenerguss
- Innere Unruhe
- Tinnitus (Ohrensausen)
- Vertigo (Drehschwindel)
- Trockener Mund
- Ständiges Hungergefühl
- Durst, Patient trinkt trotzdem wenig
- Die «Fünf Herzen» (Handflächen und Fußsohlen sowie Brustkorb) sind warm
- Nachtschweiß
- Verschlimmerung durch Bewegung

Entsprechende westliche Krankheitsbilder:
- TBC (Tuberkulose)
- Diabetes mellitus (Zuckerkrankheit)
- Hyperthyreose (Überfunktion der Schilddrüse)
- Tinnitus (Ohrensausen)
- Psychovegetatives Syndrom

- Zunge: roter Zungenkörper mit wenig oder fehlendem Zungenbelag.
- Puls: tief (chen), dünn (xi) und schnell (shuo).

Beschreibung der Rezeptur aus westlichen Kräutern:

Die Kräuter dieser Rezeptur tonisieren das Nieren-Yin; zusätzlich leiten sie Leere-Hitze aus. Wenn die Rezeptur ausschließlich aus Yin-tonisierenden Kräutern bestehen würde, wäre es schwierig, Leere-Hitze zu kühlen. Andererseits wäre es längerfristig kaum möglich, das Yin zu tonisieren, wenn die Rezeptur ausschließlich aus bitter-kalten, ausleitenden Kräutern bestehen würde.

Zur Analyse der einzelnen Kräuter: Als Kaiserkraut dieser Rezeptur dient der bittere, leicht adstringierende, scharfe, thermisch kühle Hopfen (Strobulus Lupuli). Dieser klärt Hitze, beruhigt den Geist (Shen), nährt aber andererseits das Nieren- und Herz-Yin. Der bittere, adstringierend wirkende, thermisch kühle Ackerschachtelhalm (Hb. Equiseti) nährt das Nieren-Yin. Dieses Ministerkraut hat einen speziellen Bezug zu den Knochen und kann zur Behandlung von «brennenden» Knochenschmerzen sowie Fieber am Nachmittag eingesetzt werden. Die beiden Ministerkräuter Vogelmiere (Hb. Stellariae media) und ockergelber Hohlzahn (Hb. Galeopsidis) unterstützen die Yin-tonisierende Wirkung der beiden zuvor beschriebenen Kräuter. Odermennig (Hb. Agrimoniae), ein bitteres, leicht adstringierendes, thermisch kaltes Kraut, wirkt hauptsächlich auf den Bereich von Leber und Gallenblase, aber auch auf Dickdarm und Magen. Dieses Polizeikraut senkt Hitze ab und wirkt Feuchte-Hitze entgegen. Auch das Polizeikraut Melisse (Fol. Melissae) ist bitter, leicht adstringierend und thermisch kalt. Es unterstützt Hopfen (Strobulus Lupuli) in der Herz-Feuer beruhigenden Wirkung. Des Weiteren beruhigt Melisse (Fol. Melissae) ein aufsteigendes Leber-Yang, klärt Magen-Feuer und wirkt Krampf lösend. Da es darüber hinaus Leber-Qi-Stagnationen auflöst, rundet Melisse (Fol. Melissae) die Wirkung der anderen Kräuter dieser Rezeptur ab.

- Hb. Equiseti Ackerschachtelhalm 6 g Kaiserkraut
- Hb. Galeopsidis ockergelber Hohlzahn 8 g Ministerkraut
- Fr. Cardui mariae Mariendistel 5 g Ministerkraut
- Fl. Trifolii pratense Wiesenkleeblüten 4 g Ministerkraut
- Hb. et Rdx. Taraxaci Löwenzahn 2 g Polizeikraut
- Hb. Millefolii Schafgarben 2 g Polizeikraut
- Peric. Citri ret. Mandarinenschalen 5 g Polizeikraut

Wirkung:
- Nährt und stärkt das Leber- und Nieren-Yin

Indikation:
- Erschöpfungszustände
- Schwäche und Schmerzen im Bereich der Beine
- Vertigo (Drehschwindel)
- Tinnitus (Ohrensausen)
- Nachtschweiß
- Zahnschmerzen
- unabsichtliche nächtliche Samenergüsse
- Verminderte Hörleistung
- Die «Fünf Herzen» (Handflächen und Fußsohlen sowie Brustkorb) sind warm
- Gewichtsverlust
- Ständiges Hungergefühl
- Trockener Mund

Entsprechende westliche Krankheitsbilder:
- Hyperthyreose (Überfunktion der Schilddrüse)
- Chronische Nephritis (Entzündung der Nieren)
- Funktionelle uterine (Gebärmutter-) Blutungen
- TBC (Tuberkulose)
- Klimakterium (Wechselbeschwerden)

- Sterilität (Unfruchtbarkeit)
- Lumboischialgie (Schmerzen im Bereich der Lendenwirbelsäule)
- Osteoporose (verminderte Knochendichte)
- Insomnia (Schlafprobleme)
- Diabetes mellitus (Zuckerkrankheit)
- Tinnitus (Ohrensausen)
- Vertigo (Drehschwindel)
- Arterielle Hypertonie (hoher Blutdruck)
- Presbyakusis (Altersschwerhörigkeit)
- Zahnschmerzen
- Chronische Laryngitis (Halsentzündung)
- Hysterie
- Pruritus (Juckreiz)
- Schleimhautatrophie (Trockenheit) im Bereich der Vagina
- Perniziöse Anämie (Vitamin B 12 Mangel)
- Psychovegetatives Syndrom

- Zunge: rot, rissiger Zungenkörper; trocken oder fehlender Belag.
- Puls: dünn (xi), schnell (shuo), möglicherweise oberflächlich (fu).

Beschreibung der Rezeptur aus westlichen Kräutern:

Das Kaiserkraut dieser Rezeptur ist Ackerschachtelhalm (Hb. Equiseti). Dieses kann eingesetzt werden, um das Nieren-Yin sowie das Jing (die Essenz) zu tonisieren. Unterstützt wird Ackerschachtelhalm (Hb. Equiseti) in seiner Wirkung durch die Ministerkräuter ockergelber Hohlzahn (Hb. Galeopsidis) und Mariendistelsamen (Fr. Cardui mariae).

Ockergelber Hohlzahn (Hb. Galeopsidis) ist ein süßes, bitteres, thermisch kühles Kraut, das eingesetzt werden kann, um Magen-, Nieren- und Lungen-Yin zu tonisieren.

Mariendistelsamen (Fr. Cardui mariae) sind bitter, thermisch kühl und tonisieren einerseits das Leber-Yin, leiten aber andererseits Feuchte-Hitze aus dem Bereich der Leber aus. Zusätzlich können Mariendistelsamen (Fr. Cardui mariae) eingesetzt werden, um Schleim-Stagnationen und Toxische-Hitze auszuleiten. In dieser Rezeptur verhindern Mariendistelsamen (Fr. Cardui mariae), dass die Yin-tonisierenden Kräuter zu einer Feuchtigkeitsansammlung im Körper führen.

Ein weiteres Ministerkraut, die Wiesenkleeblüten (Fl. Trifolii pratense), haben einen süßen Geschmack und sind thermisch kühl. Sie können eingesetzt werden, um das Blut sowie das Leber-Yin zu nähren. Zusätzlich wirken sie einer Qi-Stagnation entgegen und leiten Feuchte-Hitze im Bereich der Blase aus.

Die nächsten beiden Kräuter Löwenzahn (Hb. et Rdx. Taraxaci) und Schafgarbe (Hb. Millefolii) können als Polizeikräuter angesehen werden. Beide sind bitter und thermisch kalt bzw. kühl, sie werden eingesetzt, um Feuchte-Hitze sowie Leere-Hitze über den Urin auszuleiten. Die scharfen, bitteren, aromatischen, thermisch warmen Mandarinenschalen (Per. Citri ret.) befinden sich in der Rezeptur, um als Polizeikraut das Milz-Qi zu tonisieren. Sie können eingesetzt werden, um Stagnationen vorzubeugen. Diese Stagnationen können auftreten, wenn tonisierende Kräuter in einer unangemessen hohen Dosis eingenommen werden. Es ist wichtig, das Milz-Qi zu tonisieren, wenn das Yin tonisiert werden soll. Die westlichen Kräuter dieser Rezeptur nähren auf elegante Art und Weise das Leber- und Nieren-Yin und können mit gutem Gewissen über einen längeren Zeitraum hindurch eingenommen werden.

- Rdx. Althaeae Eibischwurzel 6 g Kaiserkraut
- Lichen Islandicus Isländisches Moos 3 g Ministerkraut
- Rdx. Glycyrrhizae Süßholz 2 g Botschaftskraut
- Fol. Plantaginis Spitzwegerich 7 g Polizeikraut
- Fr. Cardui mariae Mariendistel 9 g Polizeikraut
- Hb. Pulmonariae Lungenkraut 5 g Ministerkraut
- Hb. Galeopsidis Ockergelber Hohlzahn 7 g Ministerkraut
- Hb. Stellaria media Vogelmiere 5 g Ministerkraut

Wirkung:
- Nährt Lungen- und Magen-Yin
- Produziert Flüssigkeiten
- Löst Schleim
- Gegen trockenen Husten

Indikation:
- Trockener Mund
- Durst
- Trockener Husten mit zähem Sputum
- Verschlimmerung am Nachmittag

Entsprechende westliche Krankheitsbilder:
- Chronische Bronchitis (Erkrankung der Atmungsorgane)
- Hausstaub- und Tierhaarallergie
- Chronische Laryngitis (Halsentzündung)
- TBC (Tuberkulose)
- Pseudokrupp
- Epistaxis (Nasenbluten)

- Zunge: roter Zungenkörper mit wenig oder fehlendem Zungenbelag.
- Puls: oberflächlich (fu), schnell (shuo), leicht leer (xu) im Bereich von Magen und Lunge.

Beschreibung der Rezeptur aus westlichen Kräutern:

Eibischwurzel (Rdx. Althaea) ist ein süßes, thermisch kühles Kraut, das

Lunge und Dickdarm zugeordnet wird. Es nährt als Kaiserkraut das Lungen-Yin und fördert das Abhusten von festgesetztem Schleim. Des Weiteren kann Eibischwurzel (Rdx. Althaea) eingesetzt werden, um Magen-Feuer zu kühlen und den Dickdarm zu befeuchten. Das Ministerkraut isländisches Moos (Lichen Islandicus) ist süß, bitter und thermisch warm. Die Kombination dieser Kräuter eignet sich hervorragend, um festgesetzten Schleim auszuleiten, ohne das Yin zu verletzen. Durch den bitteren Geschmack wird die Feuchtigkeit ausgeleitet, der süße Geschmack nährt die Körperflüssigkeiten (Jinye). Zusätzlich tonisiert isländisches Moos (Lichen Islandicus) auf sanfte Weise das Qi des Mittleren Erwärmers. Süßholz (Rdx. Glycyrrhizae) wirkt in dieser Rezeptur als Botschaftskraut. Es harmonisiert die Wirkung der anderen Kräuter und hilft, Körperflüssigkeiten (Jinye) zu nähren. Spitzwegerich (Fol. Plantaginis) ist adstringierend, salzig, bitter und thermisch kühl. Er kann eingesetzt werden, um Feuchte-Hitze auszuleiten, Blut-Stagnationen aufzulösen und um die Lunge zu entschleimen. Diese Wirkung wird erzielt, ohne dass dabei das Yin verletzt wird. Spitzwegerich (Fol. Plantaginis) dient als Polizeikraut, das der nährenden Wirkung der Yin-Tonics entgegenwirkt. Unterstützt wird Spitzwegerich (Fol. Plantaginis) in seiner Wirkung durch das Polizeikraut Mariendistelsamen (Fr. Cardui mariae). Diese sind bitter, thermisch kühl und leiten Feuchte-Hitze, speziell aus dem Bereich der Leber, aus. Gleichzeitig können sie eingesetzt werden, um das Leber-Yin zu tonisieren. Mariendistelsamen (Fr. Cardui mariae) können immer dann eingesetzt werden, wenn Schleim-Stagnationen aufgelöst werden sollen, ohne dass das Yin verletzt wird. Die letzten drei Kräuter dieser Rezeptur: Lungenkraut (Hb. Pulmonariae), ockergelber Hohlzahn (Hb. Galeopsidis) sowie Vogelmiere (Hb. Stellaria media), sind Yin-tonisierende Kräuter. Von diesen drei Ministerkräutern tonisiert Lungenkraut (Hb. Pulmonariae) speziell das Lungen-Yin, ockergelber Hohlzahn (Hb. Galeopsidis) speziell das Nieren-Yin und Vogelmiere (Hb. Stellaria media) das Herz- und Lungen-Yin. Vogelmiere (Hb. Stellaria media) ist leicht süß, salzig und thermisch kühl. Da es eine Hitze klärende und Diurese (Harnfluss) anregende Wirkung besitzt, ergänzt es die Wirkungen der anderen Kräuter dieser Rezeptur.

- Hb. Galeopsidis ockergelber Hohlzahn 5 g Kaiserkraut
- Hb. Equiseti Ackerschachtelhalm 6 g Ministerkraut
- Fr. Cardui mariae Mariendistel 9 g Ministerkraut
- Hb. Millefolii Schafgarbe 1 g Polizeikraut
- Fol. Rosmarini Rosmarin 2 g Polizeikraut
- Rdx. Glycyrrhizae Süßholz 2 g Polizeikraut

Wirkung:
- Nährt das Yin
- Stärkt die Nieren

Indikation:
- Rückenschmerzen, die durch Bewegung (= Yang) schlechter und durch Ruhe (= Yin) besser werden.
- Spermatorrhoe (Samenergüsse) mit lebhaften sexuellen Phantasien
- Hitzewallungen
- Nachtschweiß
- «Hitze der Fünf Herzen» (Handflächen und Fußsohlen sowie Brustbereich)
- Durst
- Der Körper ist oben warm und unten kalt
- Verschlimmerung am späten Nachmittag und in der Nacht
- Subfibrilläre Temperatur (leicht erhöhte Temperatur)
- Blässe des Gesichtes mit einer Rötung im Bereich der Backenknochen
- Schlafstörungen mit vielen Träumen
- Trockener Hals und Rachen
- Taubheit
- Verschlechterung durch Genuss scharfer Nahrungsmittel, Kaffee, Schlafmangel, bei Männern: zu viele Orgasmen und zu harte Arbeit.
- Zahnschmerzen

Entsprechende westliche Krankheitsbilder:
- Oligomenorrhoe (wenig Monatsblutung)
- Amenorrhoe (Ausbleiben der Monatsblutung)
- Klimakterium (Wechselbeschwerden)
- Sterilität (Unfruchtbarkeit)
- Lumboischialgie (Schmerzen im Bereich der Lendenwirbelsäule)
- Osteoporose (verminderte Knochendichte)
- Insomnia (Schlafprobleme)
- Diabetes mellitus (Zuckerkrankheit)
- Tinnitus (Ohrensausen)
- Vertigo (Drehschwindel)
- Presbyakusis (Altersschwerhörigkeit)
- Chronische Laryngitis (Halsentzündung)
- Hyperthyreose (Überfunktion der Schilddrüse)
- Hysterie
- Pruritus (Juckreiz)
- Schleimhautatrophie (Trockenheit) im Bereich der Vagina
- Perniziöse Anämie (Vitamin B 12 Mangel)
- Psychovegetatives Syndrom

- Zunge: roter Zungenkörper, ohne Zungenbelag.
- Puls (Mai): dünn (xi), schnell (shuo) und oberflächlich (fu).

Beschreibung der Rezeptur aus westlichen Kräutern:

Bei dieser Rezeptur handelt es sich um eine Abwandlung der Rezeptur

«Liu wei di huang wan». Als Kaiserkraut dieser Rezeptur dient der ockergelbe Hohlzahn (Hb. Galeopsidis). Dieses süße, bittere, thermisch kühle Kraut eignet sich, um das Nieren-, aber auch das Lungen- und Magen-Yin zu tonisieren. Ackerschachtelhalm (Hb. Equiseti) ist dieser Rezeptur als Ministerkraut hinzugefügt, um die Yin-stärkende Wirkung des ockergelben Hohlzahns (Hb. Galeopsidis) zu unterstützen. Ein weiteres Ministerkraut, die Mariendistelsamen (Fr. Cardui mariae), dienen ebenfalls als Yin-Tonic, die jedoch den Vorteil haben, gleichzeitig Feuchtigkeit und Schleim auszuleiten. Das Polizeikraut Schafgarbe (Hb. Millefolii) ist bitter und thermisch kühl. Dieses Kraut kann eingesetzt werden, um das Milz-Qi zu tonisieren. Gleichzeitig löst es Leber-Qi-Stagnationen auf und kann Feuchtigkeit vertreiben. Es ist wichtig, das Milz-Qi zu tonisieren, wenn das Yin aufgebaut werden soll. Aus diesem Grund befindet sich auch der leicht bittere, scharfe, thermisch warme Rosmarin (Fol. Rosmarini) in der Rezeptur. Dieses Polizeikraut tonisiert einerseits das Nieren-Qi, andererseits das Qi des Mittleren Erwärmers. Süßholz (Rdx. Glycyrrhizae) harmonisiert wie immer die Wirkungen der anderen Kräuter der Rezeptur; gleichzeitig hat das Polizeikraut Süßholz (Rdx. Glycyrrhizae) eine Milz-Qi tonisierende Wirkung.

15. Rezepturen, die das Yang tonisieren

Die Rezepturen dieses Abschnittes werden eingesetzt, um das Yang zu wärmen und zu tonisieren. Das Nieren-Yang wird oft als das «wahre» Yang bezeichnet. Aus diesem Grund enthalten die meisten der Yang-tonisierenden Rezepturen Nieren-Yang-tonisierende Kräuter, auch wenn das Milz- oder Lungen-Yang tonisiert werden soll. Menschen, die einen Nieren-Yang-Mangel aufweisen, fühlen sich körperlich erschöpft. Meistens fehlt es ihnen an Antrieb. Körperlich bestehen bei ihnen ein Kältegefühl sowie eine Abneigung gegenüber Kälte. Da diese Kälte aufgrund eines Mangels besteht, empfinden Patienten eine von außen zugefügte Wärme – beispielsweise durch Moxibustion oder zusätzliche Kleidungsstücke – als angenehm. (Dies im Unterschied zu Kältesymptomen, die durch das Eindringen eines «Pathogenen Erregers» verursacht werden. Wenn der «Pathogene Erreger» Kälte in den Körper eingedrungen ist, frieren entsprechende Menschen auch nach dem Anziehen zusätzlicher Bekleidungsstücke weiter.)

Weitere typische Symptome sind eine Schwäche im Bereich des unteren Rückens und der unteren Extremitäten; Schmerzen, die durch Bewegung (Yang!) und Wärmeanwendungen (Yang!) besser werden; Libidomangel, möglicherweise Impotenz, weißer Ausfluss, häufiges Urinieren eines hellen Urins, nächtliches Wasserlassen, Stuhlgang mit Resten unverdauter Nahrungsmittel am frühen Morgen; ein blasser Zungenkörper mit weißem, feuchtem Zungenbelag sowie ein tiefer (chen), langsamer (chi) und leerer (xu) Puls.

Bei der Analyse der Rezepturen fällt die gegenseitige Abhängigkeit von Yin und Yang auf. Da Eines (Yin) das Andere (Yang) hervorbringt, enthalten Rezepturen, die das Yang tonisieren sollen, zusätzlich Kräuter, die das Yin nähren. Yin dient in diesem Zusammenhang als «Brennstoff» für die Entwicklung des Yang. Das Eine (Yang) kann nicht ohne das Andere (Yin) existieren und umgekehrt.

Um einen Yang-Mangel zu beheben, benötigt man Zeit. Es wäre ein Fehler, zu glauben, dass bei Menschen, die einen massiven Yang-Mangel aufweisen, durch die Gabe von scharf-heißen Kräutern in kurzer Zeit das Yang-Qi tonisiert werden kann. Eine übermäßige Einnahme scharf-heißer Kräuter würde eher dazu führen, dass sich zusätzlich zu dem bestehenden Yang-Mangel ein Yin-Mangel entwickeln würde (die scharf-heißen Kräuter verletzen das Yin). Es ist empfehlenswert, das Yang-Qi langsam aufzubauen. Nicht ohne Grund geben die klassischen TCM-Quellen an, dass es bis zu drei Jahren benötigt, um einen Yang-Mangel erfolgreich therapieren zu können!

- Sem. Anethi Dillsamen 5 g Kaiserkraut
- Sem. Foenugraeci Bockshornkleesamen 5 g Ministerkraut
- Fol. Rosmarini Rosmarin 2 g Ministerkraut
- Fr. Juniperi Wacholderfrüchte 4 g Ministerkraut
- Fr. Agni casti Mönchspfeffer 5 g Ministerkraut
- Fr. Cardui mariae Mariendistel 5 g Ministerkraut
- Hb. Galeopsidis ockergelber Hohlzahn 5 g Ministerkraut
- Hb. et Rdx. Taraxaci Löwenzahn 2 g Polizeikraut

Wirkung:
- Tonisiert das Nieren-Yang
- Tonisiert das Nieren-Yin
- Wärmt das Yang, leitet aber auch Feuer aus
- Reguliert und harmonisiert Durchdringungsgefäß (Zhongmai) und Konzeptionsgefäß (Renmai).

Indikation:
- Unregelmäßigkeiten der Monatsblutung
- Ausbleiben der Monatsblutung
- Hitzewallungen
- Nachtschweiß
- Nervosität
- Müdigkeit
- Schlaflosigkeit
- Herzklopfen

Entsprechende westliche Krankheitsbilder:
- Amenorrhoe (Ausbleiben der Monatsblutung)

- Klimakterium (Wechselbeschwerden)
- Hypertonie (hoher Blutdruck)
- Chronische Glomerulonephritis (Entzündung der Nieren)
- Chronische Pyelonephritis (Entzündung des Nierenbeckens)
- Polyzystische Nieren
- Hyperthyreose (Überfunktion der Schilddrüse)
- Zystitis (Blasenentzündung)

- Zunge: blasser Zungenkörper, spärlicher Belag.
- Puls: dünn (xi), gelegentlich (bei Überwiegen eines Yin-Mangels): schnell (shuo) und oberflächlich (fu).

Beschreibung der Rezeptur aus westlichen Kräutern:

Dillsamen (Sem. Anethi) dienen als Kaiserkraut dieser Rezeptur. Sie sind scharf, thermisch warm und tonisieren sowohl das Magen- als auch das Nieren-Yang. Darüber hinaus können sie eingesetzt werden, um das Magen-Qi abzusenken, das Jing zu bewahren und um Schmerzen zu lindern. Das erste Ministerkraut, die leicht scharfen, süßen, thermisch warmen Bockshornkleesamen (Sem. Foenugraeci) tonisieren ebenfalls das Nieren-Yang und vertreiben Kälte. Die Nieren tonisierende Wirkung wird durch die Ministerkräuter Rosmarin (Fol. Rosmarini) sowie Wacholderfrüchte (Fr. Juniperi) unterstützt.

Die nächsten beiden Ministerkräuter dieser Rezeptur, Mönchspfeffer (Fr. Agni casti) und Mariendistelsamen (Fr. Cadui mariae), sind Yin-Tonics, die gleichzeitig Feuchte-Hitze ausleiten und dem Aufkommen von Leere-Hitze entgegenwirken. Auch das letzte Ministerkraut, der ockergelbe Hohlzahn (Hb. Galeopsidis), ist ein Yin-Tonic, der in Kombination mit dem Polizeikraut, dem bitter-kalten Löwenzahn (Hb. et Rdx. Taraxaci), einer eventuell vorhandenen Leere-Hitze entgegenwirkt. Zusammenfassend kann festgehalten werden, dass diese Rezeptur aus Kräutern besteht, die das Yang tonisieren; jedoch auch Kräuter enthält, die das Yin nähren, Feuchtigkeit ausleiten und Leere-Hitze beruhigen.

- Sem. Anethi Dillsamen 5 g Kaiserkraut
- Fr. Foeniculi Fenchelsamen 3 g Ministerkraut
- Sem. Foenugraeci Bockshornkleesamen 5 g Ministerkraut
- Fr. Juniperi Wacholderfrüchte 5 g Ministerkraut
- Ram. Cinnamomi Zimtzweige 2 g Ministerkraut
- Hb. Thymi Thymian 4 g Ministerkraut
- Hb. Galeopsidis ockergelber Hohlzahn 5 g Ministerkraut
- Hb. et Rdx. Taraxaci Löwenzahn 2 g Polizeikraut

Wirkung:

- Wärmt und tonisiert das Nieren-Yang

Indikation:
- Rückenschmerzen im unteren Rückenbereich, die durch Bewegung und Wärmeanwendungen besser werden.
- Kältegefühl der unteren Körperhälfte
- Spannungsgefühl im Unterbauch
- Kraftlosigkeit der Beine
- Schwach ausgeprägte Libido
- Appetitlosigkeit
- Eventuell Ödeme (abnorme Ansammlung von Flüssigkeit in Körpergeweben), die vor allem im Bereich der Unterschenkel zu finden sind.

Entsprechende westliche Krankheitsbilder:
- Chronische Nephritis (Entzündung der Nieren)
- Chronische Urethritis (Entzündung des Harnleiters)
- Diabetes mellitus (Zuckerkrankheit)
- Hypothyreose (Schilddrüsenunterfunktion)
- Chronische Arthritis (Gelenksentzündung)
- Impotenz (Unfruchtbarkeit)
- Ejakulationsstörungen
- Hypotonie (niederer Blutdruck)
- Vertigo (Drehschwindel)
- Amenorrhoe (Ausbleiben der Monatsblutung)
- Chronische Glomerulonephritis (Entzündung der Nieren)
- Lumboischialgie (Schmerzen im Bereich der Lendenwirbelsäule)
- Herzinsuffizienz (Schwäche des Herzmuskels)
- Inkontinenz (Unfähigkeit, den Harn zu halten)
- Dysurie (Schmerzen beim Wasserlassen)
- Anurie (Harnverhalten)
- Chronische Prostatitis (Entzündung der Vorsteherdrüse)
- Ödeme (abnorme Ansammlung von Flüssigkeit in Körpergeweben)

- Zunge: blasser, geschwollener Zungenkörper; spärlicher, weißer, feuchter Belag.
- Puls: tief (chen), langsam (chi) und schwach (ruo).

Beschreibung der Rezeptur aus westlichen Kräutern:

Als Kaiserkraut dieser Rezeptur dienen Dillsamen (Sem. Anethi). Diese sind scharf, thermisch warm und können eingesetzt werden, um das Nieren-Yang zu tonisieren. Unterstützt werden sie in ihrer Wirkung durch die Ministerkräuter Fenchelsamen (Fr. Feoniculi), Bockshornkleesamen (Sem. Foenugraeci), Wacholderfrüchte (Fr. Juniperi) und Zimtzweige (Ram. Cinnamomi). Zimtzweige (Ram. Cinnamomi) sind scharf, süß und thermisch warm, sie können eingesetzt werden, um Wind, Kälte und Feuchtigkeit (also ein Bi-Syndrom) aus dem Bereich der Gelenke auszuleiten. Sie wärmen und erleichtern die Zirkulation des Qi im Körper. Thymian (Hb. Thymi), ein weiteres Ministerkraut der Rezeptur, ist bitter, thermisch warm und kann ebenfalls eingesetzt werden, um das Nieren-Yang zu tonisieren. Ein Kraut mit bitterem Geschmack, das thermisch warm ist, ist relativ selten. Diese Kombination eignet sich hervorragend, um das Nieren-Yang zu tonisieren! Zusätzlich senkt Thymian (Hb. Thymi) das Lungen- und Magen-Qi ab und kann eingesetzt werden, um Schleim-Kälte-Stagnationen im Bereich des Unteren Erwärmers entgegenzuwirken.

Das letzte Ministerkraut dieser Rezeptur ist der ockergelbe Hohlzahn (Hb. Galeopsidis). Dieser tonisiert das Nieren-Yin. (Es ist notwendig, der Rezeptur Yin-tonisierende Kräuter hinzuzufügen, wenn das Yang tonisiert werden soll). Ockergelber Hohlzahn (Hb. Galeopsidis) liefert die Substanz (das Yin), welche notwendig ist, um das Yang-Qi tonisieren zu können. Als Polizeikraut dieser Rezeptur dient Löwenzahn (Hb. et Rdx. Taraxaci). Dieses Kraut ist bitter, thermisch kalt und kann eingesetzt werden, um Feuchte-Hitze auszuleiten. In dieser Rezeptur bewahrt Löwenzahn (Hb. et Rdx. Taraxaci) die scharfen, thermisch heißen Yang-tonisierenden Kräuter davor, das Yin zu verletzen.

- Sem. Anethi Dillsamen 5 g Kaiserkraut
- Fr. Juniperi Wacholderfrüchte 5 g Kaiserkraut
- Ctx. Cinnamomi Zimtrinde 3 g Kaiserkraut
- Hb. Absinthii Wermut 1 g Kaiserkraut
- Fol. Rosmarini Rosmarin 5 g Kaiserkraut
- Rdx. Petroselini Petersilienwurzel 3 g Ministerkraut
- Hb. Equiseti Ackerschachtelhalm 6 g Ministerkraut

Wirkung:
- Tonisiert das Nieren-Yang
- Tonisiert das Blut
- Nährt die Nieren-Essenz (Jing)

Indikation:
- Erschöpfungszustände nach langer Krankheit
- Abneigung gegenüber Kälte
- Kältegefühl der unteren Körperhälfte
- unabsichtliche nächtliche Samenergüsse
- Kraftlosigkeit der Beine
- Schwach ausgeprägte Libido
- Weiche Stühle
- Ödeme (abnorme Ansammlung von Flüssigkeit in Körpergeweben), die vor allem im Bereich der Unterschenkel zu finden sind

Entsprechende westliche Krankheitsbilder:
- Impotenz (Unfruchtbarkeit)
- Ejakulationsstörungen

- Sterilität (Unfruchtbarkeit)
- Hypotonie (niederer Blutdruck)
- Vertigo (Drehschwindel)
- Tinnitus (Ohrensausen)
- Osteoporose (verminderte Knochendichte)
- Lumboischialgie (Schmerzen im Bereich der Lendenwirbelsäule)
- Inkontinenz (Unfähigkeit, den Harn zu halten)
- Anurie (Harnverhalten)
- Chronische Prostatitis (Entzündung der Vorsteherdrüse)
- Ödeme (abnorme Ansammlung von Flüssigkeit in Körpergeweben)
- Amenorrhoe (Ausbleiben der Monatsblutung)
- Hypothyreose (Schilddrüsenunterfunktion)

- Zunge: geschwollener, blasser Zungenkörper; feuchter, weißer Zungenbelag.
- Puls: leer (xu), langsam (chi).

Beschreibung der Rezeptur aus westlichen Kräutern:

Die Kombination der Kaiserkräuter Dillsamen (Sem. Anethi), Wacholderfrüchte (Fr. Juniperi), Zimtrinde (Ctx. Cinnamomi), Wermut (Hb. Absinthii) und Rosmarin (Fol. Rosmarini) kann eingesetzt werden, um das Nieren-Yang zu tonisieren. Dillsamen (Sem. Anethi) senken zusätzlich das Magen-Qi ab und wirken tonisierend auf den Bereich des Verdauungstraktes. Wacholderfrüchte (Fr. Juniperi) besitzen neben der Nieren-Yang tonisierenden auch eine Feuchtigkeit ausleitende Wirkung. Zimtrinde (Ctx. Cinnamomi) kann zusätzlich eingesetzt werden, um Wind-Kälte zu vertreiben und Qi und Blut aufzubauen. In dieser Qi und Blut aufbauenden Wirkung wird Zimtrinde (Ctx. Cinnamomi) durch Wermut (Hb. Absinthii) ergänzt. Der in der Rezeptur befindliche Rosmarin (Fol. Rosmarini) besitzt neben der Qi und Yang tonisierenden auch eine Qi-Stagnations auflösende Wirkung. Er ist aufgrund seines leicht bitteren, scharfen Geschmackes und seiner thermisch warmen Eigenschaft ein ideales Tonikum für Menschen mit einem Nieren-Yang-Mangel.

Die süße, thermisch warme Petersilienwurzel (Rdx. Petroselini) ist der Rezeptur als Ministerkraut hinzugefügt, um das Blut zu tonisieren. Der bittere, adstringierende, thermisch kühle Ackerschachtelhalm (Hb. Equiseti), ein weiteres Ministerkraut, tonisiert das Nieren-Yin. Ackerschachtelhalm (Hb. Equiseti) ist immer dann indiziert, wenn Kraftlosigkeit der Beine und Rückenschmerzen im Bereich der Lendenwirbelsäule vorliegen. Die Kombination der beiden Kräuter Rosmarin (Fol. Rosmarini) und Wermut (Hb. Absinthii) ist geeignet, um Ödeme (Wasseransammlungen), die aufgrund eines Nieren-Yang-Mangels im Bereich des Unteren Erwärmers vorliegen, auszuleiten.

16. Rezeptur, die den Qi-Fluss unterstützt

Bei jeder pathologischen Veränderung, egal, ob diese die Meridiane oder die Organe des Körpers betrifft, kommt es zu allererst zu Veränderungen der Qi-Zirkulation. Ein Spruch der Chinesischen Medizin lautet: »Zu Beginn ist eine Erkrankung im Bereich des Qi zu finden».

Emotionale Belastungen, Fehler in der Nahrungsaufnahme, Verletzungen sowie «Pathogene Faktoren» können sich negativ auf die Qi-Zirkulation auswirken. Auch ein Qi-Mangel kann zu einer Qi-Stagnation Anlass geben. Die wichtigsten Symptome einer Qi-Stagnation sind Spannungsgefühle und Schmerzen. Die in diesem Abschnitt des Buches vorgestellte Rezeptur kann eingesetzt werden, um Qi-Stagnationen und sich daraus entwickelnde Schmerzen zu therapieren.

Die Symptome einer Qi-Stagnation variieren, je nachdem, welche Region vorrangig betroffen ist. Beispielsweise können im Bereich des Brustkorbes Schmerzen, Hustenreiz und Kurzatmigkeit auftreten. Treten Qi-Stagnationen im Milz- und Magenbereich auf, resultieren daraus: abdominale Schmerzen, Völlegefühl, Aufstoßen sowie Brechreiz und Erbrechen. Bei einer Leber-Qi-Stagnation werden Schmerzen im Bereich des Unterleibes, eine unregelmäßige, schmerzhafte Monatsblutung; Kälte im Bereich der Extremitäten und ähnliche Symptome gefunden. Da viele der Qi-Fluss regulierenden Kräuter bitter-kühl oder scharf-warm und trocken sind, können diese das Qi verletzen, wenn sie unangemessen hoch dosiert werden.

- Hb. Hyperici Johanniskraut 4 g Kaiserkraut
- Fol. Melissae Melisse 5 g Ministerkraut
- Hb. Menthae Pfefferminze 3 g Ministerkraut
- Fr. Coriandri Korinanderfrüchte 4 g
- Rhz. Zingiberis frischer Ingwer 2 g Polizeikraut
- Peric. Citri ret. vir. unreife Mandarinenschalen 5 g Ministerkraut
- Lichen Islandicus Isländisches Moos 2 g Botschaftskraut

Wirkung:
- Unterstützt den Qi-Fluss
- Löst Verhärtungen auf
- Leitet rebellierendes Qi abwärts
- Wandelt Schleim um

Indikation:
- Fremdkörpergefühl im Hals («Pflaumenkerngefühl»)
- Verspannungsgefühl oder Schmerzen im Bereich des Brustkorbes
- Hustenreiz
- Brechreiz

Entsprechende westliche Krankheitsbilder:
- Globus hystericus (Fremdkörpergefühl im Hals)
- Hysterie
- Funktionelle gastrointestinale Beschwerden
- Spasmen des Ösophagus (Krämpfe im Bereich der Speiseröhre)
- Chronische Laryngitis (Halsentzündung)
- Chronische Tracheitis (Entzündung der Luftröhre)

- Zunge: feuchter, weißer Zungenbelag.
- Puls: gespannt (xian), langsam (chi), fallweise gleitend (hua).

Beschreibung der Rezeptur aus westlichen Kräutern:

Das bittere, scharfe, thermisch kühle Johanniskraut (Hb. Hyperici) leitet Feuchtigkeit aus dem Körper aus und kann als Kaiserkraut eingesetzt werden, um Stagnationen von Qi und Blut aufzulösen. Da es entschleimend auf den Bereich der Herzkanäle wirkt, hat es zusätzlich eine depressionsmindernde Wirkung. Melisse (Fol. Melissae), ein bitteres, leicht adstringierendes, thermisch kaltes Ministerkraut, löst Qi-Stagnationen auf und kann eingesetzt werden, um Magen-Feuer und Herz-Feuer zu klären. Dieses Kraut ist immer dann indiziert, wenn emotionale Belastungen zu Schmerzen oder auch zu einem Globusgefühl führen. Die scharfe, thermisch kühle Pfefferminze (Hb. Menthae) ist eines der besten Kräuter, um dem Syndrom «Holz attackiert Erde» entgegenzuwirken. Auch Pfefferminze (Hb. Menthae) dient als Ministerkraut. Die bitteren, scharfen, thermisch kühlen Korianderfrüchte (Fr. Coriandri) lösen als Ministerkraut Stagnationen von Qi und Blut auf, machen die Meridiane durchgängig und unterdrücken aufsteigendes Yang. Als Polizeikraut dieser Rezeptur dient frischer Ingwer (Rhz. Zingiberis). Dieser hilft, den Bereich des Magens zu harmonisieren und Brechreiz und Erbrechen zu beenden. Unreife Mandarinenschalen (Peric. Citri ret. viridae) dienen ebenfalls als Ministerkraut. Sie können eingesetzt werden, um ein Fremdkörpergefühl im Bereich des Halses sowie Verspannungen im Bereich des Brustkorbes entgegenzuwirken. Zusätzlich tonisieren sie das Milz-Qi und leiten Feuchtigkeit aus. Das Hauptsymptom, nämlich das Fremdkörpergefühl, befindet sich im Bereich des Halses. Dieser wird unter anderem der Lunge zugeordnet. Aus diesem Grund gilt Isländisches Moos (Lichen Islandicus) als das Botschaftskraut dieser Rezeptur. Isländisches Moos (Lichen Islandicus) ist süß, bitter und thermisch wärmend und eignet sich, um einem Globusgefühl entgegenzuwirken. Da es des Weiteren das Lungen-Qi und -Yin tonisiert sowie das Magen-Qi bei einer Umkehrung des Magen-Qi absenkt, beendet es eventuell vorhandenen Brech- und Hustenreiz.

17. Rezepturen, die die Blut-Zirkulation anregen

Rezepturen, die in diesem Abschnitt des Buches vorgestellt werden, wirken Blut-Stagnationen bzw. Blut-Stasen entgegen. Zwischen diesen beiden Begriffen bestehen fließende Übergänge. Wenn der Blutfluss innerhalb der Meridiane und Kollateralgefäße behindert und verlangsamt, jedoch noch nicht vollständig zum Erliegen gekommen ist, so wird in der Chinesischen Medizin der Ausdruck «xue zhi» (deutsch: «Blut-Stagnation») verwendet. Sollte sich der Befund verschlechtern und der Blutfluss zum Stillstand kommen, so wird dies in der Chinesischen Medizin mit dem Ausdruck «xue yu» beschrieben. Dieser Begriff kann mit «Blut-Stase» übersetzt werden. Diese Blut-Stase wird in Abhängigkeit davon, welches Organ vorrangig betroffen ist und auch in Abhängigkeit von den auslösenden Faktoren Kälte, Hitze, Mangel oder Überschuss, weiter differenziert.

Charakteristische Symptome einer Blut-Stagnation, aber auch einer Blut-Stase sind: gut lokalisierbare, intensive Schmerzen; Abszesse (abgekapselte Eiteransammlung), Haarausfall, zyanotische Lippenfarbe, zyanotische Areale am Zungenkörper sowie ein rauer (se) Puls.

Zu den wichtigsten Ursachen einer Blut-Stagnation bzw. einer Blut-Stase zählen ein Qi-Mangel sowie eine Qi-Stagnation. Wenn nicht ein ausreichendes Maß an Qi vorhanden ist bzw. eine Qi-Stagnation vorliegt, wird der Blutfluss beeinträchtigt.

Auch Kälte beeinträchtigt die Blutzirkulation und kann zu Blut-Stagnationen oder Blut-Stase Anlass geben. Typische Symptome sind in diesem Fall: eine verspätet einsetzende Monatsblutung mit klumpigem Blut, palpable (tastbare) Verhärtungen im Bauchbereich sowie Amenorrhoe (Ausbleiben der Monatsblutung). Alle soeben aufgelisteten Symptome treten in Kombination mit gut lokalisierbaren Schmerzen auf. Wenn Kälte die Ursache für eine Blut-Stagnation oder einer Blut-Stase ist, so sollte folgendes therapeutische Vorgehen gewählt werden: Kälte sollte vertrieben, der Blutfluss angeregt und die Blut-Stagnation aufgelöst werden.

Auch Hitze kann zu einer Blut-Stagnation oder zu einer Blut-Stase führen, und zwar immer dann, wenn das Blut durch die Hitze «eingedickt» wird. Des Weiteren kann Hitze zu einer übermäßig starken Blutzirkulation führen, wodurch es zu Blutungen kommen kann. Beispiele dafür sind: Petechien (punktförmige Blutungen im Bereich der Haut), Epistaxis (Nasenbluten), blutiges Erbrechen, Abhusten eines blutigen Sputums, Hämaturie (Blut im Urin) und Blut im Stuhl.

Weitere Ursachen für eine Blut-Stagnation oder Blut-Stase sind: Verletzungen, Operationen, Fremdkörper innerhalb des Körpers (beispielsweise Spiralen als Verhütungsmethode) sowie laut Texten der klassischen TCM: Geburten. Viele chronisch kranke Menschen besitzen eine Blut-Stagnation oder eine Blut-Stase. Aus diesem Grund ist es sinnvoll, bei chronisch kranken Menschen an eine Blut-Stagnation zu denken; vor allem immer dann, wenn nach Einnahme zuvor verschriebener Rezepturen keine Verbesserung eingetreten ist. Auch ein Yin-Mangel sowie Feuchtigkeit und Schleim können Ursachen für eine Blut-Stagnation bzw.- Stase sein. Da in westlichen Ländern praktizierende TCM-Ärzte es oft mit Patienten zu tun haben, die unter chronischen Beschwerden leiden, haben Kräuter, die die Blutzirkulation anregen, eine große Bedeutung.

Kräuter gegen eine Blut-Stagnation oder Blut-Stase sind effizient. Ihre Einnahme kann natürlich zur Entwicklung von Nebenwirkungen führen. Aus diesem Grund sollten sie mit Vorsicht bei alten oder geschwächten Menschen eingesetzt werden. Des Weiteren sollten Kräuter, die die Blutzirkulation anregen, bei Patienten mit Blutungen (außer diese sind durch eine Blut-Stagnation verursacht worden) nur mit äußerster Vorsicht eingesetzt werden. Während einer Gravidität (Schwangerschaft) sind sie kontraindiziert.

- Fl. Arnicae Arnika 9 g Kaiserkraut
- Hb. Hyperici Johanniskraut 10 g Kaiserkraut
- Fl. Calendulae Ringelblume 8 g Kaiserkraut
- Hb. Bursae pastoris Hirtentäschelkraut 3 g Kaiserkraut
- Fol. Rosmarini Rosmarin 3 g Ministerkraut
- Sem. Hippocastani Rosskastanie 5 g Ministerkraut
- Rdx. Paeonia rubra rote Pfingstrose 7 g Ministerkraut
- Rdx. et Rhz. Rhei Rhabarberwurzel 3 g Ministerkraut

Wirkung:
- Gegen Qi-Stagnationen
- Gegen Blut-Stagnationen
- Wirkt Schmerzen und Schwellungen entgegen
- Löst Gewebsverhärtungen und Knoten auf

Indikation:
- Gut lokalisierbare Schmerzen
- Zur Unterstützung der Heilungsprozesses nach Verletzungen
- Knoten in der Brust

Entsprechende westliche Krankheitsbilder:
- Nach Verletzungen wie Prellungen, Stauchungen, Knochenbrüchen, etc.
- Myalgie (Schmerzen und Verhärtungen der Muskulatur)
- Chronische Tendovaginitis (Sehnenscheidenentzündung)

- Zunge: cyanotischer Zungenkörper.
- Puls: gespannt (xian) oder rau (se).

Beschreibung der Rezeptur aus westlichen Kräutern:

Diese Rezeptur aus westlichen Kräutern enthält mehrere Qi- und Blut bewegende Kräuter. Arnika (Fl. Arnicae), ein leicht süßes, bitteres, scharfes, thermisch neutrales Kaiserkraut, tonisiert das Herz-Yang und kann sowohl innerlich als auch äußerlich angewendet werden, um Probleme im Bereich der Nerven und Blutgefäße zu behandeln. Unterstützt wird Arnika (Fl. Arnicae) durch Johanniskraut (Hb. Hyperici), das als «Kaiserkraut» zur Behandlung von Problemen im Bereich der Nerven bezeichnet werden kann. Ringelblume (Fl. Calendulae), ein leicht bitteres, süßes, salziges, thermisch neutrales Kraut, löst ebenfalls Blut-Stagnationen auf. Darüber hinaus klärt dieses Kaiserkraut Wind-Hitze und nährt das Herz-Yin. Das bittere, adstringierende, scharfe, thermisch kühle Hirtentäschelkraut (Hb. Bursae pastoris) kann eingesetzt werden, um als Kaiserkraut Blut-Stagnationen, speziell im Bereich des Unteren Erwärmers, entgegenzuwirken. Dieses Kraut wird in der westlichen Kräutertherapie eingesetzt, um Blutungen, die aufgrund einer Blut-Stagnation bestehen, zu stoppen. Zusätzlich tonisiert Hirtentäschelkraut (Hb. Bursae pastoris) das Herz-Qi und löst Leber-Qi-Stagnationen auf. Die Kombination der Ministerkräuter: Rosmarin (Fol. Rosmarini), Rosskastanie (Sem. Hippocastani) und rote Pfingstrosenwurzel (Rdx. Paeoniae rubra) eignet sich, um Blut-Stagnationen aufzulösen. Auch die bittere, thermisch kalte Rhabarberwurzel (Rdx. et Rhz. Rhei) wirkt Blut-Stagnationen entgegen. Darüber hinaus kann dieses Ministerkraut eingesetzt werden, um Gewebsverhärtungen und Knoten aufzulösen. Zusammenfassend kann festgehalten werden, dass sich diese Rezeptur aus westlichen Kräutern dazu eignet, Qi- und Blut-Stagnationen aufzulösen, Schmerzen und Schwellungen entgegenzuwirken und Verhärtungen aufzulösen. Dabei behandelt Arnika (Fl. Arnicae) vor allem Probleme im Bereich der Blutgefäße und Johanniskraut (Hb. Hyperici) Probleme, die im Bereich der Nerven bestehen.

- Fl. Arnicae Arnika 6 g Kaiserkraut
- Rdx. et Rhz. Rhei Rhabarberwurzel 8 g Kaiserkraut
- Ram. Cinnamomi Zimtweige 2 g Ministerkraut
- Fol. Rosmarini Rosmarin 3 g Ministerkraut
- Hb. Equiseti Ackerschachtelhalm 6 g Polizeikraut
- Rdx. Glycyrrhizae Süßholz 2 g Polizeikraut + Botschaftskraut

Wirkung:
- Leitet Hitze aus
- Gegen Blut-Stagnationen

Indikation:
- Akute Schmerzen im Unterbauch
- Inkontinenz (Unfähigkeit, den Harn zu halten)
- Nächtliches Fieber
- Unruhezustände
- Sprechen sinnloser Worte

- Starker Durst

  Möglicherweise:
- Manisches Verhalten
- Unregelmäßigkeiten der Monatsblutung
- Schmerzen zur Zeit der Monatsblutung
- Ausbleiben der Monatsblutung

Entsprechende westliche Krankheitsbilder:
- Akute Endometritis (Entzündung der Gebärmutterschleimhaut)
- Plazentaretention (Nicht Lösen des Mutterkuchens)
- Amenorrhoe (Ausbleiben der Monatsblutung)
- Dysmenorrhoe (Schmerzen zur Zeit der Monatsblutung)
- Cervicitis (Entzündung des Muttermundes der Gebärmutter)
- Adnexitis (Entzündung der Eileiter und Eierstöcke)
- Nach Verletzungen wie Prellungen, Stauchungen, Knochenbrüchen etc.
- Manie
- Ileus (Darmverschluss)

- Zunge: cyanotischer Zungenkörper.
- Puls: voll (shi) gespannt (xian) oder rau (se).

Beschreibung der Rezeptur aus westlichen Kräutern:

Als Kaiserkräuter dieser Rezeptur dienen das leicht süße, bittere, scharfe, thermisch neutrale Arnikakraut (Fl. Arnicae) sowie die Rhabarberwurzel (Rdx. et Rhz. Rhei) Dieses bittere, thermisch kalte Kraut wirkt stark abführend, den «Pathogene Faktor» Hitze ausleitend sowie Blut-Stagnationen auflösend. Rhabarberwurzel (Rdx. et Rhz. Rhei) ist in dieser Rezeptur hoch dosiert, um effektiv Hitze ausleiten zu können. Als eines der Ministerkräuter dienen Zimtzweige (Ram. Cinnamomi). Diese wärmen im Bereich der Sehnen und Muskeln, lösen Stagnationen auf und können eingesetzt werden, um Blut-Stagnationen aufzulösen. Rosmarin (Fol. Rosmarini), das zweite Ministerkraut, unterstützt die wärmende, Blut bewegende Wirkung der Zimtzweige (Ram. Cinnamomi) im Bereich des Unteren Erwärmers. Aus diesem Grund wirkt Rosmarin (Fol. Rosmarini) Schmerzen zur Zeit der Monatsblutung, die aufgrund einer Kälte bzw. Blut-Stagnation bestehen, entgegen. Ackerschachtelhalm (Hb. Equiseti) befindet sich in der Rezeptur, um einerseits Hitze zu kühlen, andererseits als Polizeikraut das Yin zu bewahren. Süßholz (Rdx. Glycyrrhizae) dient sowohl als Polizei- als auch als Botschaftskraut. Es schützt den Magen vor den drastischen Wirkungen der anderen Kräuter und wirkt harmonisierend im Bereich des Mittleren Erwärmers.

18. Rezepturen, die den Geist beruhigen

Die chinesische Bezeichnung für Geist bedeutet «Shen». Das Shen wird dem Herz zugeordnet. Folgende Körpermerkmale gelten als Kennzeichen eines gut entwickelten Shen: symmetrische Gesichtsproportionen; große, klare Augen; ein gesunder Teint der Haut sowie kräftige Haare. Menschen mit einem gut entwickelten Shen sind geistig ruhig und entspannt, besitzen ein gutes Aufnahmevermögen und sind voller Liebe und Mitgefühl. Störungen des Shen können folgende Ursachen haben:

1. kann ein Mangel wie beispielsweise ein Herz-Blut- oder Yin-Mangel zu einer Störung des Shen führen. Als Symptome können Palpitationen (Herzklopfen), Angstzustände, Vergesslichkeit, Orientierungsstörung sowie Schlafprobleme auftreten. In diesem Fall sollten Blut und Yin genährt werden.
2. kann eine Fülle wie beispielsweise ein Herz-Feuer zu einer Störung des Shen führen. Als Symptome stehen manisches Verhalten, Reizbarkeit sowie Unruhezustände im Vordergrund. In diesem Fall sollte der Geist beruhigt werden.

Im Allgemeinen ist es jedoch so, dass Störungen des Shen immer aus einer Kombination einer Fülle mit einer Leere auftreten, so dass bei der Zusammenstellung einer Therapie beide Faktoren berücksichtigt werden sollten. Wichtig ist es, Faktoren, die zu einer Störung des Shen führen können, zu beseitigen. Dazu zählen: Reizüberflutung, emotionale Überlastungen, Schlafmangel, Konsum von Alkohol und Drogen.

Rezepturen, die den Geist (Shen) beruhigen, enthalten oft Mineralien, die zu einer Schwächung des Verdauungstraktes führen können, da sie schwer verdaulich sind. Mineralische Bestandteile sollten, bevor sie dekoktiert werden, in kleine Teile geteilt und längere Zeit (zwischen 30 und 60 Minuten) vorgekocht werden.

- Fol. Melissae Melisse 5 g Kaiserkraut
- Strobulus Lupuli Hopfen 2 g Ministerkraut
- Hb. Pulmonariae Lungenkraut 4 g Polizeikraut
- Fl. Rosae Rose 5 g Ministerkraut
- Hb. Passiflorae Passionsblume 5 g Ministerkraut
- Fl. Crataegi Weißdornblüten 4 g Ministerkraut
- Peric. Citri ret. Mandarinenschalen 5 g Polizeikraut
- Hb. Millefolii Schafgarbe 3 g Polizeikraut
- Rdx. Glycyrrhizae Uralensis Süßholz 2 g Botschaftskraut

Wirkung:

- Beruhigt das Herz
- Beruhigt den Geist (Shen)
- Klärt Hitze
- Nährt das Yin

Indikation:
- Intensive Träume
- Schlafstörungen
- Herzklopfen
- Reizbarkeit
- Unruhezustände
- Schreckhaftigkeit
-

Entsprechende westliche Krankheitsbilder:
- Insomnia (Schlafprobleme)
- Palpitationen (Herzklopfen)
- Panikattacken
- Neurosen
- Psychosen
- Neurasthenie (nervöse Erschöpfung)
- Mitralklappeninsuffizienz (Schwäche der Herzklappen)

- Zunge: Zungenkörper rissig, Spitze ist rot.
- Puls: schnell (shuo), dünn (xi), im Herzbereich oberflächlich (fu).

Beschreibung der Rezeptur aus westlichen Kräutern:

Als Kaiserkraut dieser Rezeptur dient die bittere, leicht adstringierend wirkende, thermisch kühle Melisse (Fol. Mellisae). Diese wird eingesetzt, um ein eventuell vorhandenes Herz-Feuer zu kühlen. In ihrer Shen beruhigenden Wirkung wird sie durch das Ministerkraut Hopfen (Strobulus Lupuli) unterstützt. Dabei handelt es sich um ein Kraut, das im Bereich des Shao-Yin (Herz und Niere) wirkt: Hopfen (Strobulus Lupuli) klärt Herz-Feuer und beruhigt den Geist, nährt aber andererseits das Nieren- und Herz-Yin. Auf diese Weise wird das Yin vor einer weiteren Verletzung durch die vorhandene Hitze geschützt. Lungenkraut (Hb. Pulmonariae) befindet sich in der Rezeptur, um das Yin zu nähren. Aus diesem Grund gilt Lungenkraut (Hb. Pulmonariae) als das Polizeikraut dieser Rezeptur. Bei den nächsten drei Kräutern handelt es sich um Ministerkräuter: Rosenblüten (Fl. Rosae), Passionsblume (Hb. Passiflorae) und Weißdornblüten (Fl. Crataegi).

Diese Kräuter beruhigen das Herz und wirken klärend im Bereich des Shen. Sie entschleimen die Herzkanäle und können in Kombination mit den bitteren, thermisch kalten Kräutern eingesetzt werden, um Angstzustände, Reizbarkeit, etc., zu therapieren. Interessant ist, dass in Europa Weißdornblüten (Fl. Crataegi) schon seit vielen Jahrhunderten als Herz beruhigendes Kraut verwendet wurden, während in China hauptsächlich Weißdornfrüchte (Fr. Crataegi) in Verwendung waren bzw. sind. In China werden diese eingesetzt, um das Milz-Qi zu tonisieren und die Resorptionsfähigkeit des Verdauungstraktes zu verbessern. Mandarinenschalen (Peric. Citri ret.) befinden sich als Polizeikraut in der Rezeptur, um das Milz-Qi zu tonisieren und Qi-Stagnationen im Bereich des Verdauungstraktes aufzulösen.

Schafgarbe (Hb. Millefolii) dient als Polizeikraut, das Qi-Stagnationen – speziell im Bereich der Leber – entgegenwirkt. Bei vielen Menschen, die unter Schlafproblemen, Angstzuständen, Panikattacken, etc., leiden, wirkt sich eine bestehende Qi-Stagnation auf den Bereich des Herzes aus. Aus diesem Grund sollten Kräuter, die eine Leber-Qi-Stagnation auflösende Wirkung besitzen, nicht vergessen werden. Süßholz (Rdx. Glycyrrhizae) dient als Botschaftskraut dieser Rezeptur. Dieses kann eingesetzt werden, um den Geist (Shen) zu beruhigen. Außerdem harmonisiert es die Wirkungen der anderen Kräuter dieser Rezeptur.

- Hb. Visci alba Mistel 8 g Kaiserkraut
- Hb. Galeopsidis ockergelber Hohlzahn 10 g Ministerkraut
- Fl. Crataegi Weißdornblüten 4 g Ministerkraut + Botschaftskraut
- Fol. Melissae Melissenblätter 5 g Ministerkraut
- Rdx. Ginseng Ginseng 3 g Ministerkraut
- Hb. Passiflorae Passionsblume 5 g Ministerkraut
- Strobulus Lupuli Hopfen 2 g Ministerkraut
- Fl. Rosae Rose 5 g Ministerkraut
- Hb. Hyperici Johanniskraut 2 g Ministerkraut

Wirkung:
- Nährt das Yin
- Tonisiert das Blut
- Beruhigt den Geist (Shen)

Indikation:
- Schlafstörungen, bzw. unruhiger Schlaf
- Herzklopfen mit Unruhezuständen
- Schmerzen in der Herzregion
- Reizbarkeit
- Unfähigkeit, sich auch nur eine kurze Zeit zu konzentrieren
- Gedächtnisschwäche
- unabsichtliche nächtliche Samenergüsse
- Trockener Stuhl
- Entzündungen der Mundschleimhaut
- Nachtschweiß

Entsprechende westliche Krankheitsbilder:
- Herzrhythmusstörungen
- Klimakterium (Wechselbeschwerden)
- Chronische Urtikaria (Nesselsucht)
- Neurasthenie (nervöse Erschöpfung)
- Nykturie (nächtliches Wasserlassen)
- Palpitationen (Herzklopfen)

- Stenocardien (Beklemmungsgefühl im Brustbereich)
- Aphten (Defekte der Mundschleimhaut)

- Zunge: roter Zungenkörpers mit wenig Zungenbelag.
- Puls: dünn (xi), schnell (shuo).

Beschreibung der Rezeptur aus westlichen Kräutern:

Als Kaiserkraut dieser Rezeptur dient die bittere, thermisch neutrale Mistel (Hb. Visci). Diese klärt Hitze und beruhigt den Geist. Zusätzlich nährt sie das Herz- und Nieren-Yin. Unterstützt wird das Kaiserkraut durch mehrere Ministerkräuter: Ockergelber Hohlzahn (Hb. Galeopsidis) tonisiert das Yin und kontrolliert damit ein übermäßiges Aufkommen von Hitze, die den Geist (Shen) beeinträchtigen kann. Weißdornblüten (Fl. Crataegi) dienen sowohl als Minister- als auch als Botschaftskraut. Sie tonisieren das Herz-Qi. Die Kombination der Ministerkräuter Melissenblätter (Fol. Melissae), Passionsblüten (Hb. Passiflorae), Rosenblüten (Fl. Rosae) und Johanniskraut (Hb. Hyperici) tonisieren ebenfalls das Herz-Qi und beruhigen den Geist (das Shen). Der bittere, leicht adstringierende, thermisch kühle Hopfen (Strobulus Lupuli) klärt Hitze und beruhigt den Geist. Dieses Kraut besitzt eine nach unten gerichtete Wirkrichtung. (Leere-Hitze wird durch Hopfen (Strobulus Lupuli) nach unten geleitet, indem das Nieren-Yin genährt wird).

Rdx. Ginseng (Renshen), ein weiteres Ministerkraut, tonisiert das Yuan-Qi (Quellen-Qi) und beruhigt ebenfalls den Geist. Ergänzt wird die Rezeptur durch das bittere, thermisch kühle Johanniskraut (Hb. Hyperici). Dieses entschleimt die Herzkanäle und nährt das Yin. Zusätzlich kann das Ministerkraut Johanniskraut (Hb. Hyperici) einer eventuell vorhandenen Leber-Qi-Stagnation entgegenwirken.

Auch bei dieser Rezeptur ist es empfehlenswert, vor der Einnahme der Kräuter der Flüssigkeit einen Esslöffel Honig hinzuzufügen. Honig dient als Botschafter in Richtung Herz und hat zusätzlich eine Herz-Blut nährende und somit beruhigende Wirkung.

- Hb. Passiflorae Passionsblume 5 g Kaiserkraut
- Fl. Crataegi Weißdornblüten 7 g Ministerkraut
- Fr. Rubi fructicosi unreife Himbeere 4 g Ministerkraut
- Hb. Millefolii Schafgarbe 4 g Ministerkraut
- Rhz. Valerianae Baldrian 5 g Ministerkraut
- Fol. Rosmarini Rosmarin 4 g Polizeikraut
- Rdx. Glycyrrhizae Uralensis Süßholz 2 g Polizeikraut

Wirkung:
- Tonisiert das Blut
- Beruhigt den Geist (Shen)
- Klärt Hitze

- Beendet Unruhezustände

Indikation:
- Unruhezustände
- Reizbarkeit
- Unfähigkeit zu Schlafen
- Nachtschweiß
- Vertigo (Drehschwindel)
- Trockenheit der Mundschleimhaut

Entsprechende westliche Krankheitsbilder:
- Insomnia (Schlaflosigkeit)
- Palpitationen (Herzklopfen)
- Panikattacken
- Neurasthenie (nervöse Erschöpfung)
- Herzrhythmusstörungen
- Klimakterium (Wechselbeschwerden)
- Stenocardien (Beklemmungsgefühl im Brustbereich)
- Aphten (Defekte der Mundschleimhaut)

- Zunge: roter Zungenkörpers mit wenig, trockenem Zungenbelag.
- Puls: dünn (xi) oder gespannt (xian), schnell (shuo).

Beschreibung der Rezeptur aus westlichen Kräutern:

Als Kaiserkraut dieser Rezeptur dient die Passionsblume (Hb. Passiflorae). Diese thermisch kühle Pflanze klärt Hitze und beruhigt den Geist. Sie wird in ihrer Geist (Shen) beruhigenden Wirkung durch das Ministerkraut Weißdornblüten (Fl. Crataegi) unterstützt. Als weiteres Ministerkraut dienen unreife Himbeeren (Fr. Rubi fructicosi). Diese wirken aufgrund ihrer adstringierenden, thermisch kühlen Wirkung nicht nur übermäßigem Schwitzen entgegen, sondern zusätzlich beruhigend. Sie befestigen das Nieren-Qi und wirken in Kombination mit den beiden Kräutern Passionsblume (Hb. Passiflorae) und Weißdornblüten (Fl. Crataegi) schlaffördernd für Menschen, die unter einem Herz-Blut-Mangel leiden. Als weiteres Ministerkraut dieser Rezeptur dient Schafgarbe (Hb. Millefolii). Diese wirkt Qi-Stagnationen entgegen und Hitze klärend.

Das letzte Ministerkraut, der süße, bittere, scharfe, thermisch warme Baldrian (Rhz. Valerianae), tonisiert das Herz-Yang und bewegt das Herz-Blut. Der leicht bittere, scharfe, thermisch warme Rosmarin (Fol. Rosmarini) kann in dieser Rezeptur als Polizeikraut angesehen werden. Rosmarin (Fol. Rosmarini) tonisiert das Qi und Yang, nährt aber gleichzeitig das Herz-Blut. Das zweite Polizeikraut der Rezeptur, Süßholz (Rdx. Glycyrrhizae Uralensis), beruhigt das Herz und tonisiert das Milz-Qi. Insgesamt wirkt diese Rezeptur aus westlichen Kräutern Geist (Shen) beruhigend, indem das Blut tonisiert und übermäßige Hitze ausgeleitet wird. Auch bei dieser Rezeptur ist es empfehlenswert, diese mit einem Esslöffel Honig vermischt einzunehmen, um einen zusätzlichen Bezug zum Herz-Blut herzustellen.

19. Rezeptur, die Inneren-Wind beruhigt

Die in diesem Abschnitt vorgestellte Rezeptur wirkt Innerem Wind entgegen. Dieser kann sich aus einem Leber-Blut- sowie Leber- und Nieren-Yin-Mangel entwickeln. Natürlich kann auch der äußere «Pathogene Faktor» Wind in den Körper eindringen und dort zu der Entwicklung eines Inneren-Windes beitragen; doch die Bereitschaft dazu, ein Leber- und Nieren-Yin-Mangel, muss vorhanden sein.

Typische Symptome eines Inneren-Windes sind: Kopfschmerzen, Vertigo (Drehschwindel), Tinnitus (Ohrensausen) und in schweren Fällen: Unruhezustände, Brechreiz, Palpitationen (Herzklopfen) mit Angstzuständen sowie unkontrollierbare Muskelkontraktionen. Typisch für Inneren-Wind ist, dass die Beschwerden die Lokalisation regelmäßig ändern.

Innerer-Wind in Kombination mit aufsteigendem Yang sowie einer Schleim-Stagnation kann zu Tremor (Zittern), Bewusstseinsverlust, Lähmungen im Bereich der Gesichtsnerven, Hemiplegie (Lähmungen einer Körperhälfte), Aphasie (Unfähigkeit zu Sprechen) sowie Schlaganfällen führen. In der Chinesischen Medizin wird bei Vorliegen eines Inneren-Windes einerseits das Symptom – also der Innere Wind – behandelt. Dazu kommen in vielen Rezepturen Mineralien zur Anwendung. Andererseits wird die Ursache, also der Blut- und Yin-Mangel, behandelt.

- Fol. Olivae Olivenblätter 6 g Kaiserkraut
- Hb. et Rdx. Taraxaci Löwenzahn 2 g Minister- und Botschaftskraut
- Hb. Alchemillae vulgaris Frauenmantel 5 g Minister- und Botschaftskraut
- Fol. Melissae Melisse 7 g Ministerkraut
- Hb. Agrimoniae Odermennig 5 g Ministerkraut
- Hb. Passiflorae Passionsblume 3 g Ministerkraut
- Hb. Stellaria media Vogelmiere 5 g Polizeikraut
- Fr. Cardui mariae Mariendistel 7 g Polizeikraut
- Hb. Galeopsidis ockergelber Hohlzahn 10 g Polizeikraut

Wirkung:

- Beruhigt die Leber
- Beruhigt Inneren-Wind
- Bewegt das Blut
- Tonisiert Leber und Nieren

- Klärt Hitze

Indikation:
- Kopfschmerzen
- Vertigo (Drehschwindel)
- Tinnitus (Ohrensausen)
- Ein Gefühl der aufsteigenden Hitze im Bereich des Kopfes
- Schlafstörungen, bzw. unruhiger Schlaf
- Lebhafte Träume
- In schweren Fällen: Taubheitsgefühl und Krämpfe der Extremitäten
- Halbseitige Lähmungen

Entsprechende westliche Krankheitsbilder:
- Essentielle Hypertonie (hoher Blutdruck)
- Renale Hypertonie (hoher Blutdruck, durch eine Nierenerkrankung bedingt)
- Insult (Schlaganfall)
- TIA (Transitorische ischämische Attacken)
- Cerebrovaskuläre Insuffizienz (Durchblutungsstörung des Gehirns)
- Spastik der Extremitäten (Krämpfe im Bereich der Gliedmaßen)
- Hypertensive Encephalopathie (Schädigung des Gehirns durch zu hohen Blutdruck).
- Trigeminusneuralgie (Schmerzen im Bereich der Gesichtsnerven)
- Muskelfibrillationen (Muskelzuckungen)
- Insomnia (Schlafprobleme)
- Aphasie (Sprachstörungen)
- Epilepsie (Krampfanfälle)

- Zunge: roter Zungenkörper.
- Puls: gespannt (xian) und schnell (shuo).

Beschreibung der Rezeptur aus westlichen Kräutern:

Als Kaiserkraut dieser Rezeptur dienen Olivenblätter (Fol. Olivae). Diese beruhigen die Leber sowie Inneren-Wind und eignen sich hervorragend, um Hypertonie (hoher Blutdruck) aufgrund von Feuchte-Hitze und einem aufsteigenden Leber-Yang zu behandeln. Unterstützt werden sie durch verschiedene Ministerkräuter: Zwei davon sind Löwenzahn (Herbe et Rdx. Taraxaci) und Frauenmantel (Hb. Alchemilliae). Diese Kräuter leiten Feuchte-Hitze im Bereich der Leber aus und können eingesetzt werden, um Inneren-Wind bei einer vorhandenen Leber-Qi-Stagnation zu beruhigen. Frauenmantel (Hb. Alchemilliae) ist immer dann indiziert, wenn ein aufsteigendes Leber-Yang zu seitlichen Kopfschmerzen führt.

Löwenzahn (Hb. et Rdx. Taraxaci) und Frauenmantel (Hb. Alchemillae) sind zusätzlich Botschaftskräuter dieser Rezeptur, da sie einen Bezug zur Leber herstellen.

Auch die folgenden drei Kräuter dienen als Ministerkräuter: Die bittere, thermisch kalte Melisse (Fol. Mellisae) beruhigt aufsteigendes Leber-Yang, klärt Herz-Feuer und beruhigt das Shen. Odermennig (Hb. Agrimoniae) befindet sich in der Rezeptur, um Feuchte-Hitze auszuleiten. Passionsblume (Hb. Passiflorae) befindet sich als beruhigendes Kraut in der Rezeptur. Vogelmiere (Hb. Stellaria media) ist ein leicht süßes, salziges, thermisch kühles Kraut. Dieses Polizeikraut tonisiert das Herz- und Lungen-Yin, klärt Hitze und kann eingesetzt werden, um das Blut zu nähren. Interessant ist die Kombination der Vogelmiere (Hb. Stellaria media) mit einem weiteren Polizeikraut, den Mariendistelsamen (Fr. Cardui mariae). Diese beiden Kräuter tonisieren das Yin und leiten Feuchtigkeit aus. Wenn sie gemeinsam mit dem Kaiserkraut eingenommen werden, eignet sich die Kombination dieser drei Kräuter, um Inneren-Wind zu beruhigen und das Blut zu bewegen, ohne dabei das Yin zu verletzen. Als letztes Polizeikraut dieser Rezeptur dient ockergelber Hohlzahn (Hb. Galeopsidis). Dieser nährt das Nieren-, Magen- und Lungen- Yin und wirkt damit den bitteren, ausleitenden Kräutern entgegen.

20. Rezeptur, die Nahrungsmittel-Stagnationen saniert

Der Begriff der Nahrungsmittel-Stagnation (chinesisch: shi zhi) bezieht sich auf eine Ansammlung von Nahrungsmitteln im Bereich des Verdauungstraktes (hauptsächlich im Bereich des Mittleren Erwärmers). Typische Symptome sind: Völlegefühl, Schmerzen im Bauchbereich, Abneigung gegenüber einer weiteren Nahrungsaufnahme, übel riechendes Aufstoßen und manches Mal Diarrhoe (Durchfall).

Es werden ein gelber, dicker Zungenbelag in der Mitte des Zungenkörpers sowie ein gleitender (hua) Puls gefunden.

Eine Nahrungsmittel-Stagnation kann akut auftreten, und zwar immer dann, wenn Menschen zu üppig gegessen haben. Rezepturen, die einer Nahrungsmittel-Stagnation entgegenwirken, weisen einen zerstreuenden Charakter auf. Aus diesem Grund sollten bei Patienten, die einen konstitutionellen Milz-Qi-Mangel aufweisen, bei einer lange Zeit bestehenden Nahrungsmittel-Stagnation zusätzlich Qi-tonisierende Kräuter zur Anwendung kommen. In besonders schweren Fällen kommen purgierende, also drastisch abführende Rezepturen zur Anwendung.

- Hb. Millefolii Schafgarbe 6 g Kaiserkraut
- Peric. Citri ret. Mandarinenschalen 6 g Ministerkraut
- Hb. Menthae piperitae Pfefferminze 4 g Ministerkraut
- Fr. Cardamomi Kardamon 3 g Ministerkraut
- Fr. Carvi Gerösteter Kümmel 3 g Ministerkraut
- Rdx. Glycyrrhizae Geröstetes Süßholz 1 g Botschaftskraut

- Rdx. Gentianae Enzianwurzel 3 g Polizeikraut

Wirkung:
- Verdauungsfördernd
- Löst Nahrungsmittel-Stagnation auf
- Harmonisiert den Magen
-

Indikation:
- Appetitlosigkeit
- Druck- und Völlegefühl in der Bauchregion und unter den Rippenbögen
- Unangenehmer Geschmack im Mund
- Saures Aufstoßen
- Brechreiz und Erbrechen
- Abneigung gegenüber allen Nahrungsmitteln
- Durchfall bei Kindern

Entsprechende westliche Krankheitsbilder:
- Gastroenteritis (Entzündung des Magen-Darmtraktes)
- Chronische Gastritis (Entzündung der Magenschleimhaut)
- Chronische Hepatitis (Entzündung der Leber)
- Chronische Pankreatitis (Entzündung der Bauchspeicheldrüse)
- Akute und chronische Cholezystitis (Entzündung der Gallenblase)

- Zunge: Dicker, schleimiger, gelegentlich auch gelblicher Zungenbelag.
- Puls: gleitend (hua).

Beschreibung der Rezeptur aus westlichen Kräutern:

Die bittere, süße, thermisch neutrale Schafgarbe (Hb. Millefolii) eignet sich, um das Milz-Qi zu tonisieren, Leber-Qi-Stagnationen aufzulösen und eventuell vorhandene Feuchtigkeit auszuleiten. Dabei wird das Kaiserkraut Schafgarbe (Hb. Millefolii) durch mehrere Ministerkräuter unterstützt. Eines davon, die Mandarinenschalen (Peric. Citri ret.), unterstützen die Qi-Zirkulation im Bereich des Mittleren Erwärmers, wirken harmonisierend im Bereich des Magens und beenden Brechreiz und Erbrechen. Eine Nahrungsmittel-Stagnation kann relativ schnell zur Entwicklung von Hitze beitragen. Aus diesem Grund befindet sich die Pfefferminze (Hb. Menthae), ein bitteres, scharfes, thermisch kühles Kraut, in dieser Rezeptur. Aufgrund des scharfen Geschmacks wirkt das Ministerkraut Pfefferminze (Hb. Menthae) einer Leber-Qi-Stagnation entgegen. Die nächsten beiden Ministerkräuter sind beide scharf und thermisch warm: sowohl Kardamom (Fr. Cardamomi) als auch Kümmel (Fr. Carvi) tonisieren das Milz-Qi und -Yang und wirken somit Feuchte-Kälte entgegen. Diese aromatischen Kräuter können eingesetzt werden, um rebellierendes Qi abwärts zu leiten. Sie unterstützen das Kaiserkraut Schafgarbe (Hb. Millefolii) in der Nahrungsmittel-Stagnation auflösenden Wirkung.

Süßholz (Rdx. Glycyrrhizae) dient als Botschaftskraut. Dieses hat einen starken Bezug zum Verdauungstrakt, tonisiert in gerösteter Form das Milz-Qi und -Yang und wirkt harmonisierend auf die Wirkungen der anderen Kräuter der Rezeptur. Die bittere, thermisch kalte Enzianwurzel (Rdx. Gentianae) dient als Polizeikraut. Sie besitzt eine nach unten gerichtete Wirkrichtung.

Zusammenfassend kann festgehalten werden, dass es sich bei dieser Rezeptur um eine verdauungsfördernde Mischung handelt, die Nahrungsmittel-Stagnationen auflöst und den Magen harmonisiert. Da sie relativ ausgewogen ist, kann sie über einen längeren Zeitraum hindurch eingenommen werden.

IX. ANHANG

INDEX KRÄUTER A

Um die Tabelle möglichst übersichtlich zu halten, wurde in der Spalte «Botanischer Namen» immer nur einer verwendet. Eventuelle Synonyme sind bei den jeweiligen Einzelkräutern zu finden.

Seite	Deutscher Name	Pharmazeutischer Name	Botanischer Name
183	Gewürznelkenbaum	Caryophylli flos	Syzygium aromaticum (L.) Merr. & Perr.
185	Ginkgo	Ginkgo bilobae folium	Ginkgo biloba L.
187	Ginseng	Ginseng radix	Panax ginseng C. A. Mey.
189	Ginsengblätter	Ginseng folium	Panax ginseng C. A. Mey.
191	Glaskraut, Aufrechtes	Parietariae herba	Parietaria officinalis L.
193	Goldrute, Gewöhnliche	Solidaginis virgaureae herba	Solidago virgaurea L.
195	Grießwurzel	Collinsoniae radix	Collinsonia Canadensis L.
197	Gundelrebe; Gundermann	Hederae terrestris herba	Glechoma hederacea L.
199	Hafer	Avenae fructus	Avena sativa L.
201	Hanf, Gewöhnlicher	Cannabis sativae semen	Cannabis sativa L.
203	Haselwurz, Europa-)	Asari rhizoma	Asarum europaeum L.
205	Hauhechel, Dorn-	Ononidis spinosae radix	Ononis spinosa L.
207	Heidelbeere	Myrtilli folium	Vaccinium myrtillus L.
209	Herzgespann, Echtes	Leonuri cardiacae herba	Leonurus cardiaca L.
211	Himbeere	Rubi idaei folium	Rubus idaeus L.
213	Hirtentäschel, Gewöhnliches	Bursae pastoris herba	Capsella bursa-pastoris L.
215	Hohlzahn, Gelber	Galeopsidis herba	Galeopsis segetum Necker
217	Holunder, Schwarzer (Blüten)	Sambuci flos	Sambucus nigra L.
219	Holunder, Schwarzer (Rinde)	Sambuci cortex	Sambucus nigra L.
221	Hopfen, Echter	Lupuli strobulus	Humulus lupulus L.
223	Hortensie, Wald-	Hydrangea rhizoma	Hydrangea arborescens L.
225	Huflattich	Tussilaginis flos, folium	Tussilago farfara L.
227	Hundsrose; Hagebutte	Cynosbati fructus cum semen	Rosa canina L.
229	Immergrün, Kleines	Vincae minoris folium	Vinca minor L.
231	Ingwer	Zingiberis rhizoma	Zingiber officinalis Roscoe
233	Isländisches Moos	Lichen islandicus	Cetraria islandica (L.) Ach.
235	Jasmin, Echter	Jasmini flos	Jasminum officinale L.
237	Johanniskraut, Echtes	Hyperici herba	Hypericum perforatum L.
241	Kalmus	Acori graminei rhizoma	Acoris gramineus L.
243	Kamille, Echte	Chamomillae flos	Matricaria chamomilla L.
245	Kampferbaum	Camphorae aetheroleum	Cinnamomum camphora (L.) J. Presl
247	Kapuzinerkresse, Große	Tropaeoli herba	Tropaeolum majus L.
249	Kardamom, Grüner	Cardamomi fructus	Elettaria cardamomum (L.) Maton
251	Katzenkralle; Krallendorn	Uncariae tomentosae radix	Uncaria tomentosa (Willd.) DC.
253	Kiefer, Wald-	Pini turiones, aetheroleum	Pinus sylvestris L.
255	Klette, Große	Bardanae radix	Arctium lappa L.

Seite	Deutscher Name	Pharmazeutischer Name	Botanischer Name
257	Klett-Labkraut	Galii aparinis herba	Galium aparine L.
259	Knoblauch	Allii sativi bulbus	Allium sativum
261	Knoten-Braunwurz; Knotige Braunwurz	Scrophulariae herba	Scrophularia nodosa L.
263	Königskerze, Windblumen-	Verbasci flos, folium	Verbascum phlomoides L.
265	Koriander	Coriandri fructus	Coriandrum sativum L.
267	Kornblume	Cyani flos	Centaurea cyanus L.
269	Kuhschelle, Gewöhnliche	Pulsatillae herba	Pulsatilla vulgaris Mill.
271	Kümmel, Echter	Carvi fructus	Carum carvi L.
273	Kürbis, Feld-, Gewöhnlicher-	Cucurbitae semen	Cucurbita pepo L.var. styriaca
275	Kurkuma; Gelbwurzel	Curcumae longae rhizoma	Curcuma longa L.
277	Lavendel, Echter	Lavandulae flos	Lavandula angustifolia Mill.
279	Lebensbaum, Abendländischer	Thujae herba	Thuja occidentalis L.
281	Leberblümchen	Hepaticae herba	Anemone hepatica L.
283	Lein, Gemeiner	Lini semen	Linum usitatissimum L.
285	Liebstöckel	Levistici radix, semen	Levisticum officinale W. D. J. Koch
287	Linde	Tiliae flos	Tilia cordata Mill.
289	Lobelie, Aufgeblasene; Indianertabak	Lobeliae herba	Lobelia inflata L.
291	Lorbeer, Echter	Lauri nobilis folium	Laurus nobilis L.
293	Löwenzahn, Gewöhnlicher	Taraxaci herba cum radix	Taraxacum officinale sect. Ruderalia
295	Lungenkraut, Geflecktes	Pulmonariae herba	Pulmonaria officinalis L.
297	Luzerne; Alfalfa	Medicaginis herba	Medicago sativa L.
299	Mädesüß, Echtes	Spiraeae herba	Filipendula ulmaria L.
301	Magnolie, Purpur-	Magnoliae flos	Magnolia liliiflora, L. (Baillon)
303	Magnolie, Purpur-	Magnoliae cortex	Magnolia officinalis Rehd. & Wilson
305	Maiglöckchen	Convallariae herba	Convallaria majalis L.
307	Mais	Stigmata maydis	Zea mays
309	Majoran	Majoranae herba	Origanum majorana L.
311	Malve, Käsepappel	Malvae folium, flos	Malva sylvestris L.
313	Mandarine	Citri reticulatae pericarpium	Citrus reticulata Blanco
315	Mandarine, Unreife	Citri reticulatae pericarpium viride	Citrus reticulata Blanco
317	Mariendistel	Cardui mariae fructus	Silybum marianum (L.) Gaertn.
319	Maulbeere, Weiße	Mori albae folium	Morus alba L.
321	Meerrettich; Kren	Armoraciae radix	Armoracia rusticana G. Gaertn.
323	Meerträubel	Ephedrae herba	Ephedra distachya L. (europäisch)
325	Meerzwiebel, Weiße	Scillae bulbus	Drimia maritima (L.) Stearn
327	Meisterwurz	Imperatoriae radix	Peucedanum ostruthium (L.) W.D.J. KOCH

Seite	Deutscher Name	Pharmazeutischer Name	Botanischer Name
401	Schlehdorn, Schlehe, Schwarzdorn	Pruni spinosae fructus	Prunus spinosa L.
403	Schlüsselblume, Echte	Primulae flos	Primula veris L.
405	Schneeball	Viburni cortex radicis	Viburnum lantana L.
407	Schneeflockenstrauch, Virginischer	Chionanthus cortex radicis	Chionanthus virginicus L.
409	Schnittlauch	Allii schoenoprasi herba	Allium schoenoprasum L.
411	Schöllkraut	Chelidonii herba	Chelidonium majus L.
413	Schwarzkümmel, Echter	Nigellae semen	Nigella sativa L.
415	Schwertlilie	Iridis rhizoma	Iris germanica L.
417	Seidenpflanze, Knollige	Asclepiadis radix	Asclepias tuberosa L.
419	Seifenkraut, Gewöhnliches	Saponariae radix	Saponaria officinalis L.
421	Sellerie, Echte	Apii fructus	Apium graveolens L.
423	Senf, Weißer	Erucae semen	Sinapis alba L.
425	Senna, Alexandriner-	Sennae folium	Senna alexandrina Mill.
427	Sesam	Sesami indici semen	Sesamum indicum L.
429	Silber-Weide	Salicis cortex	Salix alba L.
431	Sojabohne	Sojae semen germinatum	Glycine max (L.) Merr.
433	Sonnenhut	Echinaceae radix	Echinaceae purpurea (L.) Moench
435	Sonnentau, Rundblättriger	Droserae herba	Drosera rotundifolia L.
437	Spirulina	Microalgae	–
439	Spitzwegerich	Plantaginis folium	Plantago lanceolata L.
441	Spitzwegerich	Plantaginis semen	Plantago lanceolata L.
443	Stachelesche, Amerikan.; Zahnwehholz	Zanthoxyli cortex	Zanthoxylum americanum Mill.
445	Sternanis, Echter	Anisi stellati fructus	Illicium verum Hook. F.
447	Stiefmütterchen, Wildes	Violae tricoloris herba	Viola tricolor L.
449	Storchschnabel, Ruprechtskraut	Geranii herba	Geranium robertianum L.
451	Süßholz (Unpräpariert)	Glycyrrhizae radix	Glycyrrhiza glabra L.
453	Süßholz (Geröstet)	Liquiritiae radix	Glycyrrhiza glabra L.
455	Taubnessel, Weiße	Lamii albi flos, herba	Lamium album L.
457	Tausendguldenkraut, Echtes	Centauri herba	Centaurium erythraea Rafn.
459	Teufelskralle, Afrikanische	Harpagophyti radix	Harpagophytum procumbens DC
461	Thymian	Thymi herba	Thymus vulgaris L.
463	Tollkirsche, Schwarze	Belladonnae folium	Atropa belladonna L.
465	Trauben-Silberkerze	Cimicifugae radix cum rhizoma	Actaea racemosa L.
467	Vogelknöterich, Gewöhnlicher-	Polygoni avicularis herba	Polygonum aviculare L.
469	Vogelmiere, Gewöhnliche	Stellariae mediae herba	Stellaria media (L.) Vill.
471	Wacholder, Gemeiner	Juniperi fructus	Juniperus communis L.

KRÄUTERINDEX B

Seite	Pharmazeutischer Name	Deutscher Name	Englischer Name
287	Tiliae flos	Linde	Lime
91	Tormentillae rhizoma	Blutwurz; Tormentill	Tormentil
495	Trifolii pratensis flos	Wiesen-Klee, Rot-Klee	Red Clover
473	Trillii rhizoma	Waldlilie, Aufrechte	Birth root, Wake-robin
491	Tritici aestivi, Keimlinge	Weizen	Wheat grass
247	Tropaeoli herba	Kapuzinerkresse, Große	Indian cress, Monks cress
225	Tussilaginis flos, folium	Huflattich	Coltsfoot, Coughwort
161	Ulmi folium	Feld-Ulme	Common elm, Field elm
251	Uncariae tomentosae radix	Katzenkralle; Krallendorn	Cat's Claw
101	Urticae herba	Brennnessel, Große	Stinging nettle
69	Uvae ursi folium	Bärentraube	Bearberry
67	Valerianae rhizoma	Baldrian, Echter	Valerian
263	Verbasci flos, folium	Königskerze, Windblumen-	Mullein
143	Verbenae herba	Eisenkraut, Echtes	Vervain
135	Veronicae herba	Ehrenpreis, Echter	Speedwell
405	Viburni cortex radicis	Schneeball	Wayfaring Tree, Guelder rose
229	Vincae minoris folium	Immergrün, Kleines	Common periwinkle
447	Violae tricoloris herba	Stiefmütterchen, Wildes	Wild pansy
331	Visci ramulus, herba	Mistel, Weißbeerige	Mistletoe
333	Vitex agni casti fructus	Mönchspfeffer	Chastetree, Monk'spepper
443	Zanthoxyli cortex	Stachelesche, Amerik.; Zahnwehholz	Common Pricklyash
231	Zingiberis rhizoma	Ingwer	Ginger
119	Ziziphi jujubae fructus	Dattel, Chinesische; Jujube	Chinese jujube

INDEX SYMPTOME

INDEX CHINESISCHE SYNDROME

HEILKRÄUTER-BEZUGSQUELLEN

Apotheken in Österreich, in denen chinesische Kräuter zu beziehen sind
(geordnet nach Postleitzahlen)

Apotheke Zu unserer lieben Frau bei den Schotten, Freyung 7, 1010 Wien,
Tel.: 01/5332457; Fax: 01/5352337

Apotheke Zum Schwan, Schottenring 14, 1010 Wien,
Tel.: 01/5333541; Fax: 01/5332579-30

Augarten-Apotheke, Untere Augartenstraße 13, 1020 Wien,
Tel.: 01/332 75 62, Fax: 01/332 75 62/31

Apotheke Zur heiligen Elisabeth, Landstraßer Hauptstraße 4, 1030 Wien,
Tel.: 01/7134480; Fax: 01/7134481

Apotheke zum Einhorn, Margaretenstraße 31, 1040 Wien,
Tel.: 01/587 46 47; Fax: 01/587 46 47-16

Herz Jesu Apotheke, Wiedner Hauptstraße 95, 1050 Wien
Tel.: 01/545 14 14; Fax: 01/545 14 14-5

Apotheke Zur Kaiserkrone, Mariahilferstraße 110, 1070 Wien,
Tel.: 01/5262646; Fax: 01/5262647

Walfisch Apotheke, Lerchenfelder Straße 41, 1070 Wien,
Tel.: 01/5238179; Fax: 01/52381792

Maria-Treu-Apotheke, Josefstädterstraße 68, 1080 Wien,
Tel.: 01/4052630; Fax: 01/4056603

Vindobona-Apotheke, Bauernfeldplatz 4, 1090 Wien,
Tel.: 01/3175191; Fax: 01/3175191-4

Metatron Apotheke e.U., Oswaldgasse 65, 1120 Wien,
Tel.: 01/8020280; Fax: 01/8020280-80

Schubert Apotheke, Arndtstraße 88, 1120 Wien,
Tel.: 01/8137232; Fax: 01/8137232-30

Apotheke am Lainzer Platz, Lainzerstraße 139, 1130 Wien,
Tel.: 01/8048107; Fax: 01/8048107-15

St. Anna-Apotheke, Linzer Straße 250, 1140 Wien,
Tel.: 01/9143115; Fax: 01/9143115-16

Apotheke Maria vom Siege, Mariahilferstraße 154, 1150 Wien,
Tel.: 01/8923447; Fax: 01/8923447-13

Sandleiten-Apotheke, Sandleitengasse 49-51, 1160 Wien,
Tel.: 01/4862143; Fax: 01/4862143-4

Adler-Apotheke, Kirchstetterngasse 36, 1160 Wien,
Tel.: 01/4931889; Fax: 01/4944227

Apotheke Zur Maria Trost, Hasnerstrasse 71, 1160 Wien,
Tel.: 01/4921093; Fax: 01/4921093-25

Marien-Apotheke, Martinstraße 93, 1180 Wien,
Tel.: 01/4791970; Fax: 01/4791970-19

Apotheke Zur Mutter Gottes, Sternwartestraße 6, 1180 Wien,
Tel.: 01/4783464; Fax: 01/4783464-3

Apotheke Hackenberg, Heiligenstädterstraße 140, 1190 Wien,
Tel.: 01/3674504; Fax: 01/3674504-20

Apotheke Zum Weinberg, Grinzingerstraße 83, 1190 Wien,
Tel.: 01/3700070; Fax: 01/3700070-70

Apotheke Nussdorf, Heiligenstädterstrasse 140, 1190 Wien,
Tel.: 01/367 45 04; Fax: 01/367 45 04-20

Donau-Apotheke, Donaufelderstraße 99, 1210 Wien,
Tel.: 01/2569797; Fax: 01/2569797-7

Apotheke U2, Lavaterstr. 6/3/58, 1220 Wien,
Tel.: 01/2832470; Fax: 01/2832470-70

Apotheke Rodaun, Ketzergasse 368, 1230 Wien,
Tel.: 01/8884170-0; Fax: 01/8892727

Marian-Apotheke Dürnkrut, Hauptstrasse 49, 2263 Dürnkrut,
Tel.: : 02538/80320, Fax: 02538/80320-4

Georg-Apotheke, Badstraße 49, 2340 Mödling,
Tel.: 02236/24139; Fax: 02236/24139-4

Heilquell Apotheke, Antonsgasse 1, 2500 Baden,
Tel.: 02252/87125; Fax: 02252/87125-14

Apotheke ApoTeeke, Wr. Neustädter Straße 32b, 2524 Teesdorf,
Tel.: 02253/80540; Fax.: 02253/80540-40

Alte Kronen Apotheke, Hauptplatz 13, 2700 Wiener Neustadt,
Tel.: 02622/23300; Fax: 02622/23300-23

Apotheke Zur heiligen Dreifaltigkeit, Hauptplatz 25, 3040 Neulengbach,
Tel.: 02772/52421; Fax: 02772/52421-4

Panther-Apotheke, Josefstraße 51–53, 3100 St. Pölten,
Tel.: 02742/720590; Fax: 02742/720

Sonnenapotheke, Staasdorfer Straße 15, 3430 Tulln,
Tel.: 02272/961796; Fax: 02272/961796-20

Linzer Schutzengel-Apotheke, Herrenstraße 2, 4010 Linz,
Tel.: 0732/778227; Fax: 0732/7659149

Resch-Apotheke, Rudolfstraße 13, 4040 Linz-Urfahr,
Tel.: 0732/731121; Fax: 0732/731121-12

Hoyer's Nibelungen-Apotheke, Langenharterstraße 40, 4300 St. Valentin,
Tel.: 07435/58480; Fax: 07435/58480-84

St. Berthold Apotheke, St. Berthold Allee 23, 4451 Garsten,
Tel.: 07252/53131; Fax: 07252/53131-6

Apotheke Zum Lebensbaum, Berchtesgadnerstraße 35b, 5020 Salzburg, Tel.: 0662/828182; Fax: 0662/828182-11

Fürstenallee-Apotheke, Nonntaler Hauptstraße 61, 5020 Salzburg, Tel.: 0662/821964; Fax: 0662/821964-4

Arnika-Apotheke, Halleiner Landesstraße 7, 5412 Puch, Tel: 06245/70058; Fax: 06245/70058-10

Apotheke Boznerplatz, Zum heiligen Konrad, Bozner Platz 7, 6020 Innsbruck; Tel.: 0512/585817; Fax: 0512/585817-3

Burggrafen-Apotheke, Gumppstraße 36, 6020 Innsbruck, Tel.: 0512/328530; Fax: 0512/328531

Lindenapotheke, Amraserstraße 106a, 6020 Innsbruck, Tel.: 0 512/341491; Fax: 0512 341491-15

Kur- und Stadt-Apotheke, Oberer Stadtplatz, 6060 Hall in Tirol, Tel. und Fax: 05223/45000

Lebensquell-Apotheke, Haselstauderstraße 29a, 6850 Dornbirn, Tel.: 05572/201120; Fax: 05572/201120-3

Adler-Apotheke, Hauptplatz 4, 8010 Graz, Tel.: 0316/830342; Fax: 0316/830342-10

Apotheke Am Eisernen Tor, Opernring 24, 8010 Graz, Tel.: 0316/829647; Fax: 0316/827550

Löwen-Apotheke, Wienerstraße 19, 8010 Graz, Tel.: 0316/714691; Fax: 0316/714691-7

St. Thomas Apotheke, Hauptstraße 95, 8141 Unterpremstätten, Tel.: 03136/54470; Fax: 03136/54470-17

Stiftsapotheke St. Lambrecht, Hauptstraße 1, 8813 St. Lambrecht, Tel.: 03585/2280; Fax: 03585/2280-4

Apotheke Zur Mariahilf, Hauptplatz 6, 8820 Neumarkt, Tel.: 03584/2284; Fax: 03584/2284-13

Apotheke Ebental, Miegererstraße 41, 9065 Ebental, Tel.: 0463/318610; Fax: 0463/318611

Kreisapotheke Villach, Hauptplatz 4, 9500 Villach, Tel.: 04242/24118; Fax: 04242/24118-4

Mag. Kottas Kräuterhaus – Heilkräuterspezialist seit 1975, Beratung und Detailverkauf, 1010 Wien, Freyung 7, Tel.: 01/5339532

Wir haben uns bemüht, die angeführten Adressen so aktuell wie möglich zu halten, naturgemäß wird es aber immer wieder zu Änderungen von Adressen, Telefonnummern, e-mail- und Internet-Adressen kommen.
Wir sind gerne bereit, aktualisierte Daten, auch neue gutsortierte Apotheken in der nächsten Auflage zu berücksichtigen, wenn Sie uns dies unter der e-mail-Adresse verlag@bacopa.at mitteilen.

LITERATURVERZEICHNIS

Thema TCM allgemein

Focks, C., Hillenbrand, N., *Leitfaden Traditionelle Chinesische Medizin,* 6. Auflage. Urban & Fischer, München 2010

Kaptchuk, T.J., *Chinese Medicine. The Web That Has No Weaver.* Rider, London 1983. Deutsch: Das große Buch der chinesischen Medizin. O.W. Barth Verlag, Wien 1992

Kirschbaum, B., *Die 8 außerordentlichen Gefäße in der traditionellen chinesischen Medizin.* ML-Verlag, Uelzen 1995

Kubiena, G., *Chinesische Syndrome verstehen und verwenden.* Maudrich, Wien – München – Bern 1996

Lorenzen, U., Noll, A., *Die Wandlungsphasen der traditionellen chinesischen Medizin.* Bd. 1—5 (1992, 1994, 1996, 1998, 2000), Müller & Steinicke, München

Lu, H., *Doctors' Manual of Chinese Food Cures and Western Nutrition.* Academy of Oriental heritage, Vancouver 1995

Maciocia, G., *The Foundations of Chinese Medicine,* Churchill Livingstone, New York 1989; Deutsch: *Die Grundlagen der Chinesischen Medizin,* Verlag für Ganzheitliche Medizin, Kötzting 1995

Pitchford, P., *Healing with Whole Food,* North Atlantic Books, Berkeley 1993

Ploberger, Florian, *Grundlagen der Traditionellen Chinesischen Medizin,* Bacopa Verlag, Schiedlberg, 2007

Ploberger, Florian, *Psychologische Aspekte in der Traditionellen Chinesischen Medizin,* Bacopa Verlag, Schiedlberg, 2006

Porkert, M., *Neues Lehrbuch der chinesischen Diagnostik.* Phainon Edition & Media GmbH, Dinkelscherben 1993

Ross, J., *Zang Fu.* Churchil Livingstone, Edinburgh 1985. Deutsch: *Zang Fu.* ML-Verlag, Uelzen 1992

Schnorrenberger, C.C., *Lehrbuch der Chinesischen Medizin für westliche Ärzte.* Hippokrates Verlag, Stuttgart 1979

Wiseman, N., Ellis, A., *Fundamentals of Chinese Medicine.* Paradigm Publications, Brookline MA 1994

Wiseman, N., Feng, Y., *A Practical Dictionary of Chinese Medicine.* Paradigm Publications, Brookline MA 2. Aufl. 1998 (englisch)

Wühr, E., *Chinesische Syndromdiagnostik.* Verlag für Ganzheitliche Medizin Dr. Erich Wühr, Kötzting 1999

Zhong Yi Mai Xiang Yan Jiu, *Studien des chinesischen Sphygmogramms,* von Huang Shilin et al.

Zhong Yi Zhen Duan Jiang Yi, *Lehrbuch für traditionelle chinesische Diagnostik,* Gesundheitsministerium der VR China

Zhong Yi Zhen Duan Xue, *Diagnostics of TCM,* Shano Dong University of TCM

Thema Pulsdiagnostik

Flaws, B., *Chinese Pulse Diagnosis.* Blue Poppy Press, Boulder CO 1995

Flaws, B. *The Lakeside Master's Study of the Pulse,* Blue Poppy Press

Jian Ming Zhong Yi Zhen Duan, *Einführung in die traditionelle chinesische Pulsdiagnose,* Pekinger Hochschule für TCM

Julian Scott, *An Introduction to Pulse Diagnosis,* The Journal of Chinese Medicine 14, 1984

Li Dong Yuan, *Pi Wei Lun,* Blue Poppy Press

Li Shi-Zhen, *Pulse Diagnosis,* Paradigm Publications

Ploberger, Florian (Hsg.), Verma, Vinod, *Pulsdiagnose in der Chinesischen und Ayurvedischen Medizin,* Bacopa Verlag, Schiedlberg, 2009

Nguyen Van Nghi, Dr., *Differenzierte Pulsdiagnose,* Kurs der S.G.A., Lausanne, August 1971; erschienen in: L'Acupuncture Physiologique 2 und 3

Wang Shu-he, *The Pulse Classic,* A translation of the Mai Jing, translated by Yang Shou-Zhong, Blue Poppy Press

Zhao, Enjian et al., *Pulsdiagnostics of Traditional Chinese Medicine.* Tianjin Science & Technology Press 1995 (chinesisch)

Thema Zungendiagnostik

Kirschbaum, B. *Atlas und Lehrbuch der Chinesischen Zungendiagnostik.* Bd. 1, Verlag für Ganzheitliche Medizin, Kötzting 1998

Lai, Yiming, *Geheimnis zur Zungenbeobachtung und Krankheitserkennung,* Hangzhou-Verlag, Hangzhou 1996 (chinesisch)

Maciocia, G., *Tongue diagnosis in Chinese Medicine,* Eastland Press, Seattle 198. (Dt: *Zungendiagnose in der chinesischen Medizin,* ML-Verlag, Uelzen 1996)

Song, Tianbin, *Atlas der chinesischen Zungendiagnostik.* People's Health Publishing House, Peking 1984 (chinesisch)

Wang, Jili et al., *Classification and Differentiation of the Inspection auf the Tongue.* Chinese Medical Scientific Press 1992 (chinesisch)

Yuan, Heping, *Chinesische Zungendiagnostik.* Urban & Fischer, München 2001

Thema Akupunktur

Chen, Youbang et al., *The Therapeutics for Chinese Acupuncture and Moxibustion*. Chinese Science & Technology Press, Beijing 1990 (chinesisch)

Chen, Xinnong et al., *Chinese Acupunture and Moxibustion*. Foreign Languages Press, Beijing 1987 (englisch)

Deadman, P., Al-Khafaji, M., Baker, K., *A Manual of Acupuncture*. Journal of Chinese Medicine Publications, East Sussex 1998, Deutsch: Verlag für Ganzheitliche Medizin, Kötzting 2000

Fu, Qiang, *The Practical Handbook of the Treatment for Acupuncture and Moxibustion*; Chinese Traditional Medicine Press, Beijing 1991 (chinesisch)

Geng Junying et al., *Selecting the Right Acupoints*. New World Press, Deutsch: *Wie man eine erfolgreiche Akupunkturkombination erstellt*. Verlag für Ganzheitliche Medizin, Kötzting 2000

Institute für Acupuncture of Chinese Academy of T.C.M.: *Advance in Acupuncture and Acupuncture Anaesthesia*. The People's Publishing House, Beijing 1980 (englisch)

Ma, Zhongxue, *International Exchange's Handbook for Acupuncture and Moxibustion*. Shandong Science & Technology Press 1992 (chinesisch)

O'Connor, J., Bensky, D., *Acupuncture, a Comprehensive Text*. Shanghai College of Traditional Medicine, Eastland Press, Seattle 1981

Peking University of Traditional Chinese Medicine: *Outline for Chinese Acupuncture and Moxibustion*. Jindun Publishing House, Beijing 1996 (chinesisch)

Ross, J., *Akupunkturpunktkombinationen*. ML-Verlag, Uelzen 1998

The Location of Acupoints. Foreign Languages Press, Beijing 1990

Thema Kräuterheilkunde in der TCM

Bensky, D., Barolet, R., *Chinese Herbal Medicine, Formulas & Strategies*, Eastland Press, Seattle, 1990

Bensky, D., Gamble, A., *Chinese Herbal Medicine, Materia Medica*. Eastland Press, Seattle 1986

Chen Song Fu, Li Fei, *A clinical Guide to Chinese Herbs and Formulas*, Churchill Livingstone, Edingburgh, London, Madrid, Melbourne, New York, Tokio 1993

Chevallier, A., *Enzyklopädie der Heilpflanzen*, BLV, München, 1998

Deutsch: *Chinesische Arzneimitteltherapie und Behandlungsstrategien*, Verlag für Ganzheitliche Medizin, Kötzting

Flaws, Bob, *Seventy Essentials TCM Formulas for Beginners*. Blue Poppy Press, Boulder CO 1994, Deutsch: *Siebzig grundlegende Rezepte der Chinesischen Arzneimitteltherapie*. Verlag für Ganzheitliche Medizin, Kötzting 1997

Hempen, C.-H., Fischer, T., *Leitfaden Chinesische Phytotherapie*. Urban & Fischer, München 2001

Hin-che Yeung, *Handbook of Chinese Herbs*, Institut of Chinese Medicine, Rosemead

Paulus, Ernst; Ding Yu-He, *Handbuch der traditionellen chinesischen Heilpflanzen*, Karl F. Haug Verlag, Heidelberg 1987

Pittner, E. (2014) «Wechselwirkung mit pflanzlichen Arzneimitteln: Was steht in den HMPC-Monographien?» in Phytotherapie Austria 1/14. S. 4-7. Wien.

Porkert, M., *Klinische chinesische Pharmakologie*. Phainon Edition & Media GmbH, Dinkelscherben 1994

Stöger, E. A., *Arzneibuch der chinesischen Medizin*. 2. Auflage, Deutscher Apotheker Verlag, Stuttgart 2001

Zhang, Enqin, *A practical Englisch-Chinese Library of Traditional Chinese Medicie Vol. 1 12*. Publishing House of Shanghai College of Traditional Chinese Medicine, Shanghai 1988, Volume 4, The Chinese Materica Medica

Thema westliche Kräuterheilkunde

Bedrik, Karin, *Westliche Heilpflanzen in der TCM*, Medizinische Literarische Verlagsgesellschaft, Uelzen 2000

Blarer Zalokar, Peter und Ulrike, *Praxisbuch Westliche Heilkräuter und Chinesische Medizin. Wirkungsbeschreibungen und Indikationen der im Westen gebräuchlichen Phytotherapeutika*, Bacopa Verlag, Schiedlberg 2011

Holmes, Peter, *The Energetics of western herbs*, Artemis Press USA, 1989

Madaus, Gerhard, *Lehrbuch der Biologischen Heilmittel*, Georg Olms Verlag, Hildesheim, New York, 1979

Magel/Prinz/Luick van, *180 westliche Kräuter in der Chinesischen Medizin*, Haug Verlag, Stuttgart 2013

Pahlow, M., *Das große Buch der Heilpflanzen*, Gräfe und Unzer, 1993

Ross, Jeremy, *Westliche Heilpflanzen und Chinesische Medizin – Kombination und Integration*, Verlag für Ganzheitliche Medizin, Kötzting 2006

Ploberger, Florian, *Rezepturen aus westlichen Kräutern für Syndrome der Traditionellen Chinesischen Medizin*, Bacopa Verlag, Schiedlberg 2012

Ploberger, Florian, *Westliche und traditionell chinesische Heilkräuter*, Urban & Fischer Verlag, München, 2005

Schauenberger, P., F. Paris, *Heilpflanzen*. BLV, München, 1981

Schneider, Ernst, *Nutze die Heilkräftigen Pflanzen*, Saatkorn Verlag Hamburg, 1974

Traversier, Rita, *Westliche Pflanzen und ihre Wirkungen in der TCM,* Haug Verlag, Stuttgart 2014

Traversier/Staudinger/Friedrich, *TCM mit westlichen Pflanzen. Phytotherapie – Akupunktur – Diätetik,* Haug Verlag, Stuttgart 2010

Wurzer, W., *Die Große Enzyklopädie der Heilpflanzen.* Neuer Kaiser, Klagenfurt, 1994

Dr. med. Florian Ploberger B. Ac., MA
Geboren im Wasser-Büffel-Yin-Jahr 1973.

Schwerpunkte: Traditionelle Chinesische Medizin (TCM) und Tibetische Medizin
Ausbildungen: Medizinstudium und Turnus in Wien, Akupunkturausbildung bei der Österreichischen Gesellschaft für Akupunktur und Aurikulotherapie 1996; dreijährige TCM-Ausbildung bei Claude Diolosa bis 1998; Bachelor in Akupunktur der K.S. Universität in den USA 1999; vier Semester Studium der Sinologie sowie 41 teilweise mehrmonatige Studien- und Forschungsaufenthalte in China (TCM-Universität in Peking, TCM-Universität in Chengdu), Indien (LTWA – Library of Tibetan Works & Archives, Men-Tsee-Khang (Institut für Tibetische Medizin und Astrologie unter der Schirmherrschaft des XIV. Dalai Lama in Dharamsala, Nordindien)) und Nepal. 2012 Master der Tibetologie an der Universität Wien.
Wahlarzt in Wien.
Publikationen: Internationale Lehrtätigkeit und zahlreiche Publikationen in den Themenbereichen TCM (z.B. das bereits in 9. Auflage erschienene Buch „Westliche Kräuter aus Sicht der Traditionellen Chinesischen Medizin" (auch in englischer Sprache unter „Western Herbs from the Traditional Chinese Medicine Perspective" erhältlich) und Tibetische Medizin. Zahlreiche Artikel in deutschen sowie englischsprachigen Fachzeitschriften, "peer reviewer" für die wissenschaftliche Fachzeitschrift „Asian Medicine" (ASME).

Leiter des Wissenschaftlichen Beirates des Bacopa-Bildungszentrums in Oberösterreich sowie Präsident der ÖÄGTCM (Österreichischen Ausbildungsgesellschaft für Traditionelle Chinesische Medizin). Gründungsmitglied der ÖÄGTM (Österreichischen Ärztlichen Gesellschaft der Tibetischen Medizin). Mitglied von SKI (Sorig Khang International) und IASTAM (International Association for the Study of Traditional Asian Medicine) sowie "Executive Committee Member" der WFCMS (World Federation of Chinese Medicine Societies).
2016 wurde er zu einem der Direktoren der "Alliance of Research and Development of Traditional Medicine, Complementary Medicine and Integrative Medicine" der Fudan University in Shanghai ernannt.

Vorträge bzw. Lehrtätigkeiten: 2008 wurde er vom Men-Tsee-Khang eingeladen, dort Vorträge zu halten.
Seit 2007 Lehrtätigkeit als Univ. Lektor am Institut für Südasien-, Tibet- und Buddhismuskunde (ISTB) der Universität Wien über diverse Themen der Tibetischen Medizin. Im Rahmen dieser Tätigkeit konnte er bedeutende tibetische Ärzte wie beispielsweise Dr. Dawa, Dr. Namgyal Qusar, Dr. Tsultrim Kalsang, Dr. Tenlay P. Trogawa sowie die Astrologin Dr. Tsering Choezom zu Gastvorträgen an die Universität einladen.
Im Sommer-Semester 2010 ein Semester lang Lehrtätigkeit am „Institute of South and Central Asia" der Prager St. Charles University, 2011 ein Gastvortrag am Institut für Ostasienwissenschaften der Universität Wien / Bereich Sinologie,

seit 2012 jährlich ein Gastvortrag an der Medizinischen Universität Wien im Rahmen der Ringvorlesung Komplementärmedizin, 2014 vier Vorträge über „Westliche Kräuter aus Sicht der TCM“ auf Einladung der Österreichischen Apothekerkammer sowie ein Vortrag am Institut der Sozialanthropologie der Österreichischen Akademie der Wissenschaften (ÖAW).
Darüber hinaus Vortragstätigkeit bei diversen internationalen Kongressen, beispielsweise 2012 am 12. ICOM-Kongress in Seoul/Südkorea, 2014 am “3rd International Congress on Traditional Tibetan Medicine” in Kathmandu/Nepal sowie Vorsitzender der Sitzung „Akupunktur“ beim Menopausekongress in Wien (Veranstalter: Universitätsklinik für Frauenheilkunde), 2015 am „International Workshop on Tibetan medical formulas“ an der University of Westminster in London / British Academy, am „Establishing Meeting for the Tibetan Medicine Committee of the World Federation of Chinese Medicine Societies & First Annual Conference on Tibetan Medicine“ in Xining, China, sowie bei der “4th International Academic Conference on Comparison of Traditional and Modern Medicine“ in Yunnan, China. 2016 am “14th Seminar of the International Association for Tibetan Studies” in Bergen, Norwegen, sowie bei der “5th International Academic Conference on Comparison of Traditional and Modern Medicine“ in Xingyi, China.
2017 am “5th International Congress on Sowa Rigpa” in Kathmandu, sowie am „9th International Congress on Traditional Asian Medicines“ (ICTAM IX) in Kiel.

rgyud-bzhi Übersetzung: 2009 wurde er offiziell von Dr. Dawa, dem damaligen Direktor des Men-Tsee-Khang, in Absprache mit dem „Health Department“ der Exilregierung der Tibeter mit der Übersetzung der ersten beiden Teile des bedeutendsten Werkes der Tibetischen Medizin (rgyud-bzhi) beauftragt. Dieser nun unter dem deutschen Titel „Wurzeltantra und Tantra der Erklärungen“ erschienene Text dient seit dem 12. Jahrhundert als Grundlagentext in der Ausbildung der tibetischen Mediziner und wird noch heutzutage auswendig gelernt.
2011 wurde er von Dr. Tamdin, dem damaligen Direktor des Men-Tsee-Khang, mit der Übersetzung des letzten Teiles der rgyud-bzhi beauftragt (erschienen 2015 unter dem Titel „Das letzte Tantra aus die vier Tantra der Tibetischen Medizin“).
2017 erfolgte von Direktor Tashi Tsering Phuri der Auftrag, einen weiteren Abschnitt (die ersten 27 Kapitel des dritten Teiles) zu übersetzen.

Preisträger des lebensweise-Preises 2013 in der Kategorie Wissenschaft & Medizin.

Weitere Informationen finden Sie unter www.florianploberger.com

DR. PLOBERGER

BÜCHER von Florian Ploberger im BACOPA VERLAG		
Die Grundlagen der Traditionellen Chinesischen Medizin		
156 Seiten, s/w Abb., geb.	ISBN 978-3-901618-41-3	€ 29,00
Diagnostik und Therapie – Fallbeispiele aus der Praxis der TCM		
236 Seiten, geb.	ISBN 978-3-901618-18-5	€ 29,00
Krankheitsbilder in der Traditionellen Chinesischen Medizin		
156 Seiten, geb.	ISBN 978-3-901618-28-4	€ 25,00
Pulsdiagnose in der Chinesischen und Ayurvedischen Medizin (mit Vinod Verma)		
244 Seiten, zweifärbige Abb., geb.	ISBN 978-3-901618-29-1	€ 29,00
Psychologische Aspekte in der Chinesischen Medizin		
254 Seiten, zweifärbige Abb., geb.	ISBN 978-3-901618-30-7	€ 29,00
Westliche Kräuter aus Sicht der Traditionellen Chinesischen Medizin		
254 Seiten, zahlr. farb. Abb., geb.	ISBN 978-3-901618-67-3	€ 29,00
Rezepturen aus westlichen Kräutern für Syndrome der TCM		
256 Seiten, geb.	ISBN 978-3-901618-91-8	€ 29,00
Tibetische Medizin		
131 Seiten, farb. Fotos, geb.	ISBN 978-3-901618-17-1	€ 38,00
Grundlagen der Tibetischen Medizin		
155 Seiten, zahlr. farb. Abb., geb.	ISBN 978-3-901618-43-7	€ 29,00
Wurzeltantra und Tantra der Erklärungen aus «Die vier Tantra der Tibetischen Medizin». Mit einem Vorwort des XIV. Dalai Lama		
455 Seiten,tibetisch/deutsch, geb.	ISBN 978-3-901618-71-0	€ 49,00

PLAKATE, LEHRTAFELN von Florian Ploberger im BACOPA VERLAG		
Wuxing – Die Fünf Wandlungsphasen: PATHOLOGIE		
Poster 59,4 x 84 cm	ISBN 978-3-901618-02-4	€ 20,60
Lehrtafel A4	ISBN 978-3-901618-92-5	€ 5,00
Wuxing – Die Fünf Wandlungsphasen: PHYSIOLOGIE		
Poster 59,4 x 84 cm	ISBN 978-3-901618-03-1	€ 20,60
Lehrtafel A4	ISBN 978-3-901618-93-2	€ 5,00
Westliche Kräuter aus Sicht der TCM		
Plakat, ca. 70 x 100 cm	ISBN 978-3-901618-74-1	€ 18,00
Nahrungsmittel entsprechend den 5 Elementen		
Plakat, ca. 70 x 100 cm	ISBN 978-3-901618-72-7	€ 18,00
Nahrungsmittel und westliche Kräuter		
Plakat, ca. 70 x 100 cm	ISBN 978-3-901618-73-4	€ 18,00
Chinesische Kräuter		
Plakat, ca. 70 x 100 cm	ISBN 978-3-901618-75-8	€ 18,00